El
RECETARIO
HERBARIO

La **Dra. Linda B. White** ostenta estudios en la Universidad de Stanford y obtuvo su título en Medicina en la Universidad de California en San Diego. Es autora de *Kids, Herbs, & Health* (Niños, hierbas y salud) y de *The Grandparent Book* (El Libro de los abuelos). Ha escrito para muchas publicaciones que tratan temas de salud, entre ellas: *Herbs for Health* (Hierbas para la Salud), *Mothering* (Ser Madre), *Nutrition Science News* (Noticias de Ciencias de la Nutrición) y *Natural Pharmacy* (Farmacia Natural).

Steven Foster fue el consultor técnico para el *Recetario herbario*. Es una de las personas más respetadas en el campo de la salud herbaria. Ha escrito nueve libros sobre el tema, entre ellos: *101 Medicinal Herbs* (101 hierbas medicinales) y, junto con James A. Duke, Ph.D., *Field Guide to Medicinal Plants* (Manual de plantas medicinales). También es fotógrafo y consultor especializado en plantas medicinales, da conferencias alrededor del mundo y es parte del consejo consultivo de la revista *Herbs for Health* (Hierbas para la Salud).

El RECETARIO HERBARIO

······································

LAS <u>MEJORES</u> ALTERNATIVAS NATURALES A LOS MEDICAMENTOS

······································

POR LINDA B. WHITE, M.D., Y STEVEN FOSTER

RODALE

Aviso

Este libro sólo debe utilizarse como referencia y no como manual de medicina. La información que se ofrece en el mismo tiene el objetivo de ayudarle a tomar decisiones con conocimiento de causa acerca de su salud. No pretende sustituir ningún tratamiento que su médico le haya indicado. Usted deberá consultar a su médico o a un especialista en hierbas antes de autorecetarse hierbas o combinarlas con fármacos. Las mujeres embarazadas, las que piensan quedarse embarazadas o las que están amamantando, no deberán usar hierbas u otros medicamentos sin la aprobación de su doctor. Si sospecha que padece algún problema de salud, le exhortamos a buscar la ayuda de un médico competente.

Título de la obra original: *The Herbal Drugstore*

Publicado originalmente en inglés en 2000

© 2002 por Rodale Inc.

Primera edición en español en 2002
Primera edición rústica en español en 2004

Todos los derechos de las ilustraciones están reservados. © 2000 por Interweave Press

Impreso en los Estados Unidos de América en papel reciclado ♻ y libre de ácidos ∞

Los capítulos de "Displacia cervical", "Endometriosis", "Fibromas", "Herpes genital", "Infecciones vaginales", "Osteoporosis", "Venas varicosas" y "Verrugas genitales", son adaptaciones de *Women's Health, Women's Herbs*. © 1998 por Christopher Hobbs, L.Ac., y Kathi Keville. Autorización otorgada por Interweave Press.

Los capítulos 2 y 3 son adaptaciones de *What Labels Won't Tell You* por Logan Chamberlain, Ph.D. © 1998 por Interweave Press; adaptado bajo permiso.

Library of Congress Cataloging-in-Publication Data

White, Linda B. (Linda Blachly)
   [Herbal drugstore. Spanish]
   El recetario herbario : las mejores alternativas naturales a los medicamentos / por Linda B. White y Steven Foster.
     p.   cm.
   Includes index.
   ISBN 1–57954–488–6 hardcover
   ISBN 1–59486–023–8 paperback
   1. Herbs—Therapeutic use.   I. Foster, Steven, date.   II. Title.
RM666.H33 .W45713 2002
615'.321—dc21   2001048897

       6 8 10 9 7   tapa dura
2 4 6 8 10 9 7 5 3 1 rústica

EQUIPO EDITORIAL DE *EL RECETARIO HERBARIO*

Editor ejecutivo:	Abel Delgado
Edición:	Luis Gutiérrez
Traducción:	Claudia Reynaud Cesario
Corrección de estilo:	Alejandra Caldas y Fanny Sermini
Gerente de producción editorial:	Marilyn Hauptly
Tipografía:	Linda J. Smith
Creación del índice de términos:	Janet Perlman

REDACCIÓN DE LA OBRA ORIGINAL

Edición:	Susan Clotfelter
Asesores editoriales:	Jody Berman; Cindy L.A. Jones, Ph.D.; Pat A. Meller, M.S.
Consultor técnico:	Steven Foster
Colaboradores:	Paul Barney, M.D.; Michael Castleman; Logan Chamberlain, Ph.D.; Christopher Hobbs, L.Ac.; Lois Jonson, M.D.; Cindy L.A. Jones, Ph.D.; Erika Lenz; Robert Rountree, M.D.; Linda B. White, M.D.; Victor Zeines, D.D.S.
Correción de estilo:	Jean Scorgie y Chris Roerden, M.A.
Diseño de la tapa:	Bren Frisch
Especialista en diseño:	Dean Howes
Ilustradoras:	Susan Strawn Bailey y Gayle Ford
Coordinadora editorial:	Vicki Yost

LIBROS DE SALUD PARA MUJERES

Vicepresidente, directora editorial:	Elizabeth Crow
Editora en jefe:	Tammerly Booth
Directora de investigación:	Ann Gossy Yermish
Editora gerente:	Madeleine Adams
Directora artística:	Darlene Schneck
Personal administrativo:	Julie Kehs Minnix

ÍNDICE

PRIMERA PARTE: PUNTOS DE PARTIDA PARA USAR EL RECETARIO HERBARIO

SEGUNDA PARTE: FÁRMACOS Y SUS ALTERNATIVAS HERBARIAS

TERCERA PARTE: RECETAS PARA REMEDIAR MALES COMUNES

CUARTA PARTE: DETALLES Y PROPIEDADES DE LAS HIERBAS

RECURSOS

Prólogo

L AS HIERBAS MEDICINALES —una en particular— cambiaron mi vida y mi carrera.

Hace más de 20 años, al final de la década de los 70, me dedicaba a escribir sobre temas de medicina. En ese entonces, escribir sobre estos temas significaba hablar de la medicina convencional y de alta tecnología, debido a que era lo que cubrían los medios noticiosos de los Estados Unidos. Las terapias alternativas como acupuntura, yoga y meditación, todavía se encontraban en pañales, mientras que la medicina herbaria apenas empezaba a renacer después de décadas de abandono.

Yo estaba interesado en la medicina alternativa en parte gracias a mi abuela, quien era una gran creyente de la medicina tradicional de Ucrania, su país de origen. Por ejemplo, aprendí a meditar y lo disfruté. Sin embargo, mi vida profesional se enfocaba principalmente en la medicina convencional, lo que significaba escribir artículos sobre la cirugía de derivación coronaria, el transplante de órganos, los fármacos recién desarrollados y demás temas por el estilo.

Mientras tanto, mi esposa y yo acostumbrábamos ir al Caribe de vacaciones. Ahí nos enamoramos del buceo con esnórkel; en 1981 nos convertimos en buzos certificados. Esta actividad nos encantaba y cada vez que podíamos realizábamos viajes para bucear durante toda una semana. Ella no tenía problemas al viajar en los pequeños botes que nos llevaban a los arrecifes y sitios de naufragios, pero yo me mareaba muchísimo, aun si el mar sólo estaba un poco picado. Si usted alguna vez ha estado en esta situación, sabe lo horrible que es. Si no le ha sucedido, rece para que nunca tenga que sufrirla.

Traté de todo para entonar mi estómago: concentrar la mirada en el horizonte, pararme en medio del barco (que es donde hay menos movimiento), comer galletas (*crackers*) y tomar los fármacos convencionales contra la náusea como *Dramamine*, *Bonine* y escopolamina. Todos estos métodos funcionaron de algún u otro modo, pero al final todavía me sentía con el estómago revuelto. Para empeorar las cosas, empecé a desarrollar un reflejo condicionado: me venía náusea de sólo mirar una lancha.

Luego, en 1982, encontré en una revista de buceo un informe acerca de un estudio publicado en *Lancet* (Lanceta), una revista británica de medicina. Daniel Mowrey, Ph.D., en ese entonces investigador en la Brigham Young University en Salt Lake City, Utah, efectuaba estudios sobre el jengibre, hierba que tradicionalmente se había utilizado para prevenir la náusea, y la comparaba con *Dramamine*. El Dr. Mowrey le puso motor a una silla y la diseñó para que se moviera y balanceara, con el fin de producirle mareo a cualquiera que tuviera tendencia a marearse. También incluyó un dispositivo para apagarla cuando el ocupante así lo quisiera.

El doctor les administró a 36 voluntarios, 30 minutos antes de que se sentaran en la silla, una dosis estándar de *Dramamine* o 940 mg de polvo de jengibre (aproximadamente una cucharadita), y les dijo que apagaran la silla cuando se sintieran con mucha náusea. Al comparar a los individuos que tomaron *Dramamine* con aquellos que ingirieron jengibre, estos últimos fueron capaces de permanecer en la silla un 57 por ciento más de tiempo que los primeros.

Para mí fue una sorpresa que una hierba que toda la vida había tenido en mi especiero previniera el mareo causado por movimiento mejor que un fármaco convencional. En ese entonces, mi esposa y yo planeábamos una excursión de buceo a Tórtola, una de las Islas Vírgenes británicas. Antes de que partiéramos, en la tienda local de productos naturales conseguí un frasco de cápsulas de jengibre y me tomé 1,000 mg media hora antes de abordar la lancha. Como si estuviera previsto, ese día el mar estaba picado y varios pasajeros se sintieron mal. Yo fui la excepción, ya que el jengibre curó la náusea completamente.

Regresé a casa fascinado y me puse a investigar acerca de esta hierba. Encontré que los antiguos marineros chinos la masticaban para prevenir el mareo. También que los hindúes de la antigüedad adoptaron esta práctica y se la enseñaron a los comerciantes árabes, quienes a su vez llevaron esta milenaria raíz (en realidad un rizoma) a la antigua Grecia. Después de grandes comilonas, los griegos disfrutaban de rodajas de jengibre envueltas en pan endulzado para hacer la digestión. Eventualmente, cocinaron la hierba en pan dulce y así fue que se inventaron las galletitas de jengibre, las primeras galletas en el mundo. En la

Inglaterra Isabelina, la cerveza de jengibre era un remedio popular para problemas digestivos. Esta bebida evolucionó a lo que ahora se conoce como *ginger ale*, que mi abuela recomendaba siempre para la indigestión y la náusea.

Si en aquellos años hubiera tenido acceso a este libro, habría tenido la posibilidad de consultarlo para encontrar si había algo que funcionaba mejor o igual que las curas farmacéuticas para el mareo.

Mi experiencia con el jengibre me convirtió en un ávido estudioso de la medicina herbaria y eventualmente me animó a especializarme en escribir sobre hierbas y otras terapias alternativas. En los más de 20 años en los que he estudiado las curas alternativas, sin prisa pero sin pausa los remedios herbarios han pasado de estar al margen de la medicina convencional a formar parte de ella.

En mi último viaje de buceo, exploré los magníficos arrecifes situados alrededor de Roatán, una isla caribeña en la costa de Honduras. Como siempre, llevaba conmigo un frasco de cápsulas de jengibre, y en la primera mañana tomé 1,000 mg una hora antes de abordar la embarcación.

Dave, nuestro guía, era un fuerte y corpulento tejano de aproximadamente 30 años de edad y se parecía más a un pirata que a un aficionado de la medicina alternativa. Mientras las personas subían al bote, Dave les ayudaba con sus tanques y equipo y bromeaba que si alguno dejaba caer el equipo, tendría que comprar cerveza para todos los asistentes. Antes de partir, Dave se puso serio, sacó una bolsa de plástico y la levantó en alto para que todos la pudieran ver. La bolsa contenía galletas de barquillo (obleas) de color amarillo translúcido.

"¡Escuchen todos! —exclamó—, no quiero que nadie sufra de mareo, por lo que traje dulce de jengibre. Olvídense de los medicamentos, si mastican un pedazo de esto en lo que llegamos al arrecife, les garantizo que no se sentirán mal".

Espero que disfruten el recetario herbario. Les deseo buena salud y buenas aventuras.

Michael Castleman
Autor de *Remedios de la naturaleza* y *Las hierbas que curan*

Primera parte

Puntos de partida para usar el recetario herbario

El poder de las hierbas medicinales

¿Recuerda la última vez que fue a una farmacia para comprar una medicina que se vende sin receta? ¿Cuánto tiempo mantuvo los ojos clavados en los anaqueles, leyendo las letritas minúsculas en docenas de etiquetas de productos, comparando dosis y efectos secundarios y preguntándose por qué los precios varían tanto aunque parezca que los componentes son los mismos?

Peor aún, ¿alguna vez ha tenido una mala experiencia con un medicamento que le hayan recetado? Si usted toma regularmente medicinas para la presión arterial alta, alergias, diabetes o alguna otra afección crónica, quizá haya presentado reacciones adversas mientras su doctor ajustaba la dosis o probaba diferentes fórmulas farmacéuticas hasta encontrar la adecuada.

La buena noticia es que existen otras opciones para que no tenga que pasar por esto. Además, cuestan menos, son muy efectivas, causan menos efectos secundarios e incluso promueven la salud general. Usted puede encontrar información sobre estas alternativas en lo que nosotros llamamos "El recetario herbario".

¿QUÉ ES EL RECETARIO HERBARIO?

Quizá usted se pregunte: ¿será como un libro de cocina? No exactamente. Más bien, es un libro de recetas herbarias para resolver los problemas comunes de salud. Como aprenderá en los primeros capítulos, las hierbas y los fármacos tienen algunas similitudes entre sí. Aunque hay diferencias entre ambos que en ocasiones hacen que las hierbas sean preferibles a los medicamentos. Esperamos que este libro le ayude a analizar y evaluar los pros y los contras de tomarlas para cualquier problema de salud que pueda tener.

Para ilustrar el propósito que se persigue con este libro, considere lo siguiente: al igual que las farmacias comercializan numerosa mercancía que se vende con o sin receta para tratar casi cualquier enfermedad que se pueda imaginar, cada vez salen al mercado más y más remedios herbarios para un número cada vez mayor de afecciones. De la misma manera que se venden productos para el cuidado de la piel y el cabello —incluso para las mascotas—, hay compañías que están desarrollando alternativas herbarias para cubrir estas necesidades. Con tal cantidad de opciones, decidir qué marca comprar puede causarle una confusión tremenda. Nosotros creamos *El recetario herbario* para que usted tenga una guía que le va a ser de gran utilidad en el creciente mercado de las plantas medicinales.

NUEVAS ALTERNATIVAS PARA SU SALUD

¿Por qué tanta gente está recurriendo a la medicina herbaria? Hace veinte años, la mayoría de los doctores hubiera respondido que los pacientes que la usaban tenían una educación deficiente y eran engañados por charlatanes que se hacían pasar por sanadores. Pero en un estudio realizado en la Universidad de Stanford, los investigadores revelaron que los consumidores de este tipo de terapias tienden a ser personas con un alto nivel educativo. El empleo que le dan a las hierbas, vitaminas y minerales, aceites esenciales y otras técnicas de curación alternativa es debido a que funcionan y encajan bien con los valores que la gente tiene acerca de la salud y la vida.

Las ventas en esta industria han tenido un explosivo crecimiento en los años recientes. Actualmente, los consumidores gastan en remedios herbarios más de tres billones de dólares al año. Y ellos no son los únicos que están interesados; muchos médicos y estudiantes de medicina también están utilizando, con buenos resultados, estos métodos. Hace no mucho tiempo, sólo unas cuantas escuelas de medicina siquiera abordaban el tema de las terapias alternativas. Hoy en día, al menos 75 facultades ofrecen cursos en diversas técnicas de curación diferentes a la convencional.

Es por esto, que en la actualidad, si usted pesca el virus del resfriado (catarro), puede que su médico de cabecera le aconseje tomar equinacia, pastillas de gluconato de cinc y vitamina C —los cuales han demostrado su capacidad para acortar la duración de esta enfermedad— en lugar de recetarle antibióticos, que no matan los virus causantes de la enfermedad, o productos farmacéuticos que se venden sin receta, que se ha descubierto que en realidad pueden prolongar los síntomas. Si el doctor le hace una evaluación completa de su salud y estilo de vida, puede que le diga que el estrés está afectando su sistema inmunitario, haciéndolo más susceptible al ataque de microbios. No obstante, para entender cómo algunas simples y económicas hierbitas pueden reparar y fortalecer su organismo, usted tendría que recurrir a un herbolario calificado, o bien, a este libro.

INFÓRMESE ANTES DE DECIDIR

En las páginas que siguen, un equipo de la más alta calidad de médicos y profesionales en medicina herbaria combinan sus conocimientos para darle la información que necesita con el fin de poder comparar y escoger entre los fármacos convencionales y las alternativas del mundo vegetal. Para cada una de las 83 afecciones que se incluyen, estos expertos resumen los procedimientos farmacológicos más comunes, sus funciones (lo que hacen) y sus efectos secundarios potenciales. Luego, ofrecen varias recetas herbarias que puede probar. Cada una de estas incluye una revisión de los estudios científicos de investigación, una evaluación de la eficacia de cada planta y una descripción de la dosis típica y sus efectos secundarios potenciales. También explican los casos en que *no* se debe tomar una cierta hierba.

Además de esto, usted encontrará recomendaciones de suplementos, estrategias alimenticias y otros cambios de estilo de vida que pueden ayudar a tratar o prevenir ciertas afecciones. También se discuten otras opciones de terapia. A la fecha, no existe ningún otro recurso que ofrezca información tan extensa en un sólo paquete.

¿Por qué los escritores y editores de *El recetario herbario* nos avocamos a una tarea de tal magnitud? Porque queremos ayudarle a tomar decisiones inteligentes y bien informadas sobre lo que es mejor para su salud. El hecho es que, pese a la abundancia de productos que provienen directo de la madre Tierra, sencillamente no existen muchas fuentes donde uno pueda encontrar información precisa e imparcial sobre las hierbas y que hablen tanto de los riesgos como de los beneficios. Esto es lo que la revista *Herbs for Health* (Hierbas para la salud) ha estado haciendo durante los últimos cinco años. Es la primera publicación dedicada a reportar las investigaciones y recomendaciones más precisas en el campo de la medicina herbaria.

Varios de los expertos en herbolaria más destacados de la revista han contribuido a la creación de esta obra. En muchos casos, ellos mismos han escrito sus propios libros sobre el mismo tema. Usted puede estar seguro de que estos hombres y mujeres le dirán la verdad

CÓMO USAR ESTE LIBRO

Si usted tiene un problema de salud en particular para el cual le gustaría probar algún remedio herbario, probablemente esté ansioso por pasar a la tercera parte de este libro. Sin embargo, le recomendamos que primero lea todos los capítulos introductorios, especialmente si la medicina herbaria es algo nuevo para usted. Estos capítulos ofrecen una explicación de los términos y principios clave y pueden ayudarle a decidir la mejor manera de tomar hierbas. También le dicen cómo leer las etiquetas de los productos herbarios y cómo escoger el que más le convenga.

Una vez que se haya informado sobre los fundamentos, puede buscar información sobre su afección particular en tres lugares distintos. En "Las hierbas y sus equivalentes farmacéuticos", que es una tabla que comienza en la página 55, se ofrece un resumen general de los tratamientos farmacológicos y herbarios comúnmente recomendados.

Los capítulos de la Tercera Parte del libro proporcionan información más específica sobre los tratamientos para diversos padecimientos, incluyendo los efectos secundarios potenciales de cada fármaco, así como información sobre la dosis y los lineamientos para el uso seguro de cada hierba. Las hierbas se mencionan en orden de importancia para cada afección, basándose en su eficacia, seguridad y en qué tan fáciles son de obtener.

Por ejemplo, si usted presenta náusea pero también padece enfermedad de la vesícula biliar, no debe tomar jengibre, sino que quizá deba usar otras

sobre el uso de las hierbas para combatir enfermedades, promover la longevidad y la vitalidad y mejorar la salud en general. También puede contar con que le indicarán cuándo necesitará consultar a su médico.

Es cierto que uno se puede perder en el laberinto de información que existe sobre este tipo de remedios. Pero con *El recetario herbario,* usted tendrá la guía confiable de los expertos. Esperamos que este libro le ayude a recobrar la salud si padece alguna enfermedad, y le ayude a conservar un buen estado de salud durante mucho tiempo.

hierbas. De igual modo, si usted sufre de diabetes, acidez (agruras, acedía), o ya está tomando ciertos fármacos, existen hierbas que no debe ingerir.

La Cuarta Parte del libro, "Detalles y propiedades de las hierbas", ofrece una mirada a fondo de algunas de las más comunes: su lugar de origen, las afecciones que tratan, cuáles son las partes que se usan y otro tipo de información importante con respecto a su consumo. Por ejemplo, si en su forma silvestre son especies en peligro de extinción. Aquí también se compilan en un solo lugar todas las precauciones apropiadas para cada una. Así pues, si usted está considerando tomar cierta hierba para una enfermedad que no hayamos cubierto en este libro, quizá quiera consultar la información que se ofrece en esta sección antes de comprarla o tomarla. Mejor aún, consulte a su médico o algún otro profesional de la salud calificado. La mayoría de las reacciones serias a los productos herbarios surgen por falta de información.

Una nota final: Es poco probable que el ritmo tan acelerado que sigue la investigación que involucra hierbas y medicamentos disminuya en un futuro cercano. Si en este libro no se menciona algún fármaco, quizá sea porque fue desarrollado después de que esta publicación fue producida. Del mismo modo, cada año se descubren nuevos remedios herbarios. Entonces, si no puede encontrar una respuesta en este libro, lo mejor que puede hacer es preguntarle a su doctor o a algún otro profesional de la salud calificado.

Capítulo 1

¿Qué es la medicina herbaria?

LAS HIERBAS FUERON LOS PRIMEROS FÁRMACOS que los seres humanos tuvimos a nuestra disposición. Con el tiempo, nuestros ancestros aprendieron a reconocer cuáles eran las plantas que les hacían daño y cuáles eran las que parecían ayudarles. Además, desarrollaron maneras de conservar y extraer los compuestos curativos de estas. Alrededor del mundo, la mayoría de las culturas cuentan con ciertos conocimientos sobre las plantas regionales que pueden hacerles bien.

En algunos casos, lo que las civilizaciones antiguas aprendieron sobre el tratamiento de las enfermedades por medio de hierbas ha sido comprobado por investigadores modernos. Por ejemplo, se ha demostrado que la equinacia aumenta la actividad de las células inmunitarias y ayuda a detener las infecciones por virus y bacterias —atributos que explican la capacidad que tiene para combatir los resfriados (catarros)—. Los cocineros italianos de siglos pasados agregaban semillas de hinojo a sus recetas para hacer salchichas; resulta que estas semillas ayudan a la digestión y previenen la flatulencia.

Así pues, la primera "farmacia herbaria" comprendía a la naturaleza entera con su impresionante variedad de plantas medicinales. En comparación, las farmacias modernas parecen haberse distanciado mucho de sus raíces. Ahora, usted puede consumir hierbas en cápsulas, líquidos o aerosoles que se parecen poco a las plantas en su forma real. Además, puede obtener combinaciones de hierbas o compuestos que se han aislado químicamente a partir de estas hasta obtener productos altamente concentrados. Y lo mejor de todo es que puede comprarlos prácticamente en cualquier lugar (en las tiendas de productos naturales, las farmacias convencionales y los supermercados, así como a través de catálogos de ventas por correo y la *Internet*).

DEFINICIONES EN EL LENGUAJE HERBARIO

Para poder hacer una elección sabia entre los muchos remedios que están disponibles, lo mejor es contar con conocimientos básicos sobre qué son las hierbas, cómo funcionan y qué es lo que pueden hacer por usted.

Antes que nada, ¿qué es una hierba? Para fines de este libro, es cualquier material vegetal que se emplea para aliviar síntomas indeseables o mejorar la salud en general. Por lo tanto, bajo este contexto, es correcto decir que pertenecen a esta categoría: el ajo (un bulbo), la pimienta de Cayena (una especia) y el extracto de *ginkgo* (que se extrae de las hojas de un árbol). De igual forma, también podemos decir que el *reishi* (un hongo) entra en esta clasificación, aunque lo más probable es que usted lo vaya a consumir en forma de líquido o tableta. Una de las pocas hierbas que se pueden tomar en su forma fresca y verde es la matricaria, que se emplea para aliviar los dolores de cabeza.

Entonces, la medicina herbaria es el uso de las plantas, de sus extractos y preparaciones, para mejorar la salud. Es una de las diversas técnicas curativas que pertenecen a la clasificación de medicina alternativa. (Para mayor información sobre otras disciplinas curativas, vea "¿Qué es en realidad la 'medicina alternativa'?" en la página 11).

Existen dos principios fundamentales que la medicina herbaria comparte con otras terapias alternativas. Uno es el concepto de trabajar con el cuerpo en lugar de luchar en contra de una enfermedad, que es precisamente lo que hace la medicina convencional. En lugar de matar los gérmenes, busca mejorar la capacidad innata del organismo para combatir un padecimiento y restituir el estado de salud. Por esto, los profesionales de muchas terapias alternativas, incluyendo la herbolaria, hacen mucho énfasis en la alimentación, el ejercicio, la relajación profunda y el masaje.

El otro principio común es el uso de plantas en lugar de los fármacos habituales. Estas son la base no sólo de la medicina herbaria, sino también de la aromatoterapia y la terapia floral. También desempeñan un papel clave en la homeopatía, la medicina china tradicional, la medicina ayurvédica y la naturopatía. Además, están relacionadas con las terapias alimenticias, porque algunas hierbas, como la cebolla y la manzana, son alimentos.

Este libro se enfoca principalmente en la medicina herbaria, que es una disciplina que ofrece remedios para la mayoría de los problemas de salud. En el caso de algunas afecciones, también se hablará de vitaminas y suplementos, cambios en la alimentación y otras recomendaciones que le servirán de apoyo a su propia salud.

SEMEJANZAS ENTRE LAS HIERBAS Y LOS FÁRMACOS

Si bien estos dos se consideran a menudo opuestos, la verdad es que tienen bastante en común.

Una similitud poco conocida es que alrededor de un 25 por ciento de todos los fármacos todavía se derivan directamente de las plantas. La primera "medicina maravilla" del mundo, el antimalárico quinina, se extrajo de la cinchona sudamericana hace casi 500 años. La digitalina, que se utiliza para tratar la insuficiencia cardíaca por congestión venosa, proviene de la dedalera. La aspirina era originalmente un extracto de corteza de sauce blanco y ulmaria, los cuales contienen el precursor químico de este analgésico, la salicina. El principio activo del enjuague

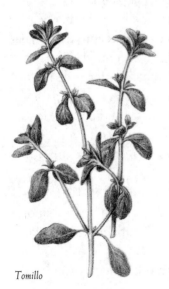

Tomillo

bucal *Listerine* es la sustancia antiséptica llamada timol, la cual proviene del aceite esencial de tomillo. Y los ungüentos quirúrgicos que ayudan a acelerar la curación de las heridas a menudo contienen alantoína, un compuesto derivado de la consuelda.

La lista es casi interminable e incluso en la actualidad se siguen derivando fármacos nuevos a partir de fuentes vegetales. Uno de los hallazgos más importantes en años recientes es el descubrimiento del taxol, un compuesto derivado del tejo que se utiliza para el tratamiento del cáncer de mama y ovarios.

Otra semejanza es que tanto las plantas medicinales como los fármacos sintéticos

¿QUÉ ES EN REALIDAD LA "MEDICINA ALTERNATIVA"?

Medicina alternativa, medicina natural, medicina holística y medicina complementaria son términos generales que se usan para abarcar un sinfín de artes curativas, que incluyen las siguientes:

- Terapias alimenticias. Principalmente la alimentación baja en grasa, el vegetarianismo y las dietas de eliminación

- Suplementación. Es decir, el uso terapéutico de vitaminas, minerales y compuestos como la coenzima Q_{10}, a veces en dosis elevadas

- Terapias de relajación. Entre las cuales se encuentran: meditación, biorretroalimentación, hipnoterapia y terapia de visualización

- Ejercicio. Principalmente caminar y las disciplinas meditativas, como el yoga, el *tai chi* y el *qi gong*

- Terapias de manipulación. Estas incluyen masaje, quiropráctica, osteopatía y la variedad de escuelas de trabajo corporal

- Medicina herbaria. Es decir, el uso terapéutico de las plantas medicinales como sustitutos de las medicinas farmacéuticas o en combinación con estas

- Aromatoterapia. El uso terapéutico de los aceites esenciales que se encuentran en las plantas medicinales, principalmente para promover la relajación

- Terapias florales. El uso de esencias que brindan cantidades diminutas o infinitesimales de sustancias terapéuticas o incluso "energías", descritas vagamente, de las plantas medicinales

- Homeopatía. Sistema de curación cuyas medicinas consisten en microdosis de plantas medicinales y otras sustancias

- Medicina china tradicional. La cual combina la medicina herbaria, los métodos alimenticios y la acupuntura

- Medicina ayurvédica. La antigua disciplina de la India que combina la medicina herbaria, los métodos alimenticios, el masaje y el ejercicio, específicamente el yoga

- Naturopatía. Hace un siglo se enfocaba en la nutrición, actualmente abarca todas las terapias anteriores

contienen sustancias que alteran los procesos corporales y el motivo por el cual se usan para tratar enfermedades es para que las cosas mejoren. Cuando usted tiene una infección, puede tomar un antibiótico farmacéutico o los antibióticos naturales que contienen el ajo y el hidraste. En cualquiera de ambos casos, los compuestos entran al torrente sanguíneo y ayudan al sistema inmunitario a eliminar al microorganismo que le está dando problemas.

Lo que es más, los científicos estudian las hierbas y los fármacos de forma muy similar, mediante lo que ellos llaman ensayos doble ciego, aleatorios y controlados con placebo. "Aleatorio" significa que los individuos que participan en el estudio no se preseleccionan de ninguna forma en especial, pues esto podría influir en los resultados. En vez, pueden ser todos los residentes de algún asilo para ancianos, o bien, los próximos 250 pacientes que visiten una clínica en particular.

"Controlado con placebo" significa que algunos participantes toman la hierba o fármaco activo, mientras que otros reciben una sustancia inactiva o placebo. Este último proporciona casi siempre un alivio significativo a aproximadamente un tercio de las personas que lo toman, debido a que la mente es capaz de estimular el sistema inmunitario.

Para que la sustancia probada se pueda considerar eficaz, debe producir resultados significativamente superiores a los que produce el placebo.

Por último, "doble ciego" significa que ni los participantes ni los investigadores saben de antemano quiénes tomaron el compuesto que se está probando y quiénes tomaron el placebo. Esto evita que los investigadores traten a los participantes de forma diferente, lo cual también podría influenciar los resultados.

Investigadores de la Universidad de Medicina Albert Einstein en la ciudad de Nueva York realizaron un estudio aleatorio, doble ciego, controlado con placebo para probar un extracto de *ginkgo* para tratar la enfermedad de Alzheimer. Reclutaron a 309 personas a quienes recientemente les habían diagnosticado esta afección y les dieron extracto de *ginkgo*, o un placebo, durante un año. Al compararlos, la hierba retrasó significativamente el deterioro mental de los participantes. Anteriormente, diversos estudios ya habían sugerido que podría ser un tratamiento eficaz. Pero debido a que fue una investigación a gran escala y científicamente rigurosa, se publicó en la *Journal of the American Medical Association* (Revista de la Asociación Médica de los Estados Unidos), apareció en la primera plana de los periódicos y estableció al *ginkgo* como un tratamiento viable para la enfermedad de Alzheimer.

DIFERENCIAS ENTRE LAS HIERBAS Y LOS FÁRMACOS

Como puede ver, las hierbas medicinales y las medicinas farmacéuticas tienen bastante en común. Pero también existen diversas diferencias importantes.

Dosis por dosis, la mayoría de las plantas son menos potentes que los fármacos sintéticos. Si bien esto puede parecerle una desventaja, en realidad hace que sea más seguro tomarlas.

Para elaborar los productos farmacéuticos convencionales, los fabricantes extraen compuestos químicos únicos de las plantas o crean versiones sintéticas de los mismos en el laboratorio y luego los empacan en pastillas o cápsulas en cantidades concentradas. Sin embargo, en el caso de la mayoría de los productos herbarios, el material vegetal limita la cantidad de los compuestos que usted obtiene.

En ocasiones, lo mejor quizá sea tomar algo que tenga la potencia de un fármaco, aun con el riesgo de presentar reacciones adversas. Si usted tiene una molestia intensa porque padece artritis reumatoide, entonces posiblemente quiera optar por tomar medicamentos antiinflamatorios, aunque le produzcan malestar abdominal. Pero si tiene un dolor de cabeza común y corriente causado por tensión, entonces lo más probable es que no necesite algo tan fuerte. Lo más probable es que ni siquiera necesite dos aspirinas. Puede que una taza de infusión de manzanilla sea suficiente para calmar sus nervios, con un riesgo sustancialmente menor de presentar efectos secundarios. (En algunos productos, los componentes herbarios se concentran para aumentar la potencia. Sin embargo, a menudo esto hace que el precio se eleve).

Una de las principales razones por las cuales se han vuelto tan populares las hierbas medicinales es el menor riesgo de causar efectos secundarios. Sólo écheles un vistazo a las posibles secuelas de cualquier remedio para el resfriado (catarro) que se vende sin receta o si de verdad quiere pasarse un buen rato leyendo letras pequeñas, vea las que puede provocar cualquier medicamento para la presión arterial. ¡Estos pueden hacerle sentir peor que la enfermedad misma! En este libro,

Cómo se regulan las hierbas

El gobierno de los Estados Unidos clasifica las hierbas no como fármacos, sino como suplementos alimenticios. Esta amplia categoría también incluye vitaminas, minerales, enzimas y otros productos nutritivos.

Lo que esto significa para usted es que no tiene que esperar años para que se realicen costosas investigaciones de las hierbas que quiere tomar. Pero también significa que, pese a los estudios que comprueban las propiedades medicinales de ciertas hierbas, los fabricantes de productos herbarios están limitados en cuanto a las aseveraciones médicas que pueden imprimir en las etiquetas de estos. Lo que sí pueden indicar en las etiquetas son lo que se conoce como "afirmaciones de estructura y función". Es decir, sólo pueden decir cómo una hierba afecta la estructura y función de una parte o sistema del cuerpo, pero *no* pueden indicar para cuáles enfermedades es efectivo. Por lo tanto, la etiqueta de un extracto estandarizado de *ginkgo* puede decir: "Aumenta la microcirculación al cerebro". Pero *no* puede decir: "Cura la enfermedad de Alzheimer en sus etapas tempranas" o "Alivia el acúfeno (*tinnitus*)", aunque se han realizado investigaciones que apoyan que los extractos de *ginkgo* pueden hacer eso mismo.

Cuando una compañía lanza al mercado un producto que lleva una afirmación de estructura o función, la empresa también debe crear un expediente de las pruebas que respalden dicha aseveración. Luego, la Dirección de Alimentación y Fármacos (*FDA* por sus siglas en inglés) tiene 30 días para indagar y recusar estas pruebas. Independientemente de que la FDA escoja o no hacer lo anterior, el expediente deberá permanecer disponible indefinidamente para su inspección en las oficinas del fabricante. Si existen estudios respetables, la FDA no puede prohibirle a la empresa que haga afirmaciones

sólo mencionamos los efectos secundarios de los fármacos que se prescriben mas comúnmente.

En cambio, existen muchas hierbas medicinales de las que no se conoce que produzcan tales efectos en personas que, por lo demás, están sanas y que no están tomando otros fármacos que se venden con o sin receta. Muchas de estas son confiables para todos, excepto para las mujeres embarazadas o que estén amamantando y los niños pequeños. Algunas incluso son seguras para bebés.

razonables, siempre y cuando hablen de estructura y función y no de curar enfermedades.

La industria de las hierbas y los suplementos tiene sus propias organizaciones que regulan informalmente contra los productos nocivos o fraudulentos. Por ejemplo, la Asociación de Productos Herbarios de los Estados Unidos —un grupo de herbolarios, investigadores y fabricantes— ha creado un código de ética al cual deben apegarse sus miembros. También emite alertas acerca de la adulteración de los productos —es decir, contaminación con alguna sustancia que no aparece en la etiqueta— y publica un importante documento de referencia, con el nombre de *Botanical Safety Handbook* (Manual de seguridad botánica).

También existe la Asociación de Alimentos Naturales Nutritivos (*NNFA* por sus siglas en inglés), formada por un grupo de fabricantes y comerciantes comprometidos con la calidad de los productos y con que se diga la verdad en los empaques y la publicidad. Entre sus muchas actividades, la NNFA apoya el Programa de Etiqueta Legítima, el cual va dirigido a asegurar que los productos que venden sus miembros realmente contengan lo que dice en la etiqueta.

En otros países, se emplean otros mecanismos para regular las hierbas. En Alemania, la vigilancia y supervisión de los remedios herbarios se encuentra a cargo de un organismo específico, conocido como la Comisión E. Este panel de gobierno evalúa las investigaciones disponibles acerca de la eficacia de una hierba para tratar un padecimiento, su tradición de uso y su seguridad. Los miembros del panel entonces aprueban la venta de productos para tratar afecciones específicas. Los doctores alemanes pueden recetarlos de la misma forma en que recetan fármacos.

Pero al igual que con cualquier medicina, los remedios herbarios se deben usar con cuidado. Uno de los peores errores que pueden cometer las personas es dar por hecho que las plantas medicinales son completamente inofensivas sólo porque son naturales.

La cáscara sagrada, por ejemplo, es un laxante potente que puede ayudar a aliviar el estreñimiento. Pero en grandes cantidades puede causar malestar abdominal, retortijones y diarrea. La raíz de regaliz es un tratamiento científicamente comprobado para las úlceras. Pero si

usted consume esta hierba en forma exagerada o durante períodos prolongados, puede empezar a retener líquidos, lo que a su vez puede
hacer que su presión arterial se eleve a niveles posiblemente peligrosos.
Por eso existe una forma del regaliz a la que se le han eliminado ciertos
compuestos, desarrollada especialmente para individuos con úlceras
que necesitan tomarla durante varios meses.

El meollo del asunto es este: al igual que los fármacos, las hierbas y
los productos herbarios tienen potencial benéfico cuando se usan con
responsabilidad. Pero pueden causar daños cuando se usan con descuido.

Además de que son menos potentes que las medicinas, las hierbas
normalmente son menos costosas. A modo de ejemplo, considere las

SEGURIDAD EN EL USO DE HIERBAS

Si bien las medicinas herbarias generalmente producen menos y más leves
efectos secundarios que los productos farmacéuticos, existe la posibilidad de
que causen problemas si se usan inapropiadamente. Aquí le indicamos cómo
consumirlas con seguridad.

◆ Infórmese bien. Lea información sobre las hierbas antes de usarlas. Este
libro es un buen punto de partida. No siga el consejo de un amigo sobre la
dosis que debe tomar (a menos que sea un profesional con años de experiencia clínica). Obtenga la información de una fuente confiable que incluya advertencias de seguridad.

◆ Comience con una dosis pequeña. Las dosis de hierbas casi siempre se presentan en forma de rangos; por ejemplo, se colocan de una a dos cucharaditas de la hierba por taza de agua recién hervida, se deja en infusión
durante 10 a 20 minutos y se toma de dos a tres veces al día. Comience
con el límite inferior del rango recomendado, es decir, una cucharadita que
se deja en infusión 10 minutos y se toma dos veces al día. Si la dosis baja
no le proporciona suficiente alivio, vaya incrementándola gradualmente
hacia el nivel superior del rango recomendado. Si sigue sin sentir una
mejoría notoria, consulte a un herbolario, naturópata o médico.

◆ Si compra preparaciones comerciales (infusiones, tinturas, pastillas, cápsulas, productos combinados y demás), siga las indicaciones que aparezcan
en la etiqueta. La potencia de estas preparaciones puede variar; algunas

"estatinas", que actualmente se recetan muchísimo para bajar los niveles de colesterol. El ajo también realiza esta función, no de forma tan dramática, pero sí a un precio mucho más económico. Si su nivel de colesterol anda por las nubes, quizá el tratamiento más aconsejable, desde el punto de vista médico, sería que tomara algún tipo de estatina. Pero si no es muy grave —como es el caso de millones de estadounidenses— puede que el ajo que venden en los supermercados sea todo lo que necesite.

Una de las razones principales por la que los medicamentos sintéticos son mucho más caros que las hierbas, es porque deben ser aprobados por la Dirección de Alimentación y Fármacos (*FDA* por sus

son concentradas. Por lo tanto, si hay discrepancias entre lo que aparece en la etiqueta y lo que se menciona en este libro, siga la dosis recomendada por el fabricante.

◆ Si presenta cualquier síntoma poco usual dentro de un lapso de ocho horas después de tomar una medicina herbaria, suspenda su uso. Todas las personas reaccionan de manera diferente a las hierbas. Si usted es inusualmente sensible, puede presentar efectos secundarios y reacciones alérgicas incluso a dosis bajas.

◆ No le dé medicinas herbarias a niños menores de dos años de edad sin la autorización del pediatra.

◆ Si usted tiene más de 65 años de edad, siempre tome la medicina herbaria a la dosis más baja del rango recomendado. La sensibilidad a los fármacos y a los compuestos medicinales de las hierbas aumenta con la edad. Lo mismo es cierto cuando se trata del riesgo de presentar efectos secundarios.

◆ Si usted está embarazada o amamantando a su bebé, o si padece alguna enfermedad crónica o está tomando cualquier medicamento, no tome hierbas medicinales sin antes consultar a su médico.

◆ Si consulta a un profesional en herbolaria, siga sus indicaciones y reporte de inmediato cualquier síntoma poco usual al profesional en herbolaria o médico que le esté atendiendo.

siglas en inglés) antes de que se pongan a disposición del público. Las empresas farmacéuticas gastan millones de dólares para probar que sus productos son seguros cuando se toman conforme a las indicaciones (aunque a veces se descubren efectos secundarios peligrosos después de que han sido aprobados por la FDA , como sucedió en el caso de la medicina para bajar de peso llamada *Fen-phen*). También tienen que demostrar que realmente funcionan para tratar cada afección para la que se recetan.

Como las hierbas no enfrentan obstáculos regulatorios tan costosos, los fabricantes pueden hacer llegar su mercancía al mercado con mayor rapidez y con menos dinero, abaratando así el costo a los consumidores. A algunos expertos les preocupa que esta falta de regulación haga que el público corra el riesgo de gastar su dinero en productos que no sirven para nada o peor aún, de sufrir efectos secundarios graves. Por eso es tan importante averiguar cuáles hierbas son eficaces y seguras —quizá refiriéndose a un libro como este— antes de comenzar con un régimen herbario.

Por último, algunos remedios herbarios son lo que los herbolarios llaman tónicos, que en lugar de tratar afecciones específicas, ejercen efectos sutiles que, con el tiempo, promueven la salud en todo el cuerpo. El mejor ejemplo es el *ginseng*. En muchos estudios se ha encontrado que los ginsenósidos, los compuestos medicinales que contiene, ayudan a defender al cuerpo contra los efectos nocivos del estrés, aumentan la agudeza mental y mejoran la resistencia física. El *ginseng* siberiano y el astrágalo son otras dos hierbas tónicas. Ningún fármaco conocido produce efectos similares.

CÓMO USAR HIERBAS CON SEGURIDAD

Cuando se habla de hierbas medicinales, los medios de comunicación a menudo citan a doctores escépticos que advierten firmemente que utilizar hierbas es como jugar con fuego. Porque, según ellos es imposible garantizar un buen control de la dosis; es decir, conocer la cantidad exacta del principio activo —la sustancia química que ejerce el efecto curativo— que se obtiene en cada dosis.

Estos suspicaces médicos tienen razón, pero sólo hasta cierto punto. Los fármacos proporcionan una cantidad precisa de una sustancia química, que normalmente se mide en miligramos. En el caso de las hierbas, la potencia puede variar según la salud de cada planta individual, cuánto tiempo pasó en almacenamiento y otros factores. Pero las advertencias sobre el control de la dosis ensombrecen una verdad de mayor peso. Cuando se usan siguiendo las recomendaciones de herbolarios de confianza, las hierbas medicinales casi siempre son menos fuertes que sus homólogos farmacéuticos. Por lo tanto, en el caso de la mayoría de los remedios herbarios, el riesgo de una sobredosis es minúsculo. De hecho, según las más recientes investigaciones, este peligro es virtualmente inexistente.

La Asociación de Centros de Control de Venenos de los Estados Unidos, con sede en Washington, D. C., compila estadísticas anuales de envenenamientos accidentales en todo el país, incluyendo estadísticas de los que suceden por efectos secundarios de productos farmacéuticos y plantas. En 1996, el año más reciente en el que se dispone de estadísticas completas, ocurrieron más de 600 muertes asociadas con diversas clases de fármacos, incluyendo analgésicos, antidepresivos, medicamentos cardiovasculares, sedantes y anticonvulsivos. ¿Adivine cuántos fallecimientos causados por medicinas herbarias se reportaron? Ninguno.

Hay que admitir que muchos estadounidenses prefieren medicinas convencionales en vez de hierbas, por lo que es de esperarse que haya más complicaciones con los primeros. Sin embargo, estas cifras demuestran claramente que la mayoría de las hierbas no son un peligro para la salud pública.

Esto no quiere decir que usted puede comprar cualquier cosa que diga que es natural o herbaria, usarla como se le antoje y esperar una seguridad y eficacia absolutas. Hay personas que han muerto por tomar dosis extremadamente altas de efedra, una hierba estimulante. Algunos aceites esenciales son muy peligrosos cuando se ingieren, incluso en cantidades pequeñas. Es por eso que en la etiqueta aparece la advertencia de que no se deben ingerir. Hay hierbas que tienen interacciones con fármacos u otras hierbas que pueden provocar desde simples molestias hasta consecuencias que pueden llegar a ser mortales. Algunas incluso interactúan con sustancias tan comunes como la cafeína.

Al igual que con cualquier producto, lo más importante que debe hacer antes de usar una hierba es leer toda la información que aparece en la etiqueta con mucho cuidado. No tome un producto herbario sólo porque algún amigo le haya dicho que funciona, a menos que sea un médico o un herbolario clínico con experiencia. Tome la cantidad correcta de la hierba correcta durante el número correcto de días. Y si actualmente tiene un problema de salud o está tomando algún fármaco que se venda con receta, es esencial que consulte a su médico antes de decidirse a comenzar un régimen herbario.

(*Nota:* Muchas de las hierbas recomendadas en este libro tienen varios nombres. Otras no tienen nombres en español, o si los tienen, estos no son muy conocidos. Por lo tanto, si no reconoce el nombre de una hierba mencionada en este capítulo, vea el glosario en la página 611).

CAPÍTULO 2

ORIENTACIÓN HERBARIA

EXISTE MUCHA CONFUSIÓN EN TORNO al tema de la medicina herbaria. Si bien es maravilloso que tantos productos estén disponibles en las farmacias y en las tiendas de productos naturales, es frustrante no tener acceso fácil a la información para hacer la elección adecuada. ¿Cuál es la mejor hierba, por ejemplo, para una infección de los senos nasales? ¿Debe comprarla en forma de cápsulas o líquido? ¿Puede combinarla con antibióticos? ¿Puede tomarla junto con medicamentos para la presión arterial? ¿Los extractos estandarizados le dan más por su dinero?

Esas son muchas preguntas. Pero antes de responder cualquiera de ellas, necesita saber con certeza cuál es la afección o el síntoma que quiere tratar.

LA IMPORTANCIA DE SABER LO QUE PADECE

A veces, uno puede diagnosticar sus propios síntomas. Por ejemplo, usted seguramente se da cuenta cuando le duele el estómago y, a menudo, también sabe por qué. En esas ocasiones, usted mismo puede tratarse sin problemas con infusiones de menta, manzanilla o hinojo.

Pero si usted sufre de trastornos digestivos con frecuencia, es probable que la causa no sea simplemente un alimento que le cayó como bomba. Estas molestias podrían ser señal de una afección seria. En tales casos, algunas hierbas pueden ser precisamente lo que *no* debe tomar. Por ejemplo, aunque la menta es uno de los remedios más seguros y comúnmente utilizados, las personas que sufren de acidez (agruras, acedía) o reflujo esofágico deben evitarla porque relaja la válvula que se encuentra entre el estómago y el esófago, haciendo que los síntomas empeoren en lugar de mejorar.

Si usted presenta síntomas serios, recurrentes o persistentes, consulte a su médico o a un profesional de la salud. Si no sabe qué es lo que le está causando un síntoma menor, tampoco le haría daño obtener un diagnóstico preciso. Si ya le han dado uno y se encuentra bajo la atención de un doctor, o si está tomando fármacos que se venden con o sin receta para cualquier problema crónico de salud, entonces debe consultar a su médico antes de agregar cualquier hierba a su tratamiento. Algunas plantas medicinales presentan interacciones peligrosas con los fármacos. *No suspenda los medicamentos que toma rutinariamente para sustituirlos por hierbas sin la autorización y supervisión de su doctor.*

Desde muchos puntos de vista, el uso de hierbas sigue siendo un autotratamiento porque muchas personas no cuentan con la posibilidad de consultar a un experto. Pero los doctores, independientemente de que conozcan o no los remedios naturales, sí conocen de enfermedades; es lo que ven día y noche. Pídales que le ayuden a determinar qué es lo que tiene y luego investigue cuál es la mejor forma de curarlo. Muchos doctores están conociendo más sobre la eficacia y seguridad de las hierbas medicinales, los suplementos nutritivos, los cambios en la alimentación y otras terapias naturales.

TIPOS DE HIERBAS

Los herbolarios han desarrollado un conjunto de categorías para describir los efectos que producen las hierbas. Aunque no encontrará estos términos con mucha frecuencia en este libro, sí tienden a salir en las publicaciones de salud, los anuncios publicitarios y la literatura de los fabricantes, así como en las etiquetas de los productos. Estas categorías a veces se conocen como tipos de acción.

Muchas plantas medicinales pertenecen a más de una categoría porque crean más de un efecto específico en el cuerpo. Por ejemplo, el *ginkgo* mejora la circulación en los vasos sanguíneos microscópicos, incluidos los de los ojos y el cerebro. Pero también es un antioxidante potente, lo que significa que elimina los radicales libres, un tipo de desecho de las células que ataca los tejidos.

A la hora de escoger un remedio, es útil entender cómo funcionan unas cuantas de estas categorías.

Específicas y tónicas

Estos dos términos se refieren a las hierbas que, por una parte, atacan un síntoma en particular, y por la otra, mejoran la salud y el funcionamiento eficiente de un órgano o sistema del cuerpo. Por ejemplo, la valeriana es una hierba específica para el insomnio. Los compuestos químicos que contiene son sedantes y promueven el sueño. Por otra parte, el astrágalo es una hierba tónica. Cuando las enfermedades repetidas o el estrés debilitan el sistema inmunitario, este lo regenera lentamente.

Las hierbas específicas se toman durante períodos breves o sólo cuando los síntomas están presentes. En contraste, las tónicas se consumen a largo plazo, a veces con pequeños descansos. Algunas plantas tienen varios usos: pueden funcionar como específicas y también como tónicas.

Hierbas "antialgo"

El prefijo "anti" significa "con propiedades contrarias". Las hierbas que pertenecen a esta categoría se utilizan para combatir el "algo" que viene después del prefijo. De tal modo, las antivirales combaten los virus, las antifúngicas los hongos y así sucesivamente. Unas cuantas de las hierbas con tipo de acción "antialgo" necesitan ser explicadas con mayor detalle.

Las *antiespasmódicas* alivian los espasmos o calambres musculares, ya sea que se trate de músculos esqueléticos que duelen cuando están acalambrados, o bien, de los lisos que rodean las vías respiratorias y los intestinos. Algunas de estas hierbas que surten efecto en los músculos lisos pueden ayudar a aliviar la tos o la diarrea.

Las *antioxidantes* contienen ciertos compuestos que ayudan a prevenir las reacciones de oxidación, las cuales ocurren en enfermedades como la artritis y la degeneración macular. Dichas reacciones químicas se dan a causa de los radicales libres, unas moléculas inestables que "roban" electrones de las estables. Los antioxidantes son los encargados de neutralizarlos y deshacer su labor.

Las *antiinflamatorias* contrarrestan o suprimen la producción de sustancias, como la histamina, que inflaman los tejidos del cuerpo. En este tipo de respuesta, ya sea causada por la picadura de una abeja o por fiebre del heno, los vasos capilares se dilatan y dejan que el líquido se escape hacia el tejido circundante, por lo que se presenta hinchazón en el área afectada o en las vías respiratorias.

Otros tipos de hierbas que provocan una acción

Los *adaptógenos* son un tipo particular de tónico. Mejoran la capacidad del cuerpo para lidiar con el estrés, por lo que fortalecen tanto el sistema inmunitario, que combate las enfermedades, como el sistema endocrino, que produce hormonas y que incluye a las glándulas suprarrenales. Estas últimas son importantes porque son las responsables de liberar hormonas en respuesta a situaciones estresantes; incluso pueden terminar agotadas cuando usted está bajo mucha tensión. Los adaptógenos ayudan a reparar las glándulas suprarrenales y a otras del sistema endocrino y también las ayudan a trabajar junto con el sistema inmunitario.

Los *amargos* son hierbas como el diente de león y la genciana que estimulan la producción de jugos gástricos en el estómago. Estos ayudan a su cuerpo a absorber los nutrientes que contienen los comestibles. Este tipo de hierbas a menudo forman parte de un programa alimenticio curativo.

Los *carminativos* ayudan a disipar el gas de los intestinos, por lo que alivian los retortijones que a menudo acompañan la acumulación de gases.

Los *emolientes* alivian las membranas mucosas o los tejidos digestivos inflamados. Estas hierbas contienen mucílagos, que son sustancias pegajosas o resbaladizas que recubren los tejidos del cuerpo y ayudan a protegerlos de la irritación.

Los *expectorantes* ayudan al cuerpo a sacar el moco del tracto respiratorio. Esto lo logran ya sea estimulando las secreciones bronquiales para que la mucosidad sea menos espesa, o bien, haciendo que sea menos pegajosa.

CÓMO SELECCIONAR UNA FORMA HERBARIA

A menos que usted conozca a un herbolario capacitado en quien confíe, salvo que su doctor tenga conocimientos sobre la medicina herbaria, usted tendrá que educarse sobre cuáles hierbas debe tomar, en qué cantidades y con cuánta frecuencia. En la Tercera Parte de este libro, se mencionan las hierbas que pueden ser apropiadas para afecciones específicas. Aquí hablaremos de las diversas formas en que se venden, cómo seleccionarlas y cómo leer las etiquetas de los suplementos herbarios o alimenticios.

No sólo hay cientos de hierbas diferentes disponibles en el mercado, sino que también vienen en muchas formas diferentes. Entender las diversas preparaciones y cómo se elaboran le ayudará a decidir cuál es la que más le conviene.

Cápsulas

El 80 por ciento de todos los suplementos herbarios se venden en forma de cápsula y no son necesariamente mejores que las otras presentaciones. Sin embargo, son prácticas, no saben mal y son portátiles. Algunas están hechas de gelatina, mientras que otras están hechas a base de fuentes vegetales.

Sin embargo, tienen algunas desventajas. Contienen plantas deshidratadas y molidas; cuando estas se pican finamente, pueden perder su potencia con mayor rapidez. Si usted está tomando cápsulas elaboradas con la hierba entera en vez de las que contienen un extracto concentrado de la misma, quizá tenga que ingerir muchas para obtener una cantidad suficiente de la hierba.

Si usted se decide por las cápsulas, es importante que compre las fabricadas por una compañía de confianza, que el frasco cuente con un sello de seguridad y que la etiqueta lleve impresa la fecha de caducidad.

¿Frescas o secas?

Si usted cultiva o cosecha hierbas silvestres (lo cual no debe hacer a menos que sepa con certeza que tiene la habilidad de identificar especies particulares), entonces tiene fácil acceso al producto fresco. Ya sea que la hierba haya sido cortada de su jardín, cultivada en granjas o arrancada en su forma silvestre de la ladera de una colina (una práctica que en inglés se conoce como *wildcrafting*), algunas simplemente tienen un mejor sabor y otras son más eficaces.

Las hierbas frescas son maravillosas para agregarlas a los alimentos, hacer infusiones o machacarlas y aplicarlas sobre irritaciones menores de la piel, por ejemplo, el llantén (que se usa para picaduras de insectos) o áloe vera (que se aplica a las quemaduras solares leves). Pero para la mayoría de la gente, las hierbas secas son más fáciles de usar y si no han caducado, también son eficaces. Usted puede comprobar su frescura por el aroma. Si tienen algún aroma cuando están frescas, deben retenerlo aun cuando no estén en su forma natural.

Infusiones y decocciones

Las infusiones son la preparación herbaria más conocida y tradicional. (Se les conoce usualmente con el nombre de té, lo que es un error ya que en realidad este es una infusión preparada con la planta del mismo nombre, es decir, la *Camelia Sinnesis*). Para hacer una infusión, usted compra material vegetal seco, como por ejemplo hojas, flores, corteza, raíces, semillas o bayas de una hierba. Luego agrega agua caliente, la cual extrae una pequeña cantidad de los componentes activos.

Algunas hierbas se prestan muy bien para este proceso. La menta, la manzanilla y la salvia son ejemplos de plantas cuyas partes aéreas (o que sobresalen de la tierra) liberan fácilmente sus aceites volátiles en agua que está a punto de romper en hervor.

Las cortezas, raíces, semillas y bayas tienden a requerir un poco más de calor y tiempo para liberar sus compuestos medicinales. Generalmente se tienen que hervir a fuego lento durante 10 a 30 minutos. A esto se le llama hacer una decocción y, obviamente, también al resultado.

¿Qué debe hacer si su infusión contiene ambos tipos de partes de la planta? Puede poner a hervir a fuego lento las partes más duras, colar el líquido, recalentarlo hasta que hierva, retirarlo del fuego y luego dejar en infusión, en el líquido caliente, las hierbas más frágiles. Si está usan-

TÉCNICAS PARA PREPARAR BREBAJES MEDICINALES

Las infusiones y decocciones medicinales son fáciles de preparar. Además, se pueden usar de varias maneras. Se pueden beber de una taza, verter en el agua del baño o usar como compresas para aliviar los sarpullidos, las quemaduras menores y las torceduras leves.

Para preparar una infusión, la hierba se debe remojar en el agua que se retira del fuego justo después de que rompe en hervor. Utilice un reloj automático (*timer*), pues los pocos minutos que son necesarios para dejar remojando una bolsita común y corriente no son suficientes para preparar infusiones.

Por otra parte, para preparar una decocción, es decir, hervir una hierba a fuego lento, necesita dejar el material vegetal sobre el calor de modo que la mezcla de hierbas y agua apenas esté hirviendo.

do raíces, corteza o bayas finamente picadas, quizá sea suficiente dejarlas por más tiempo —digamos, de 10 a 20 minutos—. Siga las recetas que aparecen en la tercera parte del libro (o las instrucciones del fabricante que aparezcan en la etiqueta del producto que haya comprado).

Por supuesto, una de las maneras más conocidas de comprar infusiones es en bolsas. Estas ya han sido llenadas y medidas y son un remedio sencillo y portátil. Sin embargo, en general, las hierbas secas que contienen las bolsas de infusión han sido más finamente picadas, lo que significa que se pierde la frescura con mayor rapidez. Por lo tanto, si va a comprar bolsitas, asegúrese que el fabricante sea reconocido por la frescura de sus productos, guárdelas lejos del calor y la luz y deseche las bolsas que no haya utilizado después de transcurrido un año.

Tinturas y macerados glicéricos

Algunas veces, las hierbas (sean frescas o secas) se remojan en un líquido diferente al agua para que liberen sus compuestos medicinales. En el caso de las tinturas (*tinctures*) se emplea alcohol; los macerados glicéricos (*glycerites*) usan glicerina.

Con ciertas plantas, las sustancias químicas que producen el efecto curativo no se extraen bien en determinados fluidos. El alcohol es capaz de extraer más componentes que la glicerina, por lo que si puede consumir alcohol le recomendamos que use tinturas.

Extractos estandarizados

La concentración de los compuestos medicinales en las hierbas varía muchísimo de una a otra. Por ejemplo, una cucharadita de hojas secas de menta es lo suficientemente potente para preparar una infusión muy eficaz para calmar un malestar estomacal. Pero un preparado con una cucharadita de hojas de *ginkgo* no le serviría en lo absoluto para restaurar su memoria. Se necesitan muchos, pero muchos kilos de estas para preparar una sola dosis eficaz y se tendría que repetir regularmente a lo largo del tiempo.

Dado esto, ¿cómo sabe si el producto de *ginkgo* que está considerando comprar es lo suficientemente concentrado para funcionar? Verificando que esté estandarizado. En este caso, significa que el producto contiene aproximadamente un 24 por ciento de glucósidos de flavona, que son compuestos que se encuentran en la hierba. (En

Hierbas que comúnmente se venden como extractos estandarizados

La siguiente tabla muestra diversas hierbas de uso muy amplio y los compuestos con respecto a los cuales generalmente se estandarizan. Conforme siguen las investigaciones, puede que usted encuentre productos estandarizados para diferentes compuestos.

Ajo	5.4 miligramos de alicina (*allicin*) por dosis
Cardo de leche	un 70% de silimarina (*silymarin*)
Corazoncillo	un 0.3 a un 0.5% de hipericina (*hypericin*)
Espino	un 19% de procianidinas oligoméricas (*oligomeric procyandins*)
Ginkgo	un 24% de glucósidos de flavona de *ginkgo* (*ginkgo flavone glucosides*)
Kava-kava	un 29% de kavalactonas (*kavalactones*)
Mirtillo	un 25% de antocianósidos (*antocyanosides*)
Palmera enana	un 95% de ácidos grasos libres (*free fatty acids*)
Regaliz	un 2% de glicirricina (*glycirrizin*)
Semilla de uva	un 95% de proantocianidinas (*proantocyadins*)

algunos productos herbarios estandarizados, el compuesto que se mide no es uno de los "principios activos". Pero por varias razones —porque es fácil de medir o porque es específico a esa hierba en particular— se designa como un indicador de la potencia del producto).

La mayoría de las hierbas que han sido estandarizadas no requieren de la concentración tan elevada que es necesaria como en el caso del *ginkgo* y, de hecho, puede que se les aplique este proceso por otras razones. Quizá se aisló un solo compuesto para su investigación y el fabricante quiere asegurarse que la cantidad que se comprobó que es eficaz en pacientes reales se encuentre en el producto.

¿Significa esto que los productos estandarizados son mejores que otros que no lo son? No necesariamente. Pero sí ofrecen cierta garantía en cuanto a la potencia y los beneficios que brindan. Estos productos están disponibles en forma de cápsulas, tabletas y líquidos.

Quienes están a favor de las preparaciones con la hierba en su estado natural argumentan que existen muchísimos elementos en cualquier planta que actúan en sinergia para proporcionar el máximo beneficio al usuario. Quienes se inclinan al empleo de las preparaciones estandarizadas sostienen que sin un proceso riguroso para concentrar y medir uno o más compuestos, uno realmente no sabe lo que está obteniendo. Ambas facciones tienen la razón.

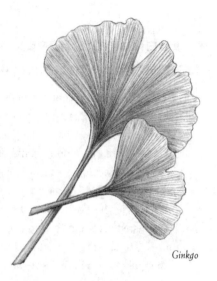

Ginkgo

Por ejemplo, la mayoría de los productos de corazoncillo se han estandarizado para que contengan una cierta cantidad de hipericina, que según los investigadores, es una de las sustancias capaces de aliviar la depresión leve a moderada. Sin embargo, a la fecha de este escrito, nuevas investigaciones sugieren que la hiperforina, contenida también en esta hierba, tiene efectos terapéuticos. Incluso existe la posibilidad de que en este mismo momento, se estén haciendo nuevos estudios sobre el corazoncillo en los que se estén identificando otros compuestos benéficos para la salud.

En "Hierbas que comúnmente se venden como extractos estandarizados" en la página anterior, aparece una lista de otras hierbas frecuentemente usadas que generalmente se estandarizan, el compuesto que se aplica en el proceso y la cantidad de dicho componente que encontrará en la mayoría de los productos.

Infusiones de aceite y aceites esenciales

Aunque estas dos suenan similares, en realidad son muy diferentes. Las primeras se obtienen dejando las hierbas en infusión en algún aceite, normalmente durante varias semanas. Casi siempre se utilizan de forma externa para aliviar irritaciones de la piel y dolores musculares. También se pueden preparar fácilmente en casa.

Por otra parte, los aceites esenciales son concentrados químicos de

Hierbas simples *vs.* Fórmulas herbarias

Hace un siglo, las preparaciones hechas con una sola hierba se llamaban preparaciones simples y la práctica de hacerlas se conocía como simplificación; hoy en día, todavía se pueden conseguir. Pero también se puede seleccionar entre una amplia gama de productos que combinan diversas hierbas para tratar afecciones específicas, como resfriados (catarros) o el síndrome premenstrual (*PMS* por sus siglas en inglés). Estos se conocen como fórmulas o combinados herbarios. Las dos clases de productos tienen su razón de ser.

Si usted está seguro de qué es lo que está causando su enfermedad, si es algo relativamente leve y no tiene alergias o sensibilidades a las hierbas, puede que le convenga comprar una fórmula. Sin embargo, lea la etiqueta del producto con mucho cuidado y revise las cantidades de hierbas que contiene para que se asegure de obtener suficiente de las que más necesita.

Las fórmulas tienen sus desventajas. Puede o no que contengan una cantidad adecuada de la planta más importante, o mejor investigada, para su afección. También es posible que se combine con hierbas que usted no quiere tomar o que aún no se han investigado bien.

Además, a menudo es difícil identificar las diferencias que existen entre las diversas fórmulas. Por lo tanto, es mejor que compre una marca que usted sepa que es de confianza y asegurarse de revisar la fecha de caducidad del producto; si no la tiene no compre el producto.

Por otra parte, las fórmulas pueden ser muy prácticas. De la misma manera que las hierbas naturales le ofrecen diversos compuestos químicos que trabajan en conjunto, las fórmulas pueden ofrecerle beneficios que provienen de combinar diferentes hierbas. También pueden resultar mucho más baratas que comprar varios frascos de cápsulas diferentes.

Sin embargo, las preparaciones simples le brindan un mayor control. Usted decide cuánto va a tomar de cada hierba; por lo tanto, si llegara a presentar reacción o sensibilidad a una de ellas, lo único que tendría que hacer es dejar de tomarla. Si usted compra productos manufacturados por un fabricante de confianza, sabrá con certeza qué es lo que contienen esas cápsulas o ese frasco de extracto líquido.

los aceites volátiles (es decir, de fácil evaporación) de una planta. Generalmente se obtienen por destilación, son muy, pero muy fuertes y en la mayoría de los casos no se pueden aplicar sobre la piel si no se han diluido. Asimismo, la gran mayoría no se deben ingerir. Algunos incluso son tóxicos.

El uso de estos con fines curativos se conoce como aromatoterapia —independientemente de que tengan o no un aroma agradable—. Algunos de los aceites esenciales mejor conocidos son el aceite de melaleuca, el cual no huele nada bien pero sí es un potente antifúngico, y el de lavanda, que además de su deliciosa fragancia, también sana quemaduras.

Otras formas herbarias

Aerosoles. Son una forma nueva de suplemento herbario que se administran por la vía sublingual. De esta manera, los principios activos entran al torrente sanguíneo con mayor rapidez, pues no tienen que pasar por el tracto gastrointestinal, donde es posible que sufran daños a causa de los ácidos del estómago. Los aerosoles son útiles para las personas que tienen dificultades para tragar tabletas o cápsulas.

Tabletas. Una cantidad cuidadosamente controlada de material herbario finamente molido se comprime hasta que adquiere una forma específica y luego se recubre con una capa delgada. Un tipo de recubrimiento, llamado capa entérica, se formula de tal manera que no se disuelva sino hasta que la tableta llegue al intestino delgado, donde el principio activo puede ser absorbido sin ser afectado por los ácidos estomacales. Algunas tabletas están hechas para disolverse debajo de la lengua, donde la filtración del principio activo hacia el torrente sanguíneo es más rápida.

(*Nota:* Muchas de las hierbas recomendadas en este libro tienen varios nombres. Otras no tienen nombres en español, o si los tienen, estos no son muy conocidos. Por lo tanto, si no reconoce el nombre de una hierba mencionada en este capítulo, vea el glosario en la página 611).

CAPÍTULO 3

CÓMO COMPRAR Y USAR PRODUCTOS HERBARIOS

AUNQUE CADA VEZ HAY MÁS Y MÁS productos herbarios a la venta, así como más y más gente que los compra, escogerlos y usarlos no es algo fácil para el comprador típico. Las leyes federales no permiten que los fabricantes impriman leyendas en la etiqueta indicando los beneficios directos del producto.

¿Por qué no está permitido? Para encontrar la respuesta a esta pregunta, nos tenemos que remontar algunos años atrás, más o menos alrededor de 1993. Ese fue el año en que la Dirección de Alimentación y Fármacos de los Estados Unidos (*FDA* por sus siglas en inglés) le presentó al Congreso una iniciativa para controlar y limitar el acceso que tenían los consumidores a los suplementos alimenticios como hierbas, vitaminas y minerales.

Hubo una gran inconformidad por parte del público a causa de tales limitaciones. Durante los meses en que la propuesta de la FDA estuvo bajo consideración, los representantes del Congreso recibieron más correspondencia de los electores consternados con la situación de la que habían recibido durante cualquier otro evento histórico (con excepción de la Guerra de Vietnam). Fue una de las campañas populares más fuertes que jamás se hayan visto en el país.

La ley resultante —la Ley de Salud y Educación en Suplementos Alimenticios (*DSHEA* por sus siglas en inglés) de 1994— acató la voluntad del pueblo. Esta norma permite la venta sin restricción de hierbas, vitaminas, minerales y otras sustancias como hormonas y aminoácidos, siempre y cuando sus fabricantes no aseveren que producen algún beneficio médico. En otras palabras, una empresa puede vender un producto como la equinacia, que es útil contra los resfriados (catarros) y la gripe, siempre y cuando en el empaque no diga que cura estos males.

¿Entonces qué es lo que se puede decir? Se puede describir la forma en que el producto afecta una estructura del cuerpo; es decir, sus diversas partes, por ejemplo nervios, vasos sanguíneos, órganos y sistemas de órganos, y la función de dichas estructuras. Por ejemplo, la etiqueta de un frasco que contiene espino puede decir que "promueve la salud del corazón". Sin embargo, no puede afirmar que "cura la angina de pecho". Un producto con equinacia puede aclarar en el empaque que "apoya la salud del sistema inmunitario durante la temporada de resfriados y gripes", pero no que "cura el resfriado común".

CÓMO DECIDIRSE POR UNA DE VARIAS MARCAS

Cuando están disponibles tres o cuatro diferentes marcas o variedades de una hierba, ¿cómo escoge cuál comprar?

Aquí hay algunas consideraciones que debe tener presente al tomar una decisión.

⌒ ¿Debe utilizar un producto hecho de la planta en su estado natural o uno con una cantidad estandarizada de algún componente de la misma en particular? Digamos que usted quiere un producto con la planta natural porque contiene compuestos múltiples que pueden trabajar juntos para producir su efecto terapéutico o porque la estandarización no parece ofrecer muchos beneficios de esa hierba en particular. Entonces busque un producto fabricado con la parte correcta de la planta. Por ejemplo, si usted quiere usar equinacia, opte por la raíz de equinacia en lugar de las partes aéreas. ¿Por qué? Porque la mayoría de los herbolarios creen que los compuestos útiles de esta hierba se encuentran en una concentración más elevada en la raíz. También es menos probable que esta se adultere con otras plantas que se ven iguales cuando se secan. Sin embargo, estos productos tienden a ser más caros, ya que la planta se tiene que destruir para obtener la raíz.

Nota: Si en la lista de componentes de una etiqueta, usted ve *"echinacea herb"* (hierba de equinacia) o *"horsetail herb"* (hierba de cola de caballo), esto significa que el producto contiene las partes aéreas de la planta, es decir, las que sobresalen del suelo.

✐ ¿Cultivado orgánicamente o recolectado en su forma silvestre? Las personas a quienes les preocupan los pesticidas, ya sea por su propia salud o por el impacto ambiental de los mismos, tienden a escoger productos cultivados de forma orgánica. Además, algunas hierbas, en su forma silvestre, están en peligro de extinción, en-

INTERACCIONES COMUNES ENTRE HIERBAS Y FÁRMACOS

Esta no es una lista exhaustiva, pero sí incluye algunos ejemplos de cómo algunas hierbas pueden alterar la actividad de ciertos fármacos.

Hierba	Efecto
Ajo	Puede incrementar los efectos de los anticoagulantes
Corazoncillo	Puede incrementar los efectos de los narcóticos y algunos antidepresivos
Efedra	Puede empeorar los efectos secundarios de otros estimulantes (incluyendo la cafeína)
Equinacia	Puede contrarrestar el efecto de los fármacos inmunosupresores
Espino	Puede incrementar la acción de algunos medicamentos para el corazón y disminuir sus efectos secundarios
Ginkgo	Puede incrementar los efectos de los anticoagulantes
Ginseng	Puede empeorar los efectos secundarios de los estimulantes
Ginseng siberiano	Aumenta los efectos de los antibióticos
Hierbas con un alto contenido de berberina, como el hidraste, la raíz de mahonia y el agracejo	Contrarrestan la acción de anticoagulantes de corta duración

tonces quizá quiera evitar las versiones que usan hierbas silvestres recolectadas. (Para averiguar cuáles son las hierbas que caen bajo esta categoría, vea la cuarta parte de este libro "Detalles y propiedades de las hierbas", en la página 577). En cualquier caso, es más probable que la materia vegetal cultivada en la misma región donde será procesada (por ejemplo, los Estados Unidos o Canadá), esté más fresca.

Hierba	Efecto
Hierbas con un alto contenido de fibra, tales como la semilla de hinojo, la cáscara de *psyllium*, la raíz de malvavisco, el musgo de Islandia, la pectina de manzana, la semilla de lino, el gel de áloe vera y el olmo	Pueden retardar la absorción de la mayoría de los fármacos si se toman al mismo tiempo
Hierbas con un alto contenido de taninos, tales como el té verde o negro, la corteza de roble blanco de América, la gayuba, la hamamelis, la cáscara de nogal negro y las hojas de frambuesa	Disminuyen la absorción de la mayoría de los fármacos
Regaliz	Puede empeorar los efectos de los fármacos que provocan la pérdida de potasio
Valeriana	Aumenta los efectos de los sedantes

🖋 ¿Cuánto del principio activo? Cuando compare productos, tome en cuenta la cantidad de principios activos que contienen. Pregúntese cuántas cápsulas y cuántas veces al día se las tendrá que tomar. Esto le permite ver el costo por día de los diversos productos.

🖋 ¿El empaque tiene sello de seguridad? Esta es una de las pocas maneras confiables para calmar las dudas acerca de la manipulación indebida y la adulteración de los productos.

🖋 ¿Tiene fecha de caducidad y es una fecha futura? Si no tiene, entonces se estará arriesgando a que el producto haya perdido su eficacia.

🖋 ¿Tiene número de lote en caso de que usted quiera hacerle una pregunta al fabricante sobre el mismo? ¿Proporciona un domicilio, número telefónico o dirección de página de Internet para que usted pueda obtener más información?

CUÁNTO TOMAR

Cuando esté probando un remedio nuevo, comience con la dosis más baja que recomienda ya sea este libro, un doctor o un profesional en herbolaria capacitado, o bien, la etiqueta del producto, y luego vigile cuidadosamente su reacción al preparado. Si presenta cualquier efecto secundario desagradable, como sarpullidos, mareos, náuseas o dolores de cabeza, deje de tomarlo inmediatamente.

Las dosis recomendadas también incluyen indicaciones sobre cuánto tiempo debe tomar una hierba. Al igual que algunos fármacos, existen ciertas plantas que pueden hacerle daño si las toma durante más de un número específico de semanas. Otras tardan varios meses en producir beneficios, mientras que muchas se pueden tomar a largo plazo sin producir efectos adversos.

Algunas personas presentan reacciones alérgicas a ciertos alimentos o sustancias vegetales que se transportan a través del aire. Dado que las hierbas son tanto plantas como alimentos, y debido a que los suplementos pueden estar muy concentrados, no es algo inaudito que surjan este tipo de manifestaciones. Pero si se usa el sentido común, estos efectos se pueden predecir. Si, por ejemplo, usted es alérgico a la ambrosía, deberá tener cuidado al usar manzanilla, porque las dos pertenecen a la misma familia de plantas.

También se sabe que algunas hierbas pueden interactuar de forma negativa con ciertos alimentos, medicinas farmacéuticas, cafeína o alcohol. Si usted está usando cualquiera de estas sustancias, tenga cuidado con tomar una hierba que pudiera causar una interacción crítica. Siempre chequee las etiquetas de los productos herbarios que compre para ver si hay advertencias. Incluso si va a usar plantas frescas, primero investigue acerca de estas.

Los fabricantes de suplementos tienden a ser muy cuidadosos y conservadores al recomendar la dosis. Lo mejor que usted puede hacer es seguir las instrucciones que aparecen en la etiqueta, especialmente al principio, a menos que el profesional de la salud que le esté atendiendo u otra fuente de información en la que usted confíe contradiga dichas indicaciones. Sin embargo, una cosa que no se estipula en los empaques de los productos es que la mayoría de los suplementos herbarios están formulados con base en las necesidades de un hombre de 150 libras (68 kg) de peso. Por lo tanto, para asegurarse que va a tomar la dosis apropiada, usted debe consultar con un herbolario con licencia o a un médico que recete hierbas medicinales a sus pacientes.

La calidad cuenta

Asegúrese de comprar hierbas de fabricantes o proveedores de hierbas en quienes pueda confiar. Tenga cuidado con los productos que son anormalmente caros o promovidos por empresas que hacen demasiadas afirmaciones en cuanto a sus beneficios. También es bueno comprarlas por medio de una tienda de ventas por correo que respalde sus productos. La mayoría de los comercios investigan bien a los que les suplen la mercancía que venden.

Muchas de las compañías que manufacturan hierbas y suplementos se preocupan mucho por la calidad, pero cada vez participan más y más comercializadores a gran escala en la venta de este tipo de productos. En todas partes, hay buenas y malas compras. Utilice la información que contiene este libro para leer las etiquetas con conocimiento y conviértase en un consumidor informado.

CÓMO PERSONALIZAR SU PROPIO RÉGIMEN HERBARIO

Como sociedad, los estadounidenses están comenzando a enfocarse más en el bienestar que en la enfermedad. Esta transformación se debe en parte a los cambios que se han dado en la industria del cuidado de la salud y a la creación de organizaciones de cuidado administrado de la salud. Pero lo que es más importante, se debe a que las personas quieren vivir bien a medida que envejecen. La mayoría de nosotros nos

HIERBAS COMUNES EN REGÍMENES HERBARIOS

Estas dos tablas incluyen algunas de las hierbas que puede llegar a encontrar en un régimen herbario, tanto para apoyar la salud general como para prevenir enfermedades específicas.

Hierbas para la salud general

Ajo	Baja el colesterol, ayuda a prevenir el cáncer
Astrágalo	Tónico general, aumenta la energía
Cardo de leche	Repara las células hepáticas, tónico hepático
Cúrcuma	Antioxidante
Ginkgo	Antioxidante, mejora la circulación y la memoria
Ginseng americano	Tónico general, adaptógeno
Ginseng chino	Tónico general, aumenta la energía
Ginseng siberiano	Adaptógeno, tónico, aumenta la energía
Gotu kola	Mejora la circulación, la curación y la memoria
Mirtillo	Mejora la circulación, repara las venas
Reishi	Adaptógeno, tónico, estimulante del sistema inmunitario
Té verde	Antioxidante y tónico, ayuda a prevenir el cáncer

estamos enfocando en la alimentación, el ejercicio y la buena forma física en general. Usar hierbas para fomentar y mantener una buena salud es tanto lógico como inteligente.

Algunas de las mejores razones para usar hierbas en su vida cotidiana son: para sentirse bien, para envejecer con elegancia y para curar malestares menores. Usted puede aprender por su propia cuenta lo suficiente sobre hierbas para lograr una verdadera diferencia en su nivel de bienestar. Sólo recuerde que para problemas serios o crónicos, necesita estar bajo el cuidado de un profesional médico calificado.

Hierbas para prevenir enfermedades

Aceite de prímula nocturna	Deficiencias de ácidos grasos esenciales
Ajo	Endurecimiento de las arterias, colesterol alto, presión arterial alta
Arándano agrio	Infecciones de las vías urinarias
Cardo de leche	Problemas hepáticos
Corazoncillo	Depresión leve
Espino	Angina de pecho, insuficiencia cardíaca por congestión venosa
Ginkgo	Pérdida de la memoria, acúfeno (*tinnitus*), degeneración macular
Matricaria	Migrañas
Mirtillo	Endurecimiento de las arterias, hemorroides (almorranas), mala visión nocturna
Palmera enana	Próstata agrandada (hiperplasia prostática benigna)
Regaliz	Úlceras

Cómo encontrar a un profesional en herbolaria

Y bien, ¿quiénes son estas personas que ejercen la medicina herbaria? Algunos son los doctores, los asistentes de médicos y las enfermeras que actualmente le están atendiendo. Cada vez es más común encontrar a doctores en medicina que tienen conocimientos en este campo y esta es una tendencia que probablemente continuará debido a que la demanda existe y probablemente crecerá.

Por otra parte, ¿qué puede hacer si ninguno de los profesionales de la salud que actualmente lo atienden tienen conocimientos de hierbas y otras medicinas botánicas?

No existe una certificación para herbolarios aprobada a nivel nacional por el gobierno. Pero sí hay designaciones profesionales que indican ciertos niveles y tipos de capacitación. Aquí le damos una breve descripción de los mismos.

◆ N.D. (Siglas en inglés de doctor en naturopatía). Un profesional con este título estudia durante cuatro años en una escuela de medicina naturopática acreditada en lugar de estudiar en una escuela de medicina normal. A la fecha, sólo 11 estados de los Estados Unidos reconocen los títulos de N.D. Algunos otros permiten el uso de este título cuando se obtiene estudiando por correspondencia. Usted debe preguntar dónde estudió su naturópata y si la escuela está acreditada.

◆ M.N.I.M.H. o F.N.I.M.H. Esta designación significa que el herbolario estudió en el Instituto Nacional de Herbolaria Médica (en inglés, *National Institute for Medical Herbalism*) de Inglaterra, donde los herbolarios clínicos se registran a nivel nacional (la "M" es la sigla en inglés de *member*, que quiere decir "miembro"; la "F" es la sigla en inglés de *fellow*, que quiere decir "catedrático becado"). Unos cuantos profesionales de los Estados Unidos han completado estos estudios.

Pero si es una persona generalmente saludable, puede usarlas de forma conservadora y responsable para combatir las enfermedades y mejorar física y emocionalmente. Existen afecciones que se pueden evitar —o tratar, si ya existen— con remedios herbarios.

◆ **A.H.G.** El Gremio de Herbolarios de los Estados Unidos (en inglés, *American Herbalists Guild*) confiere este nivel de certificación a los profesionales en herbolaria. Cada solicitante es evaluado por un panel que está conformado por colegas. Si el solicitante no ha completado un programa de capacitación de tres a cuatro años de duración, entonces debe contar con algún entrenamiento de nivel similar y tres cartas de recomendación de otros herbolarios profesionales o algún otro profesional de la salud, o bien, debe contar con una gran experiencia en alguna tradición nativa de curación.

◆ **L.Ac.** Esta abreviatura significa acupunturista con licencia. ¿Por qué la incluimos en esta lista? Porque algunos acupunturistas, aunque no todos, también están capacitados para usar hierbas, particularmente las originarias de China. Su capacitación dura de tres a cuatro años; generalmente obtienen una licencia para ejercer y los requerimientos para obtenerla varían de un estado a otro.

Sólo porque un herbolario no tenga uno de los títulos que mencionamos anteriormente no significa que no pueda ayudarle. Muchos (como probablemente fue su abuelita o quizá algún otro pariente suyo) son autodidactas, simplemente porque la capacitación que requieren no ha estado ampliamente disponible. Sin embargo, debe tener en mente que algunos programas de educación en herbolaria otorgan a sus estudiantes títulos que no tienen validez legal alguna mas allá de servir de prueba que se ha completado un curso particular en dicha escuela.

Cuando esté buscando un profesional calificado, a menudo es valiosa la recomendación de alguien que usted conoce y en quien confía. También lo son las referencias que le den otros profesionales de la salud que cuenten con sus propias certificaciones. A quienquiera que elija, prepárese para hacer preguntas. Si las promesas que hacen parecen ser demasiado buenas o si le cobran demasiado, no los consulte.

A modo de ejemplo, consideremos a un hombre de 50 años de edad que tiene antecedentes familiares de padecimientos hepáticos y cardíacos y que quiere mantenerse con buena salud y mejorar su energía mental y física. Su régimen podría incluir *ginkgo* para la memoria y la visión, palmera enana para la próstata, ajo para mantener el colesterol a niveles bajos, *ginseng* siberiano para tener energía y sentirse bien en general, mirtillo para la vista y la circulación, cardo de leche para proteger el hígado y *kelp* para estimular la tiroides. Quizá también sería una buena idea que este individuo tomara un suplemento multivitamínico sin hierro, además de coenzima Q_{10} y tres antioxidantes clave: vitamina C, vitamina E y selenio.

Una mujer de la misma edad quizá también debería tomar *ginkgo*, ajo, *ginseng* siberiano y mirtillo. Ella tal vez agregaría cimifuga negra y trébol rojo por sus fitoestrógenos benéficos, que son compuestos capaces de nivelar las fluctuaciones hormonales que a menudo ocurren antes de la menopausia. O si las mujeres en su familia tienen una vista perfecta hasta que llegan a la década de los 90 años de edad, pero ella actualmente sufre anemia, quizá quiera dejar a un lado el mirtillo y agregar lengua de vaca. También es una buena idea que tome tres antioxidantes, obtenga un poco de hierro en su suplemento multivitamínico y agregue una gran dosis de calcio para prevenir la osteoporosis.

Cuando esté diseñando su régimen herbario, deberá tomar estos cinco factores en cuenta:

1. Cualquier mejoría que quiera hacer actualmente en su salud
2. Cualquier afección que usted tenga riesgo de presentar
3. Su edad, talla, sexo, condición física y estilo de vida
4. Cualquier problema de salud que tenga ahora, especialmente si está tomando otros fármacos o hierbas para tratarlos (en cuyo caso deberá consultar a su médico antes de empezar a consumir hierbas)
5. Cualquier alergia o sensibilidad que usted tenga

Después de que investigue las afecciones que quiera tratar o prevenir y las mejoras que quiera lograr en su salud, haga una lista de las hierbas que haya seleccionado, junto con las dosis recomendadas que haya encontrado. Revise cuidadosamente las advertencias que aparecen en los capítulos de afecciones de la Tercera Parte del libro, así como en la Cuarta Parte del libro "Detalles y propiedades de las hierbas" en la página 577. Si tiene cualquier padecimiento preexistente o si está tomando cualquier fármaco que se venda con receta, revise su lista junto con su doctor. Por último, compre los productos teniendo presente las pautas que le damos en este capítulo.

Tal vez encuentre productos combinados que contengan la mayoría de las hierbas que usted quiere tomar. Siga las dosis recomendadas en las etiquetas por el fabricante. Si no encuentra uno de estos productos en el que pueda confiar, escoja el problema de salud más importante que quiera tratar. Comience a tomar la hierba de su lista que sirva para tratar dicha afección. Vigílese durante unas cuantas semanas para ver si presenta alguna reacción negativa. Si esta sucede, suspenda la hierba y pruebe otra diferente para esa afección o riesgo. Luego, escoja la siguiente hierba más importante de su lista y pruébela durante unas cuantas semanas. Si encuentra que una es eficaz, agregue la siguiente a su régimen y así sucesivamente.

(*Nota:* Muchas de las hierbas recomendadas en este libro tienen varios nombres. Otras no tienen nombres en español, o si los tienen, estos no son muy conocidos. Por lo tanto, si no reconoce el nombre de una hierba mencionada en este capítulo, vea el glosario en la página 611).

CAPÍTULO 4

Cómo preparar remedios herbarios en su casa

¿Qué puede hacer si no hay ni una sola buena tienda de productos herbarios en su área o si sencillamente usted tiene interés en hacerlos por su cuenta? O, ¿si no hay un producto disponible que contenga todas las hierbas que usted necesita y quiere personalizar su propia preparación?

Si bien muy pocas personas realmente tienen el tiempo para personalizar su régimen herbario, sí puede ser fácil, económico y placentero. Además, conocer unas cuantas técnicas sencillas puede convertirle en un consumidor mejor informado.

Con esto en mente, aquí le damos algunas instrucciones para hacer y usar sus propios remedios herbarios.

INFUSIONES

Estas son las más sencillas de adquirir y preparar. Usted puede comprar una infusión ya mezclada o conseguir las hierbas por separado y combinarlas en casa. Si le desagrada el sabor de la infusión medicinal por la que pagó, puede agregarle algunas hierbas para darle sabor.

Recuerde dejarla reposar durante más tiempo si parte del material vegetal incluye corteza, raíces o semillas. Si consiste enteramente de estas, tendrá que hervirlas a fuego lento, porque las partes duras de la planta necesitan un poco más de tiempo para liberar sus compuestos medicinales.

Cuando esté comprando hierbas a granel para hacer infusiones, primero verifique que estén frescas. Asimismo, asegúrese de obtener la parte correcta de la planta. Quizá vea algunas hierbas a granel etiquetadas con la palabra *"herb"* (hierba) seguida del nombre de la planta. Lo que esto significa para un herbolario es que el producto incluye solamente las partes aéreas secas, es decir, los tallos, las hojas y las flores. En otros casos, puede ver hierbas etiquetadas con la palabra *"root"* (raíz), lo que significa que el recipiente incluye sólo raíces de la planta.

Si las bolsas de infusión son la única forma práctica para que usted se tome su medicina, no se preocupe. Muchas tiendas de productos naturales venden bolsitas que puede llenar usted mismo y luego sellar con una plancha.

Siempre almacene las mezclas de hierbas secas en recipientes herméticos y lejos del calor y la luz. Guarde el preparado en el refrigerador durante no más de tres días.

CÁPSULAS

Rara vez tendrá problemas para encontrar alguna hierba en forma de cápsula, especialmente si consulta la lista de empresas que venden productos herbarios por correo. Sin embargo, si un profesional en herbolaria que sea de confianza le recomienda que encapsule su propia mezcla personalizada, puede hacerlo con facilidad. Necesitará una moledora de café, cápsulas vacías y de preferencia una encapsuladora manual (*capsule block*), que es un pequeño soporte que detiene las mitades vacías de la cápsula para facilitar y agilizar su ensamble. Puede comprar estos equipos y materiales en la tienda de productos naturales de su localidad.

Empiece por limpiar cualquier residuo de café que haya quedado en las cuchillas de la moledora con cualquier bebida alcohólica o con un trapo humedecido con agua caliente jabonosa. Muela finamente las hierbas durante intervalos cortos (debe evitar que las cuchillas se calienten demasiado, porque esto causa que los compuestos medicinales se evaporen). Luego, llene las cápsulas, ya sea a mano o con la encapsuladora manual.

TINTURAS

En ocasiones, quizá desee diseñar su propia combinación de hierbas de acuerdo a su enfermedad y preparar con ellas una tintura o extracto hecho a base de alcohol. Si está tomando muchas hierbas diferentes o le cuesta trabajo tragar cápsulas, puede que esta forma le convenga más.

Crear una tintura no es difícil, aunque la mezcla tarda varias semanas en madurar. La proporción de alcohol a agua, así como la de hierbas a líquido, varía de una hierba a otra. En este libro se incluyen algunas recetas para preparar tinturas hechas a la medida. Para prepararlas, lo único que tiene que hacer es mezclar tinturas compradas. El resto de las recetas incluyen instrucciones en cuanto a los componentes y cuánto tiempo se tienen que dejar en infusión.

INFUSIONES DE ACEITE

Estas son fáciles de hacer y es bueno tenerlas a la mano para tratar muchas lesiones y enfermedades menores. Simplemente combine las hierbas que haya seleccionado, póngalas en un sartén pesado y no reactivo (es decir, que no sea de aluminio ni de hierro forjado). Cúbralas con aceite de oliva extravirgen y caliente la mezcla a fuego lento, usando la flama más baja que pueda, durante 30 minutos. Luego vierta el aceite y el material vegetal en el interior de un frasco que cierre bien y deje la mezcla en infusión durante dos semanas. Agítelo diariamente. Cuele el aceite y guárdelo en recipientes limpios.

UNGÜENTOS

Estas preparaciones sólidas son prácticas para llevar cuando sale de viaje y pueden aliviar muchas irritaciones de la piel y picaduras de insectos, así como chichones y moretones (cardenales) que no sean muy severos. Usted puede elaborarlas si hace una infusión de aceite y consigue cera de abeja.

Simplemente ralle alrededor de ¾ de onza (21 gramos) de cera de abeja por cada media taza de infusión de aceite que tenga. En un sartén pesado y no reactivo, caliente la infusión de aceite a fuego lento. Agregue la cera y revuélvala hasta que se derrita. Retire el sartén del fuego y deje que la mezcla se enfríe ligeramente; luego viértala en frascos mientras todavía siga un poco caliente. Una vez que se haya enfriado completamente, tápelos bien.

CATAPLASMAS, EMPLASTOS Y COMPRESAS

Estas preparaciones tradicionales que han pasado la prueba del tiempo son otra forma de usar hierbas externamente. Si alguna vez ha untado pomada de eucalipto sobre el pecho de un niño, entonces ha usado una versión moderna de estas.

Cada uno de estos mejunjes requiere de hierbas enteras, frescas o secas. En el caso de las cataplasmas y los emplastos, las plantas se machacan o disuelven hasta formar una pasta, la cual se puede colocar directamente sobre la piel o se puede envolver en un trapo antes de su aplicación. También se puede administrar calor. Las compresas se hacen al sumergir un trapo en alguna infusión y luego al aplicar el trapo sobre el área afectada; se pueden usar frías o calientes.

CÓMO CULTIVAR PLANTAS O COSECHAR HIERBAS SILVESTRES

Existen muchos recursos que le pueden dar información mucho más detallada sobre estos dos temas. Con cualquiera de ambas técnicas, usted obtiene hierbas frescas de calidad, además de la satisfacción de saber de dónde provienen.

Para comenzar, aquí le damos una descripción general de las cinco hierbas medicinales que son fáciles de cultivar en muchos climas, así como cinco plantas silvestres que son fáciles de cosechar. Por supuesto, hay muchas más.

CINCO HIERBAS QUE SE PUEDEN CULTIVAR

Caléndula (*Caléndula officinalis*)

Esta planta anual es fácil de cultivar a partir de una semilla plantada en algún lugar soleado. Las flores frescas son maravillosas para agregarlas a ensaladas o alimentos cocinados; las secas se pueden usar en infusiones o gárgaras para aliviar el dolor de garganta o inflamaciones en la boca, así como para preparar infusiones de aceite para tratar lesiones o irritaciones menores de la piel. En Alemania, los doctores aplican

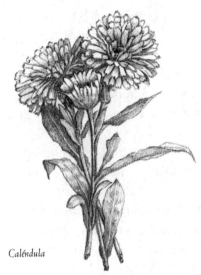

Caléndula

preparaciones de esta hierba sobre las incisiones quirúrgicas y otras heridas que tardan en sanar.

Manzanilla (*Matricaria recutita*)

Existen dos variedades diferentes de esta flor alegre parecida a la margarita: la manzanilla alemana (*Matricaria recutita*), que es anual, y la manzanilla romana (*Chamaemelum nobile*), que es perenne. La variedad teutona es la que generalmente se utiliza en infusiones y medicinas herbarias. Una bebida preparada con flores frescas de manzanilla tiene un sabor que no se olvida fácilmente. Ambas variedades son plantas de sol o de sombra parcial y crecen bien en suelos suaves, bien drenados; es difícil cultivarlas a partir de semillas, entonces quizá lo mejor sea que compre las plantas.

Menta (*Mentha* × *piperita*)

Muchos jardineros le dirán que definitivamente es más fácil cultivar esta hierba que deshacerse de ella. La menta, una planta perenne que se esparce por todas partes y llega incluso a ser invasora, probablemente es el ingrediente más común de las infusiones de hierbas. Se puede usar seca o fresca, agregar a los alimentos, usar para preparar jarabes o jaleas y en cosméticos hechos en casa; puede aliviar los espasmos gastrointestinales, la náusea y la congestión. Cultívela en una maceta o en una parte confinada de su jardín a menos que quiera que crezca fuera de control.

Salvia (*Salvia officinalis*)

Esta hierba culinaria común tiene muchas aplicaciones para el cuidado de la salud en casa y se conserva fácilmente al secar manojos de retoños. Plántela en suelo bien drenado, moderadamente fértil y en un lugar muy soleado. Florecerá alrededor de junio y atraerá abejas. Tiende a marchitarse en la sombra. La infusión de salvia se puede usar en gárgaras para aliviar el dolor de garganta, las úlceras (aftas, boqueras, fuegos) en la boca y la gingivitis, además de que tiene un alto contenido de minerales. La salvia a menudo aparece en las fórmulas para el síndrome premenstrual.

Toronjil (*Melissa officinalis*)

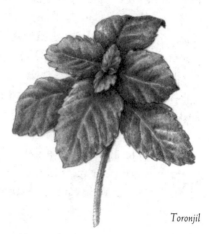

Sedante leve, remedio para el herpes, imán para las abejas: todas estas, entre muchas otras, son formas de describir al toronjil. Esta planta tipo arbusto, de apariencia similar a una mala hierba, con sus grandes hojas con aroma a limón, tiene una larga historia como hierba medicinal. Las investigaciones han verificado que contiene compuestos antivirales y los estudios clínicos han demostrado que

Toronjil

la crema de toronjil puede ayudar a que sanen más rápido las lesiones causadas por el herpes labial (boquera, fuego) y el herpes genital.

CINCO HIERBAS SILVESTRES QUE SE PUEDEN COSECHAR

Algunos empresarios sin escrúpulos le han dado una mala reputación a la cosecha de hierbas silvestres porque la han hecho sin control, al grado que algunas plantas se han convertido en especies en peligro de extinción. Tal es el caso del árnica (*Arnica montana*), el hidraste (*Hydrastis canadensis*) y algunas variedades de *ginseng*. Hoy en día se están cultivando algunas de estas plantas; es por eso que hemos incluido dicha información en la sección que habla de los detalles y propiedades de las hierbas que aparece al final de este libro, bajo "Información para el consumidor consciente".

Quienes cosechan hierbas silvestres deben tener cuidado, no sólo por el bien de las plantas. Nosotros no recomendamos cosecharlas a menos que esté absoluta, positiva e indudablemente seguro de tres cosas.

1. Que puede identificar la planta que busca con una certeza absoluta. Consulte otros recursos además de este libro si quiere recolectar hierbas silvestres. Mejor aún, tome algún curso para aprender cómo hacerlo. Puede ser difícil identificar especies de plantas meramente a partir de fotografías, dibujos y descripciones.

2. Que tiene permiso para recolectar la planta. Los terrenos nacionales, estatales y del condado tienen reglas diferentes, por lo que es mejor conocerlas. Si la propiedad es privada, pídale permiso al dueño. Cuando tenga autorización para cosechar, proceda con prudencia; recolecte no más del 10 por ciento de las plantas que vea a su alrededor.

3. Que sepa que las plantas no han sido rociadas con sustancias químicas. Evite recolectar plantas que estén cerca de algún camino, particularmente los muy transitados.

Dicho lo anterior, aquí están cinco plantas medicinales que se pueden reconocer fácilmente, están bastante bien propagadas, son abundantes en su forma silvestre y son buenas para usar cuando están frescas.

Corazoncillo (*Hypericum perforatum*)

Si va a usar esta hierba para la depresión leve, lo mejor es comprar un extracto estandarizado. Pero si quiere hacer una infusión de aceite para aplicarla sobre quemaduras, cortadas y abrasiones menores, así como para tratar las infecciones de oído, lo mejor es usar la planta fresca. Este arbusto se puede encontrar en los bosques fríos y sombreados. Coseche las puntas en junio, cuando estén en flor (se dice que la planta alcanza su potencia máxima el día de San Juan, el 24 de junio). El corazoncillo también se adapta bien al jardín, pero no arranque una planta silvestre saludable con todo y raíz; es tan fácil cultivarla a partir de una semilla que trasplantarla es innecesario.

Diente de león (*Taraxacum officinale*)

Esta mala hierba muy conocida, la ponzoña de todos los céspedes, produce más que vino de diente de león. Las hojas de los retoños jóvenes a menudo se usan como diurético herbario. Es interesante notar que los compuestos que contiene actúan de forma diferente en el cuerpo que los diuréticos farmacéuticos, pues restauran el potasio que se pierde por un aumento en la micción. La raíz se puede tostar y usar como sustituto de café. Para identificar esta planta hay que tener los ojos bien abiertos, ya que es muy fácil confundir al diente de león cuando sale por primera vez en la primavera. Para asegurarse de que sea la planta correcta, verifique que tenga savia blanca y lechosa en la vena central de las hojas. O quizá quiera esperar a recolectar las hojas hasta que le crezca su brote característico, aunque para entonces las hojas tendrán un sabor más amargo.

Gordolobo (*Verbascum thapsus*)

Durante su primer año, esta común hierba occidental tiene hojas suaves y vellosas que crecen formando un patrón de roseta; durante su segundo año, le crece una espiga alta, floreciente, de color amarillo. Tanto las hojas como las flores se usan para tratar irritaciones respiratorias de diversos tipos, incluyendo tos y asma. Es muy fácil hacer una infusión con las hojas secas de esta hierba; a veces se usan infusiones de aceite preparadas con sus flores para el dolor de oídos. El gordolobo ha mostrado en pruebas de laboratorio la capacidad de combatir algunos virus, pero aún no se sabe si puede hacer lo mismo en el cuerpo de los seres humanos.

Llantén (*Plantago major,* P. *lanceolata*)

Es otra hierba común que crece en el pasto (césped), es muy útil para picaduras de insectos, raspones y otras irritaciones menores de la piel. Una vez que ha visto los racimos redondos de las hojas del llantén, con su característica espiga floreciente, no es difícil reconocerla de nuevo. Esta planta tiende a crecer casi en cualquier terreno no transitado. En lugar de erradicarla de su jardín, quizá quiera considerar dejarla ahí para tenerla a la mano. Es importante que tome en cuenta que el llantén se

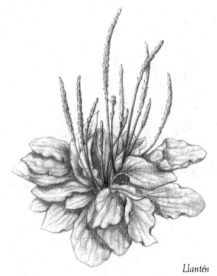

Llantén

confunde muchas veces con el *Psyllium*, ya que el nombre científico de ambas hierbas empieza con *Plantago*. Sin embargo, son plantas completamente diferentes y solamente viéndolas se pueden distinguir una de otra. (Para ver una ilustración del *Psyllium*, vea la página 172).

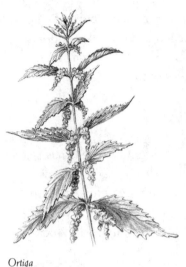

Ortiga

Ortiga (*Urtica dioica*)

Los vellos finos de esta planta pican, por lo que debe usar guantes, mangas largas y pantalones largos cuando la recolecte. Como al secar las hojas se les quita el picor, se pueden usar en forma de infusión para tratar la anemia o la próstata agrandada (hiperplasia prostática benigna) o como diurético suave. La ortiga también ha sido empleada para tratar alergias como la fiebre del heno.

(*Nota:* Muchas de las hierbas recomendadas en este libro tienen varios nombres. Otras no tienen nombres en español, o si los tienen, estos no son muy conocidos. Por lo tanto, si no reconoce el nombre de una hierba mencionada en este capítulo, vea el glosario en la página 611).

SEGUNDA PARTE

FÁRMACOS Y SUS ALTERNATIVAS HERBARIAS

LAS HIERBAS Y SUS EQUIVALENTES FARMACÉUTICOS

SI LE HAN DIAGNOSTICADO ALGÚN TIPO de enfermedad, revise primero los remedios disponibles que se describen en las páginas siguientes, y luego pase al capítulo completo que se refiere a esa afección. La medicina herbaria tiene mucho que ofrecer para algunos trastornos, mientras que para otros, sólo hay unas cuantas opciones que son eficaces. Ciertas afecciones requieren diferentes tratamientos internos o externos, y otras, sin embargo, pueden ser tratadas indistintamente de las dos formas.

Pero en el caso de muchos padecimientos, como los cardíacos, el asma y la depresión, es sumamente importante que no suspenda sus medicamentos, los sustituya por hierbas ni comience a usar estas sin la directa supervisión de su médico. Tanto las hierbas como las medicinas convencionales actúan sobre el cuerpo, pueden tener efectos secundarios e interactuar de forma peligrosa entre ellas o con los fármacos convencionales. Para enfermedades serias o prolongadas, no debe intentar autorecetarse con hierbas. En este caso, lo mejor es comenzar con un profesional en medicina que respete su deseo de probar primero el método de curación más seguro y menos agresivo.

Aun en el caso de dolencias menores, como quemaduras por el sol, malestares estomacales o dolores de cabeza, recuerde que los síntomas severos o recurrentes requieren la atención de un profesional.

Por último, tenga presente que es imposible incluir todos los efectos secundarios particulares de los fármacos en un libro de este tamaño, al igual que lo es predecir qué terapias herbarias milagrosas llegarán a ser descubiertas en el futuro. La mejor estrategia para su salud es mantenerse informado y prevenir las enfermedades.

Afección	Fármacos comúnmente usados	Alternativas herbarias
Acidez (página 71)	Agentes propulsivos (*Propulsid, Reglan*); antagonistas de los receptores de histamina-2 (*Tagamet, Zantac*); antiácidos (*Tums, Maalox*); inhibidores de la bomba de protones (*Prevacid, Prilosec*)	**Internas:** Áloe vera, caléndula, jugo de repollo, raíz de regaliz
Acné (página 76)	**Externos:** Peróxido de benzoilo (*Clearasil, Oxy-10*); queratolíticos (*Propa pH, StriDex*); retinoides tópicos (*Retin-A*)	**Externas:** Aceite esencial de lavanda, aceite esencial de melaleuca, infusión de caléndula
	Internos: Antibióticos; anticonceptivos orales; isotretinoína (*Accutane*)	**Internas:** Bardana, diente de león
Adicción a fumar (página 83)	Nicotina y chicles de nicotina (*Habitrol, Nicotrol, Prostep*); parche transdérmico	**Internas:** Enula campana, esquizandra, fárfara, gordolobo, lobelia
Ampollas (página 90)	Si una ampolla se revienta dejando expuesta la piel subyacente, se recomiendan remedios que se venden sin receta; se pueden aplicar cremas y ungüentos antibacterianos con vendajes adhesivos para mantener limpia la herida	**Externas:** Aceite esencial de lavanda, aceite esencial de melaleuca, caléndula, consuelda, corazoncillo
Angina de pecho (página 94)	Aspirina; betabloqueadores: labetalol (*Normodyne, Trandate*), metroprolol (*Lopressor*), propranolol (*Inderal*); bloqueadores de los canales de calcio: diltiazem (*Cardizem, Dilacor*), nifedipina (*Adalat, Procardia*), verapamilo (*Calan, Covera*); nitratos: dinitrato de isorbida (*Dilatrate-SR, Isordil*), mononitrato de isorbida (*Imdur, Ismo*), nitroglicerina sublingual, ungüento de nitroglicerina (*Nitrobid*)	**Internas:** Ajo, coleo, espino, *ginkgo*, jengibre, *khella*

Afección	Fármacos comúnmente usados	Alternativas herbarias
ANSIEDAD (página 100)	Antidepresivos tricíclicos: amitriptilina (*Elavil, Limbitrol*), doxepina (*Adapin, Sinequan*), imipramina (*Tofranil*); benzodiazepinas: alprazolam (*Xanax*), clonazepam (*Klonipin*), clordiazepóxido (*Librium*), diazepam (*Valium*); betabloqueadores: propranolol (*Inderal*); buspirona (*Buspar*); inhibidores de la recaptación selectiva de serotonina (*SSRI* por sus siglas en inglés): fluoxetina (*Prozac*), fluvoxamina (*Luvox*), paroxetina (*Paxil*), sertralina (*Zoloft*)	**Internas:** Avena, *ginseng siberiano, kava-kava,* manzanilla, valeriana **Externa:** Aceite esencial de lavanda
ARRITMIAS CARDÍACAS (página 110)	Digoxina (*Lanoxin*); propranolol (*Inderal*); verapamilo (*Calan, Covera*)	**Internas:** Espino, *kava-kava,* manzanilla, *reishi,* valeriana
ARTRITIS (página 116)	Analgésicos (aspirina, acetaminofén con codeína); antiinflamatorios no esteroídicos más nuevos (*Indocin, Feldene*); ciclosporina (*Sandimmune*); cortisona (*Cortone Acetate*); inhibidores de la ciclooxigenasa-2 (*Celebrex*); metotrexato (*Rheumatrex*)	**Internas:** Mandioca, prímula nocturna **Externas:** Cayena, mandioca
ASMA (página 127)	Antagonistas del leucotrieno (*Accolate, Xyflo*); anticolinérgicos (*Atrovent*); beta-agonistas (*Proventil, Maxair, Tornalate*); corticosteroides inhalados (*Azmacort, Pulmicort*); corticosteroides orales (*Deltasone, Medrol*); cromolín sódico (*Intal, Fivent*); teofilina (*Slo-Bid, Theobid*)	**Internas:** Ajo, cebolla, cúrcuma, efedra, *ginkgo,* regaliz
BRONQUITIS (página 135)	Antitusivos, con o sin codeína y con o sin antihistamínicos y descongestionantes (*Comtrex, Contac, Actifed*); broncodilatadores inhalados (*Proventil, Brethaire*); expectorantes (*Dimetane, Robitussin*)	**Internas:** Corteza de capulín, gordolobo, malvavisco, marrubio, regaliz

Afección	Fármacos comúnmente usados	Alternativas herbarias
BURSITIS Y TENDONITIS (página 142)	Analgésicos (acetaminofén, ibuprofén, aspirina, naproxeno); corticosteroides (inyecciones)	**Internas:** Cayena, jengibre, *kava-kava*, regaliz, uña del diablo **Externas:** Cayena, cúrcuma
CÁLCULOS BILIARES (página 147)	Sales biliares (*Chenix, Actigall*)	**Internas:** Aceite esencial de menta, alcachofa, cardo de leche, diente de león
CÁLCULOS RENALES (página 152)	No se utilizan fármacos salvo en casos de trastornos metabólicos raros	**Internas:** Barba de maíz, escutelaria, *khella*, ñame salvaje, valeriana
CASPA (página 159)	Champúes con ketoconazol; champúes que contienen alquitrán, piritiona de cinc o selenio; corticosteroides tópicos	**Interna y Externa:** Aceite de prímula nocturna **Externas:** Aceite de melaleuca, aceite de semilla de lino
CLAUDICACIÓN INTERMITENTE (página 161)	Agentes antiplaquetarios (aspirina); dipiridamol (*Persantine*); pentoxifilina (*Trental*)	**Internas:** Ajo, cebolla, espino, *ginkgo*, jengibre
COLESTEROL ALTO (página 167)	Derivados del ácido fíbrico (*Lopid, Atromid-S, Tricor*); inhibidores de la 3-hidroxi-metil-glutaril-coenzima A (*HMG-CoA* por sus siglas en inglés) reductasa (*Mevacor, Zocor*); secuestradores de los ácidos biliares (*Questran, Colestid*)	**Internas:** Ajo, alcachofa, guggulu, *psyllium*
CONJUNTIVITIS Y ORZUELOS (página 173)	Gotas antialérgicas para los ojos (*Livostin, Alomide*); gotas antivirales para los ojos (trifluorotimidina, *Herpex*); gotas y ungüentos para los ojos que se venden sin receta	**Externas:** Coptis, eufrasia, hidraste, milenrama, raíz de mahonia, té

Afección	Fármacos comúnmente usados	Alternativas herbarias
CORTADAS Y RASPONES (página 177)	Alcohol para frotar; analgésicos tópicos (*Bactine*); iodopovidona (*Betadine*); peróxido de hidrógeno (agua oxigenada); ungüentos con antibiótico (*Baciguent, Neosporin*)	**Externas:** Áloe vera, caléndula, cayena, consuelda
DEGENERACIÓN MACULAR (página 184)	Los oftalmólogos occidentales a menudo recomiendan suplementos de antioxidantes con combinaciones de vitaminas	**Internas:** *Ginkgo*, mirtillo
DEPRESIÓN (página 187)	Antidepresivos tricíclicos: amitriptilina (*Elavil, Limbitrol*), doxepina (*Adapin, Sinequan*), imipramina (*Tofranil*); inhibidores de la monoaminooxidasa (*MAO* por sus siglas en inglés): sulfato de fenelzina (*Nardil*), sulfato de tranilcipromina (*Parnate*); inhibidores de la recaptación selectiva de serotonina (*SSRI* por sus siglas en inglés): fluoxetina (*Prozac*), fluvoxamina (*Luvox*), paroxetina (*Paxil*), sertralina (*Zoloft*); sedantes: bupropión (*Wellbutrin*), nefazodona (*Serzone*), trazodone (*Desyrel*), venlafaxina (*Effexor*)	**Internas:** Avena, corazoncillo, *ginkgo*, *kava-kava*, verbena **Externa:** Lavanda
DERRAME CEREBRAL (página 194)	Aspirina; inhibidores de la agregación plaquetaria: dipiridamol (*Persantine*), ticlopidina (*Ticlid*); warfarina (*Coumadin*)	**Internas:** Ajo, cebolla, espino, *ginkgo*, jengibre
DESEO SEXUAL REDUCIDO (página 200)	Terapia de reposición hormonal (*HRT* por sus siglas en inglés): parche de testosterona (*Testoderm*), testosterona oral (*Testex, Metandren*); testosterona con estrógeno (*Estratest*); sildenafilo (*Viagra*)	**Internas:** Avena, barbasco, damiana, *ginkgo*, *ginseng*, palmera enana
DIABETES (página 208)	Biguanidas (*Glucophage*); insulina (inyectable); sulfonilureas (*Orinase, Tolinase*)	**Internas:** Fenogreco, gimnema, melón amargo, mirtillo

Afección	Fármacos comúnmente usados	Alternativas herbarias
DIARREA (página 215)	Antibióticos (*E-Mycin, Erybid*); atapulgita (*Diar-Aid, Diasorb*); caolina y pectina (*Donnagel-MB, Kaopectate*); loperamida (*Imodium, Maalox Anti-Diarrheal*); subsalicilato de bismuto (*Pepto-Bismol, Helidac*)	**Internas:** Agrimonia, algarrobo, hidraste, hojas de frambueso o zarzamora, menta, raíz de mahonia
DISPLASIA CERVICAL (página 220)	No existen fármacos específicos que puedan revertir la displasia cervical o evitar que evolucione hasta convertirse en cáncer	**Internas:** Astrágalo, bardana, cardo de leche, lengua de vaca, trébol rojo
DIVERTICULOSIS (página 227)	Antibióticos (*Cipro, Floxin*); antiespasmódicos (*Levsin, Donnatal*); anti-inflamatorios (aspirina, ibuprofén, naproxeno)	**Internas:** Áloe vera, menta, barbasco, *psyllium*, uña de gato **Externa:** Menta
DOLOR DE GARGANTA (página 232)	Analgésicos (aspirina, acetaminofén, ibuprofén); analgésicos narcóticos (*Aceta with Codeine, Allay*); antibióticos	**Internas:** Equinacia, eucalipto, hongo *shiitake*, malvavisco, olmo
DOLOR DE MUELAS (página 239)	Analgésicos (aspirina, acetaminofén, ibuprofén, naproxeno)	**Interna:** Manzanilla **Externas:** Aceite esencial de clavo de olor, cúrcuma, regaliz
DOLOR EN LOS SENOS (página 242)	Analgésicos (aspirina, acetaminofén, ibuprofén); danazol (*Danocrine*); pastillas anticonceptivas (estrógeno y progesterona)	**Internas:** Aceite de prímula nocturna, agnocasto
DOLORES DE CABEZA (página 246)	Analgésicos que se venden con y sin receta (aspirina, *Midrin, Anacin*); betabloqueadores (*Inderal, Corgard*); ergotamina (*Ergostat, Gynergen*); metisergida (*Sansert*); triptanos (*Imitrex*)	**Internas:** Jengibre, matricaria, menta, pimienta de Cayena

Afección	Fármacos comúnmente usados	Alternativas herbarias
ECZEMA (página 254)	Antihistamínicos (*Benadryl, Claritin*); corticosteroides (*Kenalog, Cortaid*); preparados de alquitrán de hulla (*Aquaphor, Fotar*)	**Internas:** Bardana, diente de león, *gotu kola* **Externas:** Avena, bardana, equinacia, *gotu kola*
ENDOMETRIOSIS (página 263)	Agonistas de la hormona liberadora de gonadotropinas (*GnRH* por sus siglas en inglés): nafarelina (*Synarel*), leuprolida (*Lupron*); derivados de la testosterona: danazol (*Danocrine*); pastillas anticonceptivas: etinilestradiol y acetato de noretindrona (*Loestrin*); progesterona natural: cremas (*ProGest, PhytoGest*), cápsulas, supositorios vaginales o rectales; progesterona sintética: acetato de medroxiprogesterona inyectable (*Depo-Provera*), medroxiprogesterona oral (*Provera*)	**Internas:** Agripalma, manzanilla, milenrama, mundillo, raíz de diente de león
ENFERMEDAD DEL CORAZÓN (página 271)	Aspirina; betabloqueadores: propranolol (*Inderal*); bloqueadores de los canales de calcio: nifedipina (*Adalat, Procardia*); diltiazem (*Cardizem, Dilacor*); dinitrato de isorbida (*Dilatrate-SR, Isordil*); labetalol (*Normodyne, Trandate*); metroprolol (*Lopressor*); mononitrato de isorbida (*Imdur, Ismo*); nitratos: nitroglicerina sublingual (tabletas o aerosol); ungüento de nitroglicerina (*Nitrobid*); verapamilo (*Calan, Covera*)	**Internas:** Agripalma, ajo, cebolla, espino, *ginkgo*, mirtillo
ENFERMEDAD DE LAS ENCÍAS (página 282)	Antibióticos (*Pen-Vee K, Doryx, Flagyl*)	**Internas:** Equinacia, hidraste **Externas:** Áloe vera, caléndula, sanguinaria

Afección	Fármacos comúnmente usados	Alternativas herbarias
ENFERMEDAD DEL HÍGADO (página 286)	Salvo excepciones raras, no existen fármacos para la mayoría de los tipos de enfermedades del hígado que no tengan relación con la hepatitis	**Internas:** *Bupleurum*, cardo de leche, esquizandra, raíz de diente de león
ENFERMEDAD DE PARKINSON (página 292)	Amantadina (*AmanSymmetrel*); anticolinérgicos (*Artane, Cogentin*); fármacos que afectan a la dopamina (*Dopar, Parlodel, Permax*)	**Internas:** Extracto de semilla de uva, *ginkgo*, prímula nocturna
ESTREÑIMIENTO (página 298)	Enemas (*Fleet*); incrementadores del bolo intestinal (*Maltsupex, Citrucel*); laxantes (*Diocto-K Plus, Ex-Lax*); laxantes emolientes (*Correctol, Agoral*); laxantes osmóticos (*Evalose, Citroma*)	**Internas:** Cáscara sagrada, papaya, semilla de lino, semilla de *psyllium*, sena
ESTRÉS (página 302)	Muchos fármacos pueden aliviar los síntomas específicos del estrés, como dolor de cabeza y ansiedad; remítase a los capítulos correspondientes a estas afecciones específicas	**Internas:** *Ashwaganda*, esquizandra, *ginseng* asiático, *ginseng* siberiano, *gotu kola*
FATIGA (página 313)	No existen fármacos específicos para la fatiga común; el remedio que recomiendan la mayoría de los doctores es el reposo	**Internas:** Astrágalo, esquizandra, *ginseng* siberiano, regaliz, *reishi*
FIBROMAS (página 320)	Hormona liberadora de gonadotropinas (*GnRH* por sus siglas en inglés): leuprolida (*Lupron*); gonadorelina (*Factrel*); nafarelina (*Synarel*)	**Internas:** Agnocasto, bardana, cardo de leche, frambueso
FIEBRE DEL HENO (página 325)	Antihistamínicos; corticosteroides intranasales (*Vancenase, Rhinocort*); descongestionantes orales y nasales (*Contac, Dristan*); inmunoterapia	**Internas:** Aceite esencial de menta, ajo, efedra, ortiga, regaliz

Afección	Fármacos comúnmente usados	Alternativas herbarias
FLATULENCIA (página 333)	Agentes procinéticos (*Propulsid, Reglan*); antiácidos (*Mylanta II, Di-Gel*); carbón activado (*Carcocaps, Charcoal Plus*)	**Internas:** Hinojo, jengibre, manzanilla, menta
GOTA (página 336)	Antiinflamatorios no esteroídicos (*Indocin, Zyloprim, Benemid, Anturane*)	**Internas:** *Boswellia*, cúrcuma, mandioca, semilla de apio, uña del diablo
HEMORROIDES (página 343)	**Externos:** Antiinflamatorios y anestésicos (*Analpram, Anusol, Cortifoam, Epifoam*); preparaciones que se venden sin receta (*Anusol, Tronolane, Preparation H*)	**Internas:** Castaño de la India, diente de león, *ginkgo*, lengua de vaca, rusco **Externa:** Castaño de la India
HERPES GENITAL (página 348)	Analgésicos (acetaminofén, aspirina, ibuprofén); fármacos antivirales: aciclovir (*Avirax, Zovirax*); valaciclovir (*Valtrex*)	**Internas:** *Bupleurum*, corazoncillo, equinacia, regaliz, toronjil **Externas:** *Bupleurum*, corazoncillo, regaliz, toronjil
HERPES LABIAL (página 353)	Analgésicos (aspirina, acetaminofén, ibuprofén); anestésicos tópicos (*Viscous Xylocaine, Anbesol*); fármacos antivirales (*Avirax, Zovirax*); pomadas para labios (*Carmex, Blistex, Lip Medex*)	**Internas:** Corazoncillo, equinacia, gordolobo, toronjil **Externas:** Clavo de olor, corazoncillo, equinacia, gordolobo, toronjil
HERPES ZOSTER (página 358)	Aciclovir (*Avirax, Valtrex*); analgésicos (aspirina, ibuprofén); foscarnet (*Foscavir*); interferón alfa; vidarabina (*Vira-A*)	**Interna:** Regaliz **Externas:** Cayena, corazoncillo, cúrcuma, jengibre, regaliz, toronjil

Afección	Fármacos comúnmente usados	Alternativas herbarias
HIEDRA, ROBLE Y ZUMAQUE VENENOSOS (página 365)	Antihistamínicos tópicos (*Benadryl*); corticosteroides (*Cortaid, Sarna HC*); productos tópicos de calamina (*Caladryl, Ivarest*)	**Internas:** Áloe vera, balsamina del monte, grindelia, hamamelis, llantén
INDIGESTIÓN (página 370)	Agentes antimuscarínicos (*Valpin, Darbid*); agentes procinéticos (*Propulsid, Reglan*); antagonistas de los receptores de histamina-2 (*Zantac, Pepcid*); antiácidos (*Gelusil, Maalox*); salicilatos de bismuto (*Pepto-Bismol*)	**Internas:** Aceite esencial de menta, jengibre, malvavisco, manzanilla, regaliz
INFECCIONES POR HONGOS EN LA PIEL (página 377)	Antifúngicos (tópicos: *Micatin, Lotrimin*; orales: *Fulvicin, Grifulvin*); champúes que contienen selenio (*Selsun Blue, Head and Shoulders Intensive Treatment*)	**Interna:** Ajo **Externas:** Aceite esencial de geranio, aceite esencial de melaleuca, ajo, árnica, extracto de semilla de toronja, limoncillo
INFECCIONES DEL OÍDO (página 381)	Analgésicos (acetaminofén, ibuprofén); antibióticos (orales y gotas para los oídos) (*Cortisporin, Swim-EAR*); gotas para los oídos sin antibiótico (*Auralgan*); medicamentos antinauseosos (*Compazine*)	**Internas:** Equinacia, hongo *shiitake*, raíz de mahonia
INFECCIONES DE LOS SENOS NASALES (página 385)	Antibióticos; corticosteroides intranasales (*Vancenase, Beconase, Rhinocort*); descongestionantes orales y nasales (*Sudafed, Contac, Dristan*)	**Internas:** Astrágalo, efedra, equinacia, hongo *shiitake*
INFECCIONES VAGINALES (página 392)	Antifúngicos: nistatina (*Micostatin, Nilstat*); clotrimazol (*Gyne-Lotrimin*); cremas con antibiótico: clindamicina (*Cleocin*); metronidazol (*Metrogel*); miconazol (*Monistat*)	**Internas:** Ajo, equinacia, hidraste, melaleuca, raíz de mahonia
INFECCIONES DE LA VEJIGA (página 396)	Antibióticos (*Bactrim, Septra, Cipro*)	**Internas:** Arándano agrio, gayuba, hidraste, raíz de mahonia, vara de oro

Afección	Fármacos comúnmente usados	Alternativas herbarias
INSOMNIO (página 402)	Antihistamínicos (*Benadryl Allergy, Nytol Quick Caps*); benzodiazepinas (*Ativan, Halcion, Valium*); zolpidem (*Ambien*)	**Internas:** Amapola de California, *kava-kava*, manzanilla, pasionaria, valeriana
LESIONES DEPORTIVAS (página 409)	Analgésicos (aspirina, acetaminofén, ibuprofén, naproxeno)	**Internas:** Cayena, cúrcuma, jengibre, *kava-kava* **Externas:** Árnica, cayena, consuelda, cúrcuma
MAREOS CAUSADOS POR MOVIMIENTO (página 416)	Antihistamínicos que se venden con y sin receta (*Benedryl, Dramamine, Antivert*); escopolamina (*Transderm Scop*)	**Internas:** Hinojo, jengibre, menta
MENOPAUSIA (página 420)	Terapia de reposición hormonal (*DepGynogen, Premarin, Evista, Estratest*)	**Internas:** Angélica china, cimifuga negra, corazoncillo
MOLESTIAS MENSTRUALES (página 430)	Analgésicos (ibuprofén, acetaminofén); antidepresivos (*Prozac, Zoloft*); benzodiazepinas (*Xanax, Ativan*); derivados de la testosterona (danazol); fármacos ansiolíticos no sedantes (*Buspar*)	**Internas:** Agnocasto, cimifuga negra, matricaria, milenrama, mundillo y viburno
MORETONES (página 440)	Analgésicos (aspirina, acetaminofén, ibuprofén)	**Externas:** Árnica, caléndula, consuelda, corazoncillo, manzanilla
NÁUSEA (página 445)	Dimenhidrinato (*Dramamine, Apo-Dimenhydrinate*); fenotiazinas (*Compazine, Phenergan*); metoclopramida (*Reglan, Emex*)	**Internas:** Hierba gatera, jengibre, manzanilla, menta, toronjil
NÁUSEAS MATINALES DEL EMBARAZO (página 450)	Rara vez se recetan fármacos para las náuseas matinales del embarazo por su efecto potencial en el feto; a las mujeres que sufren de vómito severo, en ocasiones se les administra suero por la vía intravenosa	**Internas:** Jengibre, manzanilla, menta

Afección	Fármacos comúnmente usados	Alternativas herbarias
OSTEOPOROSIS (página 454)	Alendronato (*Fosamax*); calcitonina (*Calcimar* inyectable, *Miacalcin* en aerosol nasal); combinación de estrógeno más progesterona (*Prempro*, *Premphase*); etidronato (*Didronel*); moduladores selectivos de los receptores de estrógeno: raloxifén (*Evista*); terapia de reposición de estrógeno: dienestrol (*Ortho Dienestrol*), estradiol (*Estrace*), estrógenos conjugados (*Premarin*)	**Internas:** Cola de caballo, ortiga, trébol rojo
PÉRDIDA DE LA MEMORIA (página 462)	Inhibidores de la acetilcolinesterasa (tetrahidroaminoacridina o *THA* por sus siglas en inglés, *Aricept*); inhibidores de la monoaminooxidasa B (*Eldepryl*, *Hydergine*)	**Internas:** *Ginkgo, ginseng* siberiano, hisopo de agua
PICADURAS DE INSECTOS (página 468)	Analgésicos (aspirina, acetaminofén, ibuprofén); antihistamínicos (*Benadryl*); corticosteroides (*Deltasone*); epinefrina (inhalada o inyectable); productos tópicos de calamina (*Dermarest, Aveeno Anti-Itch Cream*)	**Internas:** Áloe vera, caléndula, equinacia, hamamelis, llantén, té
PRESIÓN ARTERIAL ALTA (página 475)	Alfabloqueadores (*Catapress, Tenex*); betabloqueadores (*Inderal, Kerlone*); bloqueadores de los canales de calcio (*Norvasc, Calan*); diuréticos (*Dyazide, Lozol*)	**Internas:** Ajo, diente de león, espino, forscolina
PROBLEMAS AL AMAMANTAR (página 483)	No existen fármacos para las madres que no producen suficiente leche	**Internas:** Fenogreco, hinojo, semilla de anís
PRÓSTATA AGRANDADA (página 487)	Antagonistas de los receptores alfa-adrenérgicos (*Hytrin, Cardura*); finasterida (*Proscar*)	**Internas:** Palmera enana, *pygeum*, raíz de ortiga, semillas de calabaza
QUEMADURAS (página 492)	Analgésicos (aspirina, acetaminofén, ibuprofén); anestésicos tópicos (*Bactine, Solarcaine, Lanacane*)	**Externas:** Áloe vera, caléndula, consuelda, *gotu kola*, llantén

Afección	Fármacos comúnmente usados	Alternativas herbarias
QUEMADURAS SOLARES (página 497)	Analgésicos (aspirina, acetaminofén, ibuprofén); anestésicos tópicos (*Bactine, Solarcaine, Foille*)	**Externas:** Áloe vera, caléndula, corazoncillo, hamamelis, té
QUISTES EN LOS SENOS (página 501)	Danazol (*Danocrine*); pastillas anticonceptivas (*Norinyl, Ortho-Novum*)	**Internas:** Aceite de prímula nocturna, agnocasto, cimifuga negra, palmera enana, rusco **Externa:** Barbasco
RESACA (página 506)	Analgésicos (aspirina, acetaminofén, ibuprofén)	**Internas:** Cinchona, diente de león, *ginkgo*, sauce
RESFRIADOS Y GRIPE (página 511)	Analgésicos (aspirina, acetaminofén); antihistamínicos (*Comtrex, Contac*); antivirales (*Symmetrel, Flumadine*); descongestionantes orales y nasales (*Sudafed, Dimetapp*); solución salina en aerosol y gotas nasales (*Ocean, NaSal Saline Moisturizer*)	**Internas:** Ajo, astrágalo, baya de saúco, efedra, equinacia
SÍNDROME DE FATIGA CRÓNICA (página 526)	Benzodiazepinas (*Valium, Xanax*); fármacos antiinflamatorios no esteroídicos (*Motrin, Aleve*); hormonas de las glándulas suprarrenales; terapia con inmunoglobulinas	**Internas:** Astrágalo, *ginseng* siberiano, hongos *reishi* y *shiitake*, regaliz
SÍNDROME DEL INTESTINO IRRITABLE (página 532)	Agentes antidiarreicos (*Imodium A-D, Lomotil*); antiespasmódicos (*Levsin, Donnatal*); antiflatulentos (*Gas-X, Di-Gel*); laxantes (*Ex-Lax, Dulcolax*)	**Internas:** Aceite esencial de menta, manzanilla, *psyllium*
SÍNDROME DEL TÚNEL CARPIANO (página 538)	Antiinflamatorios no esteroídicos (ibuprofén, naproxeno); furosemida (*Lasix*); hidroclorotiazida (*Dyazide, HydroDiuril*)	**Internas:** *Boswellia*, cúrcuma, *ginkgo*

Afección	Fármacos comúnmente usados	Alternativas herbarias
SOBREPESO (página 542)	Anfetamina (*Biphetamine*), benzofetamina (*Didrex*), dietilpropión (*Tentuate*), fentermina (*Fastin, Ionamin*), mazindol (*Sanorex*); antidepresivos: fluoxetina (*Prozac*), sertralina (*Zoloft*); sibutramina (*Meridia*), tetrahidrolipstatina (*Xenical*); fármacos que se venden sin receta: fenilpropanolamina (*Dexatrim, Acutrim*)	**Internas:** *Ginseng* siberiano, gutagamba, *psyllium*, yohimbé
ÚLCERAS (página 548)	Antiácidos (*Maalox, Tums*); bloqueadores del ácido clorhídrico: cimetidina (*Tagamet*), ranitidina (*Zantac*); misoprostol (*Cytotec*); omeprazol (*Prilosec*)	**Internas:** Caléndula, manzanilla, olmo, raíz de malvavisco, regaliz, ulmaria
ÚLCERAS EN LA BOCA (página 555)	Anestésicos locales (*Anbesol, Orajel*); esteroides tópicos (*Aristocort, Fluinide*)	**Internas:** *Ginkgo, gotu kola*, hidraste, manzanilla, regaliz
URTICARIA (página 558)	Antihistamínicos (*Zyrtec, Claritin, Benadryl*); corticosteroides; epinefrina; hidroxicina (*Anxanil, Apo-Hydroxyzine*)	**Internas:** Manzanilla, milenrama, ortiga, regaliz **Externas:** Áloe vera, manzanilla, milenrama
VENAS VARICOSAS (página 563)	No se conocen fármacos que puedan eliminar las venas varicosas	**Internas:** Castaño de la India, espino, *gotu kola*, rusco
VERRUGAS (página 567)	Cantaridina (*Cantharone, Cantherone-Plus*); preparaciones de ácido salicílico que se venden sin receta (*Compound W, Mediplast, Wart-Off*)	**Externas:** Celidonia, corteza de abedul, piñón blanco, sanguinaria, tuya occidental
VERRUGAS GENITALES (página 572)	No se conocen fármacos que puedan eliminar el virus que causa las verrugas genitales	**Internas:** Ajo, corazoncillo, regaliz

(*Nota:* Muchas de las hierbas recomendadas en este libro tienen varios nombres. Otras no tienen nombres en español, o si los tienen, estos no son muy conocidos. Por lo tanto, si no reconoce el nombre de una hierba mencionada en este capítulo, vea el glosario en la página 611).

TERCERA PARTE

RECETAS PARA REMEDIAR MALES COMUNES

ACIDEZ

¿**A**LGUNA VEZ SE HA PREGUNTADO CÓMO PODEMOS tomar agua mientras estamos parados de cabeza? Lo más lógico sería pensar que volvería a salir por la boca. Pero el cuerpo humano, al ser la maravilla de ingeniería que es, está capacitado para hacer que el líquido vaya en la dirección correcta.

Todo el tracto gastrointestinal está cubierto por un tipo asombroso de músculos lisos que están diseñados para empujar sólidos y líquidos en una sola dirección: de la boca al ano. Además, cada sección del tracto digestivo se encuentra separada de las otras por un anillo grueso de tejido muscular llamado esfínter. Estos sirven para evitar que los alimentos se muevan en sentido inverso.

Aunque el tracto gastrointestinal es en realidad sólo un tubo larguísimo, sus partes individuales tienen funciones muy distintas y revestimientos internos muy diferentes. El estómago está revestido por una capa gruesa de mucosa diseñada para soportar la exposición a ácidos potentes. Por otra parte, la protección del esófago es relativamente delgada y muy sensible al ácido.

Si el esfínter que separa estos dos órganos se relaja demasiado, puede permitir que el ácido del estómago regrese al esófago. Los síntomas que resultan de este fenómeno pueden ser bastante dolorosos; una sensación de ardor o presión intensos que comienza por debajo de la parte inferior del esternón y se irradia hasta la garganta o por todo el pecho. Por eso en inglés se conoce como *heartburn*, que traducido literalmente significa "ardor en el corazón".

El dolor de la acidez (agruras) ocurre por lo general de una a dos horas después de comer. (Por el contrario, las molestias causadas por las úlceras gástricas y duodenales tiende a aumentar cuando el estómago está vacío y a menudo se alivian al comer). En casos avanzados, esta dolencia se asocia con una afección llamada hernia hiatal.

Normalmente, los músculos del diafragma ayudan a mantener el esófago dentro de la cavidad del pecho y el estómago dentro del abdomen; trabajan conjuntamente con el esfínter esofágico inferior. Cuando estos músculos se tornan laxos y cuando hay suficiente presión en el abdomen —por ejemplo, después de comer mucho— parte del estómago se puede deslizar hacia la cavidad del pecho. Las personas que tienen hernia hiatal pueden presentar reflujo de alimentos parcialmente digeridos junto con ácidos estomacales y otros fluidos. El dolor casi siempre es intenso.

¿Qué es lo que hace que el esfínter esofágico inferior se abra cuando no debe hacerlo? Una de las causas es mecánica: comer demasiado de una sola sentada, lo cual puede hacer que el esfínter se estire. Por lo tanto, uno no debe hacer esto y después recostarse a descansar, porque aumenta la probabilidad de que la comida fluya en la dirección equivocada. Esto es cierto en el caso de las personas obesas, cuyo estómago está constantemente bajo presión externa. Otra de las causas es de naturaleza química: ciertos alimentos y sustancias pueden hacer que los músculos del esfínter se relajen. Los mejores ejemplos son el humo del cigarrillo, el alcohol, los alimentos altos en grasa, las mentas, el chocolate, la cebolla y la cafeína.

Además de hacer cambios en su estilo de vida, el uso de hierbas puede ser bastante eficaz para aliviar la acidez. Junto con evitar los alimentos y las sustancias químicas problemáticas (antes mencionadas), manténgase alejado del hinojo, el toronjil, la menta y la hierbabuena, miembros de un grupo de hierbas denominadas carminativas, las cuales relajan el esfínter esofágico inferior.

TRATAMIENTO FARMACOLÓGICO

Antiácidos

Tabletas de carbonato de calcio (*Tums* y muchas otras), magnesio e hidróxido de aluminio (*Maalox, Mylanta, Gaviscon*, entre otros). *Función:* Neutralizar el exceso de ácidos estomacales durante períodos breves. *Efectos secundarios:* Posible efecto de rebote, que significa que el estómago produce más ácido cuando se suspende el tratamiento.

Antagonistas de los receptores de histamina-2

Cimetidina (*Tagamet*), ranitidina (*Zantac*), nizatidina (*Axid*), famotidina (*Pepcid*). *Función:* Bloquear los receptores de histamina en el estómago para disminuir la secreción ácidos. *Efectos secundarios con el uso a largo*

Directrices para domar los ácidos estomacales

En el caso de la acidez y su causa, el reflujo gastroesofágico, la prevención es crucial. Los estudios demuestran que la causa de algunos casos de asma es la filtración de ácidos estomacales hacia los pulmones mientras una persona duerme. Pero esto no es lo peor. Las investigaciones médicas han revelado que el reflujo recurrente a lo largo de varios meses o años puede conducir a la inflamación de la pared del esófago. Parece que las personas que presentan estos síntomas corren un riesgo muy alto de desarrollar cáncer esofágico, el cual es sumamente peligroso y difícil de tratar. Esta es otra razón por la que la acidez debe tomarse en serio.

Qué debe hacer:

◆ Procurar que sus comidas sean menos abundantes y más frecuentes.

◆ Disminuir su consumo de grasa saturada, en especial de alimentos fritos, así como de alcohol, café, té, azúcar blanca y carbohidratos no refinados.

◆ Trate de elevar la cabecera de su cama de 6 a 9 pulgadas (15 a 23 cm). Esta inclinación puede prevenir el reflujo de ácidos mientras duerme.

Lo que no debe hacer:

◆ Cenar mucho justo antes de irse a acostar.

◆ Echarse una siesta después de comer.

◆ Comer alimentos condimentados, cebolla y jugos ácidos tales como los de cítricos o de tomate (jitomate).

◆ Tomar fármacos antiinflamatorios no esteroídicos (aspirina, ibuprofén o naproxeno) a menos que sea absolutamente necesario, porque pueden irritar aun más el revestimiento del esófago.

plazo: Dolor de cabeza, dolores musculares, sarpullidos, desorientación mental.

Inhibidores de la bomba de protones

Lansoprazol (*Prevacid*), omeprazol (*Prilosec*). *Función:* Afectar las células en la pared del estómago para reducir dramáticamente la producción de ácido. *Efectos secundarios:* Se desconocen, debido a que estos fármacos generalmente se recetan por períodos de unos cuantos meses.

Agentes propulsivos

Cisaprida (*Propulsid*), metoclopramida (*Reglan*). *Función:* Mejorar el tono del esfínter esofágico inferior y la contracción descendente de los músculos del esófago y del estómago. *Efectos secundarios de la cisaprida:* Diarrea. *Efectos secundarios de la metoclopramida:* Depresión y ansiedad.

RECETAS HERBARIAS

Raíz de regaliz (*Glycyrrhiza glabra*)

Las investigaciones han mostrado que el regaliz acelera la curación de úlceras intestinales. Es un antiinflamatorio y además relaja las membranas mucosas. Si va a usarlo para tratar la acidez o el reflujo, elija un tipo especial de esta hierba llamado regaliz desglicirricinado (*DGL* por sus siglas en inglés). Es igualmente eficaz que el normal, pero no afecta el equilibrio de sodio y potasio del cuerpo. *Dosis típica:* Para la acidez leve, tome una taza de infusión después de las comidas según sea necesario. (Deje reposar de una a dos cucharaditas de la raíz seca y picada en una taza de agua caliente durante 10 a 15 minutos, cuélela y tómese la infusión). Para síntomas moderados a severos, use de ⅛ a ¼ de cucharadita de la raíz en polvo o del extracto líquido disuelto en ¼ de taza de agua después de las comidas y antes de irse a acostar. Otra opción es tomar de una a dos tabletas de regaliz DGL, masticándolas bien justo después de ingerir alimentos o según sea necesario, pero no más de ocho tabletas al día. *Precaución:* No utilice el regaliz natural, es decir, la raíz que se recomienda aquí, durante más de seis semanas. No lo utilice en lo absoluto si tiene presión arterial alta, diabetes, enfermedades del corazón, tiroides, riñones o hígado, o si está embarazada o lactando.

Áloe vera (*Aloe vera*)

El gel de áloe vera contiene moléculas muy grandes de azúcar llamadas mucopolisacáridos. Se ha demostrado que estos ayudan a sanar quemaduras, úlceras y las paredes intestinales inflamadas. Esta hierba rara vez produce efectos secundarios, pero asegúrese de conseguir un producto hecho con pura pulpa de áloe vera (no la corteza de la planta, la cual puede causar retortijones y diarrea). También muchos jugos comerciales de áloe contienen ácido cítrico, el cual puede agravar el reflujo. La mejor forma de utilizar esta hierba para tratar la acidez es el polvo comestible congelado en seco (*freeze-dried powder*). *Dosis típica:* De ¼ a ½ cucharadita del polvo en ¼ de taza de agua justo después de comer o en cualquier momento que aparezcan los síntomas. Aumente la dosis a una o más cucharaditas si es necesario.

Repollo (*Brassica oleracea*)

El jugo de repollo no es solamente un remedio tradicional, pues en un estudio médico se mostró que el consumo regular de esta bebida puede curar las úlceras estomacales. El principio activo es un aminoácido llamado L-glutamina, el cual parece que funciona al nutrir las células que revisten el esófago y el estómago de modo que se puedan reparar a sí mismas. Otra ventaja del repollo es que, al igual que su pariente cercano, el brécol, contiene agentes que previenen el cáncer llamados glucosmolatos. *Dosis típica:* De 4 a 8 onzas (120 a 240 ml) de jugo fresco o embotellado, después de las comidas. Si ingerir el jugo le provoca flatulencia, mejor tome ½ a una cucharadita del suplemento L-glutamina (*L-glutamine*), mezclada con ¼ de taza de agua, justo después de comer. La L-glutamina se consigue en las tiendas de productos naturales.

Caléndula (*Calendula officinalis*)

La caléndula, que se ha utilizado durante mucho tiempo como remedio para heridas, úlceras (aftas, fuegos) en la boca, úlceras gástricas y gastritis, es tan suave que a menudo se le da a los niños para tratar el malestar estomacal. Sus propiedades astringentes y antiinflamatorias la hacen particularmente útil para tratar la acidez y el reflujo. *Dosis típica:* De una a dos tazas de infusión según sea necesario. (Deje reposar de una a dos cucharaditas de las flores secas en una a dos tazas de agua caliente durante 10 a 15 minutos, cuélelas y tómese la infusión). Otra opción es tomar de 15 a 30 gotas de tintura de la hierba cuatro veces al día después de las comidas.

(*Nota:* Muchas de las hierbas recomendadas en este libro tienen varios nombres. Otras no tienen nombres en español, o si los tienen, estos no son muy conocidos. Por lo tanto, si no reconoce el nombre de una hierba mencionada en este capítulo, vea el glosario en la página 611).

ACNÉ

ALGUNAS PERSONAS SUFREN ACNÉ durante la adolescencia, le dicen adiós cuando se acercan a los 20 años de edad y jamás lo vuelven a ver. Otros pasan por la pubertad sin problemas en la piel, pero por alguna razón, sufren erupciones de importancia en la edad adulta. Y una desafortunada minoría no sólo lo sufre cuando son jóvenes, sino que también tienen que enfrentarse a él cuando son adultos.

Existen muchos factores que contribuyen al acné. Uno es el cambio en la queratina, una proteína que producen las células de la piel. El exceso de queratina puede apelmazar y bloquear los conductos de grasa que están dentro de los folículos pilosos, lo que produce esas protuberancias que usted conoce como granos (barros). Las bacterias que habitan en estos diminutos folículos también pueden jugar un papel en causar el acné, especialmente en el que ocurre durante la adolescencia.

Si bien este tipo de erupción afecta a niños y niñas por igual, en la edad adulta parece ser mucho más común en mujeres que en hombres. Algunos expertos atribuyen esto a los cambios hormonales que ocurren durante el ciclo menstrual.

Otras cosas que se han señalado como causas del acné siguen sin comprobarse. Por ejemplo, ¿recuerda cuando su mamá le decía que si comía chocolate le saldrían granos? Esta y otras teorías asociadas con la alimentación no cuentan con pruebas sólidas que las respalden.

Existen ciertos tratamientos farmacológicos que si se usan con regularidad pueden controlar el acné. Sin embargo, tardan varias semanas en funcionar y algunos de ellos pueden causar que la situación empeore antes de que la piel empiece a mejorar.

TRATAMIENTO FARMACOLÓGICO

Retinoides de uso externo

Tretinoína (*Retin-A, Renova*), adapaleno (*Differin*), tazaroteno (*Tazorac*). *Función:* Incrementar la reproducción de células nuevas y el desprendimiento de células viejas para disminuir la obstrucción de los poros. *Efectos secundarios:* Resequedad leve, picazón, agrietamiento y descamación, particularmente durante las primeras semanas; al principio pueden causar que el acné empeore; pueden aumentar la reacción de la piel a la luz solar. *Precaución:* No use estos fármacos durante el embarazo ni cuando esté tratando de quedar embarazada.

Queratolíticos

Ácido salicílico (*Propa pH, StriDex*); ácido salicílico y azufre (*Fostex*); resorcinol (*R.A.*), resorcinol y azufre (*Bensulfoid Cream*). *Función:* Suavizar y disminuyen la queratina, para ayudar a que se desprenda más fácilmente de la piel. *Efectos secundarios:* Sensación de calor, hormigueo, descamación, sensibilidad al viento o al frío, cambios de pigmentación en el área tratada.

Antibióticos

De uso externo: Eritromicina, eritromicina combinada con peróxido de benzoilo, clindamicina (muchos nombres comerciales). *Función:* Matar las bacterias que viven en la piel. *Efectos secundarios:* Ardor o picazón al contacto incial. *Orales:* Tetraciclinas (muchos productos). *Función:* Matar bacterias en todos los sistemas del cuerpo. *Efectos secundarios:* Malestar estomacal, náusea, vómito, diarrea, mareo, aturdimiento; la doxiciclina puede incrementar la fotosensibilidad.

Anticonceptivos orales

Muchos nombres comerciales y marcas. *Función:* Contrarrestar el efecto de las hormonas masculinas, llamadas andrógenos, sobre las glándulas sebáceas. *Efectos secundarios:* Retención de líquidos, sensibilidad en los senos, sangrado profuso, náusea, flujo vaginal, manchas café en la piel, dolores de cabeza.

Otros fármacos

Peróxido de benzoilo (*Oxy-10*). *Función:* Actuar como agente antibacteriano. *Efectos secundarios:* Resequedad de la piel e irritación leve con enrojecimiento y agrietamiento, especialmente durante las primeras semanas de uso; no se debe usar junto con tretinoína o productos similares.

Isotretinoína (*Accutane*). *Función:* Disminuir el tamaño y la actividad de las glándulas sebáceas. Generalmente se utiliza para el acné difícil de tratar. *Efectos secundarios:* Descamación de los labios, piel seca, picazón y descamación de la piel, resequedad de la boca, inflamación de los ojos, reacciones en la piel por exposición a la luz solar; otros efectos secundarios menos comunes incluyen dolor en los huesos y las articulaciones, tendonitis, niveles elevados de triglicéridos y enzimas hepáticas en la sangre; puede causar defectos congénitos graves.

RECETAS HERBARIAS

Melaleuca (*Melaleuca alternifolia*)

El aceite cáustico de este árbol australiano, que se usa externamente, actúa en contra de las bacterias que se asocian con el acné. En una investigación, se encontró que una preparación al 5 por ciento de aceite de melaleuca funcionaba igual de bien que una solución de peróxido de benzoilo al 5 por ciento, pero con menos efectos secundarios. Si usa aceite de melaleuca para el acné, limpie la piel con suavidad y seque sin restregar. Luego, aplique una dilución del 5 al 15 por ciento del aceite sobre las áreas problemáticas. Repita esto dos veces al día, por la mañana y por la noche. *Precaución:* Puede causar sarpullido, por lo que la primera vez que lo aplique deberá de hacerlo sobre una área pequeña y esperar de 24 a 48 horas. No debe ingerirse.

RESTREGAR NO DA RESULTADO

Muchas personas con acné tienen la idea equivocada de que la piel sucia es la causante de esta infección. Como resultado, se restriegan la cara casi hasta dejarse en carne viva. En realidad, lavarse el rostro agresiva y frecuentemente sólo empeora la situación. Además, al limpiar la superficie de la piel, no se eliminan de los folículos las bacterias y el exceso de grasa. Es mejor lavarse con delicadeza con un limpiador suave. Probablemente resulte suficiente hacerlo por la mañana y por la noche.

Lavanda (*Lavandula angustifolia*)

El aceite esencial de lavanda es antibacteriano, antiinflamatorio y un tanto astringente; es bueno tenerlo a la mano para tratar irritaciones generales de la piel y quemaduras menores. Para usarlo, aplíquelo sobre cada grano con una bolita de algodón según sea necesario.

Bardana (*Arctium lappa*)

Si se ingiere, promueve la sudora-ción y la micción. Se pueden usar la raíz, hojas y semillas de la bar-dana, pero las preparaciones co-merciales por lo general sólo contienen la raíz. Esta planta es rica en minerales y en muchas cul-turas se emplea como alimento. *Dosis típica:* Hasta cuatro tazas de infusión al día. (Hierva a fuego lento una cucharada de raíz seca en dos tazas de agua durante 15 minutos, cuélela y tómese la infu-sión). Otra opción es tomar dos

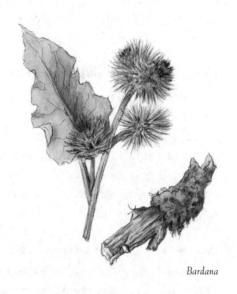

Bardana

cápsulas de 400 a 500 miligramos tres veces al día. Si prefiere utilizar el extracto líquido, tome de una a dos cucharaditas tres veces al día. Para usar la infusión de bardana como enjuague facial, prepárela, dé-jela enfriar y utilice un paño limpio para aplicarla sobre la piel. Enjuá-guese la cara con agua fría.

Diente de león (*Taraxacum officinale*)

Al igual que la bardana, la raíz de diente de león ayuda al cuerpo a eliminar bacterias indeseables de la piel. También estimula la digestión y ayuda al hígado, que es el órgano más importante por donde se filtran y se desechan las toxinas y el exceso de hormonas, incluyendo los an-drógenos que provocan las erupciones. Las hojas de esta hierba están repletas de vitaminas y minerales, muchos de los cuales ayudan a man-tener una piel saludable. Puede comer las hojas nuevas, frescas y crudas en ensaladas o también puede cocinarlas al vapor. La raíz, que por le general se seca, se pica y se tuesta, es moderadamente antiinflamatoria.

Dosis típica: De tres a cuatro tazas de infusión al día. (Hierva a fuego lento dos cucharaditas de la raíz seca picada en una taza de agua durante 20 minutos, cuélela y tómese la infusión. También puede preparar una infusión al dejar reposar dos cucharaditas de hojas secas en una taza de agua caliente durante 15 minutos y colarlas). Otra opción es tomar tres veces al día dos cápsulas de 400 a 500 miligramos. Si prefiere utilizar el extracto líquido de la hierba, tome de una a dos cucharaditas tres veces al día.

Caléndula (*Calendula officinalis*)

Esta hierba es un remedio tradicional para muchos tipos de problemas de la piel. Sus pétalos anaranjados son antibacterianos y antiinflamatorios, propiedades que pueden aliviar los síntomas del acné. Para usarla, prepare una infusión dejando reposar una cucharadita de las flores secas en una taza de agua caliente durante 5 a 10 minutos. Cuélela, deje que se enfríe la infusión y aplíquela sobre el cutis con bolitas de algodón o un paño limpio.

Agnocasto (*Vitex agnus-castus*)

Si su acné parece estar relacionado con los cambios hormonales, o es uno de sus síntomas premenstruales, el agnocasto puede ayudarle. *Dosis típica:* 40 gotas de extracto líquido. Otra opción es tomar una cápsula de extracto seco cada mañana. *Precaución:* No lo utilice durante el embarazo.

MASCARILLAS NATURALES

Los ácidos de las frutas ayudan a eliminar el exceso tanto de la proteína llamada queratina como de aquellas células muertas de la piel que pueden llegar a tapar los poros. Funcionan como las fórmulas comerciales de ácido salicílico, pero sin causar efectos secundarios. La herbolaria Sunny Mavor sugiere poner en la batidora (licuadora) frutas como uvas y fresas o cáscara de piña (ananá). Aplique como si fuera una mascarilla, déjela de 10 a 15 minutos y luego enjuáguese la cara; o busque productos naturales para el cuidado del cutis que contengan ácidos frutales.

REMEDIOS PESADILLA PARA LAS BACTERIAS

Estas dos recetas emplean las propiedades antibacterianas de dos hierbas que contienen berberina.

Para preparar un enjuague:

2 cucharaditas de raíz de mahonia o raíz de hidraste seca y picada
2 tazas de agua

Ponga a hervir a fuego lento todos los ingredientes durante 10 a 15 minutos. Cuele la infusión y déjela enfriar; utilícela para lavarse la cara o remoje un paño limpio y aplíquela como compresa.

Para preparar una pasta:

1 cucharadita de raíz de mahonia o raíz de hidraste en polvo
Unas cuantas gotas de agua
5 gotas de aceite de lavanda

Mezcle todos los ingredientes. Aplique la pasta sobre los barritos y déjela secar. Enjuáguese o lávese suavemente la cara.

Nota: La raíz de mahonia mancha la tela.

Raíz de mahonia (*Berberis aquifolium*) e hidraste (*Hydrastis canadensis*)

Cada una de estas hierbas puede ayudarle a deshacerse del acné de dos formas. En primer lugar, cada una promueve la buena digestión, así como el buen funcionamiento del hígado, lo cual es esencial para que el cuerpo elimine las toxinas. En segundo lugar, la berberina, que se encuentra presente en ambas plantas, es una antibacteriano potente. Para usar como enjuague, vea "Remedios pesadilla para las bacterias" en esta misma página. *Dosis típica:* Hasta seis cápsulas de 500 a 600 miligramos al día en dosis divididas. Otra opción es tomar de 10 a 20 gotas de tintura de la hierba tres veces al día. *Precaución:* No ingiera ninguna de ambas hierbas durante el embarazo (su uso externo es seguro).

Manzanilla (*Matricaria recutita*)

He aquí una hierba florida que contiene el aceite esencial antiinflamatorio llamado azuleno, llamado así por su color azul. Para usar manzanilla, prepare un enjuague dejando en infusión una cucharada de flores secas en una taza de agua caliente durante 10 minutos. Cuélelo y aplíquelo usando bolitas de algodón o un paño limpio. También puede poner un poco de aceite esencial sobre los granitos o buscar productos para el cuidado de la piel que contengan manzanilla o azuleno.

Rosa (*Rosa spp.*)

Un aroma divino, propiedades calmantes, acción antiséptica. . . ¿qué más puede uno pedir para el cuidado natural del cutis? Busque agua de rosas elaborada con verdadero aceite esencial de la planta. Viértala en un frasco con atomizador, cierre sus ojos y rocíese el rostro con la frecuencia que desee.

Extracto de semilla de toronja

Este fuerte agente antimicrobiano es útil para cualquier afección en la que se tengan que combatir bacterias. Para usarlo, agregue cinco gotas del extracto a ½ taza de agua y utilícelo como enjuague facial. Otra opción es agregar cinco gotas del extracto a ¼ de taza de hamamelis mezclada con ½ taza de vinagre de manzana y usar la solución como loción tonificante cuando se lave la cara.

(*Nota:* Muchas de las hierbas recomendadas en este libro tienen varios nombres. Otras no tienen nombres en español, o si los tienen, estos no son muy conocidos. Por lo tanto, si no reconoce el nombre de una hierba mencionada en este capítulo, vea el glosario en la página 611).

Adicción a fumar

Admítalo: realmente quiere dejar de fumar porque sabe que es malo para la salud. Sólo en caso de que necesite algo más para motivarse, aquí le van unos datos clave: entre todos los causantes de muerte en los Estados Unidos, fumar es el más fácil de evitar. Este vicio provoca cáncer, enfermedades cardíacas, hace que los fumadores tengan una voz rasposa y tos constante más un aliento a cenicero. Tomando todo eso en cuenta, ¿realmente quiere seguir fumando?

Puede ser que no. Sin embargo, quitarse el vicio no es nada fácil, ya que la nicotina es altamente adictiva (tanto como la heroína, según algunos investigadores). Esta sustancia se une a receptores específicos en el cerebro y provoca cambios en el estado de ánimo. Por esto, los que fuman mucho y dejan de hacerlo presentan síntomas de abstinencia, como nerviosismo, irritabilidad, insomnio e incluso depresión leve. No obstante, no se trata de un caso perdido. *Sí* se puede lograr.

Existen diversos fármacos que están disponibles para ayudar a las personas que están atrapadas por el vicio. La mayoría sirven para que se vayan desacostumbrando gradualmente de la nicotina en lugar de dejarla de tajo.

Puede que aquellos que buscan la ayuda de un doctor se les recete otras medicinas, entre las cuales encontramos ansiolíticos, bloqueadores adrenérgicos y antidepresivos. Para más detalles sobre estos medicamentos, vea los capítulos que hablan acerca de la ansiedad (página 100) y la depresión (página 187).

El humo del cigarro irrita las células de las vías respiratorias, paralizando a los pequeños vellos o cilios que sacan las impurezas de los pulmones. Cuando usted deja de fumar, es posible que presente más tos y producción de moco. Esta fase puede durar desde unas cuantas semanas hasta meses; depende de cuánto tiempo y qué tanto ha fumado. Si bien puede causar molestias, esta reacción es una buena señal, pues indica que sus pulmones están empezando a recuperarse. Los tónicos pulmonares y expectorantes le pueden ayudar a sacar las flemas y a sanar los tejidos de estos órganos.

Hay hierbas calmantes y otras que le dan apoyo en momentos de estrés, por lo que pueden reducir la ansiedad y el insomnio. Las plantas que alivian la depresión pueden ser particularmente útiles para las personas que lidian con este trastorno del humor causado por el consumo de cigarrillos. Además, diversos tipos de medicinas herbarias pueden ayudar a aliviar los síntomas de abstinencia.

TRATAMIENTO FARMACOLÓGICO

Suplementos de nicotina

La nicotina transdérmica (parches dérmicos) y el chicle de nicotina (*Habitrol, Nicotrol, Prostep*). *Función:* Aliviar los síntomas de abstinencia. *Efectos secundarios del parche:* Insomnio, dolor de cabeza, náusea, vértigo, dolores musculares, malestar estomacal, irritación de la piel. *Efectos secundarios del chicle:* Irritación bucal, hipo, salivación excesiva.

RECETAS HERBARIAS

Gordolobo (*Verbascum thapsus*)

Esta hierba tonifica las membranas mucosas del tracto respiratorio, alivia los pulmones irritados y acelera la curación de los tejidos daña-

UN INHALADOR HERBARIO CHINO

Usted probablemente ha visto los comerciales donde anuncian los inhaladores de nicotina. En China se ha usado una versión herbaria de este producto durante décadas. *Smoker's Aroma* es un producto que utiliza una combinación de hierbas aromáticas; aquellos que desean dejar de fumar inhalan el producto durante dos minutos, tres veces al día, así como cada vez que sientan urgencia de prender un cigarrillo. Estas hierbas contienen moléculas que se unen a los receptores de nicotina en el cerebro. Después de que los usuarios han dejado el vicio con éxito, llevan consigo el frasco para esos momentos en que sientan la urgencia por volver a caer en sus garras y su voluntad se esté debilitando. *Smoker's Aroma* se puede encontrar en muchas tiendas de productos naturales.

dos. También ayuda a hacer que las secreciones de moco sean menos espesas para que se puedan expectorar con mayor facilidad. *Dosis típica:* De dos a tres tazas de infusión al día. (Deje reposar de una a dos cucharaditas de hojas secas en una taza de agua caliente durante 10 minutos, cuélelas y tómese la infusión). Otra opción es tomar de ½ a una cucharadita de la tintura de la hierba tres veces al día.

Fárfara (*Tussilago farfara*)

Esta es otra hierba que ayuda a aliviar el tejido pulmonar inflamado, aflojar las secreciones y tonificar los pulmones. *Dosis típica:* De dos a tres tazas de infusión al día. (Deje reposar de una a dos cucharaditas de hojas secas en una taza de agua caliente durante 10 minutos, cuélelas y tómese la infusión). Otra opción es tomar de ¼ a una cucharadita de la tintura de la hierba tres veces al día. *Precaución:* Limite el uso de fárfara a no más de cuatro semanas al año.

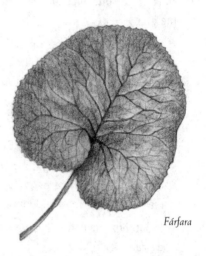

Fárfara

Lobelia (*Lobelia inflata*)

Este calmante de la tos relaja suavemente los músculos bronquiales y todo el sistema nervioso. Puede ser que la lobelia tenga cierto tipo de acción de enlace sobre los sitios receptores de nicotina, lo cual podría disminuir la urgencia por fumar. *Dosis típica:* De dos a tres tazas de infusión al día. (Deje reposar de ¼ a ½ cucharadita de hojas secas en una taza de agua caliente durante 10 minutos, cuélelas y tómese la infusión). Otra opción es tomar de 6 a 10 gotas de tintura de la hierba tres veces al día. *Precaución:* La lobelia puede ocasionar náusea y vómito. Si esto ocurre, suspéndala.

Escutelaria (*Scutellaria lateriflora*)

Esta hierba sedante puede ayudar a aliviar la ansiedad que en ocasiones se presenta cuando se deja de fumar. *Dosis típica:* De dos a seis tazas de infusión al día. (Deje reposar de una a dos cucharaditas de las hojas

PASOS CLAVE PARA VENCER EL VICIO

Dejar de fumar es algo que empieza con pasos pequeños. Aunque no existe "el momento ideal" para hacerlo, probablemente es mejor que no lo intente durante épocas particularmente estresantes, por ejemplo, cuando se esté mudando de casa o vaya a comenzar un trabajo nuevo. Aquí le damos algunas sugerencias que le pueden ayudar a vencer el vicio para cuando llegue el momento correcto.

♦ **Comprométase.** Fíjese una fecha para dejar de fumar y anúnciesela a cuanta gente conozca, incluso puede firmar un contrato con sus familiares y amigos. Anote la fecha en su calendario.

♦ **Disminuya la cantidad.** Reduzca gradualmente el número de cigarrillos que consume diariamente hasta que llegue el día que haya definido para dejar el vicio y deba abandonarlo por completo.

♦ **Evite aquello que da pie a fumar.** Deshágase de todos sus cigarrillos, encendedores y ceniceros, y evite situaciones en las que normalmente fumaría. Pase tiempo en lugares donde no se permita fumar.

♦ **Mantenga ocupadas sus manos y boca.** Mastique pajitas (popotes) o tiras de zanahoria, coma dulces sin azúcar o masque chicle. Juegue con elás-

secas en una taza de agua caliente durante 10 minutos, cuélelas y tómese la infusión). Otra opción es tomar de ¼ a dos cucharaditas de la tintura de la hierba de dos a seis veces al día.

Valeriana (*Valeriana officinalis*)

¿No puede dormir sin echarse su último cigarrito? La valeriana relaja los músculos tensos; se puede usar como auxiliar para el sueño si el insomnio es uno de los síntomas que usted padece al dejar de fumar. *Dosis típica:* De dos a seis tazas de infusión al día. (Deje reposar de una a dos cucharaditas de la raíz seca en una taza de agua caliente durante 10 minutos, cuélelas y tómese la infusión). Otra opción es tomar de ⅓ a dos cucharaditas de la tintura de la hierba hasta seis veces al día. *Precaución:* Evite su uso durante el embarazo.

ticos de goma (hule) o clips; lleve consigo una pequeña pelota de goma y apriétela vigorosamente siempre que sienta la urgencia por fumar. Cuando el antojo sea casi incontrolable, haga algo que sea incompatible con el vicio, como ducharse o salir a caminar alrededor de la cuadra.

◆ **Recompénsese.** Haga una lista de todos los beneficios que disfruta cuando no fuma y revísela frecuentemente. El día que haya decidido dejar de fumar, dése un regalo especial: un nuevo par de zapatos, una cena en su restaurante favorito, un ramo de rosas. Ahorre el dinero que hubiera gastado en cigarrillos y al cabo del primer mes de abstinencia, compre algo que le encante pero que realmente no necesite.

◆ **Haga ejercicio.** Salir a caminar aprisa o hacer ejercicio en el gimnasio canaliza parte de la energía nerviosa que sienten muchos ex fumadores. El ejercicio también ayuda a evitar que aumente de peso, lo cual es bastante común cuando uno deja de fumar.

◆ **Busque ayuda.** La hipnoterapia, la acupuntura y los grupos de apoyo parecen ayudar a algunas personas a dejar de fumar con éxito, aunque no se han hecho estudios clínicos controlados para evaluar la eficacia de tales intervenciones.

Kava-kava (*Piper methysticum*)

Esta hierba ceremonial del Pacífico Sur elimina la ansiedad sin causar somnolencia ni disminuir el funcionamiento mental. *Dosis típica:* Hasta seis tazas de infusión al día. (Hierva a fuego lento de una a dos cucharaditas de la raíz seca en una taza de agua caliente durante 10 minutos, cuélela y tómese la infusión). Si prefiere utilizar la tintura de la hierba, tome de ¼ a dos cucharaditas hasta seis veces al día. Otra opción es tomar de tres a cuatro cápsulas al día de un extracto estandarizado para contener un 30 por ciento de kavalactonas (*kavalactones*, el principio activo de la hierba) para consumir un total diario de 250 a 300 miligramos. *Precaución:* No utilice *kava-kava* si está embarazada. No combine esta hierba con alcohol; no opere maquinaria pesada ni maneje cuando consuma *kava-kava*. Si sufre de depresión, consulte a su médico antes de ingerirla.

Pasionaria (*Passiflora incarnata*)

Esta es una planta ligeramente sedante que puede emplearse como auxiliar para conciliar el sueño. También puede tomarla durante el día, si es que siente ansiedad severa. *Dosis típica:* De ¼ a una cucharadita de tintura o extracto glicérico de la hierba tres o cuatro veces al día. Otra opción es tomar hasta dos cucharaditas de cualquiera de los dos anteriores a la hora de irse a acostar, para aliviar el insomnio.

Corazoncillo (*Hypericum perforatum*)

Es uno de los remedios herbarios más populares y ha comprobado ser útil en casos de depresión leve a moderada. Si la tristeza juega un papel en su hábito de fumar, entonces debe comenzar a tomar corazoncillo de dos a cuatro semanas antes de la fecha que se haya fijado para dejar el vicio. *Dosis típica:* 900 miligramos en cápsulas del extracto estandarizado al día. Otra opción es tomar de ½ a una cucharadita de tintura de la hierba al día. *Precaución:* Puede causar una mayor reacción de la piel ante la exposición a la luz solar.

Regaliz (*Glycyrrhiza glabra*)

El estrés es una de las razones por las cuales muchas personas fuman. Cuando dejan de hacerlo se crea tensión tanto para las emociones como para el cuerpo. El regaliz nutre las glándulas suprarrenales, que son las que más se desgastan en situaciones estresantes. También alivia los síntomas pulmonares al combatir la inflamación, aliviar los tejidos irritados y ayudar a expulsar el moco. *Dosis típica:* De una a tres tazas de infusión al día. (Hierva a fuego lento de una a dos cucharaditas de la raíz seca y picada en una taza de agua durante 10 minutos, cuélela y tómese la infusión). Otra opción es tomar de ⅛ a ½ cucharadita de tintura de la hierba dos o tres veces al día. También puede comprar trozos largos de raíz de regaliz y masticarlos a lo largo del día para mantener ocupadas sus manos y boca. Si nota que sus dientes se están oscureciendo, deje de usar la hierba de esta forma. *Precaución:* No utilice regaliz durante más de seis semanas. Evítelo si tiene presión arterial alta, si está tomando medicamentos para el corazón, si está embarazada o amamantando o si padece alguna enfermedad cardíaca, hepática o renal.

Esquizandra (*Schisandra chinensis*)

Esta hierba ayuda al cuerpo durante épocas de estrés y cuenta con la ventaja adicional de que tonifica los pulmones y alivia la tos. *Dosis típica:* De una a tres tazas de infusión al día. (Hierva a fuego lento de una a dos cucharaditas de la fruta seca en una taza de agua durante 10 minutos, cuélela y tómese la infusión). Otra opción es tomar de ⅛ a ½ cucharadita de la tintura de la hierba tres veces al día.

Cúrcuma (*Curcuma longa*)

Se ha demostrado que esta especie de color amarillo brillante ayuda a eliminar las sustancias carcinógenas que entran al cuerpo cuando uno fuma. Si se siente abrumado por el número de hierbas que recomendamos aquí, sólo tenga a la mano un frasquito de cúrcuma y agréguela a sus alimentos varias veces a la semana. Aunque no le ayudará a quitarse el vicio, por lo menos le aportará un poco de protección contra los carcinógenos hasta que decida dejar de fumar. *Dosis típica:* De 250 a 500 miligramos en cápsulas, dos o tres veces al día, junto con alimentos. Otra opción es tomar de ⅛ a ½ cucharadita de tintura de la hierba dos o tres veces al día.

(*Nota:* Muchas de las hierbas recomendadas en este libro tienen varios nombres. Otras no tienen nombres en español, o si los tienen, estos no son muy conocidos. Por lo tanto, si no reconoce el nombre de una hierba mencionada en este capítulo, vea el glosario en la página 611).

Ampollas

Usó los zapatos equivocados para ir de excursión. Pasó un sábado entero limpiando el jardín con un azadón. Se quemó la parte expuesta del tobillo cuando sin querer rozó el escape caliente de una motocicleta. El resultado: una bolsa dolorosa, llena de líquido, que se conoce como ampolla.

Las ampollas resultan de traumatismos físicos en la piel, ya sea por frotación repetida o por una quemadura menor. Su cuerpo crea un pequeño "cojín" de líquido para proteger la dermis dañada; una estrategia protectora muy efectiva. El fluido que se acumula y la carne viva que está debajo de este cojín contienen células especializadas que el cuerpo envía de inmediato al área para limitar la lesión y comenzar el proceso de curación. Por esta razón, generalmente es mejor dejar intacta cualquiera de estas "burbujas".

CUIDADO BÁSICO DE LAS AMPOLLAS

Limpie el área remojándola brevemente en agua tibia o aplíque una cantidad pequeña de solución de peróxido de hidrógeno (agua oxigenada). Seque el área dando ligeros golpecitos con una toalla sin restregar. No drene una ampolla intacta a menos que sea muy grande o interfiera con el movimiento de una articulación.

Si necesita hacerlo, perfórela con una aguja esterilizada, deje que el líquido salga y séquela dándole ligeros golpecitos con una toalla sin restregar. No arranque la cubierta protectora de piel hasta que se empiece a secar y a pelar por su propia cuenta; entonces puede arrancarla con sus dedos o cortarla con unas tijeras limpias. Aplique una pequeña cantidad de crema o ungüento herbario sobre un vendaje o un pedazo de gasa suave y cubra cuidadosamente la parte afectada. Evite someter el área a estrés adicional durante varios días. Repita el proceso de limpieza y curación dos o tres veces al día hasta que haya sanado.

Para las ampollas comunes, las hierbas vulnerarias (que promueven la curación) pueden ayudar a acelerar la generación de piel nueva; otras pueden aliviar y sanar la inflamación así como combatir las bacterias. Todas las plantas que se mencionan a continuación son fáciles de conseguir en forma de ungüentos, cremas y aceites y se encuentran en las tiendas de productos naturales. No necesita todas; sólo consiga un preparación tópica (externa) que contenga una o más de ellas.

La lavanda y la melaleuca se pueden comprar en forma de aceites esenciales altamente concentrados y fragantes. Si quiere usarlos para curar una ampolla, dilúyalos mezclando cinco partes de algún aceite vegetal neutral, como el de oliva, almendra, sésamo (ajonjolí), vitamina E o aguacate (palta), por cada parte de aceite esencial.

(*Nota:* A continuación verá que sugerimos utilizar algunas de las hierbas recomendadas en este capítulo en una preparación especial llamada "infusión de aceite". Para prepararla, llene un frasco pequeño y limpio con las hojas frescas de la hierba y cúbralas con aceite vegetal. Tape bien el recipiente. Déjelo reposar en algún lugar soleado durante dos semanas, agite cada tercer día. Después de dos semanas, cuele las hierbas y vierta la infusión en un frasco limpio. Guárdela en algún lugar fresco).

TRATAMIENTO FARMACOLÓGICO

El tratamiento convencional para las ampollas usando medicinas que se venden sin receta se recomienda generalmente sólo para cuando una ampolla se revienta y deja expuesta la piel que está debajo de la misma. Puede aplicar cremas y ungüentos antibacterianos, junto con vendajes adhesivos para mantener limpia la herida.

RECETAS HERBARIAS

Consuelda (*Symphytum officinale*)

Está hierba parece funcionar porque es rica en alantoína, una sustancia química que estimula la proliferación de células, acelerando así el crecimiento de piel nueva saludable. Los ungüentos con este componente se pueden aplicar según sea necesario.

Pomada para ampollas

Este ungüento herbario también es adecuado para tratar cortadas, abrasiones, quemaduras e infecciones menores causadas por hongos.

½ onza (14 g) de flores secas de caléndula

½ onza de raíz seca de consuelda

2 tazas de aceite de almendra, oliva u otro aceite vegetal

½ taza de cera de abeja finamente picada

10 gotas de aceite esencial de lavanda

10 gotas de aceite esencial de melaleuca

Combine las hierbas y el aceite vegetal en una olla eléctrica para cocimiento lento (*crock pot*). Enciéndala en la temperatura más baja que pueda, cúbrala y deje que la mezcla se caliente suavemente de dos a cuatro horas, revísela y revuelva con frecuencia para evitar que se queme. El aceite estará listo cuando adquiera un color amarillo y tenga un olor a hierbas. Cuélelo a través de un filtro para cafetera o un paño limpio hacia una taza medidora grande. De esta manera tendrá una infusión herbaria de aceite.

Por cada taza de la infusión de aceite (perderá un poco de aceite durante el proceso de colado), agregue ¼ de taza de cera. Caliente el aceite y la cera de abeja a fuego muy lento hasta que la cera de abeja se haya derretido por completo. No permita que la mezcla hierva o se queme. Pruebe su consistencia colocando una cucharada de la mezcla en el congelador durante uno o dos minutos hasta que se enfríe. Deberá tener la consistencia de una pasta fácilmente untable. Si está demasiado aguada, agregue un poco más de cera de abeja; si está demasiado espesa, agregue un poco más de aceite. Retire la mezcla del fuego. Agregue rápidamente los aceites esenciales. Vierta la mezcla en frascos de vidrio limpios y tápelos bien. Deje que se enfríe a temperatura ambiente.

Caléndula (*Calendula officinalis*)

Las flores amarillas o anaranjadas de esta común hierba de jardín son curativas, además de que poseen propiedades antiinflamatorias y antisépticas. Usted encontrará que la caléndula es un componente de muchas cremas para primeros auxilios. Utilice los productos comerciales siguiendo las instrucciones que aparezcan en el empaque o según sea necesario.

Manzanilla (*Matricaria recutita*)

Además de que posee propiedades que ayudan a que las heridas salgan adelante, la manzanilla también es antiinflamatoria y antiséptica. Si tiene infusión de manzanilla a la mano, simplemente puede humedecer una bolsita en agua tibia y colocarla sobre la ampolla con tanta frecuencia como sea necesario.

Lavanda (*Lavandula angustifolia*)

La lavanda acelera la curación y es ligeramente antiséptica. Como ventaja adicional, su simple aroma ha sido tradicionalmente empleado para levantar el ánimo. Diluya el aceite esencial de lavanda como se indica en la página 91 y utilícelo con tanta frecuencia como sea necesario.

Corazoncillo (*Hypericum perforatum*)

Cuando se aplica externamente en la forma de infusión de aceite (no de aceite esencial), el corazoncillo alivia heridas y también es antiinflamatorio y antiséptico. Prepare la infusión de aceite según las indicaciones en la página 91. Entonces simplemente aplíquelo sobre la ampolla con un hisopo (escobilla, cotonete) o bolita de algodón varias veces al día.

(*Nota:* Muchas de las hierbas recomendadas en este libro tienen varios nombres. Otras no tienen nombres en español, o si los tienen, estos no son muy conocidos. Por lo tanto, si no reconoce el nombre de una hierba mencionada en este capítulo, vea el glosario en la página 611).

ANGINA DE PECHO

L A ANGINA DE PECHO es un dolor que ocurre cuando el corazón no recibe suficiente oxígeno; se siente una sensación de pesadez o presión e la mitad del pecho y a veces el dolor se irradia hacia el brazo izquierdo, la garganta o la mandíbula.

El ejercicio, una comilona, las emociones fuertes o el estrés pueden provocar un ataque de angina. Sin embargo, la verdadera causa que hace posible que se desarrollen estos ataques es el estrechamiento de las arterias coronarias, que son las que transportan sangre rica en oxígeno al corazón.

¿Por qué se estrechan de esa forma las arterias que van al corazón? Porque pequeñas aglomeraciones de sustancias a base de colesterol, llamadas placas se acumulan a lo largo de las paredes de las arterias. Son similares a la mugre que se acumula en la tubería de drenaje del fregadero de su cocina.

El nivel elevado de colesterol en la sangre es una de las causas de la placa, pero no es la única. Según las teorías actuales, el paso inicial para la formación de placa es una lesión en el revestimiento interno de las arterias, llamado endotelio.

¿Qué la origina? Los científicos aún no lo saben con certeza. Pero al igual que al comienzo de una novela de misterio, son muchos los sospechosos que han sido implicados. Fumar es una causa común, como también lo son los procesos químicos normales que acompañan el envejecimiento. De la misma manera, se piensa que la deficiencia de vitamina B_6 desempeña un papel en esto. Otros factores posibles incluyen el mal funcionamiento del sistema inmunitario, lesiones físicas, ataques por virus, bacterias o sustancias químicas. Otros factores pueden ser el uso de drogas y una mala alimentación. Además, ciertos agentes químicos pueden ocasionar que se aglomeren unas células de la sangre, llamadas plaquetas, lo que ayuda a que se forme la placa.

La angina de pecho es un problema serio que nunca debe ignorarse. Definitivamente no es el momento de jugar al valiente y aguantarse el dolor. Si los síntomas de esta enfermedad comienzan a ocurrir con mayor frecuencia o con menor provocación de lo normal, podrían indicar que una afección cardíaca está empeorando y que existe la amenaza de que sufra un ataque al corazón. Si tiene cualquier dolor en el

TRES SUPLEMENTOS QUE LE CONVIENE INVESTIGAR

Las personas cuya alimentación es habitualmente deficiente en ciertos nutrientes tienden a ser más propensas a las enfermedades cardíacas. Además de revisar sus propios hábitos alimenticios, quizá quiera consultar con un nutricionista sobre la posibilidad de complementar lo que usted come, con una amplia gama de vitaminas. Mientras tanto, si usted sufre de angina de pecho, puede ser beneficioso complementar su alimentación con los tres nutrientes siguientes.

◆ **Bromelina** (*bromelain*). Hecha a base de ciertas enzimas que se encuentran en la piña (ananá), la bromelina produce un efecto antiinflamatorio, evita que las plaquetas se aglomeren y además se ha demostrado en algunos estudios que deshace la placa arterial y alivia la angina de pecho. *Dosis típica:* De 250 a 500 miligramos tres veces al día con el estómago vacío. *Precaución:* La bromelina ocasionalmente puede causar malestar estomacal, al igual que comer demasiada piña fresca.

◆ **L-carnitina** (*L-carnitine*). Este aminoácido interviene en la producción de energía a nivel celular. Aumenta la eficiencia en el uso de oxígeno dentro del músculo cardíaco; también disminuye el colesterol. En estudios clínicos, se encontró que los pacientes con angina de pecho que tomaban L-carnitina podían ejercitarse más y cuando lo hacían, mejoraban los resultados de su electrocardiograma (*EKG* por sus siglas en inglés). *Dosis típica:* De 750 a 1,500 miligramos al día en dosis divididas.

◆ **Coenzima Q_{10}** (*coenzyme* Q_{10}). Al igual que la L-carnitina, esta sustancia similar a las vitaminas interviene en la producción de energía en las células. En una investigación a pequeña escala, los episodios de dolor en el pecho en pacientes con angina estable se redujeron a más de la mitad y la cantidad de tiempo que podían pasar en una caminadora aumentó a un minuto completo antes de sentir dolor en el pecho. *Dosis típica:* 150 miligramos al día en dosis divididas.

pecho que no le haya sido diagnosticado, vaya de inmediato al médico para que lo examine.

Debido a que la angina de pecho es una enfermedad tan seria, debe continuar consultando regularmente a su médico de cabecera o a su cardiólogo. Si está tomando medicamentos para este padecimiento, consulte a un herbolario con experiencia, ya que existen muchas maneras potencialmente peligrosas en que pueden interactuar los fármacos para el corazón y las hierbas. No deje de tomar los medicamentos que le hayan recetado.

Los tratamientos herbarios se enfocan en prevenir los ataques. Cuando esté pasando por un episodio de angina de pecho, tome su nitroglicerina. Las hierbas pueden ayudar mucho: bajar el nivel de colesterol en la sangre, prevenir y sanar las lesiones en el endotelio de las arterias, prevenir la aglomeración de las plaquetas en la sangre, hacer que la placa disminuya de tamaño y expandir o dilatar las arterias involucradas. También pueden fortalecer el corazón en general, especialmente aquellas que mejoran el metabolismo energético dentro de este músculo.

TRATAMIENTO FARMACOLÓGICO

Nitratos

Tabletas o aerosol sublinguales de nitroglicerina, dinitrato de isorbida (*Dilatrate-SR, Isordil, Sorbitrate*), mononitrato de isorbida (*Imdur, Ismo, Monoket*), ungüento de nitroglicerina (*Nitrobid*). *Función:* Disminuir el dolor de la angina de pecho al relajar los músculos lisos de las arterias coronarias. *Efectos secundarios:* Dolor de cabeza, ligera disminución en la presión arterial.

Betabloqueadores

Propranolol (*Inderal*), metroprolol (*Lopressor*), labetalol (*Normodyne, Trandate*), otros. *Función:* Disminuir el consumo de oxígeno del corazón al reducir la fuerza de sus contracciones, así como la presión arterial y la frecuencia cardíaca. *Efectos secundarios:* Insuficiencia cardíaca, frecuencia cardíaca demasiado baja, espasmos y estrechamiento de las vías respiratorias, disminución en el nivel de colesterol conformado por lipoproteínas de alta densidad (*HDL* por sus siglas en inglés), problemas de memoria y concentración, depresión, disfunción sexual, alteraciones del sueño, fatiga.

Bloqueadores de los canales de calcio

Nifedipina (*Adalat, Procardia*), diltiazem (*Cardizem, Dilacor, Tiazac*), verapamilo (*Calan, Covera, Isoptin*), otros. *Función:* Inhibir la entrada de calcio hacia las células, dilatar los vasos coronarios y reducir la demanda de oxígeno del corazón. *Efectos secundarios:* Enrojecimiento, presión arterial baja, mareo, hinchazón, dolor de cabeza, insuficiencia cardíaca, irregularidades en el ritmo cardíaco.

Otros fármacos

Aspirina. *Función:* Disminuir el riesgo de un ataque al corazón al prevenir que las plaquetas se aglomeren. *Efectos secundarios:* Acidez, indigestión, irritación del estómago, náusea o vómito leves.

RECETAS HERBARIAS

Ajo (*Allium sativum*) y cebolla (*A. cepa*)

Estos dos maravillosos alimentos son buena medicina para el corazón. Ambos contienen sustancias que evitan que las plaquetas se aglomeren y previenen la formación de coágulos sanguíneos. También disminuyen los niveles de colesterol total y de triglicéridos, otro tipo de grasa en la sangre, mientras que aumentan el nivel de colesterol tipo HDL o colesterol "bueno". Basta con incluir un diente de ajo o la mitad de una cebolla pequeña en su alimentación diaria; cómaselos crudos o cocínelos lo menos posible para conservar sus compuestos benéficos. Sólo el ajo se puede conseguir en forma de suplemento. *Dosis típica:* Cápsulas estandarizadas que brindan una dosis diaria de cuando menos 10 miligramos de alicina (*allicin*, el principio activo de la hierba).

Ginkgo (*Ginkgo biloba*)

Muchos estudios científicos han confirmado el valor tradicional del *ginkgo* en la prevención de la angina de pecho y el tratamiento de enfermedades cardiovasculares. El *ginkgo* es un antioxidante y ayuda a neutralizar las moléculas dañinas llamadas radicales libres. Hace que las células del corazón sean más eficientes y aumenta el flujo de sangre hacia las extremidades. También tiene un efecto tónico sobre los vasos sanguíneos, mejorando gradualmente su salud en general, además de que evita que las plaquetas se aglomeren. *Dosis típica:* De 40 a 80 miligramos en cápsulas estandarizadas para contener un 24 por ciento de heterósidos (*heterosides*), tres veces al día. *Precaución:* En casos raros, se ha reportado malestar gastrointestinal, dolor de cabeza y mareos.

Espino (*Crataegus* spp.)

Ahora sabemos que esta hierba tradicional europea se usa para tratar las enfermedades cardíacas ya que dilata las arterias coronarias, incrementando así el flujo de sangre hacia el corazón. También mejora los procesos productores de energía de este órgano, que incluyen la oxigenación y el metabolismo energético, al mismo tiempo que disminuye el ácido láctico, el cual es un desecho producto del esfuerzo que provoca dolor en el músculo cardíaco. El espino también ayuda a fortalecer las paredes arteriales. Es antioxidante, antiinflamatorio y disminuye el colesterol. Los productos de esta hierba utilizan las flores y las hojas o las bayas de la planta; ambas partes son útiles, pero las últimas son más potentes. *Dosis típica:* Una taza de infusión tres veces al día. (Hierva a fuego lento una cucharadita de las bayas secas o deje reposar una cucharadita de las hojas y flores en una taza de agua caliente durante 10 a 15 minutos, cuélelas y tómese la infusión). Si prefiere utilizar la tintura de la hierba, tome de ½ a una cucharadita tres veces al día. Otra opción es tomar de 100 a 250 miligramos en cápsulas estandarizadas para contener un 20 por ciento de proantocianidinas (*proanthocyadins*) tres veces al día.

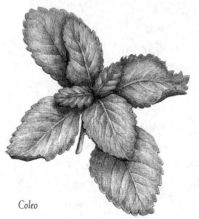

Coleo

Coleo (*Coleus forskohlii*)

El coleo funciona principalmente al activar un compuesto llamado 3'5'-monofosfato cíclico de adenosina (*cAMP* por sus siglas en inglés). Entre otras cosas, el cAMP evita que las plaquetas se aglomeren, relaja los músculos de las arterias y mejora la función cardíaca. *Dosis típica:* 50 miligramos en cápsulas estandarizadas para contener un 18 por ciento de forscolina (*forskolin*) dos o tres veces al día. *Precaución:* Utilice el coleo cuidadosamente si su presión arterial ya es demasiado baja o si está tomando medicamentos para regularla. También puede aumentar los efectos de los antihistamínicos.

Khella (*Ammi visnaga, sin. Daucus visnaga*)

Esta hierba dilata las arterias coronarias. Diversos estudios científicos han comprobado su eficacia en el tratamiento de la angina de pecho. También mejora la tolerancia al ejercicio y normaliza los ritmos cardíacos en pacientes con esta afección. *Dosis típica:* De 250 a 300 miligramos de cápsulas estandarizadas para contener un 12 por ciento de khellina (*khellin*) al día. *Precaución:* En dosis más elevadas, puede presentarse náusea, disminución del apetito y mareos. Si esto ocurre, disminuya la dosis.

Jengibre (*Zingiber officinale*)

Esta hierba aromática puede ayudar a reducir los episodios de angina de pecho al bajar el colesterol y prevenir que las plaquetas se aglomeren. Funciona mejor si se come fresco y en ayunas. *Dosis típica:* Una rebanada de hasta ¼ de pulgada (6 mm) de una raíz de tamaño promedio al día. Otra opción es tomar 250 miligramos al día de cápsulas de raíz fresca liofilizada (en la etiqueta dirá *"freeze-dried ginger root extract"*). *Precaución:* El jengibre puede causar malestar estomacal, especialmente en dosis más elevadas.

(*Nota:* Muchas de las hierbas recomendadas en este libro tienen varios nombres. Otras no tienen nombres en español, o si los tienen, estos no son muy conocidos. Por lo tanto, si no reconoce el nombre de una hierba mencionada en este capítulo, vea el glosario en la página 611).

ANSIEDAD

V A CAMINANDO POR UNA CALLE OSCURA, en dirección a su carro, después de salir de una reunión que terminó muy tarde. Escucha pasos detrás de usted y una voz amenazadora le dice: "¡Oiga usted!". Inmediatamente lo invade el miedo. Su corazón empieza a latir con violencia, las palmas de sus manos le sudan, le dan náuseas. Y no importa que el extraño resulte ser el empleado del estacionamiento que le quería devolver el guante que se le cayó, usted todavía siente los efectos de lo que pensó era un verdadero peligro.

Lo que usted siente en esos momentos es lo que se conoce como la reacción de pelear o huir, que consiste en una serie de cambios fisiológicos profundos que ocurren como reacción a lo que se percibe como una amenaza. El sistema nervioso le manda un mensaje a las glándulas suprarrenales para que preparen al cuerpo para huir o defenderse. En una fracción de segundo, sucede una secuencia de eventos biológicos que afectan a cada órgano de su cuerpo.

En situaciones que provocan ansiedad se segregan hacia el torrente sanguíneo grandes cantidades de hormonas del estrés, incluyendo la epinefrina (adrenalina). Estas hormonas pueden hacer que aumente su frecuencia cardíaca. El cuerpo desvía la sangre que está en la piel y en los órganos internos para llevarla a los músculos y el cerebro. El nivel de azúcar en sangre se eleva sustancialmente, mientras que la producción de jugos gástricos desciende de forma dramática. Usted respira más aprisa y suda más. El propósito de todos estos cambios es permitirle realizar esfuerzos físicos hercúleos que quizá requiera para protegerse de un ataque o para huir.

El problema de esta respuesta biológica tan compleja es que ocurre incluso cuando la fuente de ansiedad no requiere de acción física alguna, por ejemplo, cuando su jefe le pide que entre a su oficina porque quiere hablar con usted o cuando la Dirección General Impositiva (*IRS* por sus siglas en inglés) le informa que le van a hacer una auditoría. Estos eventos breves y episódicos provocan una respuesta de estrés.

Esta reacción puede estar asociada con estímulos específicos (a veces llamadas fobias), como volar en avión, pasar por un puente en su carro o pararse en el borde de un risco. O puede ser crónica y generalizada, es decir, que no es causada por algún evento específico. Algunas personas parecen estar ansiosas todo el tiempo. Su sistema nervioso y sus glándulas suprarrenales están demasiado activos y responden de manera inapropiada a todo tipo de estímulos en el medio ambiente.

Cuando tal ansiedad es frecuente o crónica, ocurre lo que se conoce como agotamiento de las glándulas suprarrenales. Usted siente fatiga, una menor capacidad para manejar el estrés y una mayor susceptibilidad a enfermedades de todo tipo.

Si usted padece de ansiedad crónica y es reciente o no tiene explicación, o si ha desarrollado síntomas físicos nuevos o está tomando un medicamento nuevo, es importante que le hagan una evaluación médica. Ocasionalmente, puede tener una causa física o bioquímica.

Para las fobias y los miedos irracionales, pueden ser suficientes diversas formas de psicoterapia, como la hipnosis. Trate de escoger a un terapeuta que tenga experiencia en el tratamiento de estos trastornos.

CÓMO TOMAR HIERBAS PARA LA ANSIEDAD

Muchas medicinas herbarias alivian la ansiedad ocasional. Este capítulo las enumera comenzando por las más suaves hasta las más potentes. Es una buena idea que las pruebe antes de que ocurra un evento que le

OTRAS FORMAS DE AQUIETAR SUS INQUIETUDES

Las estrategias siguientes pueden ayudarle a controlar la ansiedad.

◆ **Evite los estimulantes.** Diversos estimulantes comunes aumentan la ansiedad al activar las glándulas suprarrenales. Cuando se usan regularmente, contribuyen al agotamiento de estas. Estos incluyen la cafeína, así como las hierbas que contienen cafeína, tales como el guaraná y la nuez de cola. La efedra (*ma huang*) es otra hierba que puede incrementar dramáticamente la ansiedad.

◆ **Mejore su alimentación y nutrición.** Algunas deficiencias de ciertas vitaminas y minerales se han asociado con la ansiedad. Estas incluyen las vitaminas del complejo B, vitaminas C y E, calcio, magnesio, fósforo, potasio, selenio y ácidos grasos esenciales omega-3 y omega-6. El estrés causado por la ansiedad crónica puede incrementar sus requerimientos de estos nutrientes. Considere consultar a un nutricionista para que pueda determinar si sufre alguna deficiencia, especialmente si su alimentación no ha sido la adecuada.

◆ **Elimínela con ejercicio.** El ejercicio es una de las mejores técnicas para el manejo de la ansiedad. Puede estimular el cerebro para que produzca sus propias sustancias químicas calmantes. Debido a que la ansiedad prepara al cuerpo para el esfuerzo físico, el ejercicio puede ayudar a disipar todas esas hormonas del estrés de la forma más apropiada. Cualquier actividad física puede funcionar, pero el ejercicio aeróbico, por ejemplo, caminar aprisa, correr, andar en bicicleta o cualquier actividad que eleve la frecuencia cardíaca durante un período sostenido, produce beneficios adicionales.

provoque ansiedad para que usted pueda evaluar la respuesta de su cuerpo, decidir qué tanto del producto necesita tomar e identificar cualquier efecto secundario.

La sensibilidad a este grupo de hierbas es extremadamente variable de un individuo a otro; algunas personas se pueden relajar con una taza de infusión de manzanilla, mientras que es posible que otras necesiten varias dosis de una hierba mucho más potente. Si bien quedarse dormido mientras viaja en avión no representa un problema grave, esa no es la reacción que usted quiere obtener durante una reunión de negocios importante.

Por lo tanto, comience con una dosis pequeña, pero preste atención a las reacciones de su cuerpo. Puede repetir las dosis de hierbas sedantes hasta cada dos horas si es necesario. Si está tomando cápsulas, siga las indicaciones que aparezcan en el frasco, pero aumente la dosis en caso necesario. Todas estas hierbas son seguras siempre y cuando incremente gradualmente la dosis y no le produzcan una sedación excesiva u otros efectos negativos. (Si quiere tomar media cápsula de alguna hierba o extracto herbario en polvo, ábrala, deseche la mitad de su contenido y vuelva a unirla).

La mayoría de las hierbas sedantes son compatibles entre sí y al mezclarlas aumentan los efectos, de modo que no tenga miedo de tratar de combinar estos productos. Pero asegúrese de leer "Lea esto si está tomando fármacos ansiolíticos" en la página 101, donde se explican los peligros de combinar hierbas con estos fármacos.

Si su ansiedad es frecuente o crónica, cualesquiera que sean las hierbas que use, deberá tomarlas todos los días, siguiendo un horario establecido. Si le da sólo durante una actividad específica, por ejemplo, cuando vuela en avión o pronuncia un discurso, tome los remedios de media a una hora antes de que se suba al avión o al estrado.

TRATAMIENTO FARMACOLÓGICO

Benzodiazepinas

Alprazolam (*Xanax*), clordiazepóxido (*Librium*), clonazepam (*Klonipin*), diazepam (*Valium*), otros. *Función:* Fusionarse a áreas receptoras específicas del cerebro y estimular la producción de sustancias químicas que disminuyen la ansiedad. *Efectos secundarios:* Sedación, deterioro de la memoria; tolerancia y dependencia física con el uso prolongado.

Betabloqueadores

Propranolol (*Inderal*). *Función:* Bloquear los síntomas a corto plazo, como frecuencia cardíaca acelerada y sudoración. *Efectos secundarios:* Sedación excesiva, disminución en la frecuencia cardíaca, presión arterial baja.

Antidepresivos de recaptación selectiva de serotonina (*SSRI* por sus siglas en inglés).

Fluoxetina (*Prozac*), sertralina (*Zoloft*), paroxetina (*Paxil*), fluvoxamina (*Luvox*), otros. *Función:* Prevenir la descomposición de la serotonina, que es una sustancia química del cerebro que controla el estado de ánimo. *Efectos secundarios:* Agitación, ansiedad, insomnio, temblor, dolor de cabeza, náusea, disfunción sexual; con menor frecuencia, sedación paradójica.

Antidepresivos tricíclicos

Amitriptilina (*Elavil, Limbitrol*), imipramina (*Tofranil*), doxepina (*Adapin, Sinequan*), otros. *Función:* Ajustar el metabolismo de diversas hormonas y sustancias químicas del cerebro. *Efectos secundarios:* Sedación, resequedad de boca, estreñimiento, presión arterial baja.

Otros fármacos

Buspirona (*Buspar*). *Función:* Inhibir la descomposición de serotonina, una sustancia química del cerebro que controla el estado de ánimo. *Efectos secundarios:* Ninguno que sea común.

RECETAS HERBARIAS

Avena (*Avena sativa*)

Calmante y nutritiva, la avena es buena para cualquiera que tenga los nervios de punta o esté estresado. Al seleccionar la hierba seca para preparar una infusión, escoja semillas de color verde a amarillo y no la hierba que parece paja picada; las semillas producen efectos medicinales más potentes. *Dosis típica:* Una taza de infusión hasta cada dos horas. (Deje reposar de una a dos cucharaditas de las semillas en una taza de agua caliente durante 10 minutos, cuélelas y tómese la infusión). Otra opción es tomar de 1/8 a tres cucharaditas de tintura de la hierba hasta cada dos horas. Si decide tomar cápsulas de la hierba, siga las indicaciones del fabricante.

Manzanilla (*Matricaria recutita*)

Este antiguo remedio para la ansiedad sigue funcionando al relajar y tonificar el sistema nervioso, calmar los músculos más aliviar los malestares digestivos que pueden acompañar la ansiedad. *Dosis típica:* Una taza de infusión hasta cada dos horas. (Deje reposar de una a dos cucharaditas de las flores secas en una taza de agua caliente durante 10 minutos, cuélelas y tómese la infusión). Otra opción es tomar de ⅛ a tres cucharaditas de tintura de la hierba hasta cada dos horas. Si decide tomar cápsulas de la hierba, siga las indicaciones del fabricante.

Tilo (*Tilia* spp.)

Sedante suave que alivia la tensión muscular, el tilo también es un remedio para la presión arterial alta (especialmente cuando esta empeora por ansiedad o estrés) y un tónico para el sistema cardiovascular en general. *Dosis típica:* Una taza de infusión hasta cada dos horas. (Deje reposar de una a dos cucharaditas de las flores secas en una taza de agua caliente durante 10 minutos, cuélelas y tómese la infusión). Otra opción es tomar de ⅛ a tres cucharaditas de tintura de la hierba hasta cada dos horas. Si decide tomar cápsulas de la hierba, siga las indicaciones del fabricante.

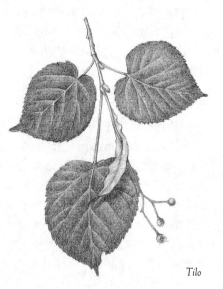

Tilo

Verbena (*Verbena officinalis*)

Esta hierba alivia y calma el sistema nervioso y también trata cualquier depresión que quizá esté presente. También es beneficiosa para el hígado, si ese órgano está estresado o dañado. *Dosis típica:* Una taza de infusión hasta cada dos horas. (Deje reposar de una a dos cucharaditas de la hierba seca en una taza de agua caliente durante 10 minutos, cuélela y tómese la infusión). Otra opción es tomar de ⅛ a tres cucharaditas de tintura hasta cada dos horas. Si decide tomar cápsulas de la hierba, siga las indicaciones del fabricante.

Agripalma (*Leonurus cardiaca*)

Dado que es un tónico para el sistema cardiovascular en general, este remedio tradicional tiene muchos efectos benéficos. Es particularmente útil cuando la ansiedad se asocia con una frecuencia cardíaca rápida. Se puede considerar como un auxiliar específico para la ansiedad asociada con una afección del corazón llamada prolapso de la válvula mitral. *Dosis típica:* Una taza de infusión hasta cada dos horas. (Deje reposar de una a dos cucharaditas de la hierba seca en una taza de agua caliente durante 10 minutos, cuélela y tómese la infusión). Otra opción es tomar de ⅛ a tres cucharaditas de tintura hasta cada dos horas. Si decide tomar cápsulas de la hierba, siga las indicaciones del fabricante. *Precaución:* No utilice agripalma junto con otros fármacos para el corazón a menos que esté bajo la supervisión de un médico; evite su uso durante el embarazo y la lactancia.

Lavanda (*Lavandula angustifolia*)

Encantadora, fragante, relajante y exaltante son palabras que describen la lavanda, la cual alivia tanto la ansiedad como la depresión. Debido a su maravilloso aroma, considere usar el aceite esencial para aplicárselo sobre la piel, inhalarlo o agregarlo a un baño de agua caliente. Para usarlo, agregue de 10 a 12 gotas a un baño o dilúyalo en partes iguales con aceite vegetal de almendra, oliva o sésamo (ajonjolí) y utilícelo como aceite para masaje. *Precaución:* Nunca ingiera aceites esenciales.

Corazoncillo (*Hypericum perforatum*)

Aunque se usa más comúnmente para tratar la depresión, esta hierba es en realidad un tónico para todo el sistema nervioso, es decir, ayuda a mejorar la salud general del mismo. Sin embargo, no use corazoncillo en forma de infusión; pierde potencia conforme se va secando. *Dosis típica:* De ⅛ a tres cucharaditas de tintura de la hierba hasta cada dos horas. Otra opción es tomar 300 miligramos de cápsulas estandarizadas para contener un 0.3 por ciento de hipericina (*hypericin*, el principio activo de la hierba), tres veces al día.

Lúpulo (*Humulus lupulus*)

El lúpulo, que es un remedio moderadamente potente para relajar el sistema nervioso central, también es una buena hierba para el insomnio y los dolores de cabeza causados por tensión. Algunos herbolarios recomiendan evitarla si sufre depresión, dado que el lúpulo puede empeorarla. *Dosis típica:* Una taza de infusión antes de irse a acostar. (Deje reposar una cucharadita colmada/copeteada de la hierba entera seca en una taza de agua caliente durante 10 a 15 minutos, cuélela y tómese la infusión). Otra opción es tomar de ⅛ a tres cucharaditas de tintura de la hierba hasta cada dos horas.

Escutelaria (*Scutellaria lateriflora*)

La escutelaria es una hierba que nutre y relaja a todo el sistema nervioso. Es útil para tratar todo tipo de ansiedad, en particular la ansiedad e irritabilidad que se asocian con las fluctuaciones hormonales, como las que ocurren durante el síndrome premenstrual y la menopausia. *Dosis típica:* Una taza de infusión hasta cada dos horas. (Deje reposar de una a dos cucharaditas de la hierba seca en una taza de agua caliente durante 10 minutos, cuélela y tómese la infusión). Otra opción es tomar de ⅛ a tres cucharaditas de tintura de la hierba hasta cada dos horas. Si decide tomar cápsulas de la hierba, siga las indicaciones del fabricante.

Kava-kava (*Piper methysticum*)

A través de muchos estudios científicos sobre esta importante hierba sedante de las Islas del Pacífico Sur, se han identificado sus principios activos, llamados kavalactonas. Aparentemente, estos compuestos funcionan al modificar los receptores de las benzodiazepinas y otros receptores en el cerebro, pero sin fusionarse a ellos. Estos son los mismos que permiten que los fármacos como el *Valium* funcionen. Las kavalactonas actúan principalmente sobre el sistema límbico, que es una parte del cerebro que tiene influencia sobre todas las demás partes del sistema nervioso y que también se considera como el centro principal de las emociones.

A diferencia de la mayoría de los productos farmacéuticos que se usan para tratar la ansiedad, esta hierba no causa adicción ni tolerancia con el tiempo. En un estudio realizado en mujeres menopáusicas, se encontró que no sólo disminuía su ansiedad sino también sus sofocos (bochornos, calentones). La *kava-kava* también puede ayudar a aliviar el dolor. Además, pese a sus efectos relajantes, no afecta el funcionamiento intelectual. De hecho, según un estudio en el que se comparó con un placebo (una pastilla falsa) y con el ansiolítico llamado oxazepam, puede que esta hierba hasta mejore la capacidad intelectual, como la memoria. Los voluntarios que la tomaron obtuvieron mejores resultados

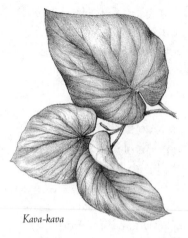
Kava-kava

en diversas pruebas de memoria que el grupo que tomó el placebo; el grupo que tomó oxazepam fue el que obtuvo los peores resultados.

Esto significa que la *kava-kava* es una buena opción para tratar la ansiedad situacional de corta duración. *Dosis típica:* Hasta seis cápsulas de 400 a 500 miligramos al día. Otra opción es tomar de ⅛ a tres cucharaditas de la tintura de la hierba hasta cada dos horas. *Precaución:* No use *kava-kava* durante el embarazo y la lactancia. No combine esta hierba con alcohol.

Valeriana (*Valeriana officinalis*)

He aquí una buena y poderosa hierba ansiolítica. Sus principios activos, los valepotriatos, se fusionan con las áreas del cerebro receptoras de benzodiazepinas, un mecanismo similar a la acción de los fármacos tales como el *Valium.* Sin embargo, parece ser más benéfica para el sistema nervioso y no causa dependencia ni tolerancia.

Diversos estudios han demostrado que también mejora la calidad del sueño. Es un relajante muscular excelente tanto para músculos esqueléticos como lisos (los del tracto digestivo, los vasos sanguíneos y el útero, por ejemplo). *Dosis típica:* De 300 a 400 miligramos en cápsulas estandarizadas al 0.5 por ciento de aceite esencial al día (una hora antes de irse a la cama si se utiliza como auxiliar para el sueño). Otra opción es tomar de ⅛ a tres cucharaditas de tintura de la hierba hasta cada dos horas. *Precaución:* En un pequeño porcentaje de la población, la valeriana aumenta la ansiedad y provoca un nerviosismo desagradable. Si esto ocurre, suspenda su uso.

Pasionaria (*Passiflora incarnata*)

Aunque generalmente se usa para tratar el insomnio, la pasionaria es una poderosa hierba calmante que ocasionalmente es útil para la ansiedad severa que ocurre durante el día. También es un buen antiespasmódico. *Dosis típica:* Una taza de infusión hasta cada dos horas. (Deje reposar de una a dos cucharaditas de la hierba en una taza de agua caliente durante 10 minutos, cuélela y tómese la infusión). Otra opción es tomar de ⅛ a tres cucharaditas de tintura de la hierba hasta cada dos horas. Si decide tomar cápsulas de la hierba, siga las indicaciones del fabricante. *Precaución:* No tome pasionaria junto con antidepresivos inhibidores de la monoaminooxidasa (*MAO inhibitors*) a menos que esté bajo la supervisión de un doctor.

Ginseng siberiano (*Eleutherococcus senticosus*)

Esta hierba restaura las glándulas suprarrenales que se han sometido a un esfuerzo excesivo y obra maravillas con las personas que están estresadas crónicamente. Es una de las principales hierbas tónicas, lo que significa que hace su magia con el tiempo, por lo que tendrá que tomarla durante varios meses para ver los resultados. La calidad de los productos comerciales varía muchísimo; compre alguno manufacturado por un fabricante de confianza. *Dosis típica:* Hasta nueve cápsulas de 400 a 500 miligramos al día. Otra opción es tomar 20 gotas de tintura de la hierba hasta tres veces al día.

Ginseng (*Panax ginseng*)

Este tipo de *ginseng*, también conocido como *ginseng* chino o coreano, se vende en muchas formas y potencias, por lo que puede ser algo difícil de usar si no tiene experiencia con hierbas. Sin embargo, al igual que el *ginseng* siberiano, es eficaz para las personas que sufren de ansiedad crónica o de largo plazo. Si decide automedicarse con *Panax ginseng*, utilice la raíz seca o el *ginseng* asiático blanco (*white Asian ginseng*), que es la variedad menos potente, en lugar de usar la raíz cocida al vapor, conocida como *ginseng* rojo (*red ginseng*). *Dosis típica:* Hasta cuatro cápsulas de 500 a 600 miligramos al día. Si decide tomar un producto estandarizado de esta hierba, entonces tome sólo 100 miligramos una o dos veces al día. *Precaución:* El *ginseng* puede empeorar la ansiedad en algunas personas, de modo que asegúrese de usarlo sólo bajo la supervisión de una herbolario con experiencia.

Regaliz (*Glycyrrhiza glabra*)

Entre sus muchos beneficios medicinales, el regaliz se considera un tónico adrenal; aumenta la producción de las mismas sustancias químicas que ayudan al cuerpo a recuperarse de la ansiedad crónica. *Dosis típica:*

De una a tres tazas de infusión al día. (Hierva a fuego lento de una a dos cucharaditas de la raíz seca en una taza de agua durante 10 minutos, cuélela y tómese la infusión). Otra opción es tomar de ⅛ a ½ cucharadita de tintura de la hierba de una a tres veces al día. *Precaución:* Algunas personas encuentran que el regaliz es demasiado estimulante; evítelo si tiene presión arterial alta o enfermedades cardíacas o hepáticas, si está embarazada o si está tomando diuréticos o medicamentos para el corazón hechos a base de digitalina.

(*Nota:* Muchas de las hierbas recomendadas en este libro tienen varios nombres. Otras no tienen nombres en español, o si los tienen, estos no son muy conocidos. Por lo tanto, si no reconoce el nombre de una hierba mencionada en este capítulo, vea el glosario en la página 611).

ARRITMIAS CARDÍACAS

E L CORAZÓN ES UN ÓRGANO ASOMBROSO. Está diseñado para latir siguiendo un ritmo básico, lo que asegura que cumpla con su función de transportar la sangre a lo largo del cuerpo con la máxima eficiencia.

Pero cuando algo perturba ese ritmo normal, se presenta una arritmia. Son diversas cosas las que pueden causar latidos irregulares: una falla en los impulsos eléctricos dentro del corazón; cicatrices producidas por un ataque al corazón previo; una reacción a un fármaco; un desequilibrio en las sustancias químicas del cuerpo, como el calcio, el magnesio o el potasio, o bien, el mal funcionamiento de la glándula tiroides.

En ocasiones, muchas personas sienten como si su corazón "se saltara un latido" o algo parecido a las palpitaciones cuando se privan de dormir, pasan por épocas de tensión emocional o hacen un esfuerzo físico excesivo. En estos casos, el ritmo normal se puede restaurar mediante reposo y relajamiento.

Las arritmias pueden hacerle sentir ansioso, pero la mayoría no

TERAPIA CULINARIA

Usted lo ha escuchado antes y probablemente lo escuchará otra vez: la alimentación es un factor crucial para cualquier padecimiento que involucre al corazón. La arritmia cardíaca se ha asociado con alergias a la comida. Por supuesto, no dude en consultar a un alergista. Sin embargo, debido a que estas sensibilidades son sutiles y a menudo evaden a las pruebas convencionales para detectar alergias, quizá necesite trabajar con un profesional con experiencia, ya sea un nutricionista clínico o un naturópata, para poder identificarlas. Mientras tanto, aquí mencionamos algunos alimentos que puede comer en mayores cantidades y otros que puede disminuir o eliminar de su alimentación.

Los que "sí" le convienen	Los que "no" le convienen
Aceite de oliva	Alcohol
Ajo	Alimentos fritos
Agua (de 6 a 8 vasos al día)	Azúcar
Almendras crudas	Cacahuates (maníes)
Cebolla	Cafeína
Frutas frescas	Carne roja
Pavo	Estimulantes herbarios tales
Pescado de agua fría	como efedra y guaraná
Pollo	Margarina
Verduras crudas	Productos lácteos altos en grasa
	Refrescos

ponen en peligro la vida. El que sean serias o no depende de qué es lo que las esté causando. Cuando hay presencia de deformidades estructurales o enfermedades cardíacas, las arritmias son síntomas de un problema más serio.

Si usted sufre de arritmias, consulte a su doctor para que pueda descartar anormalidades estructurales o la presencia de alguna enfermedad. Otra opción no farmacológica para las personas con este padecimiento puede ser un procedimiento quirúrgico que no requiere hospitalización, mediante el cual se destruyen ciertas fibras musculares que son las responsables de las alteraciones en los latidos. En el caso de las que sí ponen en peligro la vida, los doctores pueden recomendar la implantación de un marcapasos.

TRATAMIENTO FARMACOLÓGICO

Bloqueadores de los canales de calcio

Verapamilo (*Calan, Covera, Isoptin, Verelan*). *Función:* Interferir con el intercambio de calcio hacia el interior de las células para disminuir la excitabilidad eléctrica de ciertos tejidos cardíacos. *Efectos secundarios:* Presión arterial baja, hinchazón de manos y pies, estreñimiento, mareo, dolor de cabeza.

Agonistas de los receptores beta

Propanolol (*Inderal*). *Función:* Controlar las arritmias al afectar los procesos químicos en el sistema nervioso. *Efectos secundarios:* Presión arterial baja, falta de aliento, frecuencia cardíaca baja, depresión, fatiga.

Otros fármacos

Digoxina (*Lanoxin*). *Función:* Disminuir la excitabilidad de las fibras nerviosas y musculares del corazón. *Efectos secundarios:* Náusea, vómito, diarrea, visión con tonos amarillentos, confusión mental.

RECETAS HERBARIAS

Kava-kava (*Piper methysticum*)

Esta raíz del Pacífico Sur puede aliviar la ansiedad, la cual es una de las principales causas de las arritmias cardíacas. Y mientras que la *kava-kava* produce relajación, no provoca los efectos secundarios que frecuentemente ocasionan los sedantes farmacéuticos. *Dosis típica:* Hasta seis cápsulas de 400 a 500 miligramos al día. Busque suplementos con un 55 por ciento de kavalactonas (*kavalactones*, los principios activos de la hierba). Otra opción es tomar de 15 a 30 gotas de tintura de la hierba hasta tres veces al día. *Precaución:* No tome esta hierba durante el embarazo y la lactancia. Tampoco la use si tiene depresión ni mientras esté operando maquinaria o conduciendo vehículos.

Suplementos que le ayudan a no perder el ritmo

Los siguientes nutrientes pueden ayudar a aliviar las arritmias:

♦ **Quelato de calcio (*calcium chelate*) y magnesio.** El calcio es esencial para mantener el corazón latiendo con regularidad, además de que ayuda a los músculos del cuerpo a repararse después del ejercicio. Siempre debe tomarse junto con magnesio para elevar al máximo la eficacia de ambos minerales. Las personas con arritmias pueden presentar niveles bajos de ambos nutrientes. *Dosis típica:* De 500 a 1,500 miligramos de calcio en combinación con 400 a 800 miligramos de magnesio al día.

♦ **Coenzima Q_{10}.** Es un tónico cardíaco general. *Dosis típica:* Hasta 400 miligramos al día.

♦ **L-carnitina.** Este nutriente baja el nivel de triglicéridos —un tipo de grasa de la sangre— al mismo tiempo que mejora el suministro de oxígeno a los músculos del corazón durante momentos de estrés. *Dosis típica:* 1,000 miligramos al día en dosis divididas.

♦ **Selenio.** Actúa como un antioxidante fuerte en los tejidos cardíacos, especialmente cuando se combina con vitamina E (vea más adelante). *Dosis típica:* 200 microgramos al día.

♦ **Vitamina E.** Este compañero del selenio ayuda a prevenir daños a los tejidos del corazón y es un anticoagulante natural. *Dosis típica:* De 200 a 800 unidades internacionales (UI) al día.

♦ **Potasio.** Este mineral ayuda a asegurar que se mantenga la proporción adecuada de sustancias químicas del cuerpo llamadas electrolitos, cuyos niveles a menudo son bajos en las personas que sufren de arritmia. *Dosis típica:* Procure tomar alrededor de 3,500 miligramos de potasio al día. *Precaución:* Pídale a su doctor que le haga pruebas para determinar su nivel en la sangre de este mineral antes de decidirse por una dosis, porque es peligroso tomarlo en exceso. Existen un gran número de afecciones y medicamentos que no se deben combinar con suplementos de potasio.

♦ **Aceite de pescado.** Al combinar este suplemento con vitamina E (o al aumentar su consumo de pescado de agua fría), usted obtiene un potente tónico cardíaco. *Dosis típica:* De 100 a 400 miligramos al día.

Valeriana (*Valeriana officinalis*)

Muchas personas con arritmias también sufren de insomnio, ya sea por la ansiedad que les causa el trastorno, o bien, por otras preocupaciones. La valeriana es otra hierba segura pero potente que se usa para aliviar la ansiedad que se asocia con las arritmias. Debido a que es muy potente, es la hierba a elegir si usted necesita un auxiliar para el sueño. *Dosis típica:* De 50 a 100 miligramos de extracto estandarizado al 0.8 por ciento de ácido valérico (*valeric acid*), de dos a tres veces al día. Otra opción es tomar de 20 a 60 gotas de tintura de la hierba al día. *Precaución:* El uso prolongado de la valeriana puede causar dolores de cabeza, los cuales se pueden evitar al suspender el tratamiento durante dos o tres días cada dos semanas.

Manzanilla (*Matricaria recutita*)

La manzanilla, una hierba suavemente relajante venerada a lo largo del tiempo, se ingiere a menudo en forma de pastilla o infusión para calmar la ansiedad. *Dosis típica:* De 50 a 75 miligramos de un producto estandarizado para contener un 1 por ciento de apigenina (*apigenin*), de dos a tres veces al día. Si prefiere utilizar la tintura de la hierba, tome de 10 a 40 gotas tres veces al día. Otra opción es tomar de tres a cuatro tazas de infusión al día. (Deje reposar de ½ a una cucharadita de las flores secas en una taza de agua caliente durante 10 a 15 minutos, cuélelas y tómese la infusión).

Espino (*Crataegus* spp.)

El espino, una excelente hierba cardiovascular, ayuda a bajar la presión arterial y fortalece los músculos del corazón. En ensayos clínicos, el espino ha demostrado su capacidad para tratar la insuficiencia cardíaca y arritmias menores. *Dosis típica:* Hasta 750 miligramos al día de extracto estandarizado para contener un 1.8 por ciento de vitexina-2'ramnósido (*vitexin-2'rhamnoside*) o un 10 por ciento de procianidinas (*procyanidins*). Otra opción es tomar hasta nueve cápsulas no estandarizadas de 500 a 600 miligramos al día. Si prefiere utilizar la tintura de la hierba, tome de 10 a 30 gotas hasta tres veces al día. Si prefiere utilizar una infusión de la hierba, tome tres tazas al día. (Deje reposar una cucharadita de las bayas secas en una taza de agua caliente durante 10 a 15 minutos,

¡A "DESESTRESARSE" SE HA DICHO!

Durante épocas de estrés, la producción de adrenalina se eleva, afectando directamente los latidos del corazón. Las terapias de relajación como la meditación, la biorretroalimentación, el masaje y el ejercicio suave pueden ayudar a controlar padecimientos como la arritmia. El profesional de la salud que lo atiende puede referirlo a clases de relajación que impartan en el hospital de su localidad. También puede buscarlas en los centros recreativos comunitarios.

cuélelas y tómese la infusión). *Precaución:* El espino aumenta los efectos de algunos medicamentos para el corazón; si está tomando alguno, consulte a su médico antes de agregarlo a su régimen.

Reishi (*Ganoderma lucidum*)

Este hongo medicinal se ha usado durante mucho tiempo en China tanto como un tónico general para el corazón como para diversas afecciones. Si sus arritmias son causadas por estrés, el *reishi* es una buena opción para agregar a su rutina porque actúa sobre muchos sistemas del cuerpo que pueden verse afectados por el estrés. *Dosis típica:* Hasta cinco cápsulas de 420 miligramos al día. Otra opción es tomar hasta tres tabletas de 1,000 miligramos hasta tres veces al día.

(Nota: Muchas de las hierbas recomendadas en este libro tienen varios nombres. Otras no tienen nombres en español, o si los tienen, estos no son muy conocidos. Por lo tanto, si no reconoce el nombre de una hierba mencionada en este capítulo, vea el glosario en la página 611).

ARTRITIS

CUANDO SE DESPIERTA, ¿A VECES TIENE DIFICULTADES para levantarse de la cama, incluso aunque ya no tenga sueño? Si usted sufre de rigidez matinal que dura 30 minutos o más, si todo le cruje cuando sube por las escaleras o si tiene problemas para abrir la tapa de un frasco, puede que tenga artritis. Usted no es el único: esta enfermedad afecta a alrededor de 40 millones de norteamericanos de todas las edades.

La artritis es la inflamación de una articulación, la cual dificulta el movimiento y causa enrojecimiento, hinchazón y a veces una sensación de calor. Puede presentarse en cualquier articulación, pero comúnmente empieza en los dedos, las rodillas y las caderas.

Existen más de 100 tipos diferentes de artritis pero los más comunes son la osteoartritis y la artritis reumatoide. También puede ser un síntoma de otras enfermedades tratables, incluyendo infecciones, la enfermedad de Lyme, el lupus y la enfermedad de Reiter (también llamada artritis reactiva).

La mayoría de los estadounidenses muestran alguna señal de osteoartritis para cuando llegan a los 40 años de edad; casi siempre sus síntomas empeoran con el tiempo. La osteoartritis significa que los componentes estructurales de las articulaciones se están desgastando. A veces se presenta después de una lesión previa y es más común en las personas que han practicado deportes competitivos de contacto.

Para entender la manera en que la artritis produce dolor, necesitamos analizar el interior de una articulación, es decir, el lugar donde dos o más huesos se unen. Estos en realidad no se tocan entre sí, sino que están separados por un espacio pequeño llamado espacio sinovial que está lleno de líquido para hacer posible el movimiento. El fluido se encuentra dentro de una cápsula que forma la membrana sinovial. Por último, los extremos de cada hueso están cubiertos de cartílago suave, lo que permite que haya movimiento con menos fricción.

En la artritis reumatoide, la membrana sinovial se inflama. Esta inflamación genera tejido adicional que causa una deformación de las articulaciones, la cual se puede ver desde afuera. A diferencia de otros tipos de artritis, la artritis reumatoide es un trastorno autoinmune. Esto significa que la inflamación en las articulaciones es causada por el propio sistema inmunitario del cuerpo, el cual no está funcionando correctamente. Generalmente produce síntomas en unas cuantas articulaciones, comúnmente las muñecas. La inflamación que provoca también puede afectar el corazón, los pulmones y el cerebro. En ocasiones, el estrés, ya sea emocional o físico, puede disparar un ataque artritis reumatoide.

En aquellas personas que tienen osteoartritis, las articulaciones en sí —especialmente las de los dedos— a veces se hinchan y se deforman. Se asocia una menor inflamación con la osteoartritis que con la artritis reumatoide. Una de sus características distintivas es que la articulación afectada se siente fría y dura al tacto en lugar de caliente y esponjosa como en la artritis reumatoide. La destrucción del cartílago que rodea los extremos de los huesos es común en la osteoartritis. Entonces, pequeños espolones de hueso crecen desde su superficie hacia la articulación. Estos disminuyen la movilidad.

La osteoartritis también tiende a ser hereditaria. Si usted tiene antecedentes familiares de osteoartritis, es bueno que se mantenga en su peso ideal, pues se ha demostrado que esto ayuda a disminuir el riesgo de desarrollar esta afección en las articulaciones de las rodillas.

La espondilitis anquilosante es otro tipo de artritis. Típicamente, afecta la columna vertebral, causando dolor y rigidez en la espalda.

Otro tipo de artritis se vincula con la enfermedad inflamatoria del intestino y se trata controlando la inflamación.

No se conoce una cura para esta enfermedad. Los doctores recetan fármacos para disminuir el dolor y la inflamación en las articulaciones y evitar mayores daños y deformidades en las mismas. Para la osteoartritis, puede ser útil el acetaminofén, mientras que en el caso de la artritis reumatoide, generalmente se usan fármacos antiinflamatorios. Usted notará que algunos analgésicos también bajan la inflamación, pero el acetaminofén no es uno de ellos.

TRATAMIENTO FARMACOLÓGICO

Analgésicos

Acetaminofén, acetaminofén con codeína, aspirina. *Función:* Disminuir el dolor; la codeína ayuda a aliviar el dolor más severo. La aspirina

Suplementos antiartritis

Los siguientes nutrientes le pueden ayudar a mantener sus articulaciones flexibles y libres de dolor.

* **Vitaminas B.** En un estudio a pequeña escala, se demostró que los pacientes con artritis mejoraban al tomar 6.4 miligramos de ácido fólico al día y 20 microgramos de vitamina B$_{12}$ al día. La niacina (vitamina B$_3$) también puede brindar algo de alivio.

* **Vitaminas C y D.** Se ha demostrado que este dúo es útil para la osteoartritis. La vitamina C es esencial en el cuerpo para la producción de colágeno, que es un componente importante de las articulaciones. Probablemente sea suficiente tomar 200 miligramos de vitamina C al día; pruebe 500 unidades internacionales (UI) de vitamina D.

* **Vitamina E.** Esta vitamina puede ayudar a aliviar algo del dolor que causa la artritis. *Dosis típica:* De 400 a 600 UI al día.

* **Boro.** La Fundación de Enfermedades Reumáticas recomienda tomar tres miligramos de boro al día. Los doctores no saben cómo funciona, pero en aquellos lugares donde las personas ingieren un miligramo o menos de boro al día, la tasa de artritis es más elevada.

* **Calcio.** Este elemento es un componente importante de los huesos. Se ha demostrado que disminuye la pérdida ósea que ocurre por el uso prolongado de esteroides. *Dosis típica:* 1,000 miligramos al día.

* **Sulfato de glucosamina (*glucosamine sulfate*).** Este compuesto es el componente principal del cartílago que está en las articulaciones. Ha recibido mucha atención y muchas personas afirman que funciona de maravilla. Aunque también hay quienes se muestran escépticos al respecto, muchos estudios bien diseñados de corta duración han demostrado que la glucosamina puede disminuir los síntomas en los pacientes con artritis. Sin embargo, no alivia el dolor y la tiene que tomar de cuatro a ocho semanas antes de que empiece a notar los resultados. *Dosis típica:* De 500 a 1,500 miligramos al día. *Precaución:* La glucosamina puede causar problemas digestivos leves y no debe ser usada por personas que padecen enfermedades cardiacas o diabetes.

disminuye tanto el dolor como la inflamación. *Efectos secundarios del acetaminofén:* Mareo, excitación, desorientación, daños hepáticos. *Efectos secundarios del acetaminofén con codeína:* Estreñimiento, mareo, somnolencia, náusea, debilidad, cansancio, vómito, dependencia. *Efectos secundarios de la aspirina:* Dolores y cólicos abdominales, sordera, sangrado estomacal, úlceras, náusea y vómito, zumbido en los oídos, mayor tendencia a sangrar.

Antiinflamatorios no esteroídicos

Indometacina (*Indocin*), ibuprofén (*Motrin, Advil, Nuprin*), ácido mefenámico (*Ponstel*), naproxeno (*Naprosyn, Naprelan*), piroxicam (*Feldene*). *Función:* Bloquear la producción de prostaglandinas, que son sustancias químicas del cuerpo que favorecen la inflamación. *Efectos secundarios:* Dolor abdominal e indigestión, mareo, úlceras gástricas y sangrado estomacal, náusea, pesadillas.

Bloqueadores de ciclooxigenasa tipo II (*Cox-2* por sus siglas en inglés)

Celecoxib (*Celebrex*), rofecoxib (*Vioxx*). *Función:* Aliviar el dolor al bloquear las prostaglandinas inflamatorias. *Efectos secundarios:* Dolor abdominal, indigestión, mareo, úlceras y sangrado estomacales, náusea, pesadillas.

Salicilatos no acetilados

Trisalicilato de magnesio (*CMT, Tricosal, Trilisate*), salicilato de colina (*Arthropan*), salicilato de magnesio (*Magan, Doan's Pills, Mobidin*), salsalato (*Disalcid, Mono-Gesic, Salflex*), salicilato de sodio (*Uracel 5*). *Función:* Aliviar la inflamación y el dolor sin causar malestar estomacal. *Efectos secundarios:* Retención de líquidos, confusión, sordera, diarrea, mareo, acidez, irritación estomacal, sarpullido, zumbido en los oídos.

Corticosteroides

Cortisona (*Cortone Acetate*), dexametasona (*Decadron, Hexadrol*), hidrocortisona (*Cortef*), metilprednisolona (*Medrol*), prednisolona (*Prelone*), prednisona (*Deltasone, Orasone*), triamcinolona (*Aristocort*). *Función:* Reducir la inflamación. *Efectos secundarios:* Con el uso prolongado o a dosis elevadas, pueden causar cataratas, presión arterial alta, aumento de peso, adelgazamiento de la piel, debilitamiento de los huesos, mayor apetito, niveles elevados de azúcar en sangre, indigestión, insomnio, cambios de estados de ánimo, inquietud, empeoramiento de la artritis, mayor susceptibilidad a las infecciones.

Otros fármacos

Metotrexato (*Rheumatrex*). *Función:* Suprimir el sistema inmunitario para retrasar el avance de la artritis reumatoide. *Efectos secundarios:* Tos, diarrea, caída del cabello, pérdida del apetito, sangrado, amoratamiento.

Crisoterapia, sales de oro (*Auranofin*). *Función:* Alterar el sistema inmunitario para retardar el avance de la artritis reumatoide. *Efectos secundarios:* Retortijones, retención de líquidos, pérdida del apetito, diarrea, indigestión, náusea, vómito, úlceras (aftas, boqueras, fuegos) en la boca, sarpullido en la piel, sensibilidad al sol, dolores de cabeza, contaje bajo de glóbulos blancos, menor número de glóbulos rojos y mayor tendencia a sangrar.

Ciclosporina (*Sandimmune, Neoral*). *Función:* Suprimir el sistema inmunitario para retardar el avance de la artritis reumatoide. *Efectos secundarios:* Dolor en las encías, presión arterial alta, aumento del espesor del vello, problemas renales y hepáticos, pérdida del apetito, temblores.

Ciclofosfamida (*Cytoxan*). *Función:* Suprimir el sistema inmunitario para retrasar el avance de la artritis reumatoide. *Efectos secundarios:* Sangre y ardor al orinar, confusión, tos, mareo, fiebre y escalofríos, infertilidad, pérdida del apetito, náusea y vómito, sangrado y amoratamiento, debilidad, períodos menstruales saltados, infección.

Sulfato de hidroxicloroquina (*Plaquenil*). *Función:* Aliviar los efectos de la artritis reumatoide. *Efectos secundarios:* Pérdida de la visión, debilidad de los nervios y músculos.

Penicilamina (*Cuprimine, Depen*). *Función:* Alterar el sistema inmunitario para retardar el avance de la artritis reumatoide. *Efectos secundarios:* Úlceras en la boca, deterioro del sentido del gusto, fiebre, sarpullido, sangrado, infección, anemia aplásica, daños renales.

RECETAS HERBARIAS

Pimienta de Cayena y otros pimientos (*Capsicum* spp.)

Los chiles contienen un potente agente analgésico y antiinflamatorio conocido como capsaicina (*capsaicin*). Este compuesto bloquea una sus-

Nuevas costumbres calmantes para que salga adelante

Los cambios en el estilo de vida pueden marcar una diferencia en el control de los síntomas de la artritis. Esto es lo que recomiendan los expertos.

- **Sumérjase.** La mayoría de los profesionales sugieren un programa regular de ejercicio, pero hacerlo en el agua es particularmente bueno, porque así no se ejerce presión adicional sobre las articulaciones. El ejercicio debe intercalarse con períodos de reposo.

- **Vigile su alimentación.** Muchos doctores recomiendan aumentar la cantidad de alimentos integrales y sin procesar. Algunas personas con artritis encuentran que una dieta vegetariana puede aminorar sus síntomas. Quizá también encuentre útil disminuir el consumo de café, alcohol, chocolate y productos lácteos, dado que estos tienden a promover la inflamación. Es posible que las sensibilidades o alergias a los alimentos también intervengan en la artritis y muchas personas consiguen algo de alivio al eliminar algunos de ellos. Los alimentos más comunes que pueden afectar a las personas con artritis son los miembros de la familia de las solanáceas, como la berenjena, el tomate (jitomate), los pimientos (ajíes, pimientos morrones) y la papa.

- **Cuide su peso.** Sí, esto es algo que ya ha escuchado antes. Pero tener sobrepeso en relación con su complexión y el ancho de sus huesos somete a las articulaciones de sus extremidades inferiores a un esfuerzo innecesario.

tancia química del cuerpo que actúa como una señal de dolor. Es un componente de muchas cremas y ungüentos comerciales para aliviar el dolor de la artritis. *Dosis típica:* Una crema que contiene de 0.25 a 0.75 por ciento de capsaicina (*capsaicin*), aplicada diariamente. *Precaución:* Algunas personas sienten un ligero ardor en la piel con el uso de capsaicina. Si esto le ocurre a usted, pruebe una crema con un menor porcentaje de la sustancia.

Prímula nocturna (*Oenothera biennis*)

La semilla de esta planta contiene un ácido graso esencial conocido como ácido gamma-linolénico (*GLA* por sus siglas en inglés), el cual produce un efecto sobre la inflamación. Por esta razón, el aceite de esta semilla puede ayudar a aliviar significativamente el dolor de la artritis, especialmente en casos de artritis reumatoide. En un estudio se demostró que los pacientes que tomaban 12 cápsulas al día de aceite de prímula nocturna o 540 miligramos de GLA podían disminuir la cantidad de fármacos antiinflamatorios no esteroídicos que estaban tomando. (El aceite de prímula nocturna es caro, pero existen otras buenas fuentes de GLA; vea "Aliados que le 'aceitan' las articulaciones" abajo). *Dosis típica:* Hasta 12 cápsulas al día. Otra opción es tomar ½ cucharadita de aceite al día.

Semilla de lino (*Linum usitatissimum*)

El ácido linoléico que contiene el aceite de semilla de lino también puede ser beneficioso para la artritis porque altera la forma en que el

ALIADOS QUE LE "ACEITAN" LAS ARTICULACIONES

¿Recuerda al Hombre de Hojalata en la película *El mago de Oz*? Sus articulaciones estaban tan oxidadas que apenas podía "articular" las palabras, "Aceitera, aceitera. . ." Consumir los aceites que se mencionan a continuación no producirá un efecto similar sobre sus articulaciones adoloridas al que produjo la aceitera del hombre de hojalata, pero son buenos sustitutos del costoso aceite de prímula nocturna, gracias a su alto contenido de ácido gamma-linolénico (*GLA* por sus siglas en inglés), o bien, de las sustancias químicas que su cuerpo utiliza para sintetizar GLA.

◆ Aceite de alazor (cártamo)

◆ Aceite de semilla de borraja

◆ Aceite de semilla de casis

◆ Aceite de semilla de lino

◆ Aceites de frutos secos

◆ Aceites de pescado

cuerpo descompone las prostaglandinas, que son sustancias químicas que intervienen en el proceso de la inflamación. *Dosis típica:* Dos cucharadas de aceite al día, agregadas a los alimentos (agréguelo a su cereal o úselo como aliño o aderezo para ensaladas).

Ortiga (*Urtica dioica*)

Algunos utilizan esta planta en un proceso llamado urticación, según James A. Duke, Ph.D., autor de *La farmacia natural*. Este proceso consiste en dar golpes sobre la articulación adolorida con la planta entera para que la ortiga raspe la piel. Es probable que este procedimiento funcione, en primer lugar, porque distrae al paciente —o víctima, dependiendo de donde se mire—, y en segundo lugar, porque le "inyecta" las sustancias químicas antiinflamatorias de la planta. Existe una manera mucho menos dolorosa de administrarla: tomándola. El picor se elimina al cocer las hojas al vapor o secarlas. La ortiga es rica en boro, un mineral que se recomienda para la artritis. *Dosis típica:* Hasta seis cápsulas de 435 miligramos al día. Otra opción es tomar una taza de infusión al día, dividida en dos o tres dosis. (Deje reposar una cucharadita de la hierba seca en una taza de agua caliente durante 10 minutos, cuélela y tómese la infusión).

Jengibre (*Zingiber officinale*)

En la India, esta raíz se ha empleado tradicionalmente para tratar la artritis. Los componentes del jengibre, tales como el gingerol, pueden inhibir la producción de prostaglandinas posiblemente con mayor eficacia que el medicamento para la artritis llamado indometacina. *Dosis típica:* Hasta ocho cápsulas de 500 a 600 miligramos al día. Otra opción es tomar de ½ a una cucharadita de raíz fresca molida al día. Si prefiere utilizar la tintura de la hierba, tome de 10 a 20 gotas en agua tres veces al día. *Precaución:* Las personas con diabetes, problemas del corazón o problemas de sangrado no deben tomar jengibre en dosis mayores a las indicadas anteriormente.

Uña del diablo (*Harpagophytum procumbens*)

Esta hierba de África ha sido tradicionalmente empleada para tratar la mayoría de los tipos de artritis. Sus tubérculos contienen un grupo

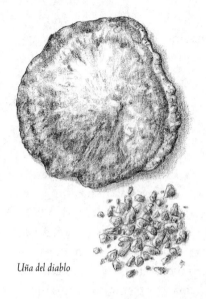
Uña del diablo

de sustancias químicas llamadas iridoides que poseen cualidades antiinflamatorias. En un estudio clínico, se demostró que los pacientes mejoraban al tomar una tableta de 500 miligramos de uña del diablo tres veces al día. Sin embargo, en otros estudios, se ha concluido que la uña del diablo no ofrece alivio alguno para la artritis. Quizá lo mejor sea que usted mismo compruebe si funciona o no. *Dosis típica:* Hasta seis cápsulas de 400 a 500 miligramos al día. Otra opción es tomar 30 gotas de tintura de la hierba tres veces al día. *Precaución:* No tome esta hierba si tiene úlceras gástricas o duodenales.

Té verde (*Camellia sinensis*)

Aunque gran parte de la población oriental ha estado tomando té verde durante siglos, no fue sino hasta fechas recientes que esta hierba se convirtió en la niña linda de la investigación médica. Los científicos ahora saben que el té verde —que se elabora a partir de la misma planta que el té negro, pero se procesa de forma diferente— contiene compuestos llamados polifenoles que pueden aliviar los síntomas de la artritis reumatoide. En un estudio realizado en la Universidad Case Western Reserve en Cleveland, se demostró que la administración de polifenoles aislados del té verde protegía a los ratones de desarrollar una enfermedad similar a la artritis reumatoide. Aunque este experimento se llevó a cabo en roedores, se pueden encontrar resultados similares en seres humanos. Es posible que el té negro también sea beneficioso. *Dosis típica:* Puede tomar varias tazas de té verde al día sin problemas (si va a usar bolsas de té, siga las instrucciones del fabricante). Debido a que los extractos de té verde varían mucho en cuanto a su concentración, siga las recomendaciones de los fabricantes en cuanto a su dosificación.

Matricaria (*Tanacetum parthenium*)

Aunque por lo general se considera como una hierba para aliviar el dolor de cabeza, la matricaria también se ha usado para la artritis. Pese a que no se han realizado estudios concluyentes en humanos, sí se ha observado en estudios de laboratorio que los extractos de matricaria pueden detener ciertos procesos que ocurren en la artritis reumatoide. *Dosis típica:* Hasta tres cápsulas de 300 a 400 miligramos al día. Otra opción es comer dos hojas frescas de tamaño promedio al día. Si prefiere utilizar la tintura de la hierba, tome de 15 a 30 gotas al día. *Precaución:* No tome esta hierba durante el embarazo.

Cúrcuma (*Curcuma longa*)

La cúrcuma, que es una especie comúnmente usada en la India, también ha sido empleada como tratamiento para la artritis. Su principio activo, la curcumina, inhibe la producción de prostaglandinas. Esta propiedad antiinflamatoria ha sido confirmada en estudios realizados en animales. Se puede agregar a los alimentos o aplicar externamente sobre la articulación en la forma de cataplasma para aliviar el dolor. *Dosis típica:* De 250 a 500 miligramos en cápsulas estandarizadas hasta tres veces al día. Otra opción es tomar hasta una cucharadita al día mezclada con los alimentos. Si prefiere utilizar la tintura de la hierba, tome de 10 a 30 gotas hasta tres veces al día.

Yuca (*Yucca brevifolia*)

Muchas tribus de indios norteamericanos usan la yuca —y en especial, la fruta de esta planta que parece cactus— como alimento. Tradicionalmente ha sido empleada como un remedio para la artritis y diversos estudios han comprobado su eficacia. Las investigaciones en humanos han mostrado que el extracto de yuca disminuye la hinchazón, el dolor y la rigidez provocados por la enfermedad, aunque cabe mencionar que estas pruebas causaron una gran controversia. La yuca se puede usar tanto interna como externamente directamente sobre la articulación. *Dosis típica:* Hasta cuatro cápsulas del extracto de 490 miligramos al día.

(*Nota:* No vaya a confundir esta hierba con su tocayo vegetal, que es un tubérculo caribeño de cáscara marrón y pulpa blanca).

Sauce (*Salix alba* y otras especies del género *Salix* spp.)

El sauce es, con toda probabilidad, la hierba más antigua que se conoce para tratar el dolor y la inflamación. La corteza interna de esta planta contiene salicina, la cual se convierte en ácido salicílico en el cuerpo. El principio activo de la aspirina, el ácido acetilsalicílico, se deriva del ácido salicílico. *Dosis típica:* Hasta seis cápsulas de 400 miligramos al día.

Boswellia (*Boswellia serrata*)

Esta gomorresina es un remedio ayurvédico para la artritis. Investigaciones realizadas en la India han documentado su utilidad y en este país se comercializan productos que contienen *boswellia*. A veces se mezcla con cúrcuma y otro remedio ayurvédico, la *ashwaganda*. *Dosis típica:* Hasta tres cápsulas de 400 miligramos al día.

Piña (*Ananas comosus*)

Cuando está fresca, no enlatada, esta fruta contiene bromelina, un compuesto con propiedades antiinflamatorias que pueden ser útiles a muchas personas que padecen afecciones artríticas. *Dosis típica:* De tres a cuatro cápsulas de 40 miligramos al día; o simplemente incluya más piña en su alimentación.

(*Nota:* Muchas de las hierbas recomendadas en este libro tienen varios nombres. Otras no tienen nombres en español, o si los tienen, estos no son muy conocidos. Por lo tanto, si no reconoce el nombre de una hierba mencionada en este capítulo, vea el glosario en la página 611).

ASMA

IMAGINE EL ASMA COMO UN TIPO de drama respiratorio. Al igual que una actriz trata de expresar tanta emoción como pueda durante una simple escena, los pulmones de una persona con esta afección se convulsionan y jadean por algo tan inocuo como una almohada cubierta de pelos de gato. ¿La diferencia? La actriz tiene el control sobre su escena; la persona con asma no.

¿Qué es lo que ocurre? Las personas que no tienen asma respiran con facilidad aunque estén inmersos en un pantano de polen, moho, caspa de animales y humo de cigarrillo. Pero para alguien que la padece, inhalar ciertos irritantes provoca un sinnúmero de eventos. El músculo liso que rodea las vías respiratorias se constriñe, reduciendo así el diámetro de las mismas. Las membranas mucosas se hinchan y producen un exceso de mucosa, estrechando más las vías respiratorias.

Por desgracia, se ha vuelto más común en años recientes. Alrededor de 14 millones de norteamericanos —de los cuales, una tercera parte son niños— padecen asma. Además, de acuerdo con la Fundación Estadounidense contra el Asma y las Alergias, el índice de asma es dos veces mayor entre los niños latinos que entre los niños blancos norteamericanos y casi dos veces mayor que entre los niños afroamericanos.

Como si todo esto fuera poco, resulta que, según la *American Journal of Respiratory and Critical Care Medicine* (Revista Estadounidense de Medicina de Cuidado Respiratorio y Crítico), los puertorriqueños tienen la tasa de mortalidad por asma más alta de todos los hispanos.

Los doctores recetan medicamentos según la severidad del trastorno y la frecuencia con la que ocurren los ataques. Aunque muchos de los fármacos causan efectos secundarios, también han salvado vidas. Si usted sufre de este padecimiento, debe trabajar con su doctor si quiere probar remedios herbarios; nunca deje de tomar algún medicamento para el asma ni altere la dosis sin la aprobación de su médico. Algunas de las hierbas que se emplean tradicionalmente pueden interactuar de manera negativa con los fármacos para el asma. Pero si lo anterior es cierto, también existen hierbas que han demostrado —a través de años de uso tradicional o de estudios médicos— que ayudan a las personas a recobrar la salud respiratoria.

TRATAMIENTO FARMACOLÓGICO

Beta-agonistas, broncodilatadores

Albuterol (*Proventil*), pirbuterol (*Maxair*), metaproterenol (*Alupent*), salmeterol (*Serevent*), terbutalina (*Brethaire*), bitolterol (*Tornalate*). *Función:* Relajar los músculos lisos que rodean las vías respiratorias para ensanchar su diámetro, lo que también se conoce como broncodilatación. *Efectos secundarios:* Temblor de manos, elevación de la frecuencia cardíaca y presión arterial, mareo, nerviosismo.

Corticosteroides inhalados

Triamcinolona (*Azmacort*), flunisolida (*AeroBid*), beclometasona (*Vanceril, Beclovent*), budesonida (*Pulmicort*), fluticasona (*Flovent*). *Función:* Reducir o prevenir la inflamación. *Efectos secundarios:* En dosis más elevadas, ronquera, tos y candidiasis bucal (algodoncillo).

Anticolinérgicos

Bromuro de ipratropio (*Atrovent*). *Función:* Abrir las vías respiratorias al bloquear los nervios que de otro modo las constreñirían. *Efectos secundarios:* Resequedad bucal, tos.

Adrenérgicos

Teofilina (*Accurbron, Aerolate,Bronkodyl, Pulmophylline, Slo-Bid, Slophyllin, Theobid, Theo-Dur*). *Función:* Broncodilatar. *Efectos secundarios:* Irritabilidad, inquietud, náusea, vómito, frecuencia cardíaca acelerada, dolor de cabeza, insomnio.

Corticosteroides orales

Prednisona (*Deltasone*), metilprednisolona (*Medrol*). *Función:* Reducir o prevenir la inflamación. *Efectos secundarios:* Mayor apetito, retención de líquidos; con el uso prolongado, debilidad muscular, propensión al amoratamiento, presión arterial alta, función inmunitaria deprimida, osteoporosis, cataratas.

Antagonistas del leucotrieno

Zafirlukast (*Accolate*), montelukast (*Singulair*), zileuton (*Xyflo*). *Función:* Bloquear la formación o acción de sustancias químicas inflamatorias llamadas leucotrienos. *Efectos secundarios:* Dolor de cabeza y náusea.

OTROS FÁRMACOS

Cromolín sódico (*Intal, Fivent*, otros). *Función:* Bloquear la liberación de sustancias químicas que causan inflamación por parte de unas células llamadas mastocitos; se debe tomar todos los días para que sea eficaz. *Efectos secundarios:* Ligera irritación de la garganta, tos seca.

RECETAS HERBARIAS

Ginkgo (*Ginkgo biloba*)

Los chinos han empleado durante mucho tiempo esta hierba para tratar el asma. Sus hojas contienen unas sustancias llamadas ginkgólidos que bloquean el factor de activación plaquetaria, una sustancia química que interviene en el asma y las alergias. Estudios en pequeña escala en humanos han demostrado que tomar ginkgólidos por la vía oral disminuye el estrechamiento de las vías respiratorias en respuesta a un alergeno inhalado, además de que también ofrecen una protección parcial contra el asma inducido por el ejercicio. *Dosis típica:* 40 miligramos de extracto estandarizado tres veces al día, durante seis u ocho semanas. *Precaución:* Se han reportado casos raros de alergias en la piel o malestares gastrointestinales. Consulte a su médico antes de usar *ginkgo* si usted toma aspirina diariamente o algún fármaco anticoagulante como la warfarina (*coumadin*).

Café (*Coffea arabica*) y té (*Camellia sinensis*)

Ambas bebidas contienen cafeína, un pariente del fármaco teofilina, que se indica para tratar el asma. Los investigadores han encontrado que una dosis de cafeína de 7 miligramos por cada 2.2 libras (1 kg) de peso corporal mejora significativamente la función pulmonar de las personas con asma y previene los ataques de asma inducidos por el ejercicio. El café contiene entre 135 y 150 miligramos de cafeína por cada taza de 8 onzas (240 ml); el té contiene alrededor de 60 miligramos además de antioxidantes beneficiosos. Esto significa que un hombre que pesa 150 libras (67 kg) tendría que tomar de tres a tres tazas y media de café para interrumpir un ataque de asma. Debido a que consumir mucha cafeína no es bueno para la salud, usar estas bebidas para prevenir el asma no resulta práctico. No obstante, si usted empieza a jadear y no tiene ningún otro fármaco o hierba a la mano, quizá valga la pena que pruebe tomarse una taza de café.

Ajo (*Allium sativum*) y cebolla (*A. cepa*)

Estos miembros de la familia *allium* han sido empleados durante mucho tiempo para tratar la bronquitis y el asma. Pruebas de laboratorio demuestran que los extractos de cebolla pueden impedir la producción de

VAPORIZACIONES HERBARIAS: ¿SON BUENAS PARA EL ASMA?

La inhalación de vapor es un remedio antiquísimo para aflojar la mucosa de las vías respiratorias que se asocia con los resfriados y la tos. Si le agrega hierbas aromáticas como el eucalipto, la menta, el tomillo y el romero en forma de infusiones o aceites esenciales, aumenta su efecto terapéutico. En teoría, una vaporización herbaria parece una buena idea.

Bueno, tal vez. Algunos aceites esenciales, principalmente los de agujas de pícea y de pino, pueden empeorar los espasmos bronquiales. Y para algunas personas con asma, tan sólo inhalar vapor de agua puede provocarles tos. Tenga cuidado si desea probar este tipo de terapia para tratar el asma. Primero pruebe con vapor de agua. Si esto no le provoca un ataque, pruebe hervir a fuego lento ½ taza de hierbas en cuatro tazas de agua durante 10 minutos e inhalar la emanación. Si tolera bien las hierbas, entonces pruebe sustituirlas por tres gotas de aceite esencial.

En cualquier caso, vierta el agua cuidadosamente en un tazón (recipiente) resistente al calor y colóquelo sobre una mesa estable. Póngase una toalla sobre la cabeza y mantenga su rostro a una distancia de cuando menos 12 pulgadas (30 cm) del vapor. Si cualquiera de estos le provoca un episodio de tos o jadeo, suspenda la vaporización.

Otras formas de aliviar el asma

Además de las hierbas, existen otras terapias que pueden aliviar los síntomas de este padecimiento.

- **Acupuntura.** Los investigadores han encontrado que la acupuntura a menudo produce una mejoría significativa en pacientes con asma y otras afecciones crónicas del pulmón y con frecuencia les permite tomar menos medicamentos. Sus efectos secundarios son mínimos.

- **Yoga.** En diversos estudios, se ha encontrado que este tipo de entrenamiento mejora el bienestar general, promueve una mayor relajación, aumenta la tolerancia al ejercicio y disminuye la necesidad de tomar medicamentos para el asma.

- **Cambios en la alimentación.** Las investigaciones han demostrado que el asma mejora significativamente cuando los adultos que sufren de esta afección siguen un régimen "vegano", es decir, que se eliminan todos los productos de origen animal, incluyendo los productos lácteos y el huevo. Los investigadores creen posible que esto funcione porque aumenta el consumo de antioxidantes y otras sustancias químicas botánicas útiles y al mismo tiempo se disminuyen las sustancias químicas que favorecen la inflamación y que se encuentran en abundancia en los alimentos de origen animal. Aunque usted no esté interesado en convertirse en un vegetariano estricto, puede que su asma mejore disminuyendo el consumo de carne, huevo y productos lácteos y aumentando la cantidad de frutas, verduras y cereales en su alimentación.

ciertas sustancias químicas que intervienen en la inflamación, bloqueando así las respuestas asmáticas inducidas por alergenos. Entre los compuestos responsables del bloqueo se incluyen los aceites de mostaza y la quercetina. Usted puede comprar quercetina, una sustancia antiinflamatoria y antioxidante, en forma de suplemento dietético; siga las instrucciones de dosificación que aparezcan en el empaque. También puede incluir mucha cebolla en su alimentación. Y no se olvide de su pariente: el ajo. También posee propiedades antiinflamatorias, inmunoestimulantes y antimicrobianas. *Dosis típica:* Hasta tres cápsulas de 500 a 600 miligramos al día. Busque productos que contengan cuando menos 5,000 microgramos de alicina (*allicin*, el principio activo de la hierba) en una dosis diaria. Otra opción es simplemente comer uno o más dientes de ajo crudo al día.

Regaliz (*Glycyrrhiza glabra*)

Esta hierba actúa como un agente expectorante, calmante, antiinflamatorio, inmunoestimulante y antiviral, propiedades que pueden beneficiar potencialmente a las personas que padecen de asma. El regaliz retrasa la degradación de los corticosteroides del cuerpo, como el cortisol, lo que prolonga los efectos antiinflamatorios de esta hormona. *Dosis típica:* Hasta seis cápsulas de 400 a 500 miligramos al día. Otra opción es tomar de 20 a 30 gotas de tintura de la hierba hasta tres veces al día. (*Nota:* Si sufre de asma, asegúrese de *no* utilizar productos de regaliz que digan en su etiqueta *DGL*. Estas siglas significan "*deglycyrrhizinated licorice*", es decir, regaliz que no contiene glicirricina, el principio activo de esta hierba. Si bien el DGL funciona para tratar úlceras, por ejemplo, no sirve para el asma). *Precaución:* No tome regaliz durante más de seis semanas a menos que esté bajo la supervisión de un profesional de la salud. Las personas que toman corticosteroides no deben tomar regaliz sin antes consultar a su médico. No lo tome en absoluto si tiene presión arterial alta, diabetes o alguna enfermedad de la tiroides, los riñones, el hígado o el corazón; si está usando diuréticos; o si está embarazada o amamantando.

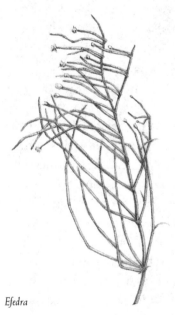

Efedra

Efedra (*Ephedra sinica*)

En la medicina china, esta hierba se ha utilizado durante 5,000 años para tratar el asma. Contiene efedrina, que tiene una estructura similar a la adrenalina del cuerpo. Esta sustancia disminuye la congestión y abre las vías respiratorias. Pero debido a que estimula los sistemas cardiovascular y nervioso, también puede producir inquietud, ansiedad, temblor, insomnio y dolor de cabeza, así como presión arterial y frecuencia cardíaca elevadas. Es mejor usarla bajo la supervisión de un profesional en herbolaria capacitado. *Dosis típica:* De 15 a 30 gotas de la tintura de la hierba en agua hasta cuatro veces al día. Si compra otro tipo de producto de esta hierba, como cápsulas o la hierba en su estado natural, siga las instrucciones del fabricante, o bien, las indicaciones de un profesional. *Precaución:* No use efedra si tiene presión arterial alta, enfermedades cardíacas, glaucoma, anorexia, hipertiroidismo o diabetes, y tampoco si está tomando teofilina o antidepresivos bloqueadores de la monoaminooxidasa (*MAO inhibitors*). Si está ingiriendo otros fármacos para el asma, consulte con su médico antes de tomarla. No la combine con cafeína; no la use durante el embarazo.

Coleo (*Coleus forskohlii*)

Esta planta se utiliza en los remedios ayurvédicos de la India. Contiene forscolina, que es una sustancia que relaja los músculos lisos de las vías respiratorias, abriéndolos para facilitar la respiración. En una investigación realizada en Austria, se encontró que la forscolina inhalada en forma de polvo ayudaba a abrir las vías respiratorias en pacientes con esta afección. Hasta la fecha, no se ha investigado el impacto de tomar coleo entero o forscolina en cápsulas en pacientes con asma. Pese a lo anterior, la forscolina se emplea en Europa en la forma de inhaladores. En los Estados Unidos, está disponible en la forma de extracto estandarizado en cápsulas. En cuanto a su dosis, siga las instrucciones del fabricante o las indicaciones de un profesional.

Reishi (*Ganoderma lucidum*)

Este hongo medicinal produce diversos efectos beneficiosos para la salud, incluyendo la capacidad de disminuir las alergias. Bloquea algunos de los mediadores químicos de la inflamación, entre los cuales se encuentra la histamina. En China, se emplea para tratar el asma y otras enfermedades alérgicas. El *reishi* también puede beneficiar a las personas con asma porque actúa como un tónico del sistema inmunitario. Así pues, contar con una mayor resistencia a las infecciones podría ayudar a evitar resfriados (catarros) y gripes, los cuales a menudo provocan los síntomas del asma. *Dosis típica:* Hasta cinco cápsulas de 420 miligramos al día. Otra opción es tomar hasta tres tabletas de 1,000 miligramos al día.

Cúrcuma (*Curcuma longa*)

Esta hierba es una de las principales especias del cari (*curry*). Contiene curcumina, la cual tiene una actividad antiinflamatoria, antiviral, antioxidante y antitumoral. Se necesita investigar más para demostrar que este picante componente es útil una vez que está dentro del cuerpo humano, pero mientras tanto, no le hará daño agregar un frasquito de cúrcuma a su despensa. *Dosis típica:* De 250 a 300 miligramos en cápsulas estandarizadas, hasta tres veces al día. Otra opción es tomar hasta una cucharadita al día de la especia molida agregada a los alimentos. Si prefiere utilizar la tintura de la hierba, tome de 10 a 30 gotas hasta tres veces al día. *Precaución:* No use cúrcuma si tiene cálculos biliares o cualquier obstrucción en los conductos biliares.

Romero (*Rosmarinus officinalis*)

Esta común hierba culinaria se ha empleado tradicionalmente para aliviar el asma. En un estudio de laboratorio realizado en Jordania, se demostró que los aceites volátiles del romero pueden impedir la constricción de las vías respiratorias inducida por la histamina, que es la sustancia química culpable de causar los síntomas tanto del asma como de otras alergias. A un baño de agua tibia, agregue de 5 a 10 gotas de aceite esencial de romero o ¼ de galón (960 ml) de infusión de romero. (Deje reposar ¼ de taza de las agujas en cuatro tazas de agua caliente durante 10 minutos, cuélelas y utilice la infusión). También puede usar la infusión para hacer una inhalación de vapor o para tomársela en una dosis de hasta 3 tazas al día.

Astrágalo (*Astragalus membranaceus*)

Esta hierba se puede tomar como tónico, es decir, como parte de su régimen diario a largo plazo, para fortalecer las defensas naturales de su sistema inmunitario. *Dosis típica:* Ocho o nueve cápsulas de 400 a 500 miligramos al día. Otra opción es tomar de 15 a 30 gotas de tintura de la hierba dos veces al día.

Gordolobo (*Verbascum thapsus*)

Además de sus propiedades antiespasmódicas y antiinflamatorias, el gordolobo también combate algunos de los virus respiratorios que suelen infestar a las personas con asma. *Dosis típica:* Hasta seis tazas de infusión al día. (Deje reposar dos cucharaditas de las hojas y flores secas en una taza de agua caliente durante 10 a 15 minutos, cuélelas y tómese la infusión). Otra opción es tomar de 25 a 40 gotas de tintura de la hierba cada tres horas.

(*Nota:* Muchas de las hierbas recomendadas en este libro tienen varios nombres. Otras no tienen nombres en español, o si los tienen, estos no son muy conocidos. Por lo tanto, si no reconoce el nombre de una hierba mencionada en este capítulo, vea el glosario en la página 611).

BRONQUITIS

MUCHAS DOLENCIAS NO SON OBVIAS al observador común. Usted puede tener un dolor de cabeza, pero a menos que se ponga las manos en la frente y dé alaridos de dolor, nadie lo sabrá. Tal vez tenga pie de atleta, pero siempre y cuando no se quite los zapatos, ¿quién se va a dar cuenta? Pero empiece a toser y observe cómo se convierte al instante en una persona no grata.

La bronquitis es diferente de la tos común y corriente. Cuando uno la sufre, los bronquios —las principales ramificaciones de las vías respiratorias dentro de los pulmones— se inflaman. Hay dos tipos principales de bronquitis: aguda (repentina) y crónica (continua). La bronquitis aguda generalmente es una complicación de una infección viral, como por ejemplo, un resfriado o una gripe. Generalmente, la tos que se produce es al principio seca y continua. Luego, se convierte en estrepitosa, que produce una mucosidad grisácea o amarillenta, posiblemente acompañada de jadeo o de una ligera dificultad para aspirar aire. En aquellos con bronquitis aguda, la tos puede durar tres semanas o más. En la mayoría de los casos, desaparece eventualmente sin tratamiento convencional alguno.

En el caso de la bronquitis crónica, la inflamación persistente resulta en una tos estrepitosa que puede durar cuando menos tres meses. Es peor en la mañana. Los síntomas a menudo se intensifican con el tiempo y van acompañados de falta de aliento y jadeo. Los mejores tratamientos para este padecimiento son dejar de fumar y evitar los contaminantes del aire. No existe tratamiento herbario o convencional alguno que pueda reemplazar estos dos pasos cruciales.

TRATAMIENTO FARMACOLÓGICO

Antitusivos

Dextrometorfano (*Benylin DM, Comtrex*, muchos otros); codeína (*Actifed with Codeine Cough, Brontex*, muchos otros); cualesquiera de los fármacos anteriores se pueden combinar con descongestionantes o expectorantes. *Función:* Actuar directamente sobre el centro de la tos en el cerebro. *Efectos secundarios del dextrometorfano:* Pocos, cuando se toma según las indicaciones, pero muchas personas presentan efectos secundarios por los descongestionantes que contienen los productos combinados. *Efectos secundarios de la codeína:* Aumento en el efecto de los depresivos del sistema nervioso central, tales como el alcohol, los tranquilizantes y muchos antidepresivos; mareo, somnolencia, dolor de cabeza, náusea, vómito, dolor de estómago, estreñimiento, sobreexcitación; puede causar hábito.

Expectorantes

Guaifenesina (*Dimetane Expectorant, Robitussin*, muchos otros). *Función:* Aflojar las secreciones respiratorias para que puedan ser expulsadas con más facilidad al toser.

Broncodilatadores inhalados

Albuterol (*Proventil, Ventolin*), fenoterol (*Berotec*), salmeterol (*Serevent*), terbutalina (*Brethaire, Brethine, Bricanyl*). *Función:* Relajar los músculos lisos que rodean las vías respiratorias para ensanchar su diámetro y por tanto, facilitar la respiración. *Efectos secundarios:* Ninguno que sea común.

RECETAS HERBARIAS

Regaliz (*Glycyrrhiza glabra*)

Si usa esta raíz para la bronquitis, ya no tiene que preocuparse de comprar nada más; calma las membranas mucosas y además es expectorante, antiinflamatoria y antiviral. También estimula las células para que produzcan interferón, que es el compuesto antiviral del cuerpo. *Dosis típica:* Seis cápsulas de 400 a 500 miligramos al día. Si prefiere utilizar la tintura de la hierba, tome de 20 a 30 gotas hasta tres veces al día. Otra opción es tomar de tres a cuatro tazas de infusión al día. (Hierva a fuego lento ¼ de taza de la raíz en dos tazas de agua durante 10 a 15 minutos, cuélela y tómese la infusión). *Precaución:* No la consuma durante más de seis semanas. No la use durante el embarazo y la lactancia, y tampoco si padece alguna enfermedad severa del hígado, riñón o corazón o presión arterial alta. No la use con diuréticos que causen una pérdida de potasio.

Gordolobo (*Verbascum thapsus*)

Si tiene tos con flema, el gordolobo le ayuda a expulsarla; si tiene tos seca, le ayuda a calmar ese dolor raspante. *Dosis típica:* De 25 a 40 gotas de la tintura de la hierba cada tres horas. Otra opción es tomar hasta seis tazas de infusión al día. (Deje reposar dos cucharaditas de las hojas y flores secas en una taza de agua caliente durante 10 a 15 minutos, cuélelas y tómese la infusión).

Malvavisco (*Althaea officinalis*)

Dado que el malvavisco es un excelente calmante de las membranas mucosas, es una buen opción para la tos seca. También produce

NO TRATE ESTA AFECCIÓN EN CASA

Consiga atención médica de inmediato si usted tiene bronquitis y presenta cualquiera de los síntomas siguientes.

- Falta de aliento o dificultad para respirar
- Dolor severo en el pecho
- Fiebre de más de 102°F (38.8°C)
- Tos con sangre
- Síntomas que persisten durante más de cuatro semanas
- Síntomas que empeoran

Dos remedios pulmonares fáciles de preparar

A continuación le mostramos dos estrategias tradicionales para aliviar la bronquitis.

◆ Tome muchos líquidos, especialmente agua, infusiones y caldos. Esto ayuda a que las secreciones respiratorias se hagan menos espesas, para que sea más fácil expulsarlas al toser. Los líquidos calientes ayudan a relajar las vías respiratorias.

◆ La inhalación de vapor también hace que la mucosa respiratoria se haga menos espesa y promueve la expectoración (un término elegante que significa "sacar flemas"). Usted puede usar un vaporizador comercial, un cuarto de vapor o la consabida olla de agua hirviendo. En el último caso, simplemente hierva el agua, viértala cuidadosamente en un tazón (recipiente) resistente al calor y póngalo sobre una mesa estable. Cubra su cabeza con una toalla y coloque su rostro a una distancia de cuando menos 12 pulgadas (30 cm) del vapor para que se sienta caliente, pero no tanto que llegue a ser desagradable. Las vaporizaciones herbarias pueden ser doblemente útiles. Muchas hierbas contienen aceites volátiles que suben en el vapor y producen efectos antisépticos, expectorantes y relajantes en las vías respiratorias. Algunas buenas opciones son el eucalipto, el tomillo, la menta y el romero; en total, use aproximadamente ¼ de taza de hierbas por cada cuatro tazas de agua. También puede agregar de 3 a 5 gotas del aceite esencial de estas plantas.

efectos ligeramente estimulantes en el sistema inmunitario. *Dosis típica:* Hasta seis cápsulas de 400 ó 500 miligramos al día. Si prefiere utilizar la tintura de la hierba, tome de 20 a 40 gotas hasta cinco veces al día. Otra opción es tomar de tres a cuatro tazas de infusión al día. (Hierva a fuego lento una cucharadita de la raíz seca en una taza de agua durante 10 minutos, cuélela y tómese la infusión). También puede mezclar el malvavisco con otras hierbas para infusión (algunas personas encuentran que su sabor es un tanto desagradable cuando lo toman solo).

Llantén menor (*Plantago lanceolata*)

Esta hierba es ampliamente reconocida como un agente antitusivo, calmante y antibacteriano suave. La Comisión E de Alemania, que es el homólogo alemán de la Dirección de Alimentación y Fármacos de los Estados Unidos, avala el uso de esta hierba como segura y eficaz para las afecciones bronquiales. *Dosis típica:* Hasta 6,000 miligramos en cápsulas al día. Otra opción es tomar hasta cuatro tazas de infusión al día. (Deje reposar dos cucharaditas de las hojas secas en una taza de agua hirviendo durante 10 a 15 minutos, cuélelas y tómese la infusión).

Ajo (*Allium sativum*)

Este expectorante combate muchas bacterias y algunos de los virus que causan las gripes y los resfriados. Sus aceites aromáticos se excretan a través de los pulmones (razón por la cual uno queda con "aliento a ajo" después de comerlo). Al suceder esto, estos aceites actúan directamente para matar los microorganismos y ayudarle a expulsar la mucosidad al toser. *Dosis típica:* Hasta tres cápsulas de 500 a 600 miligramos al día. Busque productos que le proporcionen 4,000 microgramos de alicina (*allicin*, el principio activo de la hierba) diariamente. Otra opción es comer de uno a tres dientes de ajo fresco al día. Píquelo finamente y cómaselo crudo o bien muélalo y agréguelo a los alimentos cocinados justo antes de servirlos.

Capulín (*Prunus serotina*)

La corteza de este árbol inhibe el reflejo de la tos. Aunque los antitusivos herbarios tienden a producir un efecto más sutil que el dextrometorfano y la codeína, estas alternativas naturales sólo se deben usar para la tos seca y continua. Con mayor frecuencia encontrará la corteza de capulín mezclada con otras hierbas en infusiones y jarabes; en cuanto a su dosificación, siga las recomendaciones del fabricante. *Precaución:* Aunque la corteza de

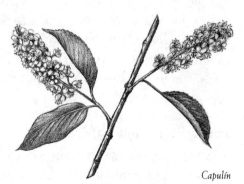

Capulín

capulín es segura cuando se usa a la dosis recomendada para afecciones de corta duración, no se aconseja su uso prolongado.

Tomillo (*Thymus vulgaris*)

Expectorante, antiespasmódico y antibacteriano, el tomillo es avalado por la Comisión E para el tratamiento de la bronquitis. Es un componente de los jarabes para la tos y otros extractos líquidos combinados. Además de tomar infusión de tomillo, puede hacer un vapor de tomillo para inhalar (vea "Dos remedios pulmonares fáciles de preparar" en la página 138). *Dosis típica:* Hasta cuatro tazas de infusión al día. (Deje reposar una cucharadita de las hojas secas en una taza de agua recién hervida durante 10 minutos, cuélelas y tómese la infusión).

Marrubio (*Marrubium vulgare*)

En los anaqueles de las tiendas de productos naturales, usted encontrará marrubio en productos que vienen tanto en forma de pastilla como de jarabe; estos productos alivian la garganta irritada y promueven la expectoración. *Dosis típica:* Hasta tres tazas de infusión al día. (Deje reposar dos cucharaditas de las hojas secas en una taza de agua caliente durante 10 minutos, cuélelas y tómese la infusión). Otra opción es tomar pastillas o jarabe de la hierba siguiendo las recomendaciones del fabricante.

Menta (*Mentha* × *piperita*)

El mentol que contiene la menta relaja las vías respiratorias y combate bacterias y virus. Para hacer una vaporización herbaria con menta, agregue de tres a cinco gotas del aceite esencial a cuatro tazas de agua recién hervida. *Dosis típica:* Una taza de infusión según sea necesario. (Deje reposar dos cucharaditas de las hojas secas en una taza de agua caliente durante 5 a 10 minutos, cuélelas y tómese la infusión). Otra opción es tomar de 10 a 20 gotas de tintura de la hierba tres o cuatro veces al día.

Hisopo (*Hyssopus officinalis*)

Esta hierba que atrae a las abejas es antiviral y expectorante; la puede encontrar en jarabes y extractos líquidos. *Dosis típica:* De 10 a 40 gotas de tintura de la hierba hasta cuatro veces al día. Otra opción es tomar una taza de infusión según sea necesario. (Deje reposar una cucharadita de la hierba seca en una taza de agua caliente durante 10 a 15 minutos, cuélela y tómese la infusión).

Lobelia (*Lobelia inflata*)

Se usan tanto las hojas como las semillas de este potente expectorante y antiespasmódico. *Dosis típica:* De 20 a 30 gotas de la tintura de la hierba tres veces al día. Pero es importante saber que, en inglés, esta planta también se conoce comúnmente como *puke weed*, que traducido literalmente al español significa "hierba vomitiva" y con buena razón ya que incluso en pequeñas dosis puede causar náusea o vómito. Por esta razón, quizá sea mejor que compre un producto mezclado que contenga esta hierba y la tome siguiendo las recomendaciones del fabricante, o bien, consulte a un profesional calificado para que le dé indicaciones de uso. *Precaución:* No la use si está embarazada o si tiene alguna afección cardíaca.

Equinacia (*Echinacea angustifolia, E. purpurea, E. pallida*)

Esta hierba estimula la actividad de los glóbulos blancos, aumenta la producción de sustancias antivirales, como el interferón, en el cuerpo y ayuda a las células inmunitarias a rodear y destruir los microbios invasores. También combate algunos de los virus que comúnmente causan bronquitis. *Dosis típica:* Hasta nueve cápsulas de 300 a 400 miligramos al día (tomadas en varias dosis). Otra opción es tomar hasta 60 gotas de tintura de la hierba tres veces al día. La mayoría de los herbolarios concuerdan en que se debe tomar equinacia durante no más de dos semanas y luego suspenderla durante una semana. *Precaución:* No se recomienda para personas con esclerosis múltiple, infectadas con el VIH o que padezcan otra enfermedad autoinmune. En casos raros, las personas que son alérgicas a otras especies de la familia de las margaritas también pueden ser alérgicas a la equinacia.

(*Nota:* Muchas de las hierbas recomendadas en este libro tienen varios nombres. Otras no tienen nombres en español, o si los tienen, estos no son muy conocidos. Por lo tanto, si no reconoce el nombre de una hierba mencionada en este capítulo, vea el glosario en la página 611).

BURSITIS Y TENDONITIS

MUCHAS PERSONAS SE EXTRALIMITAN. Pasan todo el sábado pintando su dormitorio (recámara) después de estar toda la semana sentado en una silla detrás de su escritorio, ¿qué hace para tratar el dolor que le queda en el hombro? Usted piensa: "Debe de ser un músculo adolorido", se encoge de hombros (o al menos trata de hacerlo) y decide tratar de deshacerse de la rigidez por medio del ejercicio. Unos días después, apenas puede levantar el auricular del teléfono. ¿Qué está pasando?

Cada vez que usted le exige demasiado a su cuerpo o le demanda cosas a las que no está acostumbrado, corre el riesgo de provocarle una inflamación. Los movimientos repetitivos generalmente inflaman dos estructuras de las articulaciones: los tendones y las bursas. Los primeros son los que unen el músculo con el hueso. Los segundos son unas pequeñas bolsas llenas de líquido que sirven de cojín y reducen la fricción en las coyunturas.

La inflamación de estas estructuras es lo que se conoce como tendonitis y bursitis, respectivamente. La tendonitis afecta principalmente las articulaciones de las muñecas, los hombros, los codos y las rodillas, mientras que la bursitis perjudica los hombros, los codos, las caderas y las rodillas. Ambas pueden ocurrir al mismo tiempo.

CUÁNDO CONSULTAR AL MÉDICO

Si usted presenta cualquiera de los síntomas siguientes, consulte a su médico o algún otro profesional de la salud. Quizá tenga una lesión que necesite de más cuidados de los que usted pueda darse en casa.

◆ Dolor e hinchazón importantes

◆ Pérdida significativa del alcance de los movimiento en la articulación

◆ Ninguna mejoría en la lesión después de dos o tres días de reposo y aplicación de hielo

TRATAMIENTO FARMACOLÓGICO

Analgésicos

Aspirina, acetaminofén, ibuprofén, naproxeno, ketoprofeno. *Función:* Aliviar el dolor de la tendonitis o bursitis. *Efectos secundarios de la aspirina:* Acidez (agruras, acedía), indigestión, irritación del estómago y náusea o vómito leves. *Efectos secundarios del acetaminofén:* Su uso crónico o a dosis elevadas puede causar daños hepáticos o renales. *Efectos secundarios del ibuprofén, naproxeno y ketoprofeno:* Su uso continuo puede irritar el revestimiento del estómago; su uso prolongado en dosis elevadas puede causar daños hepáticos o renales.

RECETAS HERBARIAS

Cúrcuma (*Curcuma longa*)

Durante mucho tiempo, la cúrcuma ha sido valorada por sus propiedades antiinflamatorias y antioxidantes. Ahora es objeto de muchos estudios que pretenden analizar los efectos de su principio activo, la curcumina. En experimentos de laboratorio, se ha demostrado que esta sustancia es tan eficaz para reducir la inflamación como los potentes fármacos antiinflamatorios hidrocortisona y fenilbutazona, pero sin causar sus efectos secundarios. En la medicina ayurvédica, la cúrcuma se usa tanto externa como internamente para tratar torceduras y otras lesiones musculares. *Dosis típica:* De 400 a 600 miligramos en cápsulas tres veces al día. (Algunos productos combinan la curcumina con bromelina para mejorar su absorción en los intestinos, o con aceite de semilla de lino para incrementar su efecto antiinflamatorio). *Precaución:* Las dosis elevadas de curcumina pueden irritar el revestimiento del estómago y los intestinos. No ingiera cúrcuma si tiene úlceras, cálculos biliares u obstrucción de los conductos biliares. No se recomienda durante el embarazo.

Jengibre (*Zingiber officinale*)

Dadas sus propiedades antiinflamatorias, antioxidantes y analgésicas, no es precisamente un misterio por qué el jengibre funciona. Los científicos ahora saben que bloquea la producción de sustancias químicas inflamatorias llamadas prostaglandinas y leucotrienos. En esta hierba se

CÚRESE CON SENTIDO COMÚN

Si usted sospecha que se le ha inflamado un tendón o una bursa, protéjalos de futuros movimientos. Si le duele el hombro o el codo, ponga su brazo en un cabestrillo. Si las molestias son en la rodilla o la cadera, acuéstese. Después de unos días de mimar la lesión, comience a mover la articulación afectada a través de todo su alcance de movimiento, pero con suavidad. De otro modo, correrá el riesgo de acabar con lo que se conoce como una articulación congelada. El síndrome del hombro congelado es particularmente común y requiere fisioterapia para romper las adherencias que comienzan a trabar la articulación.

Mientras esté recostado en el sofá, aplique en la parte lastimada una compresa comercial fría, una bolsa de hielo triturado o una bolsa de chícharos (guisantes, arvejas) o maíz congelado encima de un paño húmedo para proteger su piel. Deje el hielo durante 15 a 20 minutos y repita esto tres o cuatro veces al día durante los primeros días.

encuentra un compuesto llamado 6-shogaol que puede disminuir ligeramente el dolor, probablemente al impedir la transmisión de señales de dolor a lo largo de los nervios. *Dosis típica:* Hasta ocho cápsulas de 500 miligramos al día. Si prefiere utilizar la tintura de la hierba, tome de 10 a 20 gotas tres veces al día. Otra opción es ingerir de ½ a una cucharadita de la raíz molida al día. También puede comer ⅓ de onza (9 gramos) de jengibre fresco (que corresponde a una rebanada de aproximadamente ¼ de pulgada o 6 mm) al día. *Precaución:* No use jengibre si tiene alguna enfermedad de la vesícula biliar.

Cayena (*Capsicum annuum*)

El uso externo de la capsaicina, que es el compuesto que le confiere su picor al chile, ha sido el centro de atención de muchos estudios sobre el dolor. Cuando se aplica en la piel, primero la capsaicina activa los nervios del dolor y bloquea su capacidad para responder, aliviando así las molestias. También produce un aumento en el flujo de sangre y hace que el área lesionada se sienta caliente. Sin embargo, este efecto no sirve de mucho para aliviar los achaques más profundos de la tendonitis y la bursitis. Usted tendrá que averiguar si estas cremas comerciales sirven para esto; aplíqueselas siguiendo las indicaciones del fabricante. Cuando se ingiere, la cayena produce beneficios por sus propiedades antioxidantes. Además, contiene una alta concentración de ácido salicílico, que es un pariente del ácido acetilsalicílico (aspirina). *Dosis típica:* Hasta tres cápsulas de 400 a 500 miligramos al día. Otra opción es tomar de 5 a 10 gotas de tintura de la hierba en agua. *Precaución:* Asegúrese de lavarse las manos con jabón después de aplicarse cremas que contengan cayena o capsaicina para evitar esparcir el picor a los ojos, nariz u otros tejidos sensibles.

Sauce (*Salix alba* y otras especies del género *Salix* spp.)

Este árbol y otras plantas que contienen salicilatos, por ejemplo, la ulmaria (*Filipendula ulmaria*), la gaulteria (*Gaultheria procumbens*) y la corteza de abedul dulce (*Betula lenta*), son analgésicos muy suaves. De hecho, son tan suaves que algunos expertos consideran que no cabe la posibilidad de que tengan efectos analgésicos. Otros juran que son lo máximo. *Dosis típica:* Tres cápsulas de 500 miligramos al día. Otra opción es

EL PODER CURATIVO DE LAS PROTEASAS

Las proteasas son enzimas que digieren proteínas. Pueden ayudar a bajar la inflamación al descomponer algunos de los productos de desecho que la causan y así mejorar la circulación. Estudios han demostrado los beneficios de las proteasas después de traumatismos cerrados y lesiones atléticas menores.

Dos proteasas comunes se encuentran en las frutas: la papaya (fruta bomba, lechosa) contiene papaína y la piña (ananá) contiene bromelina. Estas también se pueden tomar, entre comidas, en forma de suplemento.

Edmund R. Burke, Ph.D., director del Programa de Ciencias del Ejercicio de la Universidad de Colorado en Colorado Springs, recomienda seleccionar un producto de proteasas con capa entérica para que resista la descomposición en el ácido del estómago. Además, prefiere usarlas en una combinación que incluya bromelina, papaína, tripsina y quimiotripsina. Las mezclas de enzimas varían de un producto a otro, de modo que deberá seguir las indicaciones del fabricante en cuanto a su dosificación.

tomar de 5 a 10 gotas de tintura de la hierba en agua tres veces al día. *Precaución:* Las dosis excesivas pueden irritar el tracto gastrointestinal. No ingiera el aceite de gaulteria ni de abedul dulce.

Regaliz (*Glycyrrhiza glabra*)

Esta raíz de sabor dulce inhibe la hinchazón de diversas formas. Actúa de forma muy similar a los corticosteroides naturales del cuerpo. Reduce la generación de moléculas dañinas —llamadas radicales libres— en el sitio de la inflamación y bloquea una enzima que interviene en el proceso inflamatorio. *Dosis típica:* Una cápsula de 500 miligramos tres veces al día. Si prefiere utilizar la tintura de la hierba, tome de 20 a 30 gotas tres veces al día. Otra opción es tomar tres tazas de infusión al día. (Hierva ½ cucharadita de la hierba en una taza de agua durante 15 minutos, cuélela y tómese la infusión). Debido a que el regaliz tiene un sabor intensamente dulce, tal vez quiera mezclarlo con otras hierbas cuando prepare una infusión. *Precaución:* No tome regaliz durante más de seis semanas. No lo consuma si está tomando diuréticos, está embarazada o tiene presión arterial alta, diabetes o alguna enfermedad de la tiroides, riñones, hígado o corazón.

Boswellia (*Boswellia serrata*)

Este extracto de gomorresina tiene propiedades antiinflamatorias y analgésicas. Aún no se ha estudiado si alivia específicamente el dolor y la inflamación, pero la forma en que actúa a nivel bioquímico sugiere que sí lo debe de hacer. *Dosis típica:* Siga las instrucciones del fabricante.

Uña del diablo (*Harpagophytum procumbens*)

Los estudios científicos han confirmado que la uña del diablo disminuye el dolor y la inflamación. Según Francis Brinker, N.D., la raíz de esta planta africana se ha vuelto popular en Europa por esta razón. *Dosis típica:* Hasta seis cápsulas de 500 miligramos al día. Otra opción es tomar 30 gotas de tintura de la hierba tres veces al día. *Precaución:* No la tome si tiene úlceras gástricas o duodenales.

Menta (*Mentha* × *piperita*)

La menta contiene mentol, un aceite aromático. Actúa como un contrairritante, es decir, una sustancia que causa una irritación que impide otro tipo de irritación. En este caso, la sensación refrescante del aceite de menta interfiere con la sensación de dolor. Muchos linimentos comerciales y herbarios contienen este componente; utilícelos según las indicaciones del fabricante, o combine de 10 a 15 gotas de aceite esencial de menta con 1 onza (30 ml) de aceite vegetal y aplíquelo según sea necesario sobre el área adolorida. *Precaución:* Algunas personas desarrollan un sarpullido alérgico en la piel cuando entran en contacto con el aceite esencial de menta o el mentol puro. Haga una prueba en una superficie pequeña de la piel antes de untarse una cantidad generosa de cualquier ungüento que los contenga.

(*Nota:* Muchas de las hierbas recomendadas en este libro tienen varios nombres. Otras no tienen nombres en español, o si los tienen, estos no son muy conocidos. Por lo tanto, si no reconoce el nombre de una hierba mencionada en este capítulo, vea el glosario en la página 611).

CÁLCULOS BILIARES

PARA SER UNA BOLSITA TAN PEQUEÑA LLENA DE LÍQUIDO, en verdad tiene un nombre largo y curioso: vesícula biliar. Además, no exige ni una pizca de su atención mientras cumple con la tarea de guardar y liberar después de las comidas el fluido —llamado bilis— que digiere las grasas.

Pero cuando la bilis se sobresatura de colesterol, o en casos más raros, de calcio, los compuestos excedentes se pueden cristalizar, formando cálculos biliares. Estos pueden tener desde el tamaño de un chícharo (guisante, arveja) hasta el de un huevo. Muchas veces, usted ni siquiera sabrá que los tiene, ya que de un tercio a la mitad de las personas que los sufren no presentan síntoma alguno.

El problema surge cuando uno de estos cálculos se atora en el conducto biliar, que es uno de los tubitos por el cual fluye la bilis hacia el intestino delgado. Cuando se atora el cálculo, usted siente un dolor severo en la sección superior derecha de su abdomen, a menudo acompañado de náusea, vómito, hinchazón o eructos. A veces la molestia desaparece; esto significa que quizá el cálculo haya regresado a la vesícula biliar o haya sido forzado a pasar al intestino. En casos raros, se puede presentar una infección a causa de la obstrucción, la cual resulta en fiebre, escalofríos o ictericia.

Aproximadamente 20 millones de personas que viven en los Estados Unidos tienen cálculos biliares y se diagnostican al menos un millón de

CÁPSULAS PARA CUIDARSE LA VESÍCULA BILIAR

No existe una pastilla que le ayude a luchar contra la propensión a formar cálculos biliares. Pero sí hay unos cuantos nutrientes que pueden ser buenos aliados.

◆ **Vitamina C.** La deficiencia de esta vitamina se ha asociado con la formación de cálculos biliares. Tomar suplementos que la contengan puede evitar que se formen más. *Dosis típica:* De 1,000 a 3,000 miligramos al día, junto con los alimentos.

◆ **Vitamina E.** Supongamos que se dejó ganar por la tentación y pidió esas papas a la francesa. Pues bien, la vitamina E ayuda a acabar con los radicales libres, esas moléculas nocivas que se crean cuando come grasas oxidadas como las que contienen los alimentos fritos. Los estudios clínicos también indican que puede prevenir la formación de cálculos biliares. *Dosis típica:* De 200 a 800 unidades internacionales (UI) al día.

◆ **Lecitina** (*lecithin*). Algunas investigaciones sugieren que un bajo nivel de lecitina en la bilis puede causar cálculos biliares. Este es un tipo de nutriente llamado fosfolípido que ayuda a descomponer las grasas, lo cual es importante para la adecuada digestión del colesterol. También puede incrementar la capacidad de la bilis para disolverlo. *Dosis típica:* 1,000 miligramos tres veces al día junto con los alimentos.

◆ **Ácidos grasos esenciales.** Estas maravillosas sustancias químicas ayudan al cuerpo a controlar el colesterol y digerir otras grasas. Busque un producto que ofrezca una combinación de ácidos grasos omega-3 y omega-6;

casos nuevos cada año. Estas afecciones son la causa de la extirpación quirúrgica de la vesícula biliar en más de 300,000 personas cada año.

La alimentación juega un papel vital en el desarrollo de los cálculos biliares porque la bilis se secreta cuando se digieren sustancias grasosas. Comer alimentos altos en grasa, proteína o azúcar puede hacerlo más propenso a formar cálculos biliares. También es más probable que forme cálculos biliares si tiene un nivel elevado de colesterol, alergias a los alimentos o si ha perdido peso con demasiada rapidez.

ambos se encuentran en los aceites de pescado, semilla de lino, semilla de borraja, semilla de casis y prímula nocturna. *Dosis típica:* De 1,000 a 4,000 miligramos al día. Mantenga estos aceites en refrigeración.

◆ **Taurina.** En pruebas realizadas con personas que tomaron suplementos de este aminoácido, se encontró que estas personas secretaban más bilis —ese líquido mágico que digiere las grasas— y que tenían la capacidad de disolver más colesterol. *Dosis típica:* De 500 a 3,000 miligramos al día.

◆ **Ácido clorhídrico (***hydrochloric acid***).** ¿Le parece raro que este peligroso ácido aparezca en una lista de suplementos? Sin embargo, el ácido clorhídrico es del tipo que usa su estómago para digerir los alimentos. Las personas que carecen de una cantidad suficiente pueden ser propensas a desarrollar cálculos biliares. *Dosis típica:* De 1 a 5 cápsulas junto con los alimentos; comience con una cápsula y vaya incrementando gradualmente la dosis, siguiendo las indicaciones del fabricante o de su médico.

◆ **Fibra.** El *psyllium*, la pectina y la goma guar pueden bajar los niveles de colesterol y mantener activa la producción de ácidos biliares, lo cual desalienta las enfermedades y la formación de cálculos. En estudios realizados con animales, los que consumían menor cantidad de fibra presentaron la mayor incidencia de cálculos biliares. Y novedosas pruebas sugieren que las mujeres no obesas que tienen un sistema digestivo "lento" son más propensas a desarrollar cálculos biliares. Por eso, necesitan asegurarse de ingerir suficiente fibra, en especial si tienen antecedentes familiares de enfermedades de la vesícula biliar. Siga las recomendaciones del fabricante en cuanto a su dosificación.

LA ALIMENTACIÓN "CONQUISTACÁLCULOS"

Si usted sufre de cálculos biliares, quizá muchas personas ya le hayan sugerido que haga cambios en su alimentación. Tienen razón: minimizar su consumo de grasa saturada (lo que lograría al comer menos carne roja grasosa, alimentos fritos y grasas hidrogenadas) verdaderamente obra maravillas. Aquí mencionamos otras cosas que puede hacer:

◆ Procure tener una alimentación baja en grasa y rica en alimentos crudos. Coma cantidades abundantes de pescado asado al horno, zanahoria, manzana, limón, naranja (china), uva, apio, ajo, cebolla, tomate (jitomate), dátil, melón y alimentos ricos en fibra.

◆ Recurra a la remolacha. Además de los alimentos antes mencionados, la remolacha (betabel) es un alimento excelente para limpiar la sangre y el hígado. Pruebe el jugo de remolacha o combínela con jugo de zanahoria y manzana.

◆ Evite los alimentos fritos, los alimentos grasosos, la grasa de origen animal, la margarina, los aceites comerciales, el chocolate y el café. Minimice su consumo de azúcar y carbohidratos refinados.

Las mujeres obesas de más de 40 años de edad que han tenido hijos tienen una mayor probabilidad de sufrir esta afección; de hecho, con cada embarazo, aumenta el riesgo que presenta una mujer de desarrollar cálculos biliares porque el embarazo altera el equilibrio entre el colesterol y los ácidos biliares.

Los doctores tienden a preferir la cirugía en vez del tratamiento farmacológico para los cálculos biliares. El procedimiento normal es la extirpación de la vesícula biliar. Con las nuevas técnicas quirúrgicas que emplean láser, sólo se hace una pequeña incisión y la recuperación es rápida. También está disponible un nuevo tratamiento llamado litotripsia; este método emplea ondas de choque para romper los cálculos. Otra técnica consiste en la colocación de un tubo dentro de la vesícula biliar a través del cual se administra una fuerte solución capaz de disolver el cálculo. Los doctores e investigadores aún están evaluando la eficacia y seguridad de estos dos últimos métodos.

La vesícula biliar y el hígado trabajan en conjunto como un equipo eficiente. Por lo tanto, las hierbas que ayudan a este último son a menudo útiles para los cálculos.

TRATAMIENTO FARMACOLÓGICO

Sales biliares

Quenodiol (*Chenix*), ursodiol (*Actigall*). *Función:* Disolver los cálculos biliares por dilución. *Efectos secundarios:* Diarrea.

RECETAS HERBARIAS

Diente de león (*Taraxacum officinale*)

La raíz de esta mala hierba que comúnmente crece en el pasto (césped) ha sido tradicionalmente empleada para tratar obstrucciones tanto hepáticas como de la vesícula biliar, mejorar la función del hígado en general y fomentar la producción de bilis. Una mayor producción de este líquido significa que existe una menor probabilidad de que se sobresature con colesterol o calcio; esto también significa que es menos probable que se formen cálculos biliares. *Dosis típica:* De 1,000 a 2,000 miligramos de la raíz en polvo al día.

Cardo de leche (*Silybum marianum*)

Esta es una hierba excelente para ayudar, limpiar, reparar y proteger al hígado; también disminuye la concentración de colesterol en la bilis. Esto se traduce en menos cálculos biliares. *Dosis típica:* De 200 a 400 miligramos de un producto estandarizado para contener un 80 por ciento de silimarina (*silymarin*, el principio activo de la hierba) al día en dosis divididas.

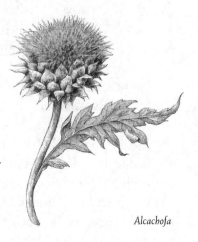

Alcachofa

Alcachofa (*Cynara scolymus*)

Esta hierba pertenece al grupo de los amargos, porque así es su sabor. Estos activan todo el sistema digestivo antes de una comida y, por así decirlo, preparan la bomba de bilis. Los estudios han mostrado que las hojas de alcachofa pueden bajar eficazmente el nivel de colesterol y facilitan la digestión de grasa. *Dosis típica:* De 800 a 1,200 miligramos al día.

Menta (*Mentha* × *piperita*)

Diversas investigaciones sugieren que este aceite esencial, cuando se toma en forma de cápsulas con capa entérica, puede disolver los cálculos biliares. El recubrimiento de la pastilla hace que pase intacta a través de los jugos digestivos del estómago para que sus propiedades curativas se pongan en acción en el tracto digestivo inferior. Los estudios sugieren que el aceite de menta puede ayudar a evitar que los cálculos biliares obstruyan los conductos biliares. *Dosis típica:* De 0.2 a 0.4 mililitros —en cápsulas con capa entérica— al día entre comidas.

(*Nota:* Muchas de las hierbas recomendadas en este libro tienen varios nombres. Otras no tienen nombres en español, o si los tienen, estos no son muy conocidos. Por lo tanto, si no reconoce el nombre de una hierba mencionada en este capítulo, vea el glosario en la página 611).

CÁLCULOS RENALES

MENCIONE LAS PALABRAS *CÁLCULOS RENALES* a cualquiera que sepa algo sobre ellos y lo más probable es que se ponga a temblar. Esta es una afección que literalmente hace llorar hasta a los más valientes hombres y mujeres.

Hasta un 10 por ciento de los hombres y un 5 por ciento de las mujeres que viven en los Estados Unidos desarrollan un cálculo renal cuando menos una vez en su vida. Estas pequeñas "piedrecillas" dolorosas son responsables de hasta una de cada 1,000 hospitalizaciones.

La mayoría de estas se componen de calcio; una menor proporción consisten en ácido úrico o una sustancia llamada estruvita. Los cálculos se forman en los riñones cuando se da un desequilibrio entre las cantidades de agua, oxalato de calcio, ácido úrico y fosfato que normalmente están presentes en la orina. También se pueden formar cuando el pH de esta secreción está alterado o cuando los mecanismos normales de protección del riñón están inundados.

Entre otros factores que pueden contribuir a la formación de cálculos renales encontramos los siguientes:

- Deshidratación
- Obstrucción o lentitud en el flujo de orina
- Enfermedades sistémicas como gota, enfermedad de Cushing e hiperparatiroidismo
- Problemas metabólicos hereditarios
- Someterse a quimioterapia para tratar el cáncer o recibir anestesia con metoxifluorano
- Usar fármacos específicos, como medicamentos para la tiroides, suplementos de vitamina D o sales de aluminio (principalmente antiácidos)

Independientemente de su causa, cuando los cálculos renales se forman, son duros y están cristalizados. Por lo tanto, cada vez que uno de estos se mueve a lo largo de una vía urinaria, provoca un dolor agudísimo en el costado, generalmente debajo de las costillas. El dolor a veces se irradia hacia la parte inferior del abdomen o incluso la pierna.

Las molestias que provocan los cálculos renales son de las más severas causadas por cualquier enfermedad. A nadie que las sufra le queda la menor duda de que algo está verdaderamente mal. A veces, el dolor va acompañado de náusea, vómito, incapacidad para comer, fiebre y escalofríos.

En algunos casos, un cálculo puede bloquear completamente el flujo de orina desde el riñón. Esto puede conducir a infecciones e incluso daños renales permanentes si no se corrige. Cuando se está arrojando un cálculo, generalmente se hace con sangre, aunque quizá el cálculo no sea lo suficientemente grande como para que se pueda detectar a simple vista.

Los cálculos renales siempre requieren de una evaluación médica oportuna para descartar alguna obstrucción e infección secundaria y para determinar la causa de su formación. Puede que su doctor le recomiende analgésicos, cirugía o un procedimiento en el que se usan ondas de sonido para pulverizar el cálculo.

Los métodos holísticos y herbarios para tratarlos son apropiados para aliviar el dolor leve cuando no hay presencia de obstrucción o infección y para ayudar a que las personas que son propensas a formar cálculos renales eviten su recurrencia. Cualquiera que haya tenido al menos dos episodios de formación de cálculos debe considerar un tratamiento preventivo.

Durante un episodio agudo de dolor causado por cálculos renales, generalmente es necesario tomar analgésicos potentes. Pero si es leve y manejable, pruebe usar hierbas antiespasmódicas fuertes para relajar la uretra (el conducto que conecta a cada riñón con la vejiga). Las hierbas demulcentes forman un recubrimiento protector en el interior de las vías urinarias para minimizar los daños que puede causar un cálculo al pasar por las mismas. Ocasionalmente, dichas hierbas son suficientes para aliviar el dolor e incluso permitir que el cálculo sea arrojado.

Algunas hierbas que pueden ayudar a combatirlos contienen compuestos llamados antraquinonas, que se unen con el calcio en el tracto urinario y evitan que se cristalice para formar un cálculo. Estas pueden tener un efecto laxante. Si provocan que se suelte del estómago o le causan diarrea, disminuya la dosis.

TRATAMIENTO FARMACOLÓGICO

No existen fármacos específicos para tratar o prevenir los cálculos renales, excepto en el caso de algunos trastornos metabólicos muy raros. Dependiendo del tipo de cálculo que tenga, su doctor probablemente le recomendará algunas restricciones alimentarias y un aumento en su consumo de líquidos.

RECETAS HERBARIAS

Valeriana (*Valeriana officinalis*)

Esta hierba antiespasmódica y fuertemente sedante puede ayudar a que la uretra se relaje lo suficiente como para permitir que pase un cálculo pequeño. *Dosis típica:* Una taza de infusión cada hora hasta que el dolor

desaparezca. (Deje reposar de una a dos cucharaditas de la hierba seca en una taza de agua
caliente durante 10 a 15 minutos, cuélela y tómese la infusión). Otra opción es tomar una
cucharadita de tintura de la hierba cada hora
hasta que el dolor desaparezca. Esta es una dosis
bastante elevada de valeriana, así que sólo tómela durante más o menos un día; suspenda su
uso si no produce resultados después de este
período. *Precaución:* No la use durante el
embarazo.

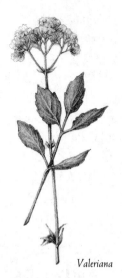

Valeriana

Escutelaria (*Scutellaria lateriflora*)

Aunque comúnmente se emplea como sedante,
la escutelaria también es antiespasmódica. *Dosis
típica:* Una taza de infusión cuatro veces al día o cada hora hasta que el
dolor disminuya. (Deje reposar de una a dos cucharaditas de la hierba
seca en una taza de agua caliente durante 10 a 15 minutos, cuélela y
tómese la infusión). Otra opción es tomar de ¼ a una cucharadita
de tintura de la hierba cuatro veces al día o cada hora hasta que el dolor
disminuya. Si no ve resultados, pruebe incrementar gradualmente la
dosis.

Barbasco (*Dioscorea villosa*)

Esta hierba ha sido usada durante mucho tiempo como un antiespasmódico, pero no es un sedante. Por lo tanto, si necesita mantenerse despierto, quizá sea una buena alternativa a usar en lugar de la valeriana o
la escutelaria. *Dosis típica:* Hasta dos cápsulas de 400 miligramos al día.
Otra opción es tomar de ¼ a una cucharadita de tintura de la hierba
hasta cinco veces al día.

Khella (*Ammi visnaga*)

Si algunos estudios clínicos y siglos de uso tradicional pueden ser con-
siderados como pruebas, esta hierba del Medio Oriente puede ser útil
para tratar los cálculos renales. La *khella* ayuda a relajar los músculos de
la uretra y los conductos urinarios. Por desgracia, no es fácil encontrarla.

Dosis típica: De 250 a 300 miligramos de un extracto estandarizado para un 12 por ciento de khellina (*khellin*) al día, en dosis divididas.

Malvavisco (*Althaea officinalis*)

Esta hierba demulcente venerada desde hace mucho tiempo puede ayudar a aliviar los tejidos urinarios irritados. *Dosis típica:* Hasta seis cápsulas de 400 a 500 miligramos al día. Otra opción es tomar una taza de infusión dividida en tres porciones al día. (Deje reposar de una a dos cucharaditas de la raíz seca en una taza de agua caliente durante 10 a

ALIMENTOS QUE SON AMIGABLES CON EL RIÑÓN

La alimentación típica de la población estadounidense o de Europa occidental, con alto contenido de grasa y azúcar, parece ser uno de los principales motivos del aumento en la incidencia de cálculos renales. Estos son mucho menos comunes en los países "en vías de desarrollo", donde la comida es más rica en fibra y tiene un menor contenido de proteína de origen animal. Los vegetarianos presentan una menor incidencia de esta enfermedad aunque también es menor en personas que comen carne y cantidades abundantes de verduras, frutas y fibra. Las personas obesas y aquellas que sufren de diabetes presentan un mayor riesgo de formar cálculos.

Entonces, ¿qué hay de cenar? Muchas verduras de hojas verdes. Son ricas en vitamina K, la cual necesita su cuerpo para sintetizar una sustancia urinaria que normalmente previene la formación de cálculos.

El magnesio y la vitamina B_6 también disminuyen la formación de cálculos; incluya alimentos ricos en estos nutrientes o tome un suplemento diario que le proporcione una dosis de 50 a 100 miligramos de cada uno al día. En general, las personas que tienen cálculos renales no deben tomar suplementos de calcio. Pero si usted necesita el calcio adicional, consúmalo en la forma de citrato de calcio, ya que es menos probable que este contribuya a la formación de cálculos.

Acompañe sus comidas con un vaso grande de agua fría y una jarra para poder rellenarlo. La deshidratación puede crear las condiciones necesarias para la formación de cálculos en personas susceptibles. Debe tomar de seis

15 minutos, cuélela y tómese la infusión). Si prefiere utilizar la tintura de la hierba, tome de 20 a 40 gotas hasta cinco veces al día. *Precaución:* La raíz de malvavisco puede disminuir la acción de otros fármacos que esté tomando. Si está ingiriendo cualquier otro medicamento, consulte a su médico.

Olmo (*Ulmus rubra*)

Esta útil corteza contiene grandes cantidades de mucílago, que es una sustancia calmante y resbaladiza que alivia la irritación y ayuda a que

a ocho vasos de 8 onzas (240 ml) de agua cada día, especialmente después de hacer ejercicio.

Dos últimas sugerencias: primero, evite los antiácidos porque pueden aumentar el riesgo de desarrollar cálculos renales. Segundo, si fuma, deje de hacerlo, ya que puede contribuir a la formación de cálculos renales ya que incrementa los niveles de cadmio, un metal pesado, en la orina.

Alimentos ricos en magnesio

- Verduras de color verde oscuro
- Frutos secos
- Semillas
- Legumbres, tales como el chícharo, el cacahuate (maní) y algunos tipos de frijoles (habichuelas)
- Productos de soya
- Cereales integrales
- Aguacate
- Albaricoque seco

Alimentos ricos en vitamina B_6

- Levadura de cerveza
- Yema de huevo
- Pescado
- Cereales integrales
- Legumbres
- Batata dulce (camote, *sweet potato*)
- Coliflor
- Aguacate

sanen los tejidos del cuerpo. *Dosis típica:* Hasta doce cápsulas de 370 miligramos al día. Otra opción es tomar de dos a tres tazas de infusión al día. (Deje reposar ½ cucharadita de la corteza en polvo en una taza de agua caliente durante 10 a 15 minutos, cuélela y tómese la infusión). Si prefiere utilizar la tintura de la hierba, tome de 10 a 30 gotas hasta cinco veces al día. *Precaución:* El olmo puede disminuir la acción de otros fármacos que esté tomando. Si está ingiriendo cualquier otro medicamento, consulte a su médico.

Barba de maíz (*Zea mays*)

Sí, se trata de esos "pelitos" que tanto trabajo le cuesta quitarle a la mazorca de maíz (elote, choclo). La infusión preparada con barba de maíz fresca no sólo alivia y relaja los conductos urinarios, sino que también se cree que tiene un efecto benéfico en los propios riñones, disminuyendo así la formación de cálculos. *Dosis típica:* De cuatro a seis tazas de infusión al día. (Deje reposar de una a dos cucharaditas de la hierba seca picada o un pequeño puñado de la hierba fresca en una taza de agua caliente durante cinco minutos, cuélela y tómese la infusión). Otra opción es tomar de ¼ a una cucharadita de tintura de la hierba cuatro o cinco veces al día.

Áloe vera (*Aloe vera*)

Este conocido remedio para tratar las quemaduras también contiene antraquinonas, que son compuestos que ayudan a prevenir los cálculos renales. *Dosis típica:* Una cucharadita después de comidas o siga las indicaciones del fabricante o de un profesional. Si presenta efectos laxantes, disminuya la dosis.

Lengua de vaca (*Rumex crispus*)

Este tradicional purificador de la sangre también contiene antraquinonas. Si bien cuenta con un gran prestigio en muchas tradiciones herbarias, aún no se ha hecho una investigación extensa de esta hierba. *Dosis típica:* Hasta cuatro cápsulas de 500 miligramos al día. Otra opción es tomar de 20 a 40 gotas de tintura de la hierba hasta dos veces al día. *Precaución:* Si presenta diarrea, disminuya la dosis. Evite la lengua de vaca durante el embarazo.

(*Nota:* Muchas de las hierbas recomendadas en este libro tienen varios nombres. Otras no tienen nombres en español, o si los tienen, estos no son muy conocidos. Por lo tanto, si no reconoce el nombre de una hierba mencionada en este capítulo, vea el glosario en la página 611).

CASPA

EN LOS BEBÉS, SE CONOCE COMO LA COSTRA LÁCTEA, pero en los adultos, recibe un nombre menos amable: caspa. En todo caso, se refiere a pequeños pedacitos del cuero cabelludo que se descaman y que pueden llegar a ser muy notorios.

La caspa es una inflamación de la piel, razón por la que produce enrojecimiento además de esas escamas delatoras. Aunque generalmente se presenta en el cuero cabelludo, también puede aparecer en la cara, la espalda, el vientre y los pliegues del cuerpo. (La psoriasis es una enfermedad similar que a menudo se confunde con la caspa). Por desgracia, puede ser un trastorno crónico que dura toda la vida.

Nadie sabe con exactitud qué es lo que la causa. Puede ser hereditaria, estar asociada con una infección de la piel causada por un hongo similar al que causa el pie de atleta; inclusive puede ser causada por una reacción alérgica al hongo en sí. El estrés, la fatiga, las condiciones climáticas extremas, la piel grasosa, una limpieza poco frecuente del cabello o la piel, la obesidad y las lociones para la piel que contienen alcohol pueden provocar caspa. Las personas de la tercera edad, los pacientes con SIDA y la enfermedad de Parkinson tienden a desarrollarla con mayor frecuencia que otras personas.

TRATAMIENTO FARMACOLÓGICO

Champúes

Champúes que contienen alquitrán (*Denorex, T-Sal*), piritiona de cinc (*Head and Shoulders*) o selenio (*Selsun Blue*). *Función*: Eliminar la capa

UN ENJUAGUE CONTRA LOS HONGOS

Las hierbas que contiene este enjuague para el cabello y el cuero cabelludo poseen propiedades antifúngicas y calmantes. El vinagre ayuda a restaurar el pH correcto del cabello.

2 tazas de vinagre de manzana

¼ de taza de hojas secas de salvia, romero o tomillo, o cualquier combinación de las mismas

Caliente el vinagre justo hasta que rompa en hervor. Retírelo del fuego y agréguele las hierbas. Cúbralo y deje la mezcla en infusión durante 10 minutos. Cuélela y deseche las hierbas. Vierta el enjuague en botellas vacías de champú y rotúlelas. Utilice alrededor de ¼ de taza en dos tazas de agua para enjuagarse el cabello después de lavárselo.

---

externa de células muertas de la piel. *Efectos secundarios:* Irritación e inflamación de los folículos pilosos, reacciones alérgicas.

Champúes con ketoconazol (*Nizoral*). *Función:* Impedir el crecimiento de hongos que pueden estar asociados con la caspa. *Efectos secundarios:* Ardor, picazón y enrojecimiento de la piel.

Fármacos orales

Corticosteroides o hidrocortisona (*Medrol, Hexadrol, Benisone*). *Función:* Disminuir la inflamación y la picazón asociadas con la caspa. *Efectos secundarios:* Enrojecimiento, acné y adelgazamiento de la piel.

RECETAS HERBARIAS

Prímula nocturna (*Oenothera biennis*)

El aceite de la semilla de esta planta se utiliza comúnmente para tratar sarpullidos alérgicos, pero puede ayudar a remediar la caspa. La prímula nocturna contiene ácido gamma-linolénico (*GLA* por sus siglas en inglés), que el cuerpo convierte en prostaglandinas antiinflamatorias. *Dosis típica:* De 8 a 12 cápsulas al día. También puede probar frotarse el cuero cabelludo con aceite de prímula nocturna.

Semilla de lino (*Linum usitatissimum*)

El aceite de semilla de lino, que contiene altos niveles de ácidos grasos omega-3, es otro aceite beneficioso que aparece en las listas de remedios para muchas afecciones inflamatorias. *Dosis típica:* Una cucharadita tomada por la vía oral una vez al día. También puede usar el aceite de semilla de lino para frotarse el cuero cabelludo.

Melaleuca (*Melaleuca alternifolia*)

El aceite esencial de este árbol es un agente antifúngico potente. También reseca mucho, por lo que es mejor agregar unas cuantas gotas del aceite a uno de los aceites antes mencionados. Frótese la mezcla en el cuero cabelludo antes de irse a acostar. En la mañana, lávese bien el cabello hasta eliminar todos los residuos.

(*Nota:* Muchas de las hierbas recomendadas en este libro tienen varios nombres. Otras no tienen nombres en español, o si los tienen, estos no son muy conocidos. Por lo tanto, si no reconoce el nombre de una hierba mencionada en este capítulo, vea el glosario en la página 611).

CLAUDICACIÓN INTERMITENTE

USTED SABE QUE LE HACE FALTA EL EJERCICIO, así que decide caminar cinco cuadras a la oficina de correos en lugar de ir en su carro. A la mitad del camino, le da un calambre en las piernas. Usted se detiene a conversar con el jardinero de la colonia y el dolor desaparece. Pero para cuando llega al buzón, el dolor ha regresado y ahora es más intenso.

Lo que usted está sintiendo se conoce como claudicación intermitente. Este término describe un tipo particular de molestia que ocurre en las piernas cuando las arterias que llevan sangre a las extremidades inferiores se obstruyen parcialmente. Lo que causa esta obstrucción son las placas ateroscleróticas, que son pequeños depósitos de colesterol y sustancias relativas. Estas placas van creciendo lentamente, estrechando gradualmente los vasos que llevan sangre a los tejidos. Eventualmente, las arterias se estrechan tanto que la cantidad de sangre oxigenada que pasa por las mismas es insuficiente para nutrir los tejidos, especialmente durante el ejercicio.

Entonces, ¿qué puede hacer una persona con claudicación intermitente? ¡Destapar la tubería! Pero no existe un líquido destapacaños para los vasos sanguíneos, al menos ninguno que funcione rápidamente.

Si a usted le diagnostican esta enfermedad, la forma más rápida de conseguir alivio será expandiendo o dilatando las arterias implicadas. También será necesario encoger las placas que ya están presentes y sanar el revestimiento arterial dañado. Para evitar que estos conductos sanguíneos se estrechen más en el futuro, será importante prevenir que las paredes internas de sus arterias sufran más daños, disminuir la aglomeración de un tipo de células de la sangre llamadas plaquetas y, por último, bajar su nivel de colesterol.

TRATAMIENTO FARMACOLÓGICO

Agentes antiplaquetarios

Aspirina, dipiridamol (*Persantine*). *Función:* Reducir la progresión de las placas (aunque sin aliviar los síntomas de la claudicación intermitente). *Efectos secundarios:* Malestar y sangrado gastrointestinal.

Otros fármacos

Pentoxifilina (*Trental*). *Función:* Mejorar el flujo de la sangre, proporcionar un alivio moderado de los síntomas al hacer más flexibles los glóbulos rojos, a que la sangre se torne menos espesa y a alterar la actividad plaquetaria. *Efectos secundarios:* Náusea, mareo.

RECETAS HERBARIAS

Ginkgo (*Ginkgo biloba*)

Esta es *la* hierba a elegir para la claudicación intermitente. El *ginkgo* es un antioxidante, por lo que puede ayudar a prevenir los daños a las

Esquive los espasmos

Además de usar hierbas que gradualmente mejoran la salud arterial, las personas con claudicación intermitente pueden verse beneficiadas al tomar hierbas que relajen los músculos lisos para mejorar el flujo de sangre. Los principales ejemplos son la agripalma (*Leonurus cardiaca*), el mundillo (*Viburnum opulus*), la valeriana (*Valeriana officinalis*) y la escutelaria (*Scutellaria lateriflora*). Debido a que también son relajantes o sedantes, son particularmente buenas si la ansiedad o el estrés forman parte de sus síntomas. Todas estas se pueden tomar en forma de infusión o tintura. *Dosis típica:* De una a tres tazas de infusión al día. (Deje reposar durante 10 a 15 minutos una cucharadita de la hierba seca en una taza de agua caliente); o de ⅛ a una cucharadita de tintura de la hierba, de una a tres veces al día.

paredes arteriales. Dilata y tiene efectos tónicos sobre los vasos sanguíneos en áreas que no están recibiendo suficiente oxígeno y ayuda a prevenir la acumulación de plaquetas. Múltiples estudios científicos han evaluado esta hierba en el tratamiento de la claudicación intermitente, comparándola con placebos (pastillas sin valor medicinal alguno) y con diversos fármacos que se venden con receta. En estos estudios se encontró que el *ginkgo* en efecto funcionaba mejor que los fármacos.

Sus efectos son acumulativos: entre más tiempo se use, mejor funciona. En una investigación, personas con claudicación intermitente tomaron *ginkgo* durante dos años. Al terminarla, la distancia que podían recorrer caminando sin sentir dolor había aumentado en un 300 por ciento en promedio. *Dosis típica:* De 40 a 80 miligramos de cápsulas estandarizadas para contener un 24 por ciento de heterósidos (*heterosides*) tres veces al día. *Precaución:* Se han reportado casos raros de malestar gastrointestinal, dolor de cabeza y mareo en personas que usan *ginkgo*.

Ajo (*Allium sativum*) y cebolla (*A. cepa*)

Estas sabrosas hierbas contienen sustancias que disminuyen la acumulación de plaquetas, previenen la formación de coágulos sanguíneos y reducen los niveles de colesterol total y triglicéridos (un tipo de grasa de la sangre), mientras que elevan el nivel de colesterol conformado por lipoproteínas de alta densidad (*HDL* por sus siglas en inglés), también conocido como "colesterol bueno". Si a usted le agrada el sabor picante de estas hierbas y sencillamente quiere incluirlas en su alimentación en lugar de tomar un suplemento, coma al menos un diente de ajo o media cebolla pequeña al día. *Dosis típica de ajo:* Cápsulas que proporcionen al menos 4,000 microgramos de potencial de alicina (*allicin potential*) al día. *Precaución:* Algunas personas no pueden digerir el ajo o la cebolla; esto puede resultar en malestar estomacal y flatulencia.

Espino (*Crataegus* spp.)

Esta hierba es valiosa por su capacidad de mejorar la salud de todo el sistema cardiovascular. El espino es rico en bioflavonoides y proantocianidinas, tiene efectos antioxidantes y antiinflamatorios, baja el colesterol y estabiliza y fortalece el colágeno, que es la sustancia que mantiene unidas a las células. Esto significa que prevendrá el desarrollo de placas y disminuirá el tamaño de las placas existentes. Además, el espino en realidad no produce efecto secundario alguno. Los productos de esta planta generalmente emplean ya sea las hojas y las flores, o bien, las bayas;

SUPLEMENTOS PARA LA SALUD DE LAS PIERNAS

Al igual que con cualquier otra enfermedad que involucre al corazón o los vasos sanguíneos, es importante que siga una alimentación que consista principalmente en alimentos bajos en grasa y ricos en fibra. Además, los estudios científicos han mostrado que los suplementos que se listan a continuación pueden servirle.

- **Vitamina B$_6$.** La deficiencia de esta vitamina, que es una de las principales del complejo B, parece ser una de las causas fundamentales de las enfermedades del corazón. Se puede tomar como parte de un suplemento multivitamínico de buena calidad o de una combinación de vitaminas del complejo B. *Dosis típica:* De 25 a 50 miligramos de vitamina B$_6$ al día.

- **Vitamina E.** Una forma de esta vitamina inhibe la producción de colesterol en el cuerpo. *Dosis típica:* De 25 a 100 miligramos en forma de tocotrienol al día.

- **Magnesio.** Puede ayudar a disminuir la formación de placas. *Dosis típica:* De 500 a 1,000 miligramos al día. *Precaución:* Si presenta diarrea, disminuya la dosis.

- **Niacina.** Baja el nivel de colesterol. Tome el precursor de la niacina llamado hexaniacinato de inositol (*inositol hexaniacinate*); este no produce los efectos secundarios comunes de la niacina, tales como rubefacción y daños hepáticos. *Dosis típica:* De 50 a 100 miligramos tres veces al día.

- **L-carnitina (*L-carnitine*).** Entre otros beneficios, este suplemento previene la formación de placas. *Dosis típica:* 2,000 miligramos al día.

- **Bromelina (*bromelain*).** Hecha a partir de las enzimas que se encuentran en la piña (ananá), la bromelina inhibe la acumulación de plaquetas, además de que se ha demostrado en estudios de investigación que descompone la placa arterial. *Dosis típica:* De 250 a 500 miligramos tres veces al día.

ambas partes son útiles, pero estas últimas son más potentes. *Dosis típica:* Una taza de infusión tres veces al día. (Hierva a fuego lento una cucharadita de las bayas secas en una taza de agua durante 10 minutos, cuélelas y tómese la infusión). También puede dejar reposar la misma cantidad de hojas y flores, colarlas y tomar la infusión resultante. Si prefiere utilizar la tintura de la hierba, tome de ½ a una cucharadita tres veces al día. Otra opción es tomar de 100 a 250 miligramos de cápsulas estandarizadas para contener un 20 por ciento de proantocianidinas (*proanthocyanadins*) tres veces al día.

Jengibre (*Zingiber officinale*)

Esta deliciosa especia tiene efectos antioxidantes y antiinflamatorios, ayuda a bajar el nivel de colesterol y evita la acumulación de plaquetas. Esto significa que el jengibre, al igual que el espino, ayuda a encoger la placa que está tapando sus arterias al mismo tiempo que evita que se forme más de este depósito grasiento. Si su nueva alimentación saludable hace que se quede con un antojo casi incontrolable por comer algo dulce, pruebe rallar o cortar en rebanadas delgadas una raíz fresca de jengibre y mezclarla con un poco de miel. *Dosis típica:* Una rebanada de hasta ¼ de pulgada (6 mm) de una raíz de tamaño promedio al día. Si no puede conseguir raíz fresca, tome de 250 a 500 miligramos en cápsulas tres veces al día. De preferencia, tome cápsulas de jengibre liofilizadas (*freeze dried ginger capsules*). *Precaución:* El jengibre puede causar malestar estomacal en algunas personas, especialmente en dosis elevadas.

Fresno espinoso (*Zanthoxylum americanum*)

La corteza de este miembro de la familia de las rutáceas es un estimulante de la circulación tradicional, pues se piensa que aumenta el tono de los vasos sanguíneos en todo el cuerpo. *Dosis típica:* Una taza de infusión hasta tres veces al día. (Hierva a fuego lento una cucharadita de la corteza seca en una taza de agua durante 10 a 15 minutos, cuélela y tómese la infusión). Otra opción es tomar de ⅛ de cucharadita de tintura de la hierba tres veces al día.

(*Nota:* Muchas de las hierbas recomendadas en este libro tienen varios nombres. Otras no tienen nombres en español, o si los tienen, estos no son muy conocidos. Por lo tanto, si no reconoce el nombre de una hierba mencionada en este capítulo, vea el glosario en la página 611).

COLESTEROL ALTO

E L NIVEL ELEVADO DE COLESTEROL EN SANGRE ES UNA de las afecciones médicas más comunes entre los estadounidenses. Esta sustancia química de la sangre desempeña un papel protagónico en los ataques al corazón, los derrames cerebrales y otros problemas de salud que ponen en peligro la vida. De tal modo, vigilar sus propios niveles, tanto de colesterol como de un grupo similar de sustancias químicas llamadas triglicéridos, es un paso importante para mantenerse saludable.

Debido a que uno no puede "sentir" sus propios niveles de grasa en la sangre —y a que los mismos pueden cambiar lentamente a lo largo del tiempo— es posible que estén elevados y usted no tenga ni idea de que lo están. Si bien cada vez es más común encontrar a personas mayores que conocen sus propios niveles de colesterol y triglicéridos, para otras personas que presentan un alto riesgo puede ser importante que se hagan pruebas regularmente, incluso a partir de los 19 años de edad.

¿Y qué es el colesterol? No es más que un tipo especial de grasa que requieren todas las células del cuerpo para funcionar correctamente. Alrededor del 25 por ciento de sus requerimientos de colesterol provienen de los alimentos; el 75 por ciento restante es fabricado en su hígado. Cuando su cuerpo está funcionando como debe, quema la grasa dietética para obtener energía y utiliza el colesterol para fabricar hormonas (como el estrógeno y la cortisona) y nutrientes (por ejemplo, la vitamina D). Pero cuando su cuerpo sintetiza un exceso de colesterol o triglicéridos, o los sistemas para desechar cantidades excedentes de estos son ineficaces, estas dos sustancias empiezan a acumularse junto con depósitos de calcio, lo que tapa y endurece los vasos sanguíneos.

Usted probablemente ha escuchado que las lipoproteínas de baja densidad (*LDL* por sus siglas en inglés) también se conocen como el colesterol "malo", mientras que las lipoproteínas de alta densidad (*HDL* por sus siglas en inglés) se conocen como el colesterol "bueno". Estos términos sobresimplifican las cosas, pero en esencia, son ciertos. Las LDL transportan el tipo de colesterol que se puede acumular en las arterias; por el contrario, el colesterol transportado por las HDL en realidad disminuye el riesgo de desarrollar enfermedades del corazón al eliminar las grasas del torrente sanguíneo.

Lo que los investigadores han descubierto sobre el colesterol es que no son las cifras, sino las proporciones de colesterol total a HDL y de triglicéridos a HDL las que realmente importan más. En ambos casos, entre más bajas sean, mejor.

Cada año, se dan casi 30 millones de recetas para fármacos que bajan los niveles de colesterol y triglicéridos en sangre. Pero aunque estos fármacos pueden disminuir su riesgo de presentar un ataque al corazón o un derrame cerebral a causa de niveles elevados de grasas en sangre, las investigaciones aún no han demostrado que sean capaces de prolongar la vida. La mejor alternativa es combinar cambios en su alimentación y estilo de vida con otros remedios naturales, además de

LA VITAMINA QUE PARECE FÁRMACO

Desde la década de los años 50, los doctores han recetado niacina o vitamina B_3 para bajar el colesterol. Pero las dosis recomendadas —de 500 a 3,000 miligramos al día— hacen que su uso se parezca más al de un fármaco. La niacina no sólo baja el nivel de colesterol total sino también de lipoproteínas de baja densidad (*LDL* por sus siglas en inglés), triglicéridos y fibrinógeno, que es la proteína de la sangre responsable de la formación de coágulos. También eleva los niveles de lipoproteínas de alta densidad (*HDL* por sus siglas en inglés). La niacina pura y cristalina puede causar una reacción de rubefacción (irritación) inofensiva pero desagradable. Tomar una tableta de aspirina antes de consumir esta vitamina, o usar niacina de acción prolongada puede prevenir la rubefacción. Sin embargo, se han reportado algunos casos de daños hepáticos con el uso de algunas formas de niacina de acción prolongada. Por esta razón, probablemente sería mejor que la evitara.

Una nueva y mejor alternativa es el hexaniacinato de inositol (*inositol hexaniacinate*), que es un compuesto en el que la niacina se encuentra ligada con el inositol, una vitamina similar a las del complejo B. Esta sustancia se ha empleado durante años en Europa y parece no producir los efectos secundarios que causa la niacina en el hígado. Todas las formas de esta vitamina producen efectos secundarios en algunas personas, por lo que consulte a su médico para que calcule la dosis.

tomar fármacos para disminuirlo, en caso de que su médico considere que es crucial que sus niveles bajen rápido.

TRATAMIENTO FARMACOLÓGICO

Secuestradores de los ácidos biliares

Colestiramina (*Questran*), colestipol (*Colestid*). *Función:* Ayudar al intestino a excretar el colesterol excedente en el cuerpo. *Efectos secundarios:* Flatulencia, retención de líquidos, estreñimiento, alteraciones en la absorción de vitaminas liposolubles; pueden incrementar los niveles de triglicéridos.

Derivados del ácido fíbrico

Gemfibrozil (*Lopid*), clofibrato (*Atromid-S*), fenofibrato (*Tricor*). *Función:* Disminuir los niveles de triglicéridos al bloquear su producción en el hígado y activar una enzima que está presente en los músculos que los descompone en grasas simples. *Efectos secundarios:* Daños hepáticos potenciales, cálculos biliares, dolor abdominal, náusea; posiblemente un mayor riesgo de degradación de tejido muscular y cáncer.

Inhibidores de la 3-hidroximetilglutaril-coenzima A reductasa (*HMG-CoA* por sus siglas en inglés)

Estos fármacos también se conocen como estatinas (*Mevacor, Pravachol*). *Función:* Competir con la enzima hepática principal que interviene en la síntesis de colesterol. *Efectos secundarios:* Daños hepáticos, dolores musculares, náusea, dolores de cabeza, deficiencia de coenzima Q_{10}, insomnio, fatiga, sarpullidos.

RECETAS HERBARIAS

Guggulu (del árbol de la mirra, *Commiphora mukul*)

Esta resina pegajosa se utiliza ampliamente en el antiguo sistema médico de la India conocido como la Ayurveda. Se ha mostrado que un extracto de esta resina, llamado guggulípido, disminuye el colesterol tipo LDL y los triglicéridos, al mismo tiempo que aumenta el colesterol tipo HDL. Al parecer, también protege el corazón de los daños causados por moléculas inestables llamadas radicales libres. El guggulípido se vende en la forma de extracto estandarizado de modo que contenga de 5 a 10 por ciento del principio activo llamado gugguluesterona. *Dosis típica:* 25 miligramos de gugguluesterona (*gugguluesterone*) tres veces al día junto con los alimentos. Puede que tenga que tomarlo de uno a tres meses para que tenga un efecto sobre su nivel de colesterol, pero la gugguluesterona parece no producir efectos secundarios significativos y puede tomarse durante períodos prolongados.

Alcachofa (*Cynara scolymus*)

Las hojas y raíces de la planta de la alcachofa contienen una sustancia química llamada cinarina. Esta sustancia bloquea la absorción de colesterol en los intestinos e inhibe su producción en el hígado. La cinarina también afecta a los triglicéridos; en un estudio médico, los pacientes observaron una caída en sus niveles de triglicéridos después de seis semanas de uso. De forma similar a su pariente, el cardo de leche, la alcachofa parece ayudar al hígado a descomponer sustancias químicas tóxicas. Aunque comer hojas de alcachofa con regularidad definitivamente puede

RECOMENDACIONES REMOZADORAS PARA REDUCIRLO

La principal forma natural de bajar un nivel elevado de colesterol es hacer cambios en su alimentación. Seguramente ha escuchado esto antes, pero sigue siendo algo muy cierto.

Reducir el consumo de grasas saturadas de origen animal puede ayudar. Disminuya el consumo de carne roja alta en grasa y evite los alimentos fritos y la manteca de cerdo. En lugar de usar aceites y grasas saturadas, emplee aceites y grasas monosaturados, tales como los aceites de oliva y aguacate (palta), así como grasas poliinsaturadas como las que se encuentran en los frutos secos crudos, las semillas, el aceite de semilla de lino y el aceite de pescado. Este cambio en su alimentación puede bajar los niveles de lipoproteínas de baja densidad (*LDL* por sus siglas en inglés) sin disminuir significativamente los niveles de lipoproteínas de alta densidad (*HDL* por sus siglas en inglés).

Aumente su consumo de fibra agregando a su alimentación verduras crujientes y cereales integrales fibrosos, especialmente salvado de avena y arroz. Procure llegar a un consumo total de 50 gramos o más al día.

También trate de comer más soya. Se ha demostrado que la proteína que contiene disminuye el colesterol cuando se incluyen regularmente en la alimentación.

Además, los estudios médicos han demostrado que un programa de ejercicio que consiste tanto de ejercicio aeróbico como de resistencia con pesas, realizado al menos tres veces por semana, aumenta los niveles de HDL mientras que reduce los niveles de LDL.

ayudar a bajar el colesterol, use el extracto en polvo para obtener un efecto más consistente. *Dosis típica:* De 500 a 3,000 miligramos al día, divididos en tres dosis, tomados antes de comer. *Precaución:* No tome esta hierba si tiene cálculos biliares o problemas de la vesícula biliar.

Ajo (*Allium sativum*)

Muchas culturas han usado este bulbo picante con fines medicinales durante más de 3,000 años. Su principio activo es un compuesto llamado alicina; a veces encontrará productos estandarizados que contienen un

EL DÚO DINÁMICO

Se ha demostrado que combinar ajo con algún aceite de pescado, por ejemplo, el extracto de hígado de salmón o bacalao (abadejo), aumenta la eficacia de ambos productos para reducir los niveles de colesterol conformado por lipoproteínas de baja densidad (*LDL* por sus siglas en inglés) y triglicéridos. Una dosis típica de aceite de pescado puede ser de 1,000 a 3,000 miligramos al día.

cierto porcentaje de esta sustancia química. El ajo inhibe al menos dos de las enzimas que intervienen en la producción de colesterol en el hígado, disminuyendo así la síntesis de colesterol. *Dosis típica:* De uno a tres dientes crudos o poco cocidos al día. Otra opción es tomar una cantidad suficiente de tabletas o cápsulas para que en total obtenga cuando menos 4,000 microgramos de alicina (*allicin*, el principio activo de la hierba) al día.

Semilla de *psyllium* (*Plantago ovata*)

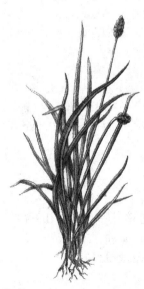

Psyllium

La semilla de la planta *psyllium* es rica en mucílago, que es una fibra soluble parecida a la que se encuentra en el salvado de avena, la harina de semilla de lino y la goma guar. Aunque tradicionalmente se emplea para tratar el estreñimiento, los estudios han mostrado que disminuye los niveles elevados de colesterol y triglicéridos. Su mecanismo de acción no se conoce con exactitud, pero parece que se une con el colesterol y la grasa dietéticos para evitar su absorción. También se junta con los ácidos biliares y previene su reabsorción en los intestinos, sacando así al colesterol de la circulación. El *psyllium* debe consumirse rápidamente, porque una vez que lo combina con agua, forma una mezcla tan espesa que es casi imposible tomarla. *Dosis típica:* De dos a cuatro cucharaditas de semillas en polvo o bien una cucharada de la cáscara molida de las semillas, disueltas en una taza de agua, una o dos veces al día. *Precaución:* Puede ocasionar flatulencia, retención de líquidos o diarrea; para evitar estos efectos secundarios, comience con la mitad de la dosis anterior y vaya incrementándola gradualmente.

(*Nota:* Muchas de las hierbas recomendadas en este libro tienen varios nombres. Otras no tienen nombres en español, o si los tienen, estos no son muy conocidos. Por lo tanto, si no reconoce el nombre de una hierba mencionada en este capítulo, vea el glosario en la página 611).

CONJUNTIVITIS Y ORZUELOS

LA CONJUNTIVITIS ES UNA INFLAMACIÓN DE LA CONJUNTIVA, la membrana transparente que cubre el párpado y gran parte del ojo. Cuando se sufre esta afección, la parte blanca del ojo se ve rosa o roja; uno o ambos ojos le lloran y puede sentir ardor y comezón.

La causa más común de la conjuntivitis son virus; a menudo se presenta junto con los síntomas del resfriado (catarro). Sin embargo, si la conjuntivitis va acompañada del herpes labial (boquera, fuego), consulte a su médico para asegurarse de que no sea el virus del herpes el que le haya infectado el ojo.

Si los organismos que están causando la conjuntivitis son bacterias en lugar de virus, probablemente notará una secreción verde amarillenta copiosa y la parte blanca del ojo se tornará de color rojo intenso. La conjuntivitis infecciosa usualmente empieza en un ojo pero puede transmitirse al otro —así como a los de otros miembros de la familia y amistades cercanas—. Asegúrese de lavarse las manos después de

Pasos para hacer enjuagues y compresas oftálmicas

Para hacer un enjuague, primero esterilice un lavaojos sumergiéndolo en agua hirviendo durante 10 minutos (los lavaojos generalmente se venden en las farmacias grandes). En otra olla, hierva una taza de agua durante 10 minutos. Deje en infusión una cucharadita de la hierba o hierbas secas de su elección, de 5 a 10 minutos. Cuele la infusión a través de un filtro para cafetera. Vierta esta solución —tolerablemente caliente para infecciones, fría para ojos enrojecidos a causa de alguna alergia— en un lavaojos esterilizado y baje la cabeza hasta que su ojo llegue al borde del lavaojos. Mire hacia la izquierda y hacia la derecha y parpadee con el ojo dentro del lavaojos durante un minuto completo. Esterilice nuevamente el lavaojos antes de aplicarse el tratamiento en el otro ojo. *Precaución:* No se ponga extractos herbarios, independientemente de que contengan alcohol o glicerina, directamente sobre los ojos. Hacerlo provoca ardor y picazón intensos.

Para hacer una compresa, simplemente deje en infusión una cucharadita de la hierba o hierbas secas como se describió anteriormente. Cuele la infusión y déjela enfriar, luego úsela para humedecer un trapo limpio y suave. Aplíquese el trapo sobre los ojos cerrados durante 10 minutos a la vez y repita esto según sea necesario.

tocarse los ojos y también de que nadie más use su toalla o toallita para la cara. Mejor aún, trate de no tocarlos en lo absoluto.

Por lo general, las infecciones leves causadas por bacterias o virus desaparecen al cabo de unos cuantos días sin que uno tenga que recurrir a tratamiento médico o herbario.

TRATAMIENTO FARMACOLÓGICO

Gotas y ungüentos antibacterianos para los ojos

Ofloxacina (*Ocuflax*), polimixina B (*Neosporin*). *Función:* Matar bacterias. *Efectos secundarios:* Visión borrosa temporal después de la aplicación de ungüentos, ardor o picazón iniciales.

Gotas antivirales para los ojos

Trifluridina (trifluorotimidina, *Viroptic*), idoxuridina (*Herpex, Stoxil*). *Función:* Matar el virus herpes simplex cuando es la causa de conjuntivitis. *Efectos secundarios:* Picazón o ardor en los ojos.

Gotas antialérgicas para los ojos

Levocabastina (*Livostin*), lodoxamida (*Alomide*) y olopatadina (*Patanol*). *Función:* Interferir con la liberación de histamina, que es la sustancia

TRATAMIENTO PARA TERMINAR CON LOS ORZUELOS

Un orzuelo es un barrito que sale en la base de una pestaña. Surge cuando una glándula sebácea del párpado se tapa, dando pie a que se desarrolle una infección bacteriana (usualmente causada por algún estafilococo) alrededor de la base del folículo piloso o raíz correspondiente. A veces la infección se transmite a los folículos circundantes. Eventualmente, la bolita se revienta, aliviando el dolor. Al cabo de uno o dos días, sana y desaparece.

En ocasiones, los orzuelos salen cuando los ojos se irritan a causa del polen, los contaminantes o las sustancias químicas presentes en el ambiente. También pueden salir junto con alergias tales como la fiebre del heno.

Los orzuelos no son peligrosos y casi siempre desaparecen por sí solos. Usted puede acelerar este proceso aplicándose compresas tibias —ya sean simples o hechas con una infusión para enjuagarse los ojos— durante 10 a 15 minutos cuatro veces al día. O puede alternar entre compresas calientes y frías. Aplíquese la compresa caliente durante cuatro minutos y después aplíquese la fría durante dos minutos. Repita este procedimiento dos veces y luego termine al aplicar una vez más la caliente.

No trate de "reventarse" un orzuelo exprimiéndolo. Esto podría dañar el delicado tejido de los ojos. Sea paciente porque se reventará solito. Una vez que lo haga, enjuáguese bien con agua tibia o con una solución tibia de agua con sal que puede preparar al disolver ¼ de cucharadita de sal en una taza de agua que se ha dejado hervir durante 10 minutos. Si todo su párpado se hincha —y si también tiene fiebre y siente un malestar general— comuníquese con su doctor.

química del cuerpo responsable de la comezón que causa la conjuntivitis. *Efectos secundarios:* Ardor o picazón breves y leves al momento de aplicar las gotas.

RECETAS HERBARIAS

Para usar cualquiera de las hierbas siguientes (salvo el té negro), vea "Pasos para hacer enjuagues y compresas oftálmicas" en la página 174.

Eufrasia (*Euphrasia officinalis*)

La eufrasia ayuda a aliviar cualquier tipo de irritación de los ojos, incluyendo la conjuntivitis infecciosa y la conjuntivitis alérgica. Es astringente, calmante y antibacteriana.

Milenrama (*Achillea millefolium*)

Debido a que es astringente, antibacteriana y antiinflamatoria, esta hierba es una buena opción para los ojos irritados o infectados. *Precaución:* Si usted tiene una alergia a otros miembros de la familia de las margaritas, es posible que también sea alérgico a la milenrama.

Gordolobo (*Verbascum thapsus*)

Las flores de esta común mala hierba tienen propiedades antivirales, curativas y calmantes. Son una buena adición a las mezclas herbarias para preparar enjuagues oftálmicos.

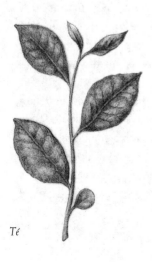

Té

Té (*Camellia sinensis*)

Este es un remedio fácil, práctico y casi universalmente disponible para la conjuntivitis. Al igual que el té negro, el té verde contiene bioflavonoides que pueden ayudar a reducir la inflamación y combatir las infecciones virales y bacterianas, pero tiene una menor cantidad de taninos, que son las sustancias químicas astringentes que ayudan a encoger los tejidos hinchados. Cualquiera que sea el tipo de té que use, sólo humedezca una bolsa de té con agua tibia y colóquela sobre el ojo cerrado durante varios minutos. Puede hacer lo mismo para tratar un orzuelo. Esto mejorará la circulación del área y también puede prevenir una posible transmisión de la infección. (Si su ojo está rojo o hinchado, humedezca la bolsa de té con agua fría en lugar de tibia).

Hierbas que contienen berberina

La berberina combate una amplia gama de microbios; esta sustancia se encuentra en el hidraste (*Hydrastis canadensis*), la raíz de mahonia (*Berberis aquifolium*), el agracejo (*Berberis vulgaris*) y la coptis (especies de *Coptis*). La berberina puede matar bacterias del tipo de los estafilococos y estreptococos que comúnmente causan la conjuntivitis bacteriana. De hecho, las gotas oftálmicas de la marca *Murine* contienen berberina como principio activo. Todas estas son hierbas excelentes para usar ya sea en las fórmulas comerciales o en enjuagues oftálmicos herbarios.

(*Nota:* Muchas de las hierbas recomendadas en este libro tienen varios nombres. Otras no tienen nombres en español, o si los tienen, estos no son muy conocidos. Por lo tanto, si no reconoce el nombre de una hierba mencionada en este capítulo, vea el glosario en la página 611).

CORTADAS Y RASPONES

LA MAYORÍA DE LAS CORTADAS Y RASPONES COMUNES Y CORRIENTES —lo que los doctores llaman abrasiones— generalmente sólo necesitan una buena lavada con abundante agua tibia y jabón suave. Si la herida sangra, aplíquele presión directa y constante durante 10 minutos. Si sigue sangrando, vaya al médico; quizá necesite que le den algunas puntadas. Si algún objeto extraño se le enterró en la piel, trate de sacarlo con una toalla limpia, gasa estéril o pinzas. Si no se sacan, estos invasores pueden causar incomodidad, infección, cicatrices o, en el caso de asfalto, un "tatuaje" permanente en la piel.

Las heridas sanan con mayor rapidez si se dejan descubiertas, por lo que no las cubra con un vendaje a menos que esté planeando trabajar en el jardín, cambiarle el aceite a su automóvil o cualquier otra cosa con la que pudiera ensuciar la cortada.

Los ungüentos y las pomadas, ya sean convencionales o herbarios, pueden ayudar a evitar que las costras se abran cuando las abrasiones ocurren en áreas que están sujetas a estiramientos repetitivos, como los codos y las rodillas. Las hierbas que se usan externamente en forma de cataplasmas (emplastos), compresas, geles o pomadas pueden acelerar la curación e inhibir el crecimiento de microorganismos. Sin embargo, en el caso de las heridas punzantes (hechas con un objeto agudo), no aplique hierbas que ayuden a que la lesión cierre más rápido —como la consuelda o el áloe vera— porque al hacerlo, los microbios pueden quedar atrapados en el interior. En vez, opte por plantas medicinales que posean propiedades antimicrobianas para combatir la infección y deje que cierre gradualmente.

Está rojo y duele, ¿qué es?

Los abscesos, que también se conocen como forúnculos, son bolitas rojas sensibles que aparecen en la piel. Su diámetro casi siempre va de ½ a 1 pulgada (1.3 a 2.5 cm) y pueden ser el resultado de una cortada que se infecta. Las heridas punzantes (hechas con un objeto agudo) son particularmente propensas a contaminarse porque no sangran lo suficiente para eliminar las bacterias. Estos pequeños granos también pueden salir por una infección en un folículo piloso o poro de la piel. Las bacterias que pertenecen a la categoría de los estafilococos (*Staphylococcus aureus*) a menudo son las culpables de esta situación.

¿De modo que eso es lo que tiene? Los bordes de un forúnculo se sienten bien definidos porque el cuerpo está "encerrando" la infección. Después de más o menos una semana, la piel que está por encima se hace más delgada; entonces, el absceso empieza a verse como un barro (grano). Unos días después, la piel delgada se rompe y el pus se drena, lo que alivia tanto la infección como el dolor. A veces, los doctores aceleran este proceso pinchando el forúnculo con una lanceta o cortándolo con un bisturí. Pero no intente esto en su casa, ya que podría empeorar las cosas.

Usted puede acelerar la curación de los forúnculos si les aplica com-

TRATAMIENTO FARMACOLÓGICO

Para cortadas y raspones superficiales, no necesitará tomar fármaco alguno por vía oral, a menos que la herida se infecte. En este caso, quizá tenga que ingerir antibióticos orales. Pero algunos de los remedios de primeros auxilios más comunes, que probablemente ya conoce, pueden tener sus desventajas.

- **Peróxido de hidrógeno (agua oxigenada)**. Aunque comúnmente se utiliza como un remedio de primeros auxilios, este líquido burbujeante puede interferir con la coagulación de sangre y no es un antimicrobiano muy potente.

- **Alcohol para frotar**. Arde muchísimo, puede dañar los tejidos, inhibe la coagulación de la sangre y no es un antiséptico muy bueno.

presas herbarias calientes. Prepare una infusión con alguna hierba antimicrobiana, como por ejemplo, la raíz de mahonia o las hojas de tomillo. O agregue cinco gotas de aceite de melaleuca o extracto de semilla de toronja por cada taza de agua caliente. Humedezca en esta solución un trapo limpio, el líquido deberá estar lo más caliente que pueda tolerar, y coloque el trapo sobre el absceso hasta que la compresa se enfríe. Repita este procedimiento tres veces durante la misma sesión; procure aplicarse la compresa durante tres sesiones al día. Como la infección se encuentra limitada, es poco probable que las propiedades antimicrobianas de estas hierbas se absorban hacia las capas más profundas de la piel. Pero el calor aumentará la circulación curadora hacia el sitio del absceso. Además, si este se empieza a drenar, estas compresas herbarias pueden ayudar a eliminar la infección y evitar que se propague. *Precaución:* No exprima un absceso o forúnculo. Esto sólo hace que le duela más y que se propague la infección. Una vez que el absceso se abre, generalmente se drena solito, pero puede apretarlo suavemente por los lados. Si el absceso resultó de una herida punzante, si está en su cara, si le da fiebre o le salen rayas rojas que se irradian desde la herida hacia afuera, consulte a un médico.

🖙 **Mertiolate**. También arde y puede dañar los tejidos.

🖙 **Ungüentos que contienen antibiótico**. Incluyen los siguientes: bacitracina (*Baciguent*), polimixina B y bacitracina (*Polysporin, Neosporin*), o neomicina, polimixina B y bacitracina (*Bactine First Aid, Mycitracin, Neo-Polycin, Neosporin Maximum Strength, Topisporin, Triple Antbiotic*). Estos ungüentos se utilizan para prevenir infecciones (por lo general, no es necesario aplicarlos en raspones pequeños) y mantienen la herida húmeda. Una alergia a cualquiera de los componentes antibióticos puede conducir a enrojecimiento, comezón e hinchazón locales.

🖙 **Analgésicos tópicos**. Estos incluyen productos como *Bactine First Aid Antiseptic* y muchos otros. A menudo se combinan con algún antiséptico tópico, de modo que ayudan a prevenir las infecciones y también a aliviar el dolor, pero su efecto analgésico casi siempre es muy breve.

RECETAS HERBARIAS

Áloe vera (*Aloe vera*)

El áloe vera ya no es sólo para quemaduras. Esta hierba disminuye la inflamación y alivia el dolor, además de que es antibacteriana. Contiene alantoína, una sustancia que estimula la proliferación celular; las investigaciones han mostrado que también acelera la curación de heridas. Corte longitudinalmente una hoja fresca de áloe vera y unte el gel en la parte afectada o utilice un preparado comercial de gel puro de la planta. En ambos casos, aplíqueselo según sea necesario.

Cayena (*Capsicum annuum*)

Esta especia contiene un componente analgésico conocido como capsaicina, el cual acelera la curación de heridas, inhibe el sangrado, mejora la circulación y combate las infecciones. En un experimento donde se comparó una crema de capsaicina con otros agentes tópicos como la bacitracina, la sulfadiazina de plata y el gel de áloe vera, se encontró que la primera generaba el crecimiento de piel nueva mucho más rápido, convirtiéndola en el mejor producto para cerrar heridas rápido. Sin embargo, la cayena quema las heridas abiertas, los ojos y los tejidos sensibles de los genitales. Por otra parte, una crema que contenga esta hierba puede servir para curar los abscesos al promover la circulación y aliviar el dolor (para mayor información sobre abscesos, vea "Está rojo y duele, ¿qué es?" en la página 178). Cualquiera que sea el producto que elija comprar, siga las indicaciones del fabricante en cuanto a su frecuencia de aplicación.

Caléndula (*Calendula officinalis*)

Antiinflamatoria, astringente y antiséptica, la caléndula promueve el crecimiento de piel nueva e inhibe el sangrado. Puede usar las flores frescas o secas en forma de pomada o compresa, o bien busque cremas o lociones comerciales que contengan caléndula. Aplíquelas siguiendo las indicaciones del fabricante (generalmente con tanta frecuencia como sea necesario).

Consuelda (*Symphytum officinale*)

La consuelda, que es otra hierba que contiene alantoína, acelera la curación. Es segura para usarse externamente en forma de pomadas, compresas y cataplasmas. Para hacer una cataplasma de esta hierba, envuelva las hojas frescas o secas con un trapo limpio y húmedo y aplíqueselo sobre la herida.

Equinacia (*Echinacea purpurea, E. angustifolia, E. pallida*)

Generalmente se habla de esta hierba por sus cualidades para fortalecer el sistema inmunitario. No obstante, la equinacia es ligeramente antiséptica, mejora la curación de heridas, disminuye la inflamación y produce un efecto de entumecimiento. Si tiene a la mano una tintura de esta hierba, puede usarla tópicamente, aunque quizá le cause ardor. Los extractos de la hierba que contienen glicerina no tienen esta desventaja, pero pueden ser un poco pegajosos. Si existe la posibilidad de que la herida se infecte, tome esta hierba oralmente en lugar de aplicársela. *Dosis típica:* Una cucharadita del extracto líquido tres veces al día. También puede probar con dos cucharaditas de tintura de la hierba (de preferencia, una que esté hecha con la raíz) tres veces al día. O en su defecto, 300 miligramos del extracto sólido en cápsulas tres veces al día. *Precaución:* Las personas que son alérgicas a la ambrosía también pueden ser alérgicas a la equinacia. Las personas con trastornos autoinmunes no deben tomar equinacia.

Ajo (*Allium sativum*)

Pruebe aplicar un diente molido de este "matamicrobios" sobre un furúnculo o absceso; ponga una cinta adhesiva sobre el ajo molido para que se quede en su lugar durante una o dos horas. Hay dos cosas que debe recordar: una, que es posible que los componentes antibióticos no penetren al centro de un absceso; dos, que el ajo puede irritar la piel. Si presenta irritación, suspenda su uso. El pariente cercano del ajo, la cebolla, se puede usar de forma similar.

Gotu kola (*Centella asiatica*)

En Europa, los extractos de esta hierba, usados tanto interna como externamente, se han vuelto populares para curar heridas. El componente activo de *gotu kola*, el ácido asiático, es particularmente eficaz para estimular la síntesis de colágeno, que es uno de los principales componentes de las capas más profundas de la piel. *Dosis típica:* Hasta ocho cápsulas de 400 a 500 miligramos al día. Otra opción es tomar de 20 a 40 gotas de tintura de la hierba hasta dos veces al día.

Extracto de semilla de toronja

Con su vasta acción antimicrobiana contra bacterias como los estreptococos, los estafilococos y la bacteria del tétanos, este extracto está disponible en forma de concentrado, limpiador para la piel, ungüento y aerosol antiséptico. Siga las recomendaciones del fabricante en cuanto a su dosificación.

Miel

Aunque es un producto fabricado por abejas y no una hierba, la miel ha sido usada durante muchísimo tiempo para sanar heridas. Los estudios científicos confirman que acelera la curación y combate las infecciones. En una investigación realizada en Israel, unos profesionales de la salud aplicaron miel fresca sin procesar sobre heridas abiertas e infectadas en niños que no habían mostrado mejorías mediante tratamientos convencionales. Después de cinco días de dos aplicaciones diarias, todos los niños mejoraron mucho. Tres semanas después, todas las heridas habían sanado. Por supuesto, este remedio puede resultar bastante pegajoso. ¡Además, es probable que atraiga tanto mascotas como plagas! Para mantenerlas alejadas, cubra la herida con una gasa y asegúrela con cinta adhesiva.

Raíz de mahonia (*Mahonia aquifolium*)

Al igual que sus parientes, el agracejo y el hidraste, esta hierba es antiinflamatoria y combate infecciones. Puede aplicar el extracto líquido sobre las abrasiones. Si existe la posibilidad de que la herida se infecte, también lo puede tomar. Aún no existen muchos estudios que informen sobre las dosis típicas que se deben consumir, por lo tanto, siga las recomendaciones del fabricante o de algún profesional.

Llantén (*Plantago* spp.)

Esta hierba contiene sustancias antimicrobianas y antiinflamatorias, además de una sustancia que une los tejidos llamada alantoína. Rompa una hoja de esta planta y también notará que es mucilaginosa o pegajosa. Puede machacar unas cuantas hojas para hacer una cataplasma y aplicarla sobre la herida. Sunny Mavor, herbolaria y autora de libros sobre este tema, dice que el llantén es "el vendaje del jardín".

Aceite de melaleuca (*Melaleuca alternifolia*)

Este aceite, que se extrae de un arbusto australiano, es un buen antiséptico y es particularmente útil para tratar o prevenir las infecciones bacterianas de la piel. Simplemente aplique el aceite sin diluir sobre un raspón o cortada, según sea necesario.

Tomillo (*Thymus vulgaris*)

El tomillo contiene aceites volátiles que poseen propiedades antimicrobianas potentes. Puede lavar la herida con una infusión preparada con las hojas (deje reposar una cucharadita del material en una taza de agua caliente durante 10 minutos, cuélelo y tómese la infusión), o con una taza de agua que contenga de tres a cinco gotas de aceite esencial de tomillo.

(*Nota:* Muchas de las hierbas recomendadas en este libro tienen varios nombres. Otras no tienen nombres en español, o si los tienen, estos no son muy conocidos. Por lo tanto, si no reconoce el nombre de una hierba mencionada en este capítulo, vea el glosario en la página 611).

DEGENERACIÓN MACULAR

INCLUSO AUNQUE NO TENGA NI LA MÁS REMOTA idea de lo que es la degeneración macular, lo más probable es que no le suene como algo agradable. Tiene razón, no lo es. Esta afección de los ojos, en la que se presenta un deterioro del centro de la retina, es la principal causa de ceguera progresiva en las personas de 65 años de edad en adelante.

La degeneración macular puede ser causada por exposición a la luz o a sustancias químicas, así como por procesos metabólicos normales. También son culpables los radicales libres —esos compuestos bribones que les roban electrones a las células saludables—, los cuales oxidan los ácidos grasos que están en las membranas celulares y los sistemas enzimáticos. Dentro de la retina del ojo, estos daños celulares pueden alterar la producción de energía y el equilibrio de sustancias químicas en los líquidos oculares.

Los antioxidantes que están en su cuerpo pueden contrarrestar este proceso, pero no lo pueden hacer con rapidez cuando hay niveles elevados de radicales libres o cuando no ingiere suficientes de estas sustancias que los combaten. Por eso, la mala alimentación es un factor de riesgo que puede llevar a la degeneración macular.

Otros factores incluyen antecedentes familiares del trastorno, envejecimiento, presión arterial alta y enfermedades cardíacas que estrechan las arterias.

La degeneración macular se puede diagnosticar en sus etapas más

Consejos para conservar la vista

Algunos cambios en su estilo de vida no sólo pueden ayudar a tratar la degeneración macular, sino también a prevenirla. Si usted padece esta afección o tiene antecedentes familiares de la misma, aquí le damos algunas sugerencias.

- **Proteja sus ojos.** Evite la exposición excesiva al sol; use lentes para el sol que sean protectores y de buena calidad para proteger sus ojos de los rayos ultravioleta.

- **Deje de fumar.** Aparte de los otros problemas de salud que provocan, los cigarrillos aumentan los radicales libres, que son una de las causas de la degeneración macular.

- **Evite exponerse a otras sustancias químicas.** También son una fuente de radicales libres.

- **Aumente los antioxidantes en su alimentación.** Coma más zanahorias, calabazas y otras verduras de color anaranjado o amarillo, así como verduras de hojas verdes. También consuma suculentas bayas, por ejemplo, arándanos, ráspanos, zarzamoras y cerezas. Las frutas cítricas son ricas en vitamina C, el antioxidante mejor conocido; los frijoles (habichuelas) y los chícharos (guisantes, arvejas) proporcionan aminoácidos antioxidantes.

tempranas, por lo que es una buena idea que visite a su oftalmólogo una vez al año aunque no presente síntoma alguno. Las personas que ya sufren este padecimiento deben ir regularmente al oftalmólogo para que vigile su respuesta al tratamiento.

TRATAMIENTO FARMACOLÓGICO

Los oftalmólogos occidentales convencionales sugieren frecuentemente tomar antioxidantes como tratamiento para la degeneración macular. Diversas marcas de estos, como *Ocutive*, *I-caps* y *OcuGuard*, están específicamente formuladas para tratar esta afección. Los estudios clínicos han confirmado que se obtienen mejores resultados cuando se usan combinaciones de selenio, vitaminas C y E y betacaroteno.

Cuando la degeneración macular se detecta en sus etapas tempranas, se puede retardar su evolución mediante la cirugía con láser, la cual le ayuda a conservar la vista durante más tiempo. Este procedimiento también se utiliza para tratar una variedad poco común de esta enfermedad, conocida como degeneración macular exudativa, en la que parte de la retina secreta una sustancia parecida al pus.

RECETAS HERBARIAS

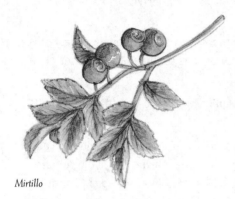

Mirtillo

Mirtillo (*Vaccinium myrtillus*)

Esta hierba es rica en unas sustancias llamadas antocianósidos que tienen efectos antioxidantes potentes. *Dosis típica:* Una cápsula de 80 a 160 miligramos del extracto estandarizado para contener un 25 por ciento de antocianidina tres veces al día. *Precaución:* En casos raros, el mirtillo puede causar malestar gastrointestinal, mareo o dolores de cabeza.

Ginkgo (Ginkgo biloba)

Se ha demostrado que el *ginkgo*, otro antioxidante potente, mejora la vista en personas con degeneración macular. *Dosis típica:* Una cápsula de 40 a 60 miligramos, estandarizada para contener un 24 por ciento de glucósidos de flavona (*flavone glycosides*), tres veces al día. *Precaución:* El *ginkgo* puede causar malestar gastrointestinal, mareo o dolores de cabeza.

(*Nota:* Muchas de las hierbas recomendadas en este libro tienen varios nombres. Otras no tienen nombres en español, o si los tienen, estos no son muy conocidos. Por lo tanto, si no reconoce el nombre de una hierba mencionada en este capítulo, vea el glosario en la página 611).

DEPRESIÓN

CASI TODAS LAS PERSONAS PASAN POR UNA DEPRESIÓN en algún momento de su vida. Se experimenta como ese lugar triste, irremediable, invernal y oscuro del alma donde uno se siente atrapado en la desesperanza. Pero es más que un sentimiento: es una profunda experiencia tanto sicológica como física.

La Asociación Siquiátrica de los Estados Unidos la define como una afección en la que cierto número de síntomas persisten durante al menos un mes. Si usted tiene cuatro de los síntomas siguientes, lo más probable es que esté pasando por una depresión; si presenta cinco, definitivamente está deprimido.

- Sentimientos de inutilidad, autorreproche o culpabilidad inapropiada

- Pensamientos recurrentes sobre la muerte o el suicidio

- Mal apetito con pérdida de peso o mayor apetito con aumento de peso

- Insomnio o hipersomnia (dormir más de lo usual)

- Hiperactividad o inactividad física

- Pérdida de interés o placer en las actividades normales o una disminución en el impulso sexual

- Pérdida de energía y sentimientos de fatiga

- Capacidad reducida para pensar y concentrarse

Junto con estos síntomas, muchas funciones físicas del cuerpo también se pueden desequilibrar. El estreñimiento y los cambios en el ciclo menstrual son comunes. Puede sentir frío, debilidad y letargo. La depresión puede presentarse como un evento breve y transitorio o puede ser una lucha que dura toda la vida. Cuando es el resultado de un suceso de la vida, por ejemplo, la muerte de un ser querido, el fin de una relación o la pérdida de un empleo, estos sentimientos pueden ser

Qué hacer si padece depresión severa

La depresión puede ser muy dolorosa. Si usted está considerando seriamente el suicidio como una solución para su depresión, por favor consiga ayuda de inmediato. Llame a su médico de cabecera o al teléfono de ayuda para personas en crisis; si no puede hacer ninguna de ambas cosas, vaya a la sala de urgencias de un hospital o a la clínica siquiátrica más cercana.

apropiados y normales. De hecho, es esencial que pase por un período de aflicción y tristeza. Generalmente, estos casos no requieren tratamiento, a menos que la depresión se prolongue demasiado, sea lo suficientemente severa como para impedir que la persona funcione o resulte en pensamientos suicidas serios.

Algunas personas pasan la vida deprimidas o tienen depresiones recurrentes que no necesariamente se asocian con eventos externos. Según la teoría científica actual, estos individuos presentan un desequilibrio en los neurotransmisores, que son compuestos que transmiten información desde y hacia las células nerviosas. Entre los neurotransmisores que intervienen en la depresión encontramos la serotonina (una sustancia química del cerebro que controla el humor), la melatonina, la dopamina, la adrenalina y la noradrenalina. Estos pueden verse afectados hasta cierto grado por la mayoría de los tratamientos que ayudan a aliviar la depresión, incluyendo los fármacos, las hierbas y los nutrientes.

La mayoría de las personas que sufren de depresión deben someterse a una evaluación médica completa. Los síntomas que parecen indicar una depresión pueden ser causados por una afección médica específica, por ejemplo, enfermedades de la tiroides, hipoglucemia o desequilibrios hormonales, o bien, por efectos secundarios de algún fármaco. Estas afecciones requieren su propio tratamiento. Además, cualquiera que sea la causa de la depresión, existen diversos tipos de terapia que pueden ser extremadamente útiles. Busque a un terapeuta que tenga experiencia trabajando con la depresión. También son útiles los grupos de apoyo.

TRATAMIENTO FARMACOLÓGICO

**Inhibidores de la recaptación selectiva de serotonina
(*SSRI* por sus siglas en inglés)**

Fluoxetina (*Prozac*), sertralina (*Zoloft*), paroxetina (*Paxil*), fluvoxamina (*Luvox*), otros. *Función:* Prevenir el metabolismo de la sustancia química del cerebro que controla el humor, llamada serotonina, para incrementar así la cantidad de este neurotransmisor que está disponible para el cerebro. *Efectos secundarios:* Agitación, ansiedad, insomnio, temblores, dolores de cabeza, náusea, disfunción sexual; con menor frecuencia, sedación paradójica.

Antidepresivos tricíclicos

Amitriptilina (*Elavil, Limbitrol*), imipramina (*Tofranil*), doxepina (*Adapin, Sinequan*), otros. *Función:* Ajustar el metabolismo de la noradrenalina; algunos también afectan a la serotonina, que es la sustancia química del cerebro que controla humor, así como a la dopamina. *Efectos secundarios:* Sedación, resequedad de boca, estreñimiento, presión arterial baja.

**Inhibidores de la monoaminooxidasa
(*MAO* por sus siglas en inglés)**

Sulfato de fenelzina (*Nardil*), sulfato de tranilcipromina (*Parnate*). *Función:* Inhibir una enzima que degrada diversos neurotransmisores. *Efectos secundarios:* Interacciones serias con algunos fármacos y algunos alimentos; dolor de cabeza, resequedad de boca, somnolencia, aumento de peso.

Sedantes

Trazodona (*Desyrel*), nefazodona (*Serzone*). *Función:* Aliviar el insomnio nocturno debido a la depresión. *Efectos secundarios:* Sedación, resequedad de boca, estreñimiento, presión arterial baja.

Otros fármacos

Bupropión (*Wellbutrin*). *Función:* Afectar la serotonina, la noradrenalina y la dopamina. *Efectos secundarios:* Agitación, ansiedad, insomnio, temblores, dolores de cabeza, náusea, supresión del apetito.

Venlafaxina (*Effexor*). *Función:* Afectar la serotonina, la noradrenalina y la dopamina. *Efectos secundarios:* Insomnio, ansiedad, pérdida de peso, aumento de la presión arterial.

RECETAS HERBARIAS

Corazoncillo (*Hypericum perforatum*)

Para la depresión leve a moderada, esta hierba es tan buena como dicen. Más de 40 estudios científicos han verificado su uso tradicional para este mal. En ellos además se comparó el corazoncillo con placebos (pastillas que no surten efecto alguno) y fármacos antidepresivos. Todos demostraron que esta hierba es eficaz en el tratamiento de la depresión leve a moderada y que aparentemente funciona en alrededor del 70 por ciento de los casos. Funciona tan bien como los fármacos que se venden con receta y produce un número significativamente menor de efectos secundarios.

Sin embargo, en todos estos estudios, el corazoncillo tardó, cuando menos, dos semanas en producir algún efecto. En algunas personas, puede tardar hasta un mes. *Dosis típica:* 900 miligramos al día de cápsulas estandarizadas para contener un 0.3 por ciento de hipericina (*hypericin*, el componente activo de la planta). Divida los 900 miligramos en varias dosis y tómelas junto con los alimentos. (Esto incluye una dosis a la hora de ir a dormir si sufre de insomnio). Otra opción es tomar ¼ a una cucharadita de tintura de la hierba tres veces al día. (Una infusión preparada con la hierba seca no ayudará a aliviar la depresión, ya que pierde su potencia cuando se deshidrata). *Precaución:* El corazoncillo puede causar malestar estomacal leve, sarpullidos, inquietud, insomnio o sensibilidad a la luz solar.

Avena (*Avena sativa*)

Esta es la misma planta con la que se hacen los copos de avena para desayunar. La avena es un tónico maravilloso para el sistema nervioso, gracias a sus cualidades nutrientes y calmantes. Esta planta se ha usado tradicionalmente no sólo para la depresión, sino también para la ansiedad, el estrés, la fatiga y la debilidad. Las semillas son las que tienen las cualidades medicinales más potentes, especialmente cuando se cosechan durante lo que se conoce como la etapa lechosa. Si exprime las semillas verdes frescas, le sale una pequeña gota de líquido lechoso. Cuando compre avena seca para preparar una infusión, busque semillas de color verde pálido a amarillo, en lugar de comprar la que parece paja picada. *Dosis típica:* Tres tazas de la infusión al día. (Deje reposar una cucharada de semillas secas en una taza de agua caliente durante 10 a

LA AMARGURA ES LA CURA

Esta sí es una ironía: algo que sabe horrible le puede ayudar a recobrar el gusto por la dulzura de la vida. Un preparado llamado "amargo" (*bitters*), que a menudo se elabora con hierbas como la genciana, el ajenjo y la artemisa, puede ayudar a disminuir los efectos que produce la depresión en el cuerpo debido al efecto estimulante y vigorizante que tienen los amargos en el sistema digestivo. Recuerde que la depresión no es sólo una condición mental; también afecta a la fisiología de todo el cuerpo. Los amargos (nombre que se les da a estas hierbas) mejoran los procesos endocrinos y digestivos, aumentan la energía y ayudan a aliviar el estreñimiento, que es un síntoma común de la depresión. Son fáciles de conseguir en las tiendas de hierbas y se venden en diversas formas de extractos líquidos. Tómese el extracto junto con los alimentos, en una dosis de un gotero a ½ cucharadita en agua tres veces al día, o siga las indicaciones del fabricante o de algún profesional.

Nota: Estos *bitters* herbarios no se deben confundir con los *bitters* angostura, un líquido utilizado para preparar ciertas bebidas alcohólicas.

15 minutos, cuélelas y tómese la infusión). Otra opción es tomar de ½ a una cucharadita de tintura tres veces al día.

Lavanda (*Lavandula angustifolia*)

Esta hermosa hierba aromática produce un efecto relajante y nutriente sobre el sistema nervioso al mismo tiempo que levanta el ánimo y alivia la depresión. También promueve el tipo de sueño que lo deja sintiéndose descansado. Tan sólo el olor de la lavanda tiene un efecto antidepresivo. Su aceite esencial se puede aplicar sobre la piel, inhalar o agregar al agua del baño. *Dosis típica:* Una taza de la infusión tres veces al día. (Deje reposar una cucharadita de las flores en una taza de agua caliente durante 5 minutos, cuélelas y tómese la infusión). Otra opción es tomar de ⅛ a ½ cucharadita de tintura de la hierba tres veces al día. *Precaución:* No ingiera el aceite esencial.

Verbena (*Verbena officinalis*)

Esta es otra hierba que tradicionalmente se ha empleado para tratar la depresión, aunque dicho uso no cuenta con un respaldo científico. La verbena nutre y equilibra todo el sistema nervioso. También es un remedio relajante suave. Los herbolarios la consideran particularmente útil cuando la depresión se asocia con alguna enfermedad crónica.

Como ventaja adicional, la verbena puede ayudar a reparar cualquier daño que ha sufrido el hígado. *Dosis típica:* Una taza de la infusión tres veces al día. (Deje reposar una cucharadita de la hierba seca en una taza de agua caliente durante 5 a 10 minutos, cuélela y tómese la infusión). Otra opción es tomar de ⅛ a una cucharadita de tintura de la hierba tres veces al día.

Ginkgo (*Ginkgo biloba*)

Esta asombrosa hierba es buena para tratar enfermedades de los sistemas cardiovascular y nervioso. Aumenta el flujo de sangre hacia el cerebro y optimiza el funcionamiento de las células nerviosas. También mejora la memoria y otras funciones intelectuales. El *ginkgo* puede ser un

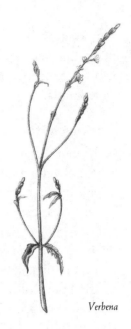

Verbena

tratamiento excelente para la depresión, especialmente en personas de edad avanzada, pues puede contrarrestar la disminución en los receptores de serotonina que se asocia con el envejecimiento. Puede ser excepcionalmente útil para tratar la depresión en dos grupos de personas: en adultos mayores que presentan una disminución leve del funcionamiento intelectual y en aquellos que tienen antecedentes de derrame cerebral u otras enfermedades del sistema nervioso. En personas más jóvenes, el *ginkgo* puede ayudar si hay presencia de problemas

LA RELACIÓN ENTRE EL HUMOR Y LOS ALIMENTOS

Casi cualquier deficiencia de nutrientes puede contribuir a la depresión. Por eso, es particularmente apropiado corregir cualquier deficiencia posible de vitamina C y vitaminas del complejo B (ácido fólico, ácido pantoténico, biotina, niacina, piridoxina, tiamina y vitamina B_{12}). Otros factores que pueden fomentar la depresión son las alergias a los alimentos, un exceso de cafeína y azúcar y una alimentación pesada y poco nutritiva.

importantes de memoria o concentración. *Dosis típica:* De 40 a 60 miligramos en cápsulas del extracto estandarizado tres veces al día. Otra opción es tomar de ¼ a ½ cucharadita de tintura de la hierba tres veces al día.

Kava-kava (*Piper methysticum*)

Se ha demostrado que esta hierba, la cual es particularmente adecuada para usarse durante el día, alivia la ansiedad que puede acompañar a la depresión sin causar sedación ni disminuir el funcionamiento mental. Los estudios científicos muestran que es posible que en realidad mejore la memoria y el funcionamiento mental. *Dosis típica:* Hasta seis cápsulas de 400 a 500 miligramos al día. Otra opción es tomar de 15 a 30 gotas de tintura de la hierba hasta tres veces al día.

(Para mayor información sobre los sedantes herbarios que funcionan bien en casos de insomnio o ansiedad asociados con la depresión, vea el capítulo de "Ansiedad" en la página 100).

(*Nota:* Muchas de las hierbas recomendadas en este libro tienen varios nombres. Otras no tienen nombres en español, o si los tienen, estos no son muy conocidos. Por lo tanto, si no reconoce el nombre de una hierba mencionada en este capítulo, vea el glosario en la página 611).

DERRAME CEREBRAL

NADA ES MÁS ATERRADOR QUE UN DERRAME CEREBRAL. Imagínese que está conversando con unas amistades en la sala de su casa y de pronto no puede sentir el lado derecho de su cuerpo. No se puede mover y un lado de su cara se cuelga. No puede hablar o las palabras que logra enunciar salen todas revueltas. Si sobrevive, puede que no se recupere completamente o tarde años en hacerlo mientras que cada día se convierte en una lucha.

Los derrames cerebrales son causados por una disminución repentina en el flujo de sangre y oxígeno a una parte del cerebro. Los síntomas exactos dependen de la parte del cerebro que se vea afectada y del grado de los daños.

¿Cómo ocurre un derrame cerebral? Diversos componentes de la sangre pueden intervenir, incluyendo los coágulos sanguíneos, las placas de colesterol y un tipo de células sanguíneas llamadas plaquetas, entre otras sustancias. Fragmentos de estas, también llamados embolias, se desprenden de una arteria y viajan hacia las del cerebro. Debido a que las arterias del cerebro son más pequeñas, estos fragmentos pueden llegar a atorarse y bloquear la circulación.

¿Quiénes están en riesgo de presentar un derrame cerebral? Las personas que automáticamente se convierten en candidatas son las que tienen presión arterial alta, diabetes, enfermedades cardíacas, estrecha-

BUENOS HÁBITOS PARA EL CORAZÓN

Como el riesgo de presentar un derrame cerebral está estrechamente vinculado con la salud de las arterias, coronarias y de otro tipo, los cambios en el estilo de vida que benefician a estos sistemas del cuerpo disminuyen automáticamente la probabilidad de que sufra este padecimiento. Estas son algunas de las cosas que están en su poder para cambiar:

◆ Deje de fumar.

◆ Haga ejercicio con regularidad.

◆ Asegúrese de que su alimentación sea rica en fibra, baja en colesterol y baja en grasa de origen animal. Incluya productos de soya y una amplia variedad de frutas, verduras, cereales integrales y legumbres. Busque alimentos que tengan un contenido alto de bioflavonoides. Se han escrito libros enteros sobre los alimentos que promueven la salud del corazón y el sistema circulatorio; para empezar, revise las recomendaciones que se dan en los capítulos de "Enfermedad del corazón" y "Colesterol alto".

◆ Considere los suplementos. Si usted es una persona sana en general, lo más probable es que tenga una vida atareada que le dificulta consumir suficientes ácidos grasos esenciales y otros nutrientes fundamentales, independientemente de cuántas verduras coma. Considere los suplementos que se recomiendan en el capítulo de "Enfermedad del corazón".

Suplemento para evitar los derrames cerebrales

La bromelina, que está hecha de las enzimas proteolíticas que se encuentran en la piña (ananá), combate la inflamación e inhibe la aglomeración de las plaquetas, además de que se ha encontrado que degrada las placas arterioscleróticas. *Dosis típica:* De 250 a 500 miligramos tres veces al día con el estómago vacío. *Precaución:* Ocasionalmente puede causar malestar estomacal.

miento de las arterias carótidas debido a la presencia de placas conformadas principalmente por colesterol o un tipo específico de arritmia llamada fibrilación auricular, o bien, las personas que fuman. Los doctores pueden predecir un derrame cerebral inminente cuando detectan sonidos anormales sobre las arterias carótidas, conocidos como soplos carótidos, o si ha tenido lo que los médicos llaman un ataque de isquemia cerebral transitoria (*TIA* por sus siglas en inglés). Estos ataques son episodios breves de disfunción cerebral temporal y limitada que duran menos de 24 horas y generalmente menos de 10 minutos. Del 50 al 75 por ciento de las personas que presentan un derrame cerebral completo ya han tenido un TIA en algún momento.

Una vez que sufre un derrame cerebral, es poco lo que se puede hacer para revertir el daño resultante. De modo que si usted presenta algunos de los factores de riesgo o tiene antecedentes familiares de este padecimiento, debe enfocarse en hacer lo que pueda para disminuir su riesgo y mejorar la salud de su sistema circulatorio. Si tiene alguna de estas afecciones, revise los capítulos que tratan de colesterol, enfermedades cardíacas, presión arterial alta y diabetes.

La mayoría de las personas que sufren un derrame cerebral tienen que ser hospitalizadas. Si se internan a tiempo, se les pueden administrar fármacos por la vía intravenosa que disuelven las embolias o los coágulos, para así limitar el daño al cerebro. Una vez que ocurre uno de estos ataques, los doctores pueden recetar anticoagulantes, pero el tratamiento se enfoca principalmente en ayudar al paciente a devolverle la salud.

Si por sus antecedentes clínicos, un TIA previo o la presencia de soplos, usted corre el riesgo de presentar un derrame cerebral, puede que los médicos le receten los fármacos que se mencionan a continuación, o bien, medicinas para reducir sus niveles de colesterol.

Si está tomando medicamentos de cualquier tipo para tratar alguna enfermedad cardíaca o arteriosclerosis, así como anticoagulantes o fármacos que afecten la función plaquetaria, no tome hierbas sin antes consultar con su médico o con un herbolario con experiencia. Algunos medicamentos para el corazón pueden interactuar con las hierbas. Nunca suspenda algún medicamento sin la supervisión de su médico y siempre mantenga informado a su doctor de cualquier otra sustancia que tome.

TRATAMIENTO FARMACOLÓGICO

Inhibidores de la agregación plaquetaria

Dipiridamol (*Persantine*). *Función:* Prevenir la aglomeración de plaquetas. *Efectos secundarios:* Mareo, dolor abdominal, dolor de cabeza, sarpullido.

Ticlopidina (*Ticlid*). *Función:* Prevenir la aglomeración de plaquetas. *Efectos secundarios:* Disminución en el número de glóbulos blancos o plaquetas, elevación en el nivel de colesterol.

CHUTNEY DE JENGIBRE FRESCO Y MIEL

Esta es una manera sabrosa de comer jengibre a diario, el cual disminuye el nivel de colesterol en la sangre y previene la aglomeración de plaquetas.

2 cucharadas de jengibre rallado o finamente picado

2 cucharadas de miel

1 cucharadita de jugo fresco de limón o al gusto

Combine los ingredientes y revuelva la mezcla. Guárdela en un recipiente hermético en el refrigerador. Tómese hasta dos cucharaditas al día, antes de comer o junto con los alimentos.

Otros fármacos

Aspirina. *Función:* Reducir los coágulos o embolias. *Efectos secundarios:* Acidez (agruras, acedía), indigestión, irritación del estómago, náusea o vómito leves.

Warfarina (*Coumadin*). *Función:* Prevenir la formación de coágulos sanguíneos al inhibir la coagulación causada por la vitamina K. *Efectos secundarios:* Sangrado, reacciones alérgicas, interacciones con otros fármacos y alimentos.

RECETAS HERBARIAS

Ginkgo (*Ginkgo biloba*)

El extracto de las hojas de este árbol es benéfico para el sistema nervioso, el cerebro, el corazón y las arterias. Incluso puede prevenir un derrame cerebral. En las personas que ya han sufrido uno, el *ginkgo* mejora el funcionamiento de las áreas del cerebro que no están dañadas y ayuda a aliviar la depresión que comúnmente resulta después del ataque. *Dosis típica:* De 40 a 80 miligramos de cápsulas de *ginkgo* estandarizadas para contener un 24 por ciento de heterósidos (*heterosides*), tres veces al día. *Precaución:* En casos raros, las personas pueden presentar malestar gastrointestinal, dolor de cabeza y mareo.

Ajo (*Allium sativum*) y cebolla (*A. cepa*)

Cada una de estas deliciosas hierbas aromáticas contiene sustancias que disminuyen la aglomeración de plaquetas, reducen el nivel de colesterol en sangre y aumentan el nivel de colesterol conformado por lipoproteínas de alta densidad (*HDL* por sus siglas en inglés) o colesterol "bueno". El ajo promueve la descomposición de coágulos constituidos principalmente de fibrina, los cuales pueden llegar a formar embolias. *Dosis típica:* Al menos 1 diente de ajo o ½ cebolla pequeña al día. Otra opción es tomar suficientes cápsulas de ajo para obtener 10 miligramos de alicina (*allicin*, uno de los componentes activos del ajo) al día.

Espino (*Crataegus* spp.)

Esta tradicional hierba europea ayuda a prevenir los derrames cerebrales al tratar las enfermedades cardíacas y la arteriosclerosis. El espino es una planta antioxidante y antiinflamatoria. Además, disminuye el nivel de colesterol en el suero, así como la presión arterial y también estabiliza el colágeno, lo que fortalece las paredes de las arterias. *Dosis típica:* De dos a tres tazas de la infusión al día. (Hierva a fuego lento de una a dos cucharaditas de las bayas secas en una taza de agua durante 10 minutos, cuélelas y tómese la infusión). Si prefiere utilizar la tintura de la hierba, tome de ½ a una cucharadita tres veces al día. Otra opción es tomar de 100 a 250 miligramos en cápsulas estandarizadas para contener un 20 por ciento de procianidinas (*procyanidins*), tres veces al día.

Jengibre (*Zingiber officinale*)

El jengibre, que es otra hierba deliciosa y aromática, es recomendable para prevenir los derrames cerebrales por los beneficios que le brinda a las arterias. Además de que reduce el nivel de colesterol en la sangre, previene la aglomeración de plaquetas y tiene efectos antiinflamatorios. La hierba fresca funciona mejor, especialmente si la come con el estómago vacío. *Dosis típica:* ⅓ de onza (9 gramos) en peso, que corresponde a una rebanada de aproximadamente ¼ de pulgada (6 mm) de espesor de raíz fresca de jengibre al día. Otra opción es tomar de 150 a 300 miligramos de jengibre secado por congelamiento en cápsulas tres veces al día. *Precaución:* Puede causar malestar estomacal en personas susceptibles, especialmente en dosis elevadas.

Alfalfa (*Medicago sativa*)

Las hojas de esta planta pueden ayudar a reducir el nivel de colesterol en la sangre y encoger las placas arteriales que ya estén presentes. *Dosis típica:* Ocho o nueve cápsulas de 400 a 500 miligramos al día. Otra opción es tomar de 15 a 30 gotas de tintura de la hierba cuatro veces al día. En su defecto, siga las indicaciones del fabricante.

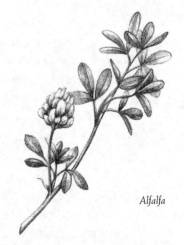

Alfalfa

(*Nota:* Muchas de las hierbas recomendadas en este libro tienen varios nombres. Otras no tienen nombres en español, o si los tienen, estos no son muy conocidos. Por lo tanto, si no reconoce el nombre de una hierba mencionada en este capítulo, vea el glosario en la página 611).

Deseo sexual reducido

E L DESEO SEXUAL REDUCIDO ES A MENUDO el efecto secundario de una enfermedad, una lesión o un fármaco. Por ejemplo, los problemas circulatorios, la diabetes y la presión arterial alta pueden ser una de las causas. Estos trastornos deben ser atendidos por un doctor, pero quizá

Alimente su deseo

La comida puede ser la música del amor, pero como dice el dicho: en gustos se rompen géneros. Aquí le mostramos algunos alimentos que aumentan el deseo sexual que quizá quiera investigar.

◆ **Ostras.** Los científicos se mofaban de la reputación sexual de las ostras hasta que los nutriólogos descubrieron que estos moluscos son excepcionalmente ricos en cinc, el mineral esencial que se asocia con la salud sexual masculina. Los hombres cuya alimentación es deficiente en cinc corren un riesgo elevado de presentar infertilidad, problemas de la próstata y poco deseo sexual. Investigadores de la Universidad de Rochester han restaurado el conteo de espermas en hombres estériles usando suplementos de cinc. Los cereales integrales y las frutas y verduras frescas también contienen este mineral; en contraste, los alimentos procesados a menudo tienen un contenido muy bajo.

◆ **Cafeína.** Si su pareja prefiere entregarse a los brazos de Morfeo en vez de a los suyos, una taza de café acompañado con una barra de chocolate puede ser justo lo que necesite para mantenerse despierto el tiempo suficiente para que ambos puedan sacarle provecho a la noche. Pero la cafeína no sólo ayuda a vencer a Morfeo. En una investigación, se encontró que las personas que toman café regularmente tienen una actividad sexual considerablemente mayor que las personas que lo evitan.

quiera consultar con un terapeuta conyugal u otro tipo de experto si está teniendo dificultades para volver a disfrutar de aquellas cosas que solían darle placer. Los problemas sicológicos como el estrés, la ansiedad, la culpabilidad y la depresión pueden resolverse a través de la terapia.

Muchos fármacos pueden disminuir el deseo sexual. Si usted presenta esta reacción adversa común, hable con su doctor sobre la posibilidad de probar otros fármacos o sus alternativas naturales. Si toma regularmente un medicamento que se vende con receta, no lo suspenda ni agregue hierbas a su régimen sin antes consultar con su doctor.

Una de las causas fisiológicas de este padecimiento es una disminución en el nivel de hormonas, específicamente de la hormona

◆ **Chocolate.** ¡Por fin, una buena excusa para comer chocolate! El chocolate no sólo contiene cafeína, sino también altos niveles de feniletilamina (*PEA* por sus siglas en inglés). La Dra. Theresa Crenshaw, una especialista en medicina sexual, dice que la PEA es la molécula del amor. Según ella es un estimulante y antidepresivo natural. Tanto el amor como la lujuria aumentan los niveles de PEA en la sangre; pero estos niveles descienden drásticamente después de una desilusión amorosa.

Algunos expertos dicen que la PEA que contiene el chocolate se metaboliza con tanta rapidez que en realidad no podría causar mucho efecto. Tal vez tengan razón. No obstante, regalar chocolates es un ritual de cortejo que se ha practicado durante muchísimo tiempo alrededor del mundo. Quizá sea por su textura sedosa y sabor cremoso. Pero también cabe la posibilidad de que sea porque contiene PEA.

◆ **Salvado de avena.** El salvado de avena puede aumentar indirectamente el deseo sexual por el efecto que produce en el flujo de sangre. Ahora se sabe que comer este tipo de alimento ayuda a reducir el nivel del tipo de colesterol que tapa las arterias. Cuando las arterias que conducen la sangre a los genitales están libres de obstrucciones, significa que hay más sangre disponible para producir una erección en los hombres y lubricación vaginal en las mujeres.

sexual llamada testosterona. Tanto hombres como mujeres pueden presentar este fenómeno, para el cual existe tratamiento.

La disfunción eréctil, que es otra causa de los problemas sexuales en los hombres, no se asocia necesariamente con la pérdida del deseo,

CUIDADO CON LOS APAGONES AMOROSOS

Si usted quiere encender su vida sexual, primero asegúrese de no apagarla. Un número sorprendentemente alto de cosas que forman parte de la vida diaria no combinan con las intenciones amorosas.

◆ **Alcohol.** En *Macbeth*, Shakespeare escribió que la sustancia que se usaba en todo el mundo para convencer a los amantes renuentes de ir a la cama "provoca el deseo, pero imposibilita el desempeño". Nunca se escribieron palabras más ciertas. Si las personas de peso promedio toman más de dos cervezas, cócteles o copas de vino en una hora, el alcohol se convierte en un fuerte depresor del sistema nervioso central. Interfiere con la erección en los hombres y deteriora la respuesta sexual en las mujeres.

◆ **Fumar.** He aquí una hierba que no favorece el coito: el tabaco. Fumar estrecha los vasos sanguíneos, lo que disminuye el flujo de sangre hacia el pene y causa un mayor riesgo de problemas de erección. En las mujeres, el mismo mecanismo limita el flujo de sangre hacia la pared vaginal, disminuyendo la lubricación de la vagina.

◆ **Antidepresivos.** Una familia popular de antidepresivos, los inhibidores de la recaptación selectiva de serotonina (*SSRI* por sus siglas en inglés), entre los cuales se encuentran el *Prozac*, el *Paxil* y el *Zoloft*, levantan el ánimo, pero cobran su precio. Estos fármacos conllevan un riesgo considerable de causar efectos secundarios sexuales, incluyendo la pérdida del deseo y dificultad para alcanzar el orgasmo en ambos sexos, problemas de erección en hombres y problemas de lubricación en mujeres. Según la Dra. Jamie Grimes, jefa de siquiatría del Centro Médico Walter Reed de las Fuerzas Armadas en Washington, D. C., estos medicamentos causan dificultades de esta índole en más de la mitad de las personas que los toman. Manténgase informado ya que otros tipos de antidepresivos, salvo el *Wellbutrin*, producen reacciones similares.

aunque ciertamente puede afectarlo. Los que presentan dicha disfunción deben consultar con un médico para que les haga un diagnóstico y así poder descartar cualquier otro problema. Lo más probable es que cualquier fármaco o hierba que sirva para tratar esta dificultad reciba

Si usted toma un antidepresivo, quizás se pregunte qué puede hacer para conservar el desempeño sexual. Hable con su médico sobre la posibilidad de cambiarse a *Wellbutrin* o de probar una dosis más baja. En el caso del corazoncillo, un antidepresivo herbario, no se conoce ningún efecto secundario sexual.

◆ **Otros fármacos lícitos.** Muchos medicamentos que se venden con y sin receta pueden causar problemas sexuales —incluso los antihistamínicos que las personas toman para aliviar las alergias y los síntomas del resfriado (catarro)—. Si en la etiqueta dice que el fármaco puede causar somnolencia, entonces puede deteriorar el deseo o desempeño sexual. Pregúntele a su doctor y farmacéutico sobre los posibles efectos secundarios cuando le receten algún medicamento de este tipo.

◆ **Alimentación alta en grasa y colesterol.** En un estudio realizado en la Facultad de Medicina de la Universidad de Carolina del Sur en Columbia, los investigadores encontraron que cuanto más alto es el nivel de colesterol en un hombre, mayor es la probabilidad de que sufra problemas de erección.

Estos investigadores determinaron los niveles de colesterol en 3,250 hombres de 25 a 83 años de edad y luego les pidieron que llenaran unos cuestionarios que exploraban cuestiones sexuales. En comparación con los hombres cuyo colesterol total era de menos de 180 miligramos por decilitro de sangre, aquellos con niveles de más de 240 mostraron tener una probabilidad casi dos veces mayor de presentar problemas de erección.

Los niveles de colesterol guardan una relación directa con el consumo de grasa y colesterol dietéticos, los cuales se encuentran principalmente en las carnes y los productos lácteos. Irónicamente, muchos estadounidenses consideran que la carne es un "alimento viril". De hecho, es justamente lo opuesto. Los hombres que quieren disfrutar de las relaciones sexuales sin presentar problemas de erección, deberían olvidarse de "hincar el diente" en el filete y empezar a comer ensaladas.

mucha atención. (Antes de que gaste cantidades exorbitantes de dinero para comprar el próximo *"Viagra* herbario", por ejemplo, asegúrese de investigar si en realidad el remedio funciona y, sobre todo, si es seguro para tomar).

Por último, algunas personas encuentran que su deseo sexual va disminuyendo a medida que pasan los años y empiezan a envejecer. Pero la creencia en que dicha reducción es normal o inevitable no es más que un mito. Existen maneras naturales de favorecer la salud de su cuerpo y su propio disfrute. Asimismo, para aquellos que simplemente quieren saber cómo mejorar su vida sexual, también hay algunos remedios herbarios que vale la pena probar.

Si bien algunos productos que se comercializan como afrodisiacos naturales son ineficaces e incluso peligrosos, las investigaciones más recientes han mostrado que algunos herbolarios del pasado sí sabían de lo que estaban hablando. Algunas hierbas y otros productos naturales tienen efectos físicos que nos permiten clasificarlos como afrodisiacos. Y si su definición de *afrodisiaco* es cualquier cosa que enriquece la vida sexual, entonces las posibilidades son tan ilimitadas como su imaginación erótica.

TRATAMIENTO FARMACOLÓGICO

Terapia de reposición hormonal

Testosterona oral (*Testex, Metandren*), parche de testosterona (*Testoderm*). *Función:* Incrementar los niveles bajos de testosterona para restaurar el deseo sexual en los hombres. *Efectos secundarios:* Posibles cambios en la conducta; el parche puede causar enrojecimiento y comezón.

Testosterona con estrógeno (*Estratest*). *Función:* Restaurar los niveles normales de testosterona en las mujeres. *Efectos secundarios:* Acné, efectos masculinizantes, como ligero crecimiento de vello facial.

Otros fármacos

Sildenafilo (*Viagra*). *Función:* Incrementar la cantidad de sangre en el pene para provocar erecciones más fuertes. *Efectos secundarios:* Dolor de cabeza, dolor de estómago, congestión nasal, daltonismo, interacciones importantes con otros medicamentos.

RECETAS HERBARIAS

Ginseng (*Panax ginseng*)

Los chinos y los coreanos insisten en que el *ginseng* fortalece los espermas agotados y los genitales impotentes. Los científicos estadounidenses
siguen mostrando escepticismo al respecto, pero sí admiten que diversos
estudios en animales realizados en Asia han demostrado que el *ginseng*
estimula la actividad sexual. Si bien tradicionalmente se ha considerado
como un remedio para hombres, algunos herbolarios lo usan para mujeres. El *ginseng* no es un remedio rápido y debe usarse regularmente durante varios meses antes de que pueda notarse su efecto. *Dosis típica:*
Hasta dos tazas de la infusión al día. (Deje reposar ½ cucharadita de la
raíz en polvo en una taza de agua caliente durante 10 minutos, cuélela y
tómese la infusión). Siga las indicaciones del fabricante en el caso de
productos empacados. *Precaución:* Consulte con su médico antes de usar
ginseng si tiene presión arterial alta. No lo tome durante el embarazo.

Palmera enana (*Serenoa repens*)

Los curanderos tradicionales de la época de la colonia británica reco-
mendaban la fruta de esta pequeña palmera —oriunda del sureste de los
Estados Unidos— como diurético y como tratamiento para el crecimiento prostático benigno, un problema común entre los hombres de
más de 50 años de edad. Con el paso de los años, ampliaron el uso de la
planta para vigorizar los genitales y hacer crecer los senos de las mujeres. Los estudios científicos han demostrado que la palmera enana no
aumenta la libido ni la talla de sostén (brasier, ajustador), pero sí es
ligeramente diurética. Alrededor de una docena de investigaciones han
demostrado que el extracto de palmera enana es casi tan eficaz para
tratar el crecimiento prostático benigno como el fármaco *Proscar*. *Dosis
típica:* Hasta tres cápsulas al día de 585 miligramos de producto no estandarizado. Si prefiere utilizar la tintura de la hierba, tome de 20 a 30
gotas hasta cuatro veces al día.

Barbasco (*Dioscorea villosa*)

La reputación sexual de este tubérculo surge de su uso como tratamiento para padecimientos ginecológicos. El barbasco es una fuente
importante de diosgenina, que es una sustancia química que se asemeja

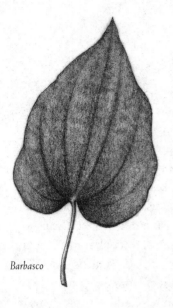
Barbasco

a las hormonas sexuales femeninas y se empleaba en la fabricación de los primeros anticonceptivos orales antes de que los científicos averiguaran la manera de sintetizar hormonas en el laboratorio. No existen pruebas creíbles que demuestren que el barbasco excite sexualmente a las mujeres, pero ungüentos elaborados con esta hierba pueden hacer que el coito sea más placentero para las mujeres de más de 40 años de edad y son un excelente sustituto de las cremas de estrógeno que se usan como lubricantes vaginales. *Dosis típica:* Úselo según sea necesario.

Avena (*Avena sativa*)

Muchos rancheros juran que los caballos que alimentan con avena silvestre se ponen más retozones y libidinosos. No se sabe si esto aplica en el caso de los humanos, ya que son pocos los estudios de investigación que se han hecho de esta hierba. Sin embargo, muchos herbolarios recomiendan la avena silvestre, a menudo en combinación con el *ginseng* y el yohimbe, en mezclas de infusiones que supuestamente poseen efectos afrodisiacos. *Dosis típica:* Hasta dos tazas de la infusión al día. (Deje reposar una cucharada de las puntas secas en una taza de agua caliente durante 10 a 15 minutos, cuélelas y tómese la infusión). Otra opción es tomar 25 gotas de tintura de la hierba tres veces al día.

Ginkgo (*Ginkgo biloba*)

El *ginkgo*, que no tiene reputación tradicional alguna como afrodisiaco, es la hierba que más recientemente se ha comenzado a usar para fomentar el deseo sexual. Durante la última década, muchísimos estudios han mostrado que mejora el flujo de sangre a través del cerebro. Hoy en día, el *ginkgo* se utiliza ampliamente en Europa para tratar derrames cerebrales e insuficiencia cerebral, es decir, la mala circulación en el cerebro. También aumenta el flujo de sangre hacia el pene. *Dosis típica:* Tres cápsulas al día, cada una de las cuales debe contener al menos 40 miligramos del extracto estandarizado.

Sudar es *sexy*

¿Quiere aumentar la pasión? Entonces póngase a sudar. El ejercicio es un afrodisíaco indiscutible. James White, Ph.D., profesor emérito de Educación Física de la Universidad de California en San Diego, reclutó a 95 hombres saludables, pero sedentarios, de 47 años de edad en promedio para que realizaran dos programas de ejercicio. Uno de dichos programas consistía en caminatas de baja intensidad con una duración de 60 minutos cuatro veces a la semana, mientras que el otro se trataba de una hora de ejercicio aeróbico durante la misma cantidad de tiempo. Después de nueve meses, ambos grupos mostraron un mayor deseo y placer sexual, pero el grupo que hizo ejercicio aeróbico mostró el mayor incremento.

El ejercicio conduce a una buena condición física y esta a su vez aumenta la autoestima, dice Louanne Cole, Ph.D., una terapeuta sexual de California. "Uno se siente más saludable y atractivo y eso es lo que proyecta, lo que hace que luzca mejor ante los amantes potenciales", explica.

Lo mismo podría decirse del peso, pues el simple hecho de bajar unas cuantas libras a menudo despierta un mayor interés en las relaciones sexuales. Una sicóloga del Centro de Dieta y Condición Física de la Universidad Duke en Durham, Carolina del Norte, observó que las personas que asistían al centro a menudo comentaban que se sentían más sexuales después de que bajaban de peso. La sicóloga entrevistó a 70 hombres de 18 a 65 años de edad que participaban en el programa, antes y después de que bajaran de 8 a 30 libras (4 a 13 kg) de peso. Después de que redujeron esas libras de más, todos mostraron un mayor deseo sexual. El peso excedente hace que las personas se sientan menos atractivas y experimenten más ansiedad a la hora de desnudarse, explica. En otras palabras, la gordura provoca estrés y este interfiere con el deseo. Asimismo, tener peso de más requiere una buena cantidad de energía, por lo que bajar unas cuantas libras permite que esa energía se gaste en otras cosas.

Damiana (*Turnera diffusa* var. *aphrodisiaca*)

Mientras que muchos afrodisiacos tradicionales han demostrado tener al menos cierto efecto estimulante, nada semejante, o por lo menos parecido, se ha descubierto con respecto a la damiana, pese al término *aphrodisiaca* que aparece en su nombre científico. Sin embargo, esta hierba no es dañina, por lo que usted y su pareja pueden tomarla sin riesgo. Si realmente cree que es afrodisiaca, el efecto placebo (que es cuando consume algo que no tiene funciones terapéuticas o medicinales y aun así, por razones sicológicas, le da resultado) podría hacer que funcionara. *Dosis típica:* Hasta seis cápsulas de 400 miligramos al día. También puede probar tres tazas de la infusión al día. (Deje reposar una cucharadita de la hierba seca en una taza de agua caliente durante 10 a 15 minutos, cuélela y tómese la infusión). Otra opción es tomar de 20 a 60 gotas de tintura de la hierba en agua tres veces al día.

(*Nota:* Muchas de las hierbas recomendadas en este libro tienen varios nombres. Otras no tienen nombres en español, o si los tienen, estos no son muy conocidos. Por lo tanto, si no reconoce el nombre de una hierba mencionada en este capítulo, vea el glosario en la página 611).

Diabetes

AL OÍR LA PALABRA AZÚCAR, la mayoría de las personas piensan en el polvito blanco y dulce que le agregamos al café o té. Pero para 10 a 12 millones, o más, de estadounidenses que padecen el tipo de diabetes mellitus que se desarrolla en la edad adulta —muchos de los cuales no han sido diagnosticados— este empalagoso polvo es una fuente de peligro.

En realidad el problema es la insulina, que es una hormona proteínica vital para ayudar al cuerpo a utilizar el azúcar. En la diabetes tipo I, que usualmente se presenta en la niñez o la edad adulta temprana, el páncreas no es capaz de producir insulina o no lo hace en cantidades suficientes. Los síntomas incluyen una sed intensa, micción frecuente y pérdida de peso acelerada. A la larga, este tipo de diabetes puede dañar los ojos, los riñones, el corazón y los nervios; puede causar un estado de coma e incluso la muerte. Se puede controlar mediante dosis regulares de insulina en cantidades apropiadas. Mantener el frágil equilibrio entre la dosificación de esta sustancia y el consumo de azúcar es uno de los retos más grandes que enfrentan las personas con diabetes tipo I.

La diabetes tipo II, también conocida como diabetes mellitus o diabetes que se presenta en la edad adulta, es un poco más compleja. Generalmente no aparece sino hasta principios o mediados de la cuarentena, aunque las condiciones necesarias para que se desarrolle esta enfermedad pueden estar presentes desde muchos años atrás. En algunos casos, puede semejarse a la diabetes tipo I y surgir a causa de la producción inadecuada de insulina en el páncreas. Sin embargo, la mayoría de las veces, el problema no es este, sino un defecto en los receptores de insulina que se encuentran en las paredes celulares de los tejidos adiposo y muscular, así como del hígado.

En esencia, la transferencia normal de glucosa —que es una de las principales fuentes de energía del cuerpo— hacia el interior de estos órganos simplemente no funciona bien. El nombre que los doctores le dan a este problema es: resistencia a la insulina. Esto significa que puede tener niveles elevados de glucosa en la sangre, a pesar de que tenga niveles normales o elevados de insulina. Los síntomas de la diabetes tipo II pueden tardar años o décadas en aparecer. Cuando la deficiencia de insulina, o la resistencia a la misma, aumenta, el resultado es mayor sed y micción que pueden empeorar durante el transcurso de unas cuantas semanas. Si los niveles de azúcar en la sangre se elevan demasiado, una persona con diabetes puede presentar una deshidratación severa, la cual puede conducir a confusión, somnolencia y convulsiones.

Las complicaciones a largo plazo de la diabetes tipo II son similares a aquellas de la diabetes tipo I, pero también incluyen una alta incidencia de enfermedades cardíacas, presión arterial alta y derrames cerebrales. Por ende, vale la pena que su doctor vigile sus niveles de azúcar en la sangre a medida que vaya envejeciendo.

Es interesante notar que antes de que aparecieran la insulina y los hipoglucemiantes orales, las medicinas herbarias se usaban con frecuencia para ayudar a tratar la diabetes. La ruda cabruna (*Galega officinalis*), que había sido usada por herbolarios europeos durante siglos, contiene guanidina, la cual se emplea actualmente como precursor químico del fármaco moderno llamado metformina. Por desgracia, la ruda cabruna en sí es demasiado tóxica como para usarla regularmente.

Sin embargo, existen muchos remedios botánicos seguros que son

Cómo evitar el subibaja de azúcar

En ambos tipos de diabetes, la alimentación es una parte importante del tratamiento. . . quizá la principal. Pero también es bastante compleja e individualizada. Los alimentos que provocan problemas en los niveles de azúcar en la sangre en una persona pueden provocar reacciones diferentes en otras. Además, los expertos aún no llegan a un acuerdo en cuanto a la alimentación óptima. Hay repisas enteras de libros que hablan con lujo de detalle sobre los alimentos recomendados y prohibidos para los que padecen esta enfermedad.

Las personas con diabetes tipo I que dependen de la insulina deben comer siguiendo un horario muy estricto. También es importante que vigilen con detalle y precisión las raciones y calorías de los alimentos, de modo que puedan determinar la dosis apropiada de insulina. Es primordial que midan con frecuencia su nivel de glucosa en la sangre para evaluar si llevan o no un buen control. En el caso de algunas personas, que se las conoce como "diabéticos inestables", unos cuantos bocados de más pueden marcar la diferencia entre un nivel normal de azúcar en la sangre y uno que está fuera de control.

Durante muchos años, la sabiduría convencional decía que la grasa era el mayor riesgo de salud "oculto" para las personas con diabetes tipo II. Los carbohidratos no se consideraban tan importantes. Debido a que la ingestión de azúcares y almidones eleva instantáneamente el nivel de azúcar en el torrente sanguíneo, los doctores y nutriólogos dedujeron que las personas diabéticas podían comer todos los carbohidratos que quisieran, siempre y cuando compensaran esto consumiendo más insulina. Otra suposición era que los carbohidratos complejos (almidones) eran preferibles a los azúcares sim-

útiles para controlar la diabetes tipo II, o los problemas en los niveles de azúcar en la sangre que pueden llevar a que una persona desarrolle este padecimiento. Esto no significa que puede suspender la insulina u otros fármacos sin consultar antes con su médico.

La diabetes es una afección seria que afecta a todos los sistemas del cuerpo. El curso de acción más sabio es incorporar medicinas herbarias con la aprobación de su médico y vigilar de cerca su respuesta a las mismas.

ples porque se absorbían con mayor lentitud, provocando que el nivel de azúcar se elevara con menor rapidez.

Las investigaciones más recientes están mostrando que la insulina no es una sustancia benigna. En cantidades excesivas, puede elevar el nivel de colesterol, aumentar la grasa corporal y subir la presión arterial. Si esto es cierto, significa que las personas que padecen diabetes no sólo deben restringir su consumo de grasa, sino que también deben vigilar de cerca su consumo de carbohidratos tanto simples como complejos.

Las recomendaciones dietéticas para las personas con diabetes tipo II no insulinodependiente son motivo de una controversia aún mayor. Durante muchos años, la recomendación estándar era que debían seguir una dieta baja en grasa, rica en almidones y moderada en proteínas. Pero diversos estudios han indicado que las grandes cantidades de almidón que contiene este tipo de alimentación pueden elevar los niveles de insulina por encima de lo normal y empeorar el estado del paciente. Esto tiende a verse confirmado por los estudios antropológicos que sugieren que los seres humanos dedicados a la caza y la recolección antes de que descubrieran la agricultura, presentaban una menor incidencia de diabetes y enfermedades del corazón. Consumían cantidades mucho mayores de proteína que obtenían de sus presas y de los frutos secos. De estas mismas fuentes también obtenían los tipos de grasa saludable, es decir, las insaturadas. Además, consumían cantidades mínimas de cereales y otros carbohidratos. Por supuesto, las fuentes usuales de calorías ''basura'' que se encuentran en la típica alimentación moderna no tienen lugar en las recomendaciones que se dan para ambos grupos. Por ejemplo, no encontrará galletitas con chispas de chocolate en ninguna de las listas.

TRATAMIENTO FARMACOLÓGICO

Insulina

Muchos tipos y nombres comerciales. *Función:* Controlar los niveles de azúcar en la sangre en personas con diabetes tipo I y en algunas personas con diabetes tipo II. *Efectos secundarios:* El uso excesivo puede elevar el colesterol y la presión arterial, además de aumentar la grasa corporal.

Agentes hipoglucemiantes orales (sulfonilureas)

Tolbutamida (*Orinase*), tolazamida (*Tolinase*), clorpropamida (*Diabenese*), gliburida (*Diabeta, Micronase*), glipizida (*Glucotrol*). *Función:* Disminuir el nivel de azúcar en la sangre al estimular las células del páncreas para que liberen más insulina. *Efectos secundarios:* Con el uso prolongado, mayor riesgo de muerte a causa de enfermedades cardíacas.

Biguanidas

Clorhidrato de metformina (*Glucophage*). *Función:* Incrementar la actividad de la insulina en el tejido muscular y adiposo y evitar que el hígado libere glucosa adicional hacia el torrente sanguíneo. *Efectos secundarios:* Náusea, diarrea, pérdida del apetito y malestar abdominal.

Tiazolidinedionas

Pioglitazona (*Acts*), rosiglitazona (*Avandia*). *Función:* Contrarrestar la resistencia a la insulina al incrementar la actividad de los receptores en las células hepáticas, musculares y adiposas. *Efectos secundarios:* Ninguno que sea común.

Inhibidores de la glucosidasa

Acarbosa (*Precose*). *Función:* Prevenir que se eleve el nivel de glucosa en la sangre después de la ingestión de azúcares complejos cuando se usa junto con una alimentación rica en fibra y almidones. *Efectos secundarios:* Flatulencia, abotagamiento y mala absorción de nutrientes.

LA IMPORTANCIA DE LA GRASA CORPORAL

Como está claro que la obesidad contribuye a la mayoría de los problemas de salud crónicos que padecen las personas con diabetes, los expertos concuerdan en la importancia de mantener un peso saludable y vigilar el porcentaje total de grasa corporal. La recomendación es de 22 a 24 por ciento para las mujeres y de 15 a 17 por ciento para los hombres. El mejor método para lograr esto es seguir un programa de ejercicio con regularidad.

RECETAS HERBARIAS

Gimnema (*Gymnema sylvestre*)

Este remedio ayurvédico (un sistema de medicina originario de la India) es probablemente una de las plantas más comunes que se usan para tratar la diabetes. El ácido gimnémico, un componente de la hierba, actúa directamente sobre la lengua para bloquear su capacidad de detectar los sabores dulces. Esta acción le puede ayudar a evitar comer las golosinas que quizá estén agravando su estado. Pero esto ocurre sólo cuando la hierba se mastica o se coloca sobre la lengua antes de comer, no cuando se toma en forma de pastilla o cápsula.

Al parecer, la gimnema también estimula el páncreas para que produzca más insulina y para mejorar la actividad de la misma. En consecuencia, puede ser útil tanto para la diabetes tipo I como para la diabetes tipo II. Se puede tomar junto con medicamentos hipoglucemiantes; algunos pacientes han encontrado que incluso pueden dejar de tomar fármacos después de algún tiempo. *Dosis típica:* 400 miligramos en cápsulas al día.

Fenogreco (*Trigonella foenum-graecum*)

Los antiguos herbolarios griegos y romanos usaban esta especia para tratar la diabetes. Los estudios modernos de investigación han demostrado que las semillas de fenogreco no sólo bajan el nivel de glucosa en la sangre sino que también disminuyen los niveles de insulina, colesterol total y triglicéridos, al mismo tiempo que aumentan los niveles de lipoproteínas de alta densidad (*HDL* por sus siglas en inglés) o colesterol "bueno". Las semillas de fenogreco también contienen hasta un 50 por ciento de fibra, lo cual nos da una pista de por qué funcionan para tratar la diabetes: la fibra que contiene disminuye la velocidad a la cual el estómago se vacía. Esto, a su vez, retarda la absorción de glucosa en el intestino delgado, lo cual resulta en un menor nivel de azúcar en la sangre. Muchos expertos en nutrición creen que todas las personas con diabetes deberían incluir regularmente semillas de fenogreco en su alimentación. *Dosis típica:* Para personas con diabetes no insulinodependiente, al menos 5,000 miligramos de la semilla en polvo al día. Para la diabetes severa o insulinodependiente, hasta 50,000 miligramos (50 gramos) dos veces al día. *Precaución:* Puede producir flatulencia.

Melón amargo (*Momordica charantia*)

Esta fruta se cultiva en muchos países tropicales, donde se utiliza ampliamente como remedio tradicional para tratar la diabetes. Los estudios clínicos que se han realizado en la India han comprobado los beneficios del melón amargo. Esta hierba contiene diversas sustancias fitoquímicas que parecen actuar de forma muy parecida a las sulfonilureas, pero sin causar sus efectos secundarios. También contiene compuestos que son parientes cercanos de la insulina. *Dosis típica:* De tres cucharadas a 6 onzas (180 ml) al día. Para aquellos que no puedan tolerar el jugo, es probable que pronto esté disponible un extracto estandarizado de esta hierba. *Precaución:* Las semillas y la cáscara de la fruta son venenosas. Las cantidades excesivas de jugo (más del doble de la dosis recomendada) pueden causar náusea, vómito, diarrea e hipoglucemia. Es mejor que use el melón amargo bajo la supervisión de un profesional con licencia.

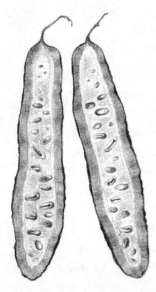

Melón amargo

Mirtillo (*Vaccinium myrtillus*)

La fruta de este arbusto es una fuente rica en pigmentos azulados llamados antocianidinas y proantocianidinas, dos de los muchos tipos de flavonoides que existen. Los flavonoides —aparte de ser responsables de los colores brillantes de las frutas y las verduras— son bien conocidos por sus efectos benéficos en los capilares. Debido a que una de las complicaciones principales de la diabetes de larga evolución es el daño a los vasos capilares de los ojos, los riñones y las puntas de los dedos de los pies y las manos, a menudo se recomiendan el mirtillo y otras hierbas que contienen proantocianidinas. *Dosis típica:* De 80 a 160 miligramos al día en cápsulas estandarizadas para contener un 25 por ciento de antocianidinas (*anthocyanidins*).

Extracto de semilla de uva (*Vitis vinifera*)

El extracto de semilla de uva, que es otra fuente rica de antocianidinas y proantocianidinas, produce los mismos beneficios que el mirtillo en las personas con diabetes. *Dosis típica:* De 100 a 300 miligramos al día de proantocianidina (*proanthocyanidin*).

(*Nota:* Muchas de las hierbas recomendadas en este libro tienen varios nombres. Otras no tienen nombres en español, o si los tienen, estos no son muy conocidos. Por lo tanto, si no reconoce el nombre de una hierba mencionada en este capítulo, vea el glosario en la página 611).

DIARREA

INTOXICACIÓN POR ALIMENTOS. COMER EN EXCESO. Antibióticos, laxantes estimulantes y otros fármacos. Virus, bacterias y parásitos. Megadosis de vitamina C. Un ataque de nervios. Cualquiera de estas cosas pueden hacer que salga corriendo en busca del baño más cercano.

La buena noticia es que muchos tipos de diarrea desaparecen solitos.

RAZONES PARA LLAMAR AL DOCTOR

Haga una cita con su médico lo antes posible si desarrolla alguno de los síntomas siguientes. Si ninguno de estos aplica en su caso, probablemente puede tratar su diarrea en casa.

◆ La diarrea dura más de una semana o se vuelve recurrente.

◆ Tiene fiebre, retortijones intensos, o las heces presentan sangre, moco o pus.

◆ Piensa que se ha deshidratado, dado que tiene los labios y la boca seca y no ha podido orinar durante ocho horas.

◆ Viajó recientemente a un país en el extranjero o estuvo en contacto directo con alguien que lo hizo.

◆ Tomó recientemente agua directamente de un arroyo, río o lago.

Independientemente de su causa, la mejor manera de tratar esta afección es tomando cantidades abundantes de líquido. Si no lo hace, se deshidratará, lo cual hará que se sienta mucho peor.

TRATAMIENTO FARMACOLÓGICO

Antibióticos

Eritromicina (*E-Mycin*, *Erybid*, otros), trimetroprima-sulfametoxazol (*Bactrim*, *Cotrim*, *Protrin*, *Trisulfam*, otros). *Función:* Eliminar bacterias como el *Campylobacter*, la *Salmonella*, la *Shigella*, el *Vibrio cholerae* (la bacteria del cólera) o la *Escherichia coli*. *Efectos secundarios:* Náusea, vómito y diarrea leves; candidiasis vaginal.

Otros fármacos

Loperamida (*Imodium*, *Apo-Loperamide*, *Maalox Anti-Diarrheal*, *Pepto Diarrhea Control*). *Función:* Retardar las contracciones intestinales para detener la diarrea. *Efectos secundarios:* Ninguno que sea común.

CÓMO DETENER LA DIARREA

Aquí le decimos cómo atender un caso leve o breve de diarrea en casa.

◆ Procure no comer alimentos sólidos durante 12 a 24 horas. O si la diarrea no es severa, sólo evite comer cereales integrales, así como frutas y verduras crudas.

◆ Beba muchos líquidos claros. La diarrea puede conducir a la deshidratación con mucha rapidez. Algunas buenas opciones son el agua, las infusiones de hierbas, las bebidas para deportistas (*Recharge*, *Gatorade* y otras) y los jugos diluidos de verduras y frutas. Los jugos de fruta sin diluir pueden empeorar la diarrea. Y también es mejor evitar la leche, porque lo más probable es que tenga problemas para digerirla.

◆ Coma frutas y verduras cocidas, particularmente zanahorias cocidas y compota de manzana (*applesauce*). El plátano amarillo (guineo), el yogur con cultivos activos y los cereales bajos en fibra, como el arroz blanco y la harina, también son buenas opciones.

Atapulgita (*Diar-Aid, Diasorb, Fowlers Diarrhea Tablets, Rheaban, Parepectolin*). *Función:* Absorber gases, irritantes, toxinas y algunas bacterias y virus. *Efectos secundarios:* Ninguno que sea común.

Caolina y pectina (*Donnagel-MB, Kao-Con, Kaolin, Kaopectate, Kapectolin, K-Pek*). *Función:* Hacer que las heces no estén tan sueltas y también pueden ayudar a absorber las toxinas. *Efectos secundarios:* Ninguno que sea común.

Subsalicilato de bismuto (*Pepto-Bismol, Helidac*). *Función:* Unirse a las toxinas de algunas bacterias, estimular la absorción de líquidos de los intestinos hacia el torrente sanguíneo y disminuir la inflamación y motilidad intestinales. *Efectos secundarios:* Heces negras y lengua oscura, los cuales no causan daño alguno y desaparecen después de que se suspende el medicamento.

RECETAS HERBARIAS

Agrimonia (*Agrimonia eupatoria*)

La agrimonia contiene sustancias astringentes que producen el efecto de secar el intestino. *Dosis típica:* De una a tres tazas de la infusión al día. (Deje reposar una cucharadita de las hojas secas en una taza de agua caliente durante 10 minutos, cuélelas y tómese la infusión).

Manzana (*Malus domestica*)

La pectina, una sustancia que se encuentra en abundancia en la cáscara de la manzana, es un remedio antidiarreico común y uno de los principales ingredientes de los medicamentos que se venden sin receta, como el *Kaopectate*. La pectina es una fibra soluble que sirve para agregar volumen a las heces sueltas. Basta con preparar una compota de manzana (*applesauce*) u hornear una manzana con todo y cáscara (usando manzanas orgánicas, de preferencia). Sin embargo, aléjese del jugo de manzana; este tiende a aflojar aún más el estómago.

Zarzamora y frambueso (*Rubus* spp.)

Las raíces y hojas de ambas plantas actúan como astringentes para ayudar a aliviar la diarrea. *Dosis típica:* Alrededor de tres tazas de la infusión al día. (Deje reposar dos cucharaditas de las hojas secas en una taza de agua caliente durante 10 minutos, cuélelas y tómese la infusión).

Mirtillo (*Vaccinium myrtillus*)

Las frutas de este arbusto contienen tanto taninos como pectina. *Dosis típica:* Dos o tres cápsulas o tabletas estandarizadas para contener un 25 por ciento antocianósidos (*anthocyanosides*) al día.

Algarrobo (*Ceratonia siliqua*)

Este sustituto del chocolate también contiene taninos y es un remedio seguro para tratar la diarrea en personas de cualquier edad. Simplemente agregue polvo de algarrobo a la compota de manzana u otros alimentos blandos que no irriten los intestinos.

Zanahoria (*Daucus carota*)

Las zanahorias cocidas son un remedio ancestral para la diarrea. En un estudio, se encontró que la sopa de esta verdura evitaba que las bacterias, incluyendo la *E. coli*, se pegaran al intestino delgado de los pacientes con diarrea severa. La zanahoria también es rica en carotenos, que son sustancias esenciales para la función inmunitaria. Lo único que tiene que hacer es cocer al vapor zanahorias rebanadas hasta que estén suaves y licuarlas (batirlas) para preparar una sopa.

Té (*Camellia sinensis*)

Sin importar dónde esté, lo más probable es que pueda encontrar una bolsa de té. Simplemente sumérjala en agua caliente, espere cinco minutos y tómeselo.

Raíz de mahonia (*Mahonia aquifolium*)

Esta hierba y otros parientes de la misma que contienen berberina, como el hidraste (*Hydrastis canadensis*), el coptis (*Coptis chinensis*) y el agracejo (*Berberis vulgaris*), combaten una amplia gama de microbios. En investigaciones, se ha encontrado que la berberina es eficaz para tratar la diarrea causada por bacterias como la *Shigella*, la *Salmonella*, la *E. coli*, y el *V. cholerae*, así como por el parásito llamado *Giardia*. *Dosis típica:* 60 gotas de tintura de la hierba tres veces al día; o hasta seis cápsulas de 500 a 600 miligramos al día. *Precaución:* No use hierbas que contengan berberina durante el embarazo.

Ajo (*Allium sativum*)

Esta hierba de olor fuerte mata una diversidad de virus, bacterias y parásitos. *Dosis típica:* Uno o dos dientes de ajo crudos y finamente picados al día. Otra opción es tomar hasta tres cápsulas de 500 a 600 miligramos al día (busque un producto que le brinde de 4,000 a 5,000 microgramos de alicina al día).

Menta (*Mentha × piperita*) y hierba gatera (*Nepeta cataria*)

Estas dos hierbas tienen una acción antiespasmódica, una cualidad que apreciará si padece de retortijones. *Dosis típica:* Tres tazas de la infusión al día. (Deje reposar de una a dos cucharaditas de las hojas secas en una taza de agua caliente durante 10 minutos, cuélelas y tómese la infusión). *Precaución:* No use hierba gatera si está embarazada; no use menta si tiene acidez (agruras, acedía) o reflujo esofágico.

Extracto de semilla de toronja

Este extracto, que está hecho de la semilla, la pulpa y la cáscara interna de la toronja, puede ser útil para combatir las infecciones tanto

PONGA A TRABAJAR A LAS BACTERIAS "BUENAS"

Los lactobacilos son un tipo de bacterias que normalmente se encuentran en los intestinos. Las investigaciones han demostrado que diversas cepas de lactobacilos pueden ayudar a prevenir casos de diarrea, así como mejorar la recuperación de la misma, cuando es causada por un virus llamado rotavirus. Funcionan de varias formas: al competir y ganarles a las bacterias indeseables y evitar que las bacterias "nocivas" se peguen al revestimiento intestinal, al fortalecer la respuesta inmunitaria local en los intestinos y estimular los glóbulos blancos.

Usted ingiere estas bacterias cuando come yogur o *kefir* (una bebida hecha de yogur) con cultivos activos. Sólo tiene que asegurarse que la etiqueta diga que contiene cultivos vivos. También puede tomar un suplemento, que generalmente viene en la forma de *Lactobacillus acidophilus*.

bacterianas como parasitarias. Los estudios de investigación han demostrado que puede matar la *Salmonella*, la *Shigella*, el *V. cholerae* y la *Candida*. También puede inhibir el crecimiento de la *Giardia*. Algunas personas toman el extracto de semilla de toronja como medida de prevención cuando viajan a zonas donde la calidad del agua es cuestionable. Se vende en forma de líquido o tableta; siga las indicaciones del fabricante en cuanto a su dosificación.

(*Nota:* Muchas de las hierbas recomendadas en este libro tienen varios nombres. Otras no tienen nombres en español, o si los tienen, estos no son muy conocidos. Por lo tanto, si no reconoce el nombre de una hierba mencionada en este capítulo, vea el glosario en la página 611).

DISPLASIA CERVICAL

LAS PALABRAS *DISPLASIA CERVICAL* significan que las células que revisten el cérvix —la entrada delgada al útero— son anormales. Pero debido a que esta afección puede ser un precursor del cáncer cervical, son unas de las palabras que menos desean escuchar las mujeres en el consultorio del ginecólogo.

La verdad es que la mayoría de las mujeres a quienes les diagnostican displasia cervical *no* desarrollan cáncer y se recuperan por completo. Alrededor de un tercio de casos leves presentan una regresión espontánea. En las otras dos terceras partes de los casos, la advertencia temprana que brinda la prueba de Papanicolaou ofrece la oportunidad de evitar que la afección evolucione. Según el Instituto Nacional del Cáncer, el cáncer generalmente tarda 10 o más años en desarrollarse a partir de la displasia leve. Entre más avanzada esté la anormalidad, mayor es la probabilidad de que las células se vuelvan cancerosas. Una vez que en una prueba de Papanicolaou se descubre la presencia de displasia, lo que ocurra después depende de cuánto haya avanzado la enfermedad, pero incluso la displasia leve requiere de una vigilancia estrecha.

A continuación verá que las hierbas que apoyan y reparan el hígado son un recurso importante para combatir el cáncer y las amenazas de este. ¿Por qué? Porque el crecimiento celular anormal a menudo se da en respuesta a la exposición continua a algún irritante, por ejemplo, el humo de cigarrillo, los productos de desecho del cuerpo, los productos de desecho de bacterias y otros organismos que causan enfermedades y las toxinas ambientales, como los pesticidas. El hígado produce enzimas que ayudan al cuerpo a descomponer y eliminar los residuos tóxicos. La disminución en la función hepática se ha asociado con una mayor probabilidad de desarrollar displasia y cáncer cervicales. El hígado es igualmente importante para descomponer y regular las hormonas

ESTRATEGIAS PREVENTIVAS

Las mujeres pueden disminuir el riesgo de desarrollar displasia cervical si tienen relaciones sexuales seguras y evitan fumar cigarrillos. En una investigación se encontró que las que sufren esta afección presentan una probabilidad seis veces mayor que otras de infectarse con el papilomavirus humano, que es el mismo que causa las verrugas genitales. La displasia también se ve favorecida por el virus herpes simplex tipo II, el microbio que causa el herpes genital. Las fumadoras tienen una probabilidad de dos a tres veces mayor de presentar la enfermedad y cuando la desarrollan a menudo es más severa.

Muchas mujeres con displasia presentan una deficiencia de ácido fólico, que forma parte de las vitaminas del complejo B. Aquellas que ingieren anticonceptivos orales o beben mucho alcohol también tienden a presentar niveles bajos de este ácido. El estrógeno excesivo, ya sea sintético o producido por el cuerpo, también puede aumentar la probabilidad de que presente displasia cervical y cáncer cervical. Asimismo, las hijas de las mujeres que estuvieron expuestas durante su embarazo al estrógeno sintético llamado dietilestilbestrol (*DES* por sus siglas en inglés) presentan un riesgo particularmente alto de desarrollar displasia cervical y cáncer vaginal.

Independientemente de que presenten o no factores adicionales de riesgo, todas las mujeres deben hacerse la prueba de Papanicolaou con regularidad, porque una de las claves para tratar y prevenir el cáncer cervical es la detección temprana de células anormales.

como el estrógeno. Ciertas hierbas y alimentos pueden ayudar a este órgano a cumplir con su trabajo de una mejor forma. Otras de las hierbas recomendadas favorecen la respuesta del sistema inmunitario y son utilizadas regularmente en la medicina herbaria para promover la buena salud; aunque no combaten la displasia cervical, sí son necesarias para fortalecer el cuerpo y ayudarlo a sanar.

TRATAMIENTO FARMACOLÓGICO

En la actualidad, no existen productos farmacéuticos que puedan revertir la displasia cervical o prevenir que evolucione en cáncer. En ocasiones, los casos moderados y avanzados se tratan con diversas técnicas quirúrgicas. Actualmente se están realizando estudios sobre los poderes preventivos de los antioxidantes como las vitaminas A, C y E, así como de un grupo de sustancias químicas llamadas retinoides. También se están estudiando los fármacos antiinflamatorios no esteroídicos, por ejemplo, el ibuprofén. Un nuevo fármaco oral que se está investigando, la difluorometilornitina (*DFMO* por sus siglas en inglés), es prometedor ya que parece inhibir la acción de una enzima clave que promueve el desarrollo de células cancerosas.

RECETAS HERBARIAS

Bardana (*Arctium lappa, A. minus*)

En estudios con animales, se ha demostrado que esta tradicional hierba destoxificante tiene efectos antitumorales; en otras investigaciones, se ha encontrado que produce una acción antimutagénica. Los herbolarios occidentales tradicionales y los profesionales en medicina china tradicional consideran que la raíz seca de esta planta purifica la sangre. Algunos estudios han mostrado que estimula el flujo de bilis, que es una de las principales sustancias digestivas que produce el hígado. *Dosis típica:* Hasta seis cápsulas de 400 a 500 miligramos al día. Otra opción es tomar la infusión de la hierba. Pruebe tres tazas al día. (Deje reposar una cucharadita de la raíz seca en una taza de agua caliente durante 10 a 15 minutos, cuélela y tómese la infusión). Si prefiere utilizar la tintura de la hierba, puede tomar de 10 a 25 gotas tres veces al día.

SUPLEMENTOS PARA LA DISPLASIA CERVICAL

Con frecuencia, las mujeres que sufren esta afección presentan deficiencias de varios nutrientes. Si usted corre riesgo de desarrollar esta enfermedad, verifique si está obteniendo cantidades suficientes a diario de los siguientes nutrientes o consulte con su médico para que le diseñe un régimen de suplementos.

- Vitamina A (de 5,000 a 10,000 UI)
- Riboflavina (de 1.6 a 10 miligramos)
- Vitamina C (de 1,000 a 2,000 miligramos)
- Ácido fólico (de 400 a 600 microgramos)
- Vitamina E (de 400 a 800 UI)

Lengua de vaca (*Rumex crispus*)

Aunque no existen estudios que validen su uso, la lengua de vaca ha sido tradicionalmente empleada para tratar los nódulos linfáticos agrandados, las afecciones de la piel y las infecciones respiratorias. Además, es un remedio tradicional con muy buena reputación para tratar el cáncer. *Dosis típica:* Hasta cuatro cápsulas de 500 miligramos al día. Otra opción es tomar de 20 a 40 gotas de tintura de la hierba, hasta dos veces al día. *Precaución:* Evítela durante el embarazo. Si tiene cálculos renales, consulte con un profesional de la salud antes de usarla.

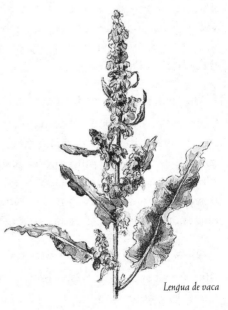

Lengua de vaca

Termínese esos tomates

El licopeno es un carotenoide, es decir, un pigmento que les da color a los tomates (jitomates). Aparte de aportar color, esta sustancia parece brindar protección contra la displasia. Por supuesto, en el caso de cualquier afección que desafíe al sistema inmunitario, entre más toxinas evite, mejor. Como generalmente se utilizan pesticidas para cultivar tomates, sería mejor comprar tomates cultivados orgánicamente (sin pesticidas) o cultivarlos usted mismo sin utilizar pesticidas. Si quiere tomar licopeno en forma de suplemento, tome de uno a cinco miligramos al día.

Cardo de leche (*Silybum marianum*)

Esta hierba no sólo es uno de los remedios más antiguos para cualquier afección en la que intervenga el estrés hepático, sino también uno de los mejor investigados. Más de 300 estudios han comprobado la eficacia de su compuesto principal: la silimarina. También desactiva los radicales libres dañinos y evita que ataquen el hígado. *Dosis típica:* 140 miligramos en cápsulas estandarizadas de silimarina (*silymarin*), tres veces al día; después de seis semanas, disminuya la dosis a 90 miligramos, tres veces al día. Otra opción es tomar de 10 a 25 gotas de tintura de la hierba hasta tres veces al día.

Cúrcuma (*Curcuma longa*)

Se ha demostrado que el principio activo de esta especia, la curcumina, disminuye la incidencia de mutaciones celulares en fumadores. *Dosis típica:* De 250 a 500 miligramos de cápsulas estandarizadas de curcumina hasta tres veces al día. Si prefiere utilizar la tintura de la hierba, tome de 10 a 30 gotas hasta tres veces al día. Otra opción es agregar una cucharadita al día de la especia molida a los alimentos.

Trébol rojo (*Trifolium pratense*)

Aunque su acción para prevenir o curar el cáncer no ha sido estudiada, el trébol rojo es una fuente rica en fitoestrógenos, unas sustancias químicas vegetales similares al estrógeno humano. Los fitoestrógenos pueden ser los responsables de la ausencia de cáncer en las personas que siguen una alimentación conformada principalmente por alimentos vegetales, ya que la sustancia que contienen se une con ciertas células evitando que los "verdaderos" estrógenos sobreestimulen el cuerpo. Las flores de trébol rojo son fáciles de conseguir, son seguras y su infusión es razonablemente sabrosa. *Dosis típica:* Hasta cinco cápsulas de 500 miligramos al día. Otra opción es tomar de dos a tres tazas de la infusión al día. (Deje reposar una cucharada de las puntas florecientes secas en una taza de agua caliente durante 10 a 15 minutos, cuélelas y tómese la infusión). Si prefiere utilizar la tintura de la hierba, puede tomar de 15 a 30 gotas hasta cuatro veces al día.

Equinacia (*Echinacea purpurea, E. angustifolia, E. pallida*)

Usted encontrará este fortalecedor del sistema inmunitario en muchas fórmulas comerciales, principalmente las que se venden para los resfriados (catarros) y la gripe. Para obtener mejores resultados, no la tome de forma continua. Tómela, en vez, durante dos semanas y después no la use por una semana. Luego vuelva a tomarla siguiendo el ciclo de dos semanas sí y una no. *Dosis típica:* Hasta nueve cápsulas de 300 a 400 miligramos al día. Otra opción es tomar 60 gotas de tintura de la hierba hasta tres veces al día. *Precaución:* Las personas alérgicas a otros miembros de la familia del aster, como la ambrosía, pueden ser alérgicas a la equinacia. No la use si tiene algún trastorno del sistema inmunitario, por ejemplo, lupus o VIH.

Astrágalo (*Astragalus membranaceus*)

Los chinos han empleado esta raíz como tónico general durante 2,000 años. Los estudios de investigación han demostrado que ayuda a que el sistema inmunitario recobre su funcionamiento normal en los pacientes con cáncer. Las varitas de astrágalo, que están ampliamente disponibles en las farmacias chinas y en las tiendas de productos naturales, se pueden agregar a las sopas durante su cocimiento y luego retirarse antes de servir, aunque de esta forma no podrá saber con certeza la cantidad que está consumiendo. Quizá encuentre fórmulas que contienen astrágalo mezclado con bayas de aligustre (*Ligustrum berries* o *Ligustrum lucidum*), otro remedio chino. *Dosis típica:* Ocho o nueve cápsulas de 400 a 500 miligramos al día. Otra opción es tomar de tres a cuatro goteros de tintura de la hierba.

Reishi (*Ganoderma lucidum*) y shiitake (*Lentinula edodes*)

Estos hongos comestibles contienen compuestos que fortalecen el sistema inmunitario. Puede hervir a fuego lento unos cuantos de ellos que estén secos, para hacer un caldo; agregar unos cuantos hongos frescos al día a sus sopas, o tomar extractos líquidos o en forma de tableta. *Dosis típica de* reishi: Hasta cinco cápsulas de 500 miligramos al día. Otra opción es tomar hasta tres tabletas de 1,000 miligramos hasta tres veces al día. *Dosis típica de* shiitake: 500 miligramos en cápsulas o tabletas del extracto estandarizado dos veces al día.

Agnocasto (*Vitex agnus-castus*)

El agnocasto se considera la hierba más adecuada para tratar el síndrome premenstrual (*PMS* por sus siglas en inglés) y otros padecimientos causados por hormonas que afectan a las mujeres. Si bien no se ha estudiado como tratamiento para la displasia cervical, puede ser útil para cualquier padecimiento que afecte al sistema reproductor femenino. *Dosis típica:* Hasta tres cápsulas de 650 miligramos al día. Otra opción

UNA INFUSIÓN PARA LA DISPLASIA CERVICAL

Esta infusión se puede guardar en el refrigerador durante un máximo de tres días; tome de dos a tres tazas antes de las comidas.

2   cucharaditas de bayas de agnocasto
1   cucharadita de raíz de bardana
1   cucharadita de trébol rojo
1   cucharadita de raíz de astrágalo
½   cucharadita de hojas de hierba dulce de Paraguay (opcional)
½–1 cucharadita de menta, menta verde o gaulteria (opcional)
5   tazas de agua

Ponga las hierbas y el agua a calentar hasta que la mezcla empiece a hervir. Luego, deje hervir la mezcla a fuego muy lento durante cinco minutos. Cubra la olla y deje reposar durante 20 minutos más. Cuele las hierbas.

es tomar una taza de infusión al día. (Deje reposar una cucharadita rasa de las bayas secas molidas en una taza de agua caliente durante 10 a 15 minutos, cuélelas y tómese la infusión). Si prefiere utilizar la tintura de la hierba, tome de 15 a 40 gotas al día. *Precaución:* No tome agnocasto si también está tomando fármacos de reposición hormonal. No emplee esta hierba durante el embarazo.

(*Nota:* Muchas de las hierbas recomendadas en este libro tienen varios nombres. Otras no tienen nombres en español, o si los tienen, estos no son muy conocidos. Por lo tanto, si no reconoce el nombre de una hierba mencionada en este capítulo, vea el glosario en la página 611).

DIVERTICULOSIS

IMAGÍNESE QUE APRIETA UN PEQUEÑO globo con su mano y ve cómo partes de este se salen de entre sus dedos. Esto es similar a lo que ocurre en el colon de una persona que tiene diverticulosis. Estos sacos pequeños se forman como resultado de una alimentación baja en fibra, hacer esfuerzo para evacuar o presentar debilidad en el colon o en la pared del intestino grueso. Estos sacos, o divertículos, son más o menos comunes en las personas de más de 40 años de edad. Ocurren hasta en un 40 por ciento de las personas de más de 50 años de edad y en casi todas las personas de más de 90 años de edad. Los divertículos pueden no producir síntoma alguno, pero también pueden causar que se desvíen los productos de la digestión. Cuando el contenido intestinal no se mueve, el resultado es inflamación, infecciones, sangrado y dolor; todos estos son síntomas de una afección conocida como diverticulitis.

Si la inflamación de estos sacos avanza, se puede desarrollar una infección, y causar fiebre, náusea, vómito, abotagamiento doloroso, sangrado rectal y sensibilidad abdominal severa, especialmente en la parte inferior izquierda del vientre. La diverticulitis tiene mucho en común con la apendicitis y ambas pueden provocar una emergencia quirúrgica si ocurre una ruptura. Por esta razón, es de vital importancia que cualquier caso de diverticulitis sea evaluado por un médico.

TRATAMIENTO FARMACOLÓGICO

Antiespasmódicos

Hiosciamina (*Levsin*), diciclomina (*Bentyl*), hiosciamina combinada con atropina, escopolamina y fenobarbital (*Donnatal*). *Función:* Bloquear la acción de la acetilcolina, una sustancia química que interviene en los retortijones. *Efectos secundarios:* Resequedad de boca, náusea, visión borrosa, mareo, dificultad para orinar.

Antiinflamatorios

Aspirina, ibuprofén, naproxeno, indometacina (*Indocin*). *Función:* Aliviar el dolor que acompaña a los divertículos inflamados. *Efectos secundarios:* Reacciones alérgicas, úlceras gástricas que sangran, retención de líquidos.

Antibióticos

Cefalexina (*Keflex*), cefadroxil (*Duricef*), ciprofloxacina (*Cipro*), oflaxacina (*Floxin*). *Función:* Matar un amplio espectro de bacterias infecciosas, lo cual está indicado cuando hay presencia de un número elevado de glóbulos blancos o fiebre. *Efectos secundarios:* Reacciones alérgicas, diarrea.

RECETAS HERBARIAS

Psyllium (*Plantago ovata*)

La cáscara de la semilla de esta planta, que se cultiva en Irán y la India, es rica en mucílago, una fibra soluble parecida a la que se encuentra en el salvado de avena, la harina de semilla de lino y la goma guar. Tanto herbolarios como médicos la han usado durante mucho tiempo para tratar el estreñimiento y la diverticulosis. *Dosis típica:* Hasta una cucharadita de la cáscara o dos cucharaditas de la cáscara molida y mezclada con un vaso de agua al día (tómesela de inmediato porque espesa muy rápido). Otra opción es tomar hasta seis cápsulas de 660 miligramos

COMIDA PARA LA SALUD DIGESTIVA

Hay una opción sencilla para prevenir la diverticulosis: consumir más fibra. De esta manera evita el estreñimiento y por consiguiente, el esfuerzo para evacuar, lo cual debilita las paredes del intestino y da lugar a la aparición de esos sacos dolorosos. Las mejores fuentes de fibra dietética son los cereales integrales, las legumbres, las verduras crujientes y las frutas con cáscara.

Sin embargo, una vez que los síntomas de este padecimiento se empiecen a manifestar, deberá evitar incluir en su alimentación ciertos tipos específicos de fibra. En esta etapa, la fibra insoluble —la que no se disuelve en agua— puede ser benéfica, pero también es más propensa a acumularse en los cuellos estrechos de los divertículos. Algunos ejemplos de alimentos que contienen fibra insoluble son los frutos secos, las semillas, el maíz (elote, choclo) y las cáscaras de la manzana, el pepino y el tomate (jitomate).

En cambio, la fibra soluble se disuelve en agua para formar un gel suave y es menos probable que tape los divertículos. Esta se encuentra en el salvado de avena, la harina de semilla de lino, la malta de cebada, la gelatina, la manzana pelada, el arroz integral y la cáscara de la semilla de *psyllium*. Tales fibras son una parte esencial de la alimentación para prevenir los ataques recurrentes de diverticulitis.

Debido a que una mala digestión hace que empeoren los síntomas, mastique bien su comida. Algunas personas encuentran que es muy útil tomar suplementos de enzimas digestivas, como la bromelina que se obtiene del tallo de la piña (ananá) y la papaína que se obtiene de la papaya (fruta bomba, lechosa). En ambos casos, siga la dosis recomendada por el fabricante. La cafeína y el alcohol pueden irritar el tracto digestivo, por lo que es mejor que los evite siempre que le sea posible.

con un vaso de agua al día. El *psyllium* también está disponible en las barras alimenticias (*energy bars*) producidas comercialmente. *Precaución:* Puede causar flatulencia, abotagamiento y diarrea; evite estos efectos secundarios comenzando con dosis bajas e incrementándolas gradualmente. Algunas personas pueden presentar reacciones alérgicas a esta hierba.

Menta (*Mentha* × *piperita*)

Entre los muchos beneficios que produce esta hierba con mentol, se encuentra que alivia el dolor y la inflamación, además de que combate las levaduras y otros microbios. Lo que es más importante, sus poderosas propiedades antiespasmódicas hacen que sea útil para aliviar los retortijones. Si va a usarla para este propósito, tome cápsulas con capa entérica (dirán *"enteric-coated"* en la etiqueta) para que el principio activo se libere en los intestinos y no en el estómago. *Dosis típica:* De una a dos cápsulas que contengan 0.2 mililitros del aceite esencial de la hierba, dos o tres veces al día, según sea necesario. Si desea aplicársela tópicamente para aliviar el malestar estomacal, diluya el aceite de menta en una cantidad igual de algún aceite vegetal, por ejemplo, de oliva, sésamo (ajonjolí) o almendra, y aplique la mezcla directamente sobre el área que le duela. La menta se puede usar tópica e internamente al mismo tiempo. *Precaución:* Algunas personas son muy sensibles al aceite de menta y presentan una sensación de ardor en el recto después de ingerirlo; las reacciones alérgicas al uso tópico del aceite son raras pero posibles.

Áloe vera (*Aloe barbadensis*)

El gel de la parte interna de las hojas de esta planta produce beneficios que puede apreciar cualquiera que lo haya usado para tratar una quemadura solar. El gel de áloe vera, cuando se aplica tópicamente, tiene efectos antiinflamatorios que alivian las paredes intestinales, además de poseer una ligera actividad antibacteriana. (Tenga presente que sólo el gel es útil para esta afección; la sustancia amarilla de la parte externa de las hojas es un potente purgante que puede causar diarrea). Los médicos usan cada vez más las preparaciones de áloe vera en forma oral para tratar una gran variedad de dolencias gastrointestinales, incluyendo la diverticulosis. *Dosis típica:* De dos a ocho cápsulas al día. Otra opción es tomar de ¼ a ½ taza de jugo reconstituido cuatro veces al día. Use un producto que haya sido específicamente elaborado para la ingestión y que contenga una cantidad garantizada de mucopolisacáridos de áloe vera (*aloe vera mucopolysaccarides*). *Precaución:* Algunas personas tienen reacciones alérgicas al jugo de áloe vera.

Uña de gato (*Uncaria tomentosa*)

Esta hierba de nombre pintoresco tiene una larga historia de uso como parte de la medicina tradicional de Sudamérica. Se usaba para tratar infecciones, artritis y una amplia gama de trastornos intestinales, incluyendo la diverticulosis y la diverticulitis. Pese a su popularidad, no se han realizado estudios médicos confiables que confirmen su eficacia. Pero la uña de gato es una hierba razonablemente segura, por lo que quizá valga la pena probarla. *Dosis típica:* De 20 a 60 miligramos del extracto estandarizado al día. Otra opción es tomar 15 gotas de tintura de la hierba de dos a tres veces al día. Si prefiere una infusión, puede tomar tres tazas al día. (Hierva a fuego lento una cucharada de la corteza de la raíz en una taza de agua durante 10 a 15 minutos, cuélela y tómese la infusión). *Precaución:* Puede interferir con la fertilidad o bajar la presión arterial. No la utilice durante el embarazo o la lactancia.

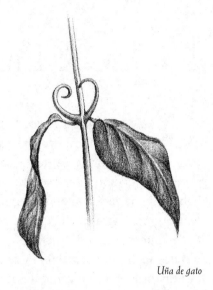

Uña de gato

Barbasco (*Dioscorea villosa*)

Este tubérculo es conocido por los farmacéuticos como la fuente de materias primas que se emplean para sintetizar muchas hormonas, como por ejemplo, la progesterona. Sin procesarse químicamente, el barbasco tiene poca actividad hormonal, pero sí posee efectos antiespasmódicos y antiinflamatorios que lo hacen muy útil para la diverticulosis. *Dosis típica:* De uno a dos goteros de tintura de la hierba tres o cuatro veces al día. Otra opción es tomar de una a dos cápsulas o tabletas de la raíz en polvo tres veces al día. *Precaución:* Algunas personas presentan náuseas leves a la dosis más elevada del rango recomendado.

(*Nota:* Muchas de las hierbas recomendadas en este libro tienen varios nombres. Otras no tienen nombres en español, o si los tienen, estos no son muy conocidos. Por lo tanto, si no reconoce el nombre de una hierba mencionada en este capítulo, vea el glosario en la página 611).

DOLOR DE GARGANTA

OTRA VEZ TIENE ESA HORRIBLE SENSACIÓN de ardor y picazón en la garganta. ¿Y esta vez por qué la sufre? Muchas cosas pueden ocasionar el dolor de garganta: la fiebre del heno, el goteo postnasal por una infección de los senos nasales, un ambiente lleno de humo, una bebida demasiado caliente, respirar por la boca mientras duerme, gritar e infecciones virales y bacterianas. El tipo más común de este tipo de padecimiento es el que acompaña a las enfermedades virales, por ejemplo, los resfriados (catarros) y la gripe. El dolor de garganta causado por un virus dura típicamente de tres a cuatro días y desaparece solo sin tratamiento médico alguno. Los antibióticos no hacen que desaparezca con mayor rapidez. Sin embargo, las hierbas pueden aliviar los síntomas de esta afección, reforzar la función del sistema inmunitario y combatir los virus.

TRATAMIENTO FARMACOLÓGICO

Analgésicos

Acetaminofén, aspirina, ibuprofén, naproxeno. *Función:* Aliviar el dolor y la inflamación (salvo el acetaminofén). *Efectos secundarios del acetaminofén:* Su uso crónico o a dosis mayores de la comúnmente recomendada causa daños hepáticos, con síntomas de ictericia, náusea, vómito y una sensación de malestar general; su uso prolongado también puede dañar los riñones. *Efectos secundarios de la aspirina:* Acidez (agruras, acedía), indigestión, irritación del estómago, náusea o vómito leves. *Efectos secundarios del ibuprofén y el naproxeno:* Mareo, náusea, dolor de estómago, dolor de cabeza; con el uso continuo, pueden causar irritación del revestimiento del estómago.

Analgésicos narcóticos

Combinaciones con codeína (*Aceta with Codeine, APA with Codeine, Tylenol with Codeine*), acetaminofén con hidrocodona (*Allay, Co-Gesic, Duocet*). *Función:* Aliviar el dolor severo de garganta. *Efectos secundarios:* Mareo, somnolencia, dolor de cabeza, náusea, vómito, dolor de estómago, estreñimiento.

Antibióticos

Penicilina (*Pen Vee, Ledercillin-VK*, muchos otros), eritromicina (*E-Mycin, Erybid, Ery-Tab, Erythrocin*, otros), claritromicina (*Blaxin*), azitromicina (*Zithromax*). *Función:* Matar bacterias en casos de infección de la garganta por estreptococos. *Efectos secundarios:* Náusea leve, vómito, diarrea, candidiasis vaginal.

RECETAS HERBARIAS

Equinacia (*Echinacea purpurea, E. angustifolia, E. pallida*)

La equinacia, que es antiinflamatoria, ayuda a poner a su sistema inmunitario en alerta máxima. También puede adormecer los tejidos inflamados de la garganta. En investigaciones, se ha encontrado que la hierba mata algunos de los virus que comúnmente infectan las vías respiratorias superiores. También es ligeramente antibacteriana, aunque no se debe depender de ella para eliminar los estreptococos. Los productos líquidos de equinacia producen una ligera sensación de cosquilleo y entumecimiento cuando se tragan. Dependiendo de sus síntomas, esta propiedad puede ser calmante o irritante.

Si tiene una infección de la garganta causada por estreptococos, puede tomar equinacia junto con antibióticos. En un estudio realizado en Alemania, se encontró que esta combinación daba como resultado una curación más rápida y menos infecciones recurrentes. *Dosis típica:* Hasta nueve cápsulas de 300 a 400 miligramos al día. Si prefiere utilizar la tintura de la hierba, tome 60 gotas cada dos o tres horas mientras esté despierto durante los dos primeros días de la enfermedad; luego, disminuya la dosis a 60 gotas tres veces al día. Suspenda su uso cuando hayan desaparecido los síntomas. *Precaución:* Si es alérgico a la ambrosía, puede que sea alérgico a la equinacia.

Shiitake (*Lentinus edodes*)

Este hongo, considerado un tesoro culinario, tiene efectos antivirales e inmunoestimulantes. Puede agregarlo a sus platos o tomar cápsulas. *Dosis típica:* Hasta cinco cápsulas de 400 miligramos al día.

¿Podría ser una infección por estreptococos?

Aunque las infecciones de garganta generalmente afectan a los niños, los adultos también pueden presentarlas. Estas son responsables de alrededor del 15 por ciento de todos los dolores de garganta en personas de todas las edades. Surgen comúnmente a finales del invierno y principios de la primavera.

Las señales que indican que podría tener una infección por estreptococos incluyen fiebre de más de 101.3°F (38.5°C), un recubrimiento blanquecino sobre las anginas y sensibilidad de los nódulos linfáticos del cuello. Algunas personas, particularmente los niños, también presentan dolor de cabeza, dolor de estómago y vómito. Los síntomas usuales del resfriado (catarro) —tos y moqueo— comúnmente están ausentes cuando hay una infección de este tipo.

Si usted piensa que tiene una infección de este tipo, vaya al médico para que le haga una prueba. Si bien no ponen en peligro su salud, las infecciones por estreptococos son contagiosas. Si no se les da tratamiento, pueden evolucionar y producir complicaciones, incluyendo la formación de abscesos en la garganta y la propagación de la infección a la sangre, el oído medio, los senos nasales o el hueso mastoides (el que se siente justo detrás del oído). En casos incluso más raros, pueden conducir a la fiebre reumática y a una enfermedad renal llamada glomerulonefritis aguda.

Si tiene una infección por estreptococos, su doctor probablemente le recetará antibióticos. Si padece de alergias, colabore con su doctor para encontrar algún medicamento que produzca el menor número de efectos secundarios. Cuando tome antibióticos, debe tomarlos durante *todo* el período que le indique su médico.

Hay cosas que puede hacer para ayudar a que los antibióticos cumplan con su función (vea "¿Puede combinar hierbas con antibióticos?" en la página 236). También puede minimizar el efecto del medicamento sobre las bacterias "buenas" que viven en su tracto digestivo comiendo cantidades abundantes de yogur y *kefir* con cultivos vivos o tomando un suplemento de bacterias llamadas *Lactobacillus acidophilus*.

Regaliz (*Glycyrrhiza glabra*)

La raíz natural (sin procesar) de esta planta disminuye la inflamación, alivia la garganta, estimula el sistema inmunitario y aumenta la producción de una sustancia antiviral del cuerpo llamada interferón. Sin embargo, el regaliz desglicirricinado (*DGL* por sus siglas en inglés) que se usa para tratar las úlceras no contiene los componentes que son útiles para combatir el resfriado y la gripe. *Dosis típica:* Hasta tres tazas de la infusión al día. (Hierva a fuego lento ½ cucharadita de la raíz seca picada en una taza de agua durante 10 a 15 minutos, cuélela y tómese la infusión). Otra opción es tomar seis cápsulas de 400 a 500 miligramos al día. Si prefiere utilizar la tintura de la hierba, tome de 20 a 30 gotas tres veces al día. *Precaución:* No tome regaliz durante más de seis semanas. No lo use durante el embarazo o la lactancia. Las personas con presión arterial alta, diabetes o alguna enfermedad de la tiroides, los riñones, el hígado o el corazón no deben tomar regaliz a menos que sea bajo la recomendación de un médico.

Malvavisco (*Althaea officinalis*)

Esta raíz alivia las membranas mucosas que sufren de inflamación. También produce un ligero efecto estimulante en el sistema inmunitario. *Dosis típica:* Hasta seis cápsulas de 400 a 500 miligramos al día. Si prefiere utilizar la tintura de la hierba, tome de 20 a 40 gotas hasta cinco veces al día. Otra opción es tomar tres tazas al día de la infusión. (Hierva a fuego lento una cucharadita de la raíz seca en una taza de agua durante 10 minutos, cuélela y tómese la infusión).

Gordolobo (*Verbascum thapsus*)

El gordolobo es una hierba que alivia y combate los virus de la gripe. *Dosis típica:* Hasta seis tazas de la infusión al día. (Deje reposar dos cucharaditas de las hojas y flores secas en una taza de agua caliente durante 10 a 15 minutos, cuélelas y tómese la infusión). Otra opción es tomar de 25 a 40 gotas de tintura de la hierba cada tres horas.

Llantén (*Plantago lanceolata, P. major*)

El llantén, que es otra hierba que alivia los tejidos, es demulcente, antiinflamatorio y antibacteriano. La Comisión E de Alemania, el equivalente

¿PUEDE COMBINAR HIERBAS CON ANTIBIÓTICOS?

Con toda la mala publicidad que han recibido últimamente los antibióticos, algunas personas se preguntan si deberían usarlos o no. Pero estos medicamentos sí tienen su lugar y pueden ser eficaces para combatir las infecciones bacterianas que las hierbas no pueden eliminar.

Entonces, ¿las hierbas son inútiles para combatir bacterias? Probablemente no. Sin embargo, cuando se trata de estreptococos, la mayoría de los estudios que se han hecho sobre las capacidades antimicrobianas de las hierbas, se han basado en cultivos en tubos de ensayo. Ningún estudio ha comparado las hierbas con placebos (pastillas falsas) o antibióticos convencionales en humanos.

Lo que sí sugieren estos estudios es que la aplicación directa de estas hierbas en el sitio de la infección podría servir de algo. En el caso de una infección de garganta por estreptococos, esto significa que puede hacer gárgaras con una tintura diluida en agua o rociar la parte trasera de la garganta con un extracto líquido.

Las hierbas además pueden ayudar a fortalecer su sistema inmunitario mientras el antibiótico elimina la infección bacteriana. En una investigación realizada en Alemania, se encontró que al agregar equinacia a un tratamiento con antibióticos para la infección de garganta por estreptococos los pacientes se recuperaron más rápido y la probabilidad de que se volvieran a infectar disminuyó.

Hasta que existan estudios que confirmen que las hierbas son eficaces para combatir este tipo de enfermedades, no sustituya los antibióticos por hierbas. En vez, úselas *junto con* cualquier antibiótico que le recete su médico.

en ese país de la Dirección de Alimentación y Fármacos (*FDA* por sus siglas en inglés) de los Estados Unidos, lo avala como una hierba segura y eficaz para tratar la inflamación de la garganta. *Dosis típica:* Hasta cuatro tazas de la infusión al día. (Deje reposar dos cucharaditas de las hojas secas en una taza de agua caliente durante 10 a 15 minutos, cuélelas y tómese la infusión). Otra opción es tomar de tres a seis gramos en cápsulas al día.

Olmo (*Ulmus rubra*)

La corteza interna de este árbol tiene una larga tradición como calmante de todo tipo de dolores de garganta. *Dosis típica:* De dos a tres tazas de la infusión al día. (Deje en infusión ½ cucharadita de la corteza en polvo en una taza de agua caliente durante 10 minutos, cuélela y tómese la infusión). También puede encontrar pastillas hechas con olmo. Tómelas según las indicaciones del fabricante.

Eucalipto (*Eucalyptus globulus*)

Esta hierba fragante cuenta con la bendición de la Comisión E como un remedio para aliviar el dolor de garganta. Sus aceites aromáticos son antisépticos y refrescantes y sus taninos tienen acción astringente que encoge los tejidos inflamados e hinchados. *Dosis típica:* Hasta tres tazas de la infusión al día. (Deje reposar una cucharadita de las hojas machacadas en una taza de agua caliente durante 10 minutos, cuélelas y tómese la infusión). También puede chupar una de las muchas pastillas comerciales de eucalipto que están disponibles en el mercado.

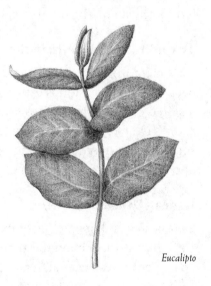

Eucalipto

Precaución: No ingiera eucalipto si tiene alguna enfermedad hepática seria o algún trastorno inflamatorio del tracto gastrointestinal o de los conductos biliares.

Ajo (*Allium sativum*) y cebolla (*A. cepa*)

Estas dos hierbas picantes poseen actividad antiviral y antibacteriana. Además, el ajo combate los estreptococos. *Dosis típica:* Hasta tres cápsulas de 500 a 600 miligramos al día. También puede consumir de uno a dos dientes de ajo crudos al día, finamente picados y agregados a los alimentos. En cuanto a la cebolla, trate de incluirla diariamente en su alimentación.

Raíz de mahonia (*Mahonia aquifolium*)

Esta hierba y parientes de la misma que también contienen berberina, como el hidraste (*Hydrastis canadensis*), la coptis (*Coptis chinensis*) y el agracejo (*Berberis vulgaris*), combaten las bacterias. La berberina incluso presenta cierta actividad en contra de los estreptococos. Estas plantas también actúan como tónicos de las membranas mucosas, lo que significa que ayudan a aliviar la garganta irritada. *Dosis típica:* 60 gotas (alrededor de dos goteros) de tintura de la hierba tres veces al día. Otra opción es tomar seis cápsulas de 500 a 600 miligramos al día. *Precaución:* No tome esta hierba durante el embarazo o la lactancia.

Toronjil (*Melissa officinalis*)

Este miembro de la familia de la menta combate una variedad de virus y bacterias, incluyendo los estreptococos. Funciona bien en forma de infusión o como gárgara. *Dosis típica:* De tres a cuatro tazas de la infusión al día. (Deje reposar una cucharadita de las hojas secas en una taza de agua caliente durante 10 minutos, cuélelas y tómese la infusión). Otra opción es hacer gárgaras con esta infusión según sea necesario.

Usnea (*Usnea barbata*)

La usnea es un liquen que combate los estreptococos y tiene acción antiinflamatoria e inmunoestimulante. *Dosis típica:* 60 gotas de tintura de la hierba tres veces al día.

(*Nota:* Muchas de las hierbas recomendadas en este libro tienen varios nombres. Otras no tienen nombres en español, o si los tienen, estos no son muy conocidos. Por lo tanto, si no reconoce el nombre de una hierba mencionada en este capítulo, vea el glosario en la página 611).

Dolor de muelas

Un dolor de muelas puede ser uno de los peores dolores que sentirá en su vida. Sin embargo, es la manera que tiene su dentadura para avisarle que algo está muy mal y necesita atención. No es una exageración decir que este padecimiento ocurre normalmente cuando los nervios de algún diente están dañados o muriéndose.

Debido a que las bacterias que los atacan pueden entrar al torrente sanguíneo e infectar otras partes del cuerpo, es importante que un profesional le atienda cualquier dolor de muelas. Incluso aunque las molestias desaparezcan —lo cual puede significar que el nervio del diente ya está muerto— la infección bacteriana todavía puede estar presente.

TRATAMIENTO FARMACOLÓGICO

Analgésicos

Aspirina, acetaminofén, ibuprofén, naproxeno (*Aleve*). *Función:* Aliviar el dolor de muelas y (salvo el acetaminofén) la inflamación. *Efectos secundarios de la aspirina:* Acidez (agruras, acedía), indigestión, irritación del estómago, náusea o vómito leves. *Efectos secundarios del acetaminofén:* Su uso crónico o en dosis elevadas puede causar daños hepáticos o renales. *Efectos secundarios del ibuprofén y el naproxeno:* Su uso continuo puede irritar el revestimiento del estómago; su uso prolongado en dosis elevadas puede causar daños hepáticos y renales.

RECETAS HERBARIAS

Clavo de olor (*Syzygium aromaticum*)

El aceite esencial de estas flores fragantes es uno de los mejores analgésicos naturales. También es antibacteriano. Simplemente ponga un poco de aceite en una bolita de algodón y aplíquelo suavemente sobre el área afectada. Usted deberá sentir que se le entumece con bastante rapidez y este efecto debe durarle cuando menos una hora. Un remedio rápido, para cuando no tenga alguna otra forma de conseguir alivio a la mano, consiste en masticar o machacar clavos de olor enteros y aplicarlos directamente sobre el sitio del dolor.

Ajo (*Allium sativum*)

Al igual que el clavo de olor, este remedio común de la cocina es un antibacteriano poderoso. Simplemente magulle un diente de ajo y colóquelo al lado del diente infectado. Puede que le arda un poco; retire el ajo si el dolor es demasiado intenso.

Cúrcuma (*Curcuma longa*)

Esta especia de color amarillo brillante, el cual se emplea en muchos productos naturales para los dientes, tiene propiedades curativas muy potentes. Para empezar, es antibacteriana y antiinflamatoria. También estimula la circulación, lo cual ayuda a llevar más células inmunitarias al sitio de la infección. A la media noche, cuando el dolor de muelas es tan intenso que ni siquiera puede usar el carro para ir a la farmacia, puede mezclar una cucharadita de cúrcuma con suficiente agua para hacer una pasta y aplicársela sobre el diente que le duele.

SI NO PUEDE IR DE INMEDIATO AL DENTISTA

La mayoría de los dentistas no hacen visitas a domicilio y puede que el suyo no pueda atenderle justo cuando le ataque un dolor de muelas. O quizá esté de viaje cuando su diente decida que es momento de empezar a darle guerra. En estos casos, esto es lo que puede hacer mientras consigue atención profesional.

- **Evite los extremos.** No coma alimentos muy calientes ni muy fríos. Puede probar aplicarse una compresa caliente o fría sobre el cachete, pero si el dolor aumenta, quítesela de inmediato.

- **Coma sólo los blandos.** A veces, el dolor de muelas es el resultado de una fractura delgadísima en el diente. Comer alimentos duros puede empeorar la fractura y hacer que el dolor se haga todavía más intenso.

PASTA PARA EL DOLOR DENTAL

Esta receta combina los componentes analgésicos del aceite de flores de clavo de olor con la manzanilla, los cuales combaten las infecciones.

- 1 gota de aceite esencial de flores de clavo de olor
- 2 gotas de aceite esencial de manzanilla alemana
- ½ cucharadita de hidraste en polvo

Mezcle el hidraste y los aceites esenciales con unas cuantas gotas de agua hasta que se forme una pasta espesa. Aplíquese un poco de la mezcla sobre el área afectada usando un hisopo (escobilla) de algodón. Aplíquesela no más de cuatro veces al día hasta que pueda ir al dentista.

Manzanilla (*Matricaria recutita*)

Si le duele algún diente, lo más probable es que también tenga los nervios de punta. La manzanilla puede ayudarle a resolver ambos problemas; en Europa se usa para tratar irritaciones de la boca y las encías y también es mundialmente conocida por sus ligeras propiedades sedantes. Además, combate la infección, promueve la curación y es una de las hierbas más seguras que se conocen. *Dosis típica:* Hasta tres tazas de la infusión enfriada al día. (Deje reposar de ½ a una cucharadita de las flores secas en una taza de agua caliente durante 10 minutos, cuélelas y tómese la infusión).

(*Nota:* Muchas de las hierbas recomendadas en este libro tienen varios nombres. Otras no tienen nombres en español, o si los tienen, estos no son muy conocidos. Por lo tanto, si no reconoce el nombre de una hierba mencionada en este capítulo, vea el glosario en la página 611).

DOLOR EN LOS SENOS

PARA ALGUNAS MUJERES, EL DOLOR O LA SENSIBILIDAD EN LOS SENOS son tan fuertes que incluso el roce de la blusa contra la piel les produce un dolor intenso. Esta afección, también conocida como mastalgia, a menudo se diagnostica equivocadamente como la enfermedad fibroquística del seno, que generalmente va acompañada de una o más bolitas en el seno.

Pero la Sociedad de Cáncer de los Estados Unidos afirma que la mastalgia no es una enfermedad. La mastalgia encuentra su causa en los cambios normales del tejido de los senos que se asocian con las fluctuaciones mensuales en los niveles de estrógeno y progesterona que hacen que las glándulas y los conductos de los senos se agranden. Como resultado, los pechos se hinchan, duelen, se ponen sensibles y les salen bolitas. Para muchas mujeres, estos síntomas ocurren como parte del

MUCHAS FORMAS DE CONSEGUIR GLA

El aceite de prímula nocturna es una forma muy buena de incluir ácido gamma-linolénico (*GLA* por sus siglas en inglés) en su alimentación, pero puede ser muy caro. (Además, como este aceite está de moda, puede que cuando usted lo necesite, ya se les haya acabado en la tienda de productos naturales). Otros aceites de semillas que contienen GLA son los de casis (*Ribes nigrum*) y borraja (*Borago officinalis*).

Debido a que el ácido linoleico, que es un compuesto común de algunos alimentos, se puede convertir en ácido gamma-linolénico en el cuerpo, otra opción es incluir tales alimentos en su régimen. Entre las fuentes ricas de ácido linoleico encontramos los aceites de alazor (cártamo), soya y semilla de lino (linaza). Prepare un aliño (aderezo) usando alguno de estos aceites, viértalo sobre una ensalada grande atiborrada de fibra y nutrientes y estará haciendo algo que beneficiará positivamente a su cuerpo.

síndrome premenstrual (*PMS* por sus siglas en inglés) y generalmente desaparecen durante o después de la menstruación.

El dolor en los senos puede estar presente en otros momentos en que cambian los niveles de hormonas ováricas, por ejemplo, durante la pubertad, el embarazo, la premenopausia y la terapia de reposición de estrógeno. Puede ocurrir después del embarazo cuando los senos se congestionan de leche, pero este malestar generalmente se alivia al amamantar. Sin embargo, durante la lactancia se pueden desarrollar infecciones o abscesos muy dolorosos en el tejido de los pechos. El dolor también puede presentarse a causa de los efectos secundarios de ciertos fármacos, como los diuréticos que se usan para la presión arterial alta y los medicamentos para el corazón. En casos raros, el dolor puede ser una señal de cáncer de mama, por lo que lo más prudente es que consulte con un doctor si siente esta molestia.

TRATAMIENTO FARMACOLÓGICO

Analgésicos

Aspirina, acetaminofén, ibuprofén. *Función:* Aliviar el dolor. *Efectos secundarios de la aspirina:* Malestar estomacal. *Efectos secundarios del acetaminofén:* Mareo, excitación, desorientación, daños hepáticos. *Efectos secundarios del ibuprofén:* Irritación y sangrado gastrointestinales, sarpullido.

Fármacos a base de hormonas

Anticonceptivos orales (muchos tipos y nombres comerciales). *Función:* Disminuir los niveles de las hormonas que secretan los ovarios, aliviando así el dolor en los senos. *Efectos secundarios:* Náusea, dolor de cabeza, sangrado vaginal, aumento de peso, infecciones vaginales, coágulos sanguíneos, cambios en el metabolismo, elevación de la presión arterial, cambios en la pigmentación de la piel. *Nota:* Los efectos secundarios de los anticonceptivos orales varían mucho dependiendo de la cantidad de estrógeno y progesterona que contengan.

Esteroides sintéticos

Danazol (*Danocrine*). *Función:* Suprimir la función de los ovarios e imitar hasta cierto grado la acción de la progesterona; típicamente se usa sólo en casos de dolor severo en los senos. *Efectos secundarios:* Aumento de peso, reducción en el tamaño de los senos, acné, masculinización (mayor crecimiento de vello y engrosamiento de la voz), dolor de cabeza, sofocos (bochornos, calentones), cambios en el deseo sexual, daños hepáticos.

RECETAS HERBARIAS

Prímula nocturna (*Oenothera biennis*)

Las semillas de la prímula nocturna producen un aceite que contiene ácido gamma-linolénico (*GLA* por sus siglas en inglés). En el cuerpo, este aceite eleva el nivel de un tipo particular de prostaglandina que ayuda a combatir la inflamación. Algunos estudios han mostrado que

CUATRO FORMAS FACILITAS DE ALIVIAR EL DOLOR

Puede que estas estrategias no funcionen para todas las mujeres, pero son inofensivas, relativamente baratas y naturales.

◆ **Dése algo de apoyo.** Compre un buen sostén (brasier, ajustador) o asegúrese de que los que ya tiene le queden bien. Quizá se sorprenda de la diferencia que esto puede hacer, especialmente en mujeres de senos grandes.

◆ **Pruebe un tratamiento con calor.** Muchos herbolarios recomiendan las compresas calientes de aceite de ricino o las compresas calientes simples, pues estas parecen ayudar a sacar los fluidos de los senos.

◆ **Bájele a la grasa.** No todos los doctores concuerdan con esto, pero algunos estudios han sugerido que los niveles altos de grasa en la alimentación pueden contribuir al dolor en los senos.

◆ **Córtele a la cafeína.** De nuevo, los doctores no concuerdan en esto, pero eliminar o disminuir su consumo de cafeína es algo que definitivamente vale la pena probar, especialmente si usted es una "cafeinómana". No olvide incluir los refrescos y tés helados en su cuenta total de cafeína, especialmente si usted es sensible a este estimulante.

el GLA ayuda significativamente a las mujeres con dolor en los senos; otros estudios han mostrado que no ayuda en lo absoluto. Sin embargo, parece ser que el aceite es útil para el malestar leve pero no para el dolor severo. *Dosis típica:* Un total de 3,000 a 4,000 miligramos en cápsulas al día. Otra opción es tomar ½ cucharadita del aceite al día. Tome la prímula nocturna en cualquiera de estas dos formas durante tres meses para ver resultados.

Agnocasto (*Vitex agnus-castus*)

La fruta de esta hierba tiene efectos similares a los de las hormonas en el cuerpo y normaliza la actividad de la progesterona. Puede hacer que desaparezcan muchos síntomas del PMS, incluyendo el dolor en los senos. De nuevo, al igual que en el caso de la prímula nocturna u otros productos que contengan GLA, puede ser necesario que tome agnocasto durante tres meses antes de que empiece a notar efectos significativos. *Dosis típica:* 200 miligramos de un extracto estandarizado para contener un 0.5 por ciento de agnúsidos (*agnusides*), de una a tres veces al día. *Precaución:* No tome agnocasto durante el embarazo. Tampoco use esta hierba si está tomando alguna terapia de reposición hormonal. Si está consumiendo otros fármacos similares a las hormonas, consulte con su médico antes de usar la hierba.

(*Nota:* Muchas de las hierbas recomendadas en este libro tienen varios nombres. Otras no tienen nombres en español, o si los tienen, estos no son muy conocidos. Por lo tanto, si no reconoce el nombre de una hierba mencionada en este capítulo, vea el glosario en la página 611).

DOLORES DE CABEZA

No TODOS LOS DOLORES DE CABEZA SON IGUALES. Algunos producen un dolor sordo, que si bien es molesto, no le arruina el día. Otros producen un dolor tan intenso que no le queda más remedio que tumbarse en la cama. Sus causas también son diversas.

Los dolores de cabeza causados por tensión, que por mucho son los más comunes, son provocados por músculos tensos en los hombros, cuello y cuero cabelludo. Con frecuencia, estos aparecen durante el transcurso del día y se resuelven después de reposar o dormir bien. Si el nivel de estrés es bastante alto, pueden durar hasta varios días.

Las migrañas son el resultado del estrechamiento de las arterias que están dentro y alrededor del cerebro. Cuando eso ocurre, el flujo insuficiente de sangre a veces produce lo que se conoce como un aura (cuando los síntomas son puramente visuales) o un prodromo (cuando incluyen diferentes tipos de alteraciones sensoriales). Esta etapa del dolor de cabeza se caracteriza por diversos síntomas, como sensibilidad a la luz, malestar abdominal, sudación, cambios de humor, entumecimiento o debilidad transitorios en un lado del cuerpo, dificultad para hablar y alteraciones visuales, como puntos negros que se mueven, líneas "zigzagueantes" o visión borrosa. Después de esta fase, las arterias del cerebro se dilatan y producen un dolor que generalmente es palpitante en un solo lado de la cabeza. Posteriormente, la molestia se puede volver constante y afectar la cabeza entera. Normalmente, este tipo de dolor de cabeza dura dos o tres horas. Sin embargo, a veces puede durar hasta varios días. Cuando se vomita, generalmente el dolor se detiene y luego viene somnolencia. Entre las causas más comunes de las migrañas se encuentran el estrés, el sueño insuficiente, dormir tarde, una mala alimentación, los períodos menstruales, el ruido excesivo y las luces brillantes.

Las cefaleas por racimos son dolores de cabeza severos que comienzan repentinamente y producen dolor unilateral que se localiza en el área que está alrededor o detrás del ojo. Mientras que las migrañas hacen que una persona se quiera recostar en un cuarto oscuro y silencioso, las cefaleas por racimos producen inquietud. Este tipo de dolor de cabeza es mucho menos común que la migraña. Aunque el dolor es intenso, generalmente desaparece en un lapso de 30 a 45 minutos. El término "racimo" se refiere a que estas cefaleas ocurren por episodios; por ejemplo, una persona puede presentar una de estas cada tarde durante un mes y después dejar de presentarlas durante meses o años antes de que recurran.

Otras causas menos frecuentes de dolor de cabeza incluyen las lesiones en el cráneo, las infecciones de los senos nasales, otro tipo de infecciones, la afección de la articulación temporomandibular, la resaca (cruda, mona, guayabo, ratón), la depresión, el uso excesivo de analgésicos que se venden sin receta, un tumor en el cerebro, las malformaciones congénitas de los vasos sanguíneos en el cerebro, el sangrado hacia el interior del cerebro y la presión arterial alta.

TRATAMIENTO FARMACOLÓGICO

Analgésicos

Aspirina, acetaminofén, ibuprofén, naproxeno, ketoprofeno. *Función:* Aliviar el dolor de cabeza. *Efectos secundarios de la aspirina:* Acidez (agruras, acedía), indigestión, irritación del estómago y náusea o vómito leves. *Efectos secundarios del acetaminofén:* Su uso crónico o en dosis elevadas puede causar daños hepáticos y renales. *Efectos secundarios del ibuprofén, naproxeno y ketoprofeno:* Su uso continuo puede irritar el revestimiento del estómago; su uso prolongado en dosis elevadas puede causar daños hepáticos y renales. *Nota:* Usar analgésicos con regularidad y luego suspender abruptamente su uso puede producir dolores de cabeza crónicos y más intensos.

Analgésicos que se venden con receta

Isometepteno con acetaminofén y dicloralfenazona (*Midrin*), butalbital con aspirina y cafeína (*Fiorinal*). *Función:* Aliviar los dolores de cabeza más intensos. *Efectos secundarios del* Midrin: Somnolencia, mareo. *Efectos secundarios del* Fiorinal: Somnolencia, mareo, náusea; riesgo de dependencia.

Cafeína

Analgésicos combinados (*Anacin, Excedrin Extra-Strength*, otros); con ergotamina (*Cafergot*). *Función:* Constreñir las arterias para calmar el dolor de cabeza. *Efectos secundarios:* Latido cardíaco acelerado, hambre, ansiedad, intranquilidad; el uso crónico y excesivo de bebidas cafeinadas puede causar dolores de cabeza.

Triptanos

Sumatriptán (*Imitrex*), zolmitriptán (*Zomig*), naratriptán (*Amerge*). *Función:* Imitar la acción de la serotonina, una sustancia química del cerebro que controla el humor, la cual se cree que interviene en las migrañas; a veces también se usan para las cefaleas por racimos. *Efectos secundarios:* Ardor, hormigueo o enrojecimiento en el sitio de la inyección; náusea y vómito.

Betabloqueadores

Propranolol (*Inderal, Novopranol*), metroprolol (*Lopressor, Novo-Pindol*), atenolol (*Apo-Atenolol, Novometoprol*), nadolol (*Corgard, Syn-Nadolol*). *Función:* Prevenir las migrañas o las cefaleas por racimos. *Efectos secundarios:* Fatiga, náusea, depresión, frecuencia cardíaca baja, presión arterial baja, vías respiratorias constreñidas, pesadillas.

Bloqueadores de los canales de calcio

Nifedipina (*Adalat, Apo-Nifed, Novo-Nifedin, Procardia*), verapamilo (*Calan, Isoptin, Verelan*). *Función:* Prevenir las migrañas. *Efectos secundarios:* Latido cardíaco acelerado, depresión, aumento de peso, estreñimiento. Además, debido a que estos fármacos dilatan los vasos sanguíneos, algunas personas presentan dolores de cabeza similares a las migrañas, o sea, precisamente la misma afección que supuestamente deberían aliviar.

Antidepresivos tricíclicos

Amitriptilina (*Elavil*) y nortriptilina (*Aventyl, Pamelor*). *Función:* Prevenir las migrañas y los dolores de cabeza causados por tensión recurrentes. *Efectos secundarios:* Dolor de cabeza, resequedad de boca, estreñimiento o diarrea, náusea, indigestión, debilidad, fatiga, somnolencia, nerviosismo, ansiedad, insomnio, temblor, sudación excesiva.

Otros fármacos

Ergotamina (*Ergostat, Gynergen*). *Función:* Constreñir los vasos sanguíneos e imitar la acción de la serotonina para aliviar las migrañas. *Efectos secundarios:* Mareo, náusea, diarrea, vómito; su uso continuo puede hacer que empeoren los dolores de cabeza si se suspende abruptamente.

RECETAS HERBARIAS

Matricaria (*Tanacetum parthenium*)

Desde la década de los años 80, se han realizado tres estudios de investigación que han demostrado los beneficios de la matricaria para las personas que padecen migrañas. Parece funcionar en alrededor de dos terceras partes de las personas que la prueban. Esta hierba contiene partenólidos, unos compuestos que parecen inhibir la liberación de la serotonina (la sustancia química del cerebro que controla el humor) desde las plaquetas (células sanguíneas). Según creen los investigadores, de esa manera la matricaria previene la constricción de las arterias del cerebro. Muchos de los productos que se venden en la actualidad se estandarizan para que contengan una cantidad específica de partenólidos, pero aún no está claro si este proceso es necesario. Para

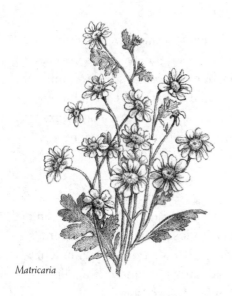
Matricaria

obtener los mejores resultados, quizá lo mejor sea que utilice la planta en su estado natural, asegurando que esté lo más fresca posible. En un experimento se encontró que los extractos de hojas frescas bloqueaban la constricción de los vasos sanguíneos —un efecto deseable para prevenir las migrañas—, mientras que los extractos de hojas secas provocaban su contracción. Aunque puede comer las hojas frescas (de una a cuatro al día), tienen un sabor muy amargo y, en algunas personas, producen úlceras (aftas, boqueras, fuegos) en la boca. Lo mejor es tomar la matricaria en forma de infusión o en cápsulas de las hojas liofilizadas (estas últimas dirán *"made from freeze-dried leaves"* en la etiqueta). *Dosis típica:* Hasta tres cápsulas de 300 a 400 miligramos al día. Otra opción es comer hasta dos hojas, de tamaño promedio, al día. Si prefiere utilizar la tintura de la hierba, tome de 15 a 30 gotas al día. *Precaución:* No la use durante el embarazo.

Laurel (*Laurus nobilis*)

Al igual que la matricaria, esta conocida hierba culinaria contiene partenólidos. James Duke, Ph.D., autor de *La farmacia natural*, recomienda usar las dos hierbas combinadas para prevenir migrañas. Aún no está bien establecida la dosis típica de laurel, por lo que quizá sea mejor que le pregunte a un profesional en herbolaria.

Cayena (*Capsicum annuum*)

En estudios de laboratorio, se ha encontrado que la capsaicina, un compuesto de la cayena, bloquea una sustancia química que interviene en la transmisión de los impulsos de dolor a través de los nervios. Esta hierba también es rica en salicilatos, unos compuestos naturales similares a la aspirina. En una investigación, se encontró que la aplicación tópica repetida de capsaicina en el interior de la nariz prevenía la

CUIDE SU CABEZA AL COMER

Diversos estudios han demostrado que muchas personas que padecen migrañas tienen alergias a ciertos alimentos o una versión más sutil de estas: la intolerancia a los alimentos. Reducir o eliminarlos de la comida a menudo hace que los dolores de cabeza disminuyan o desaparezcan. Como ventaja adicional, los pacientes que ponen en práctica esto se deshacen de otros problemas asociados con las alergias, como son el asma y el eczema. Entonces, ¿cuáles son los alergenos por excelencia? Los primeros en la lista son la leche de vaca, el trigo, el chocolate, el huevo, las frutas cítricas, la fresa, el queso, el tomate (jitomate) y el centeno, así como la tartrazina y el ácido benzoico, que son aditivos que se añaden a los alimentos.

Hay otros alimentos y aditivos que pueden causar dolores de cabeza en personas sensibles, no porque actúen como alergenos, sino porque contienen sustancias que afectan el diámetro de los vasos sanguíneos. Entre los culpables podemos encontrar el chocolate, el vino tino, los quesos añejados, las bebidas cafeinadas, las carnes procesadas y los aditivos en alimentos llamados glutamato monosódico (*MSG* por sus siglas en inglés) y aspartame (*Nutrasweet*). La mejor manera de averiguar si estos alimentos y aditivos podrían ser la causa de sus dolores de cabeza es determinar con cuanta frecuencia los consume y tratar de eliminarlos uno a la vez. Las pruebas estándares para detectar alergias pueden identificar algunas, pero no todas las que se relacionan con los alimentos.

ocurrencia de cefaleas por racimos, pero los pacientes que participaron en este estudio también presentaron ardor en esta cavidad. Si quiere probar este tratamiento, consulte con un médico o profesional en herbolaria calificado. Pero no necesita la supervisión de un doctor para agregarle cayena a su comida. Al primer indicio de cualquier tipo de dolor de cabeza, puede comer un plato picante (procurando tener un vaso grande de agua a la mano) o tomarse una cápsula que contenga esta planta. Otra forma de usarla es en pomada para darse un masaje en las sienes. Pero asegúrese de lavarse bien las manos con jabón después del masaje. *Dosis típica:* Hasta tres cápsulas de 400 a 500 miligramos al día. Otra opción es tomar de 5 a 10 gotas de tintura de la

Otras formas de ahuyentar los dolores de cabeza

La digitopuntura y la acupuntura pueden ayudar a aliviar tanto los dolores de cabeza causados por tensión como las migrañas. En la digitopuntura, se estimulan los mismos puntos que en la acupuntura pero se usan las yemas de los dedos en lugar de agujas. En una investigación donde participaron más de 500 personas con dolores de cabeza recurrentes, la autoestimulación de los puntos de digitopuntura funcionó lo suficientemente bien como para usarla en vez de los fármacos que se venden con receta para esos tipos de afección.

Otras dos estrategias que puede probar son: el entrenamiento en relajación y la biorretroalimentación. Quizá su doctor pueda recomendarle algunos cursos donde le enseñen cualquiera de ambas técnicas.

hierba al día. En el caso de cremas tópicas, siga las recomendaciones del fabricante.

Jengibre (*Zingiber officinale*)

Dada su larga historia de aliviar y prevenir los dolores de cabeza y la fama de ser una planta segura, uno se imagina que todo el mundo conoce el jengibre. Los estudios han demostrado que actúa como agente antiinflamatorio y disminuye la tendencia de las células sanguíneas a aglomerarse. Ambos atributos parecen ayudar a aliviar los dolores de cabeza, incluyendo las migrañas. Esta planta también contiene una sustancia llamada 6-shogaol, que parece actuar de formar similar a la capsaicina de la cayena para disminuir el dolor. Además, ayuda a aliviar la náusea, incluyendo la que acompaña a las migrañas. Dado que produce una sensación de calor, el jengibre es útil para aquellas personas que sienten frío cuando tienen una migraña. Asimismo, combina bien con la cúrcuma, que también es antiinflamatoria y analgésica. *Dosis típica:* Hasta ocho cápsulas de 500 a 600 miligramos al día. Si prefiere utilizar la tintura de la hierba, tome de 10 a 20 gotas en agua tres veces al día. Otra opción es tomar de ½ a una cucharadita de la raíz molida al día.

Menta (*Mentha* × *piperita*)

Ya sea usado interna o externamente, el mentol que contiene esta hierba disminuye el dolor. Al igual que el jengibre, también asienta el estómago. Para un tratamiento de triple efecto, prepare una infusión de menta y bébala mientras reposa en un baño de agua con 10 gotas de aceite esencial de menta. Luego, procurando que el aceite no le entre en los ojos, dése un masaje en las sienes, la frente y el cuello con alrededor de dos gotas de aceite de menta diluido en una cucharadita de aceite de oliva o almendra. *Dosis típica:* De 6 a 12 gotas de aceite en agua hasta tres veces al día. Si prefiere utilizar la tintura de la hierba, tome de 10 a 20 gotas en agua al día. Otra opción es tomar una taza de la infusión según sea necesario. (Deje reposar de una a dos cucharaditas de las hojas secas en una taza de agua caliente durante 15 minutos, cuélelas y tómese la infusión). *Precaución:* No tome menta si tiene acidez (agruras, acedía) o reflujo esofágico. No exceda la dosis recomendada del aceite esencial.

Sauce (*Salix* spp.)

La corteza de esta familia de árboles contiene salicilatos, que son parientes cercanos del ácido acetilsalicílico, el principio activo de la aspirina. *Dosis típica:* Hasta seis cápsulas de 400 miligramos al día. Otra opción es tomar hasta tres tazas de la infusión al día. (Deje reposar de ¼ a ½ cucharadita de la corteza en polvo en una taza de agua caliente durante 10 a 15 minutos, cuélela y tómese la infusión).

Ginkgo (Ginkgo biloba)

Esta hierba antiinflamatoria y antioxidante hace que las plaquetas sean menos pegajosas y mejora el flujo de sangre. Todas estas propiedades parecen disminuir el riesgo de desarrollar un ataque de migraña. Aunque no se han realizado investigaciones sobre la eficacia del *ginkgo* para la prevención de las migrañas, quizá valga la pena probar esta hierba no tóxica. *Dosis típica:* Tres cápsulas de cuando menos 40 miligramos del extracto estandarizado al día o siga las recomendaciones del fabricante o de un profesional. *Precaución:* No lo tome junto con aspirina. En algunas personas, el *ginkgo* puede provocar dolores de cabeza más intensos.

Pasionaria (*Passiflora incarnata*)

La pasionaria, una hierba ligeramente relajante, ayuda a aliviar la agitación mental y la tensión muscular que acompañan a los dolores de cabeza causados por tensión. Los herbolarios frecuentemente emplean esta flor en combinación con otras hierbas tradicionales para este tipo de padecimiento. *Dosis típica:* De 20 a 40 gotas de tintura de la hierba hasta cuatro veces al día. Otra opción es tomar ⅓ de taza de la infusión tres veces al día. (Deje reposar ½ cucharadita de la hierba seca en una taza de agua caliente durante 10 a 15 minutos, cuélela y tómese la infusión).

Valeriana (*Valeriana officinalis*)

La valeriana, cuyos efectos sedantes son más potentes que aquellos de la pasionaria, es una hierba que sólo debe usar cuando definitivamente quiera dormir, pese al dolor de cabeza. *Dosis típica:* De 300 a 400 miligramos al día de cápsulas estandarizadas para contener un 0.5 por ciento del aceite esencial de la hierba. Otra opción es tomar de 20 a 30 gotas de tintura de la hierba al día. *Precaución:* Evítela durante el embarazo.

(*Nota:* Muchas de las hierbas recomendadas en este libro tienen varios nombres. Otras no tienen nombres en español, o si los tienen, estos no son muy conocidos. Por lo tanto, si no reconoce el nombre de una hierba mencionada en este capítulo, vea el glosario en la página 611).

ECZEMA

SON PARCHES DE PIEL ROJOS que dan comezón y a veces exudan fluido y se presentan en más del 10 por ciento de la población residente en los Estados Unidos. Al rascarlos sólo se empeora la situación; se descaman, engrosan e infectan. Estas características son la tarjeta de presentación del eczema.

Aunque el nombre médico del eczema, dermatitis atópica, significa inflamación alérgica de la piel, los investigadores aún no han podido identificar con exactitud el papel preciso que desempeñan las alergias en esta afección. Sin embargo, sí saben que el eczema parece ocurrir junto con otras afecciones alérgicas como el asma y la fiebre del heno.

TRATAMIENTO FARMACOLÓGICO

Corticosteroides tópicos

Muchos tipos (*Kenalog*, *Cortaid*, *Cortef*, otros). *Función:* Suprimir la inflamación de la piel; por lo general, se emplean tópicamente, pero en casos raros muy severos se usan internamente. *Efectos secundarios de los fármacos tópicos:* Adelgazamiento de la piel, manchas lineales en la piel, supresión de la producción de esteroides en el cuerpo. *Efectos secundarios de los fármacos orales:* Acné, náusea, vómito, indigestión, dolor de cabeza, insomnio, mareo, mayor apetito, aumento de peso, mala curación de las heridas, supresión del sistema inmunitario; con su uso a largo plazo, pérdida de músculo, cataratas y osteoporosis.

Antihistamínicos sedantes

Difenhidramina (*Benadryl*), clemastina (*Tavist*), hidroxicina (*Atarax*, *Vistaril*). *Función:* Disminuir la comezón al bloquear unas sustancias químicas del cuerpo llamadas histaminas. *Efectos secundarios:* Somnolencia, mareo, resequedad de boca, nariz y garganta.

Antihistamínicos no sedantes

Astemizol (*Hismanal*), loratadina (*Claritin*), cetirizina (*Zyrtec*). *Función:* Disminuir la comezón al bloquear las histaminas. *Efectos secundarios:* Resequedad de boca, nariz y garganta; el astemizol puede causar alteraciones en el ritmo cardíaco.

Otros fármacos

Cremas tópicas que contienen alquitrán de hulla (*Aquaphor*, *Fotar*, otras). *Función:* Disminuir la comezón y la inflamación cuando las cremas con corticosteroides no funcionan o cuando se necesita usar una crema menos potente que la de los corticosteroides tópicos. *Efectos secundarios:*

Inflamación de los folículos pilosos, mayor reacción de la piel a la exposición solar.

Solución de acetato de aluminio (solución de Burow). *Función:* Ayudar a aliviar la irritación de la piel. *Efectos secundarios:* Generalmente ninguno.

RECETAS HERBARIAS

Regaliz (*Glycyrrhiza glabra*)

Esta hierba posee potentes propiedades antiinflamatorias, que son justo lo que debe tener un remedio herbario para el eczema. Parece actuar de manera similar a los corticosteroides pero sin causar los efectos secundarios negativos de estos fármacos. El regaliz también inhibe la degradación del cortisol, que es el corticosteroide del cuerpo.

En un estudio británico se observó que los niños con eczema que tomaron una infusión preparada con 10 hierbas chinas —una de las cuales era regaliz— mostraron una mejoría notable en comparación con aquellos que recibieron una infusión que no contenía esas plantas. *Dosis típica:* Hasta dos cápsulas de 400 a 500 miligramos tres veces al día. Si prefiere utilizar la tintura de la hierba, puede tomar de 20 a 30 gotas tres veces al día. Otra opción es beber hasta tres tazas de la infusión al día. (Hierva a fuego lento dos cucharaditas de la raíz seca en tres tazas de agua caliente durante 10 a 15 minutos, cuélela y tómese la infusión). Debido a que el regaliz tiene un sabor muy dulce, quizá quiera agregarle otras hierbas a la infusión.

Para usar el regaliz externamente, prepare una infusión hirviendo a fuego lento dos cucharadas de la raíz molida en dos tazas de agua durante 15 minutos, cuélela y tómese la infusión. Cuele la raíz, deje que se enfríe la infusión y aplíquesela sobre los parches de eczema usando una toallita limpia para la cara. También puede comprar productos naturales para el cuidado de la piel que contengan regaliz o ácido glicirrético (*glycyrrhetic acid*), que es uno de los principios activos de esta planta. *Precaución:* No tome regaliz durante más de seis semanas. No emplee regaliz si está embarazada, tiene presión arterial alta, enfermedades del corazón o hígado, diabetes, o alguna enfermedad severa de los riñones.

Bardana (*Arctium lappa*)

Cuando se ingiere, esta raíz disminuye la inflamación. Los herbolarios la consideran un remedio tradicional para muchos tipos de afecciones de la piel, incluyendo el eczema. La bardana, rica en minerales, también contiene inulina, la cual estimula el mecanismo inmunitario para destruir las bacterias de la piel que pueden empeorar este padecimiento. *Dosis típica:*

ALERGIAS Y ECZEMA

Las investigaciones han indicado que existen tres tipos de alergenos que pueden contribuir al eczema.

◆ **Alergenos de los alimentos.** Aunque pueden ser un factor que contribuya al eczema en algunas personas, hasta la fecha no existen pruebas sencillas e infalibles que puedan diagnosticar con precisión todos estos tipos de alergias. Muchos expertos consideran que la mejor prueba es eliminar a los culpables más comunes —especialmente la leche, el huevo y el cacahuate (maní)— de la alimentación durante al menos cuatro días, y vigilar si se producen cambios en la piel y la salud en general. Luego, puede volver a introducir los alimentos sospechosos, uno a la vez, a intervalos de no menos de tres días. Si después de introducir un alimento le vuelven a aparecer o empeoran los síntomas, entonces habrá resuelto una parte del misterio de la comezón.

◆ **Alergenos que se transportan por el aire.** Independientemente de que los inhale o entren en contacto con su piel, estas partículas voladoras pueden ser parte de su problema. El culpable más común es el ácaro de polvo que generalmente se encuentra en todos los hogares. Otros son el polen de las plantas, la caspa de los animales y el moho.

◆ **Microbios.** Las bacterias y las levaduras pueden agravar las alergias de la piel. Muchas personas con eczema también tienen más bacterias en la piel, como el *Staphylococcus aureus*, que las que no padecen esta afección. Las que sufren eczema también presentan una mayor probabilidad de desarrollar infecciones por hongos en la piel y reacciones alérgicas a estos. Limpiar con productos antibióticos o antifúngicos puede ser de utilidad.

De una a cuatro tazas de la infusión al día. (Hierva a fuego lento dos cucharaditas de la raíz seca en tres tazas de agua caliente durante 10 a 15 minutos, cuélela y tómese la infusión). Si prefiere, tome dos cápsulas de 400 a 500 miligramos tres veces al día. Otra opción es tomar de 10 a 25 gotas de tintura de la hierba tres veces al día. Para usarla externamente, hierva a fuego lento una cucharada de la raíz seca en dos tazas de agua durante 10 a 15 minutos, cuélela y tómese la infusión. Cuele la raíz, deje enfriar la infusión y aplíquesela con un trapo limpio.

Diente de león (*Taraxacum officinale*)

Al igual que la bardana, esta planta común contiene inulina, la cual mejora la capacidad del cuerpo para deshacerse de bacterias indeseables. El diente de león también estimula la digestión y el funcionamiento hepático. Además, está atiborrado de vitaminas y minerales, muchos de los cuales le ayudan a mantener una piel saludable. Puede comer las hojas jóvenes y frescas, ya sea crudas en ensaladas o cocidas al vapor como si fueran una verdura. *Dosis típica:* De una a cuatro tazas de la infusión al día. (Hierva a fuego lento de dos a tres cucharaditas de la raíz seca en dos tazas de agua caliente durante 15 minutos, cuélela y tómese la infusión). Otra opción es tomar dos cápsulas de 400 ó 500 miligramos tres veces al día.

Gotu kola (*Centella asiatica*)

Esta versátil hierba se puede usar tanto interna como externamente para ayudar a curar las heridas y disminuir la inflamación de la piel. *Dosis típica:* Una taza de la infusión al día. (Deje reposar una cucharadita de la hierba seca en una taza de agua caliente durante 10 minutos, cuélela y tómese la infusión). Para su uso externo, deje enfriar la infusión y aplíquela sobre los parches de eczema usando un trapo limpio. Además, puede tratar de conseguir cremas herbarias que contengan *gotu kola*. Otra opción es tomar hasta ocho cápsulas de 400 a 500 miligramos al día. Si prefiere utilizar la tintura de la hierba, tome de 20 a 40 gotas dos veces al día.

Equinacia (*Echinacea purpurea, E. angustifolia, E. pallida*)

Esta flor silvestre nativa de los Estados Unidos contiene sustancias que combaten la infección, disminuyen la inflamación y estimulan la forma-

CÓMO ATRAPAR LA HUMEDAD

Debido a que el eczema generalmente es una afección que se presenta en personas que tienen la piel seca, es una buena idea que mantenga humectada su piel. Aunque el baño se encarga de hidratarla, disminuya el uso del agua caliente, pues a menudo agrava la comezón. Y no se quede remojándose durante mucho tiempo ni se bañe con demasiada frecuencia, pues esto elimina los aceites naturales de la piel. En las pocas partes del cuerpo que necesitan jabón (la mayoría no lo necesitan), utilice un jabón suave. Por último, cuando haya terminado de bañarse, séquese la piel dándose ligeros golpecitos con la toalla en lugar de frotarse. Aplíquese inmediatamente cantidades abundantes de alguna crema o loción en el cuerpo para retener la humedad. Evite productos que contengan alcohol, fragancias sintéticas o lanolina; en vez, use productos que incorporen hierbas que sirvan para aliviar la piel.

ción y reparación de tejido conectivo. En un estudio realizado en Alemania se encontró que un ungüento hecho con el jugo de las partes aéreas de la *E. purpurea* era eficaz para tratar diversos tipos de afecciones inflamatorias de la piel, incluyendo el eczema. Además de usar ungüentos de equinacia, puede aplicarse una compresa fría hecha con una infusión de esta planta. Hierva a fuego lento una cucharada de la raíz seca y finamente picada en dos tazas de agua durante 15 minutos, cuélela y tómese la infusión. Cuele la raíz, deje enfriar la infusión y aplíquesela sobre la piel inflamada usando un trapo limpio.

Consuelda (*Symphytum officinale*)

Esta hierba, tradicionalmente reverenciada, contiene alantoína, un ingrediente presente en muchas lociones para la piel. Esta sustancia alivia y acelera la curación al promover el crecimiento de células de la piel. Para usarla, aplíquela en forma de ungüento o compresa. Hierva a fuego lento dos cucharaditas de la raíz seca en dos tazas de agua durante 10 minutos. Cuele la raíz y deje enfriar la infusión. Utilice un trapo limpio para aplicarse la solución. *Precaución:* No aplique consuelda sobre la piel agrietada o raspada. Si está embarazada o amamantando, evite aplicarse consuelda o productos que la contengan sobre superficies extensas de la piel.

Coleo (*Coleus forskohlii*)

Esta variedad india del coleo no debe confundirse con la planta ornamental común. El coleo medicinal puede disminuir la liberación de histamina y otras sustancias químicas inflamatorias al incrementar en el interior de las células los niveles de una sustancia llamada 3'5'-monofosfato cíclico de adenosina (*cAMP* por sus siglas en inglés). Hasta ahora, las investigaciones se han enfocado en el uso de la hierba para el asma, pero los investigadores actualmente están estudiando nuevos fármacos

LA IMPORTANCIA DE LOS ÁCIDOS GRASOS

Algunas personas con eczema tienen un desequilibrio de ácidos grasos. Fundamentalmente, lo que sucede es que necesitan más de los ácidos grasos omega-3 (como los que se encuentran en los pescados de agua fría y la semilla de lino) y más de un tipo de ácido graso omega-6 llamado ácido gamma-linolénico (que se encuentra en la borraja, el casis y la semilla de prímula nocturna).

En algunos estudios, aunque no en todos, se ha encontrado que los aceites medicinales ricos en ácido gamma-linolénico, como el aceite de prímula nocturna, mejoran el eczema. Una dosis sugerida de aceite de prímula nocturna es de 3,000 miligramos en cápsulas al día.

Otras investigaciones han demostrado los beneficios del aceite de pescado, que es una fuente rica de ácidos grasos omega-3. El aceite de semilla de lino (aceite de linaza, *flaxseed oil*) contiene ácido alfa-linolénico, que se convierte en el cuerpo en los ácidos grasos omega-3 presentes en el aceite de pescado. Así que si lo que quiere es mejorar su salud en general y la salud de su piel, incorpore alimentos ricos en ácidos grasos omega-3 a su alimentación. Algunos ejemplos son los pescados de agua fría, como la caballa (escombro), el salmón, el arenque, las sardinas, las anchoas y el atún rojo (atún de aleta azul), así como las semillas de lino molidas, las semillas de calabaza (pepitas), las nueces y las verduras de hojas color verde oscuro.

para el eczema que también sirven para prevenir la degradación del cAMP. Si las empresas farmacéuticas están dispuestas a invertir fondos para la investigación con el fin de estudiar el papel que desempeña el cAMP en el eczema, entonces puede que valga la pena probar las hierbas que afectan a esta sustancia para tratar esta afección. Michael T. Murray, N.D., recomienda que las personas con eczema tomen 50 miligramos de un extracto estandarizado para contener un 18 por ciento de forscolina (*forskolin*, el principio activo de la hierba), dos o tres veces al día.

Raíz de mahonia (*Berberis aquifolium*) e hidraste (*Hydrastis canadensis*)

Estas hierbas tienen un lugar en el tratamiento del eczema por dos razones. En primer lugar, fomentan la buena digestión y el funcionamiento hepático, ayudando así a que el cuerpo elimine las toxinas menores que podrían fomentar la inflamación. En segundo lugar, la berberina que contienen es una poderosa sustancia antimicrobiana que combate las bacterias malas como los estreptococos y los estafilococos que pueden complicar el eczema. *Dosis típica:* Hasta seis cápsulas de 500 ó 600 miligramos al día en dosis divididas. Si prefiere, tome de 10 a 20 gotas de tintura de la hierba tres veces al día. Para usarlas externamente, hierva a fuego lento dos cucharaditas de la raíz seca de cualquiera de ambas hierbas en dos tazas de agua durante 10 a 15 minutos y cuélela. Deje enfriar la infusión y utilícela para lavarse la piel. *Precaución:* Evite ambas hierbas durante el embarazo.

Avena (*Avena sativa*)

Este conocido cereal para desayunar alivia y humecta la piel. Hay tres formas excelentes de usar la avena para el eczema. Primer método: Ponga a hervir de 2 a 3 cuartos de galón (1.9 a 2.8 litros) de agua, agréguele dos puñados de copos de avena y hierva la mezcla a fuego lento durante 10 a 15 minutos. Cuele la mezcla y vierta el líquido a una bañera (bañadera, tina) llena de agua, o deje enfriar la solución y aplíquela sobre la piel con un trapo limpio. Segundo método: Coloque de uno a dos puñados de copos de avena en una media deportiva (calceta, calcetín) o envuélvalos en un pedazo de muselina, atando los extremos de la media o la tela. Ponga la prenda llena de avena en la bañera mientras se esté llenando de agua caliente. Luego puede usarla como esponja para aplicar la avena en las áreas donde tenga comezón. Tercer método: Compre alguna mezcla de avena coloidal comercial, por ejemplo, *Aveeno*. Estos productos están diseñados para agregarse directamente a la bañera. El método que debe evitar es agregar avena integral directamente al agua del baño. Si lo hace, tendrá que pasar horas enteras limpiando la bañera y tampoco es bueno para el drenaje.

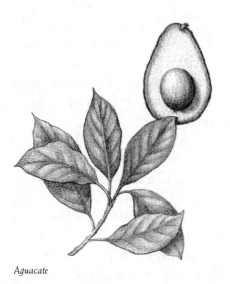

Aguacate

Aguacate (*Persea americana*)

El aguacate es un buen alimento porque contiene vitaminas A, D y E, las mismas que hacen que este fruto también sea bueno para la piel. Para ayudar a disminuir la comezón, la resequedad y la inflamación, aplique aguacate machacado directamente sobre los parches de eczema, o si el color verde no le sienta bien, aplique el aceite.

(*Nota*: Muchas de las hierbas recomendadas en este libro tienen varios nombres. Otras no tienen nombres en español, o si los tienen, estos no son muy conocidos. Por lo tanto, si no reconoce el nombre de una hierba mencionada en este capítulo, vea el glosario en la página 611).

ENDOMETRIOSIS

DE TODOS LOS PROBLEMAS DE SALUD que afectan a las mujeres, la endometriosis es el más misterioso. Ocurre cuando el tejido uterino se desplaza del exterior del útero hacia los ovarios, las trompas de Falopio, el cuello del útero, los intestinos o la vejiga. A veces, este tejido incluso crece fuera de la región pélvica, por ejemplo, en los pulmones.

El problema no es dónde se desarrolla el tejido, sino lo que ocasiona, ya que se hincha y sangra cada mes por el efecto de las hormonas que producen los mismos cambios en el tejido uterino normal.

Los síntomas de la endometriosis varían en gran medida de una

AYÚDESE CON UNA BUENA ALIMENTACIÓN

Las grasas y los productos lácteos pueden estimular la producción de estrógeno, agravando los síntomas de la endometriosis. Opte por los alimentos bajos en grasa y altos en fibra, incluyendo cantidades abundantes de frutas y verduras. Evite los aceites parcialmente hidrogenados, incluyendo la margarina. Estos aceites se utilizan como ingredientes en muchos alimentos, así que revise bien las etiquetas de estos para ver si dicen "*partially hydrogenated oils*". Si una comida los contiene, no la compre.

Además de evitar estos aceites, debe aumentar su consumo de ácidos grasos esenciales, como los que se encuentran en el salmón, los frutos secos y las semillas.

Los fitoestrógenos que contienen los alimentos hechos a base de soya y otros frijoles (habichuelas) pueden ayudar a evitar que los estrógenos naturales o sintéticos sobreestimulen los tejidos del cuerpo. Coma estos alimentos con regularidad, diariamente si es posible.

Por último, reduzca el consumo de cafecitos, refrescos y chocolatitos, ya que la cafeína puede empeorar drásticamente los síntomas de esta afección.

mujer a otra. A veces son severos; otras veces son prácticamente inexistentes. De hecho, algunas ni siquiera se dan cuenta de que tienen esta enfermedad hasta que su médico la diagnostica mientras busca la causa de algún otro trastorno, por ejemplo, la infertilidad.

Quizá los signos más comunes de la endometriosis son dolor abdominal, dolores (cólicos) menstruales severos, sangrado excesivo, menstruaciones irregulares o dolor durante el coito. Pero estos mismos síntomas también pueden ser indicativos de la enfermedad pélvica inflamatoria, el síndrome del intestino irritable o un crecimiento en los ovarios. Por lo tanto, la endometriosis es muy difícil de diagnosticar.

Las mujeres entre los 25 y 35 años de edad son las que generalmente se enteran de que sufren este padecimiento, aunque se cree que el problema tiene su origen más o menos en la época en que comienzan a menstruar. Si bien abundan las teorías en cuanto a su causa, se sabe que la afección es estimulada, en parte, por el estrógeno y otras hormonas que intervienen en el ciclo menstrual. Cuando estas hormonas se mantienen en equilibrio, los síntomas a menudo desaparecen, lo que inactiva la enfermedad.

Existen alternativas quirúrgicas para tratar la endometriosis. Uno de tales procedimientos se conoce como laparoscopía. Mediante un pequeño instrumento flexible de visualización llamado laparoscopio, los doctores primero localizan las áreas afectadas. A veces, el laparoscopio también lleva herramientas quirúrgicas o láseres que se usan para remover el tejido endometrial y cualquier tejido cicatrizado circundante. Sin embargo, después de esta cirugía, el tejido endometrial puede volver a crecer en el mismo lugar.

TRATAMIENTO FARMACOLÓGICO

Anticonceptivos orales

Etinilestradiol, acetato de noretindrona (*Loestrin*), otros. *Función:* Prevenir la ovulación en mujeres con endometriosis leve. *Efectos secundarios:* Mareo, dolor de cabeza, malestar estomacal, abotagamiento, náusea.

Progesterona sintética

Medroxiprogesterona oral (*Provera*), acetato de medroxiprogesterona inyectable (*Depo-Provera*). *Función:* Detener la ovulación y controlar los niveles de estrógeno. *Efectos secundarios:* Náusea, vómito, dolor de cabeza, mareo, depresión, insomnio, irritabilidad, aumento de peso, otros.

Progesterona natural

Cremas (*ProGest, PhytoGest, FemGest*), cápsulas, supositorios vaginales o rectales. *Función:* Detener la ovulación y controlar los niveles de estrógeno. *Efectos secundarios:* Raros o ninguno. *Nota:* La progesterona natural se sintetiza a partir del barbasco, pero las cremas que *sólo* contienen extracto de barbasco (aunque sí resultan eficaces para algunas mujeres) no son las mismas que aquellas que contienen cantidades adecuadas de progesterona natural. Pídale a su farmacéutico o doctor que le recomiende un producto si encuentra esta diferencia algo confusa.

Derivados de la testosterona

Danazol (*Danocrine*). *Función:* Reducir el tamaño de las áreas endometriales y disminuir el dolor. *Efectos secundarios:* Aumento de peso, crecimiento indeseable de vello, sofocos (bochornos, calentones), sequedad vaginal, engrosamiento de la voz, acné, fatiga, retención de líquidos, disminución del deseo sexual.

Agonistas de la hormona liberadora de gonadotrofinas (*GnRH* por sus siglas en inglés)

Nafarelina (*Synarel*), leuprolida (*Lupron*). *Función:* Aliviar el dolor pélvico y encoger las áreas extensas de tejido anormal antes de la cirugía. *Efectos secundarios:* Cesación de menstruaciones normales acompañada de síntomas que se asemejan a los de la menopausia.

RECETAS HERBARIAS

Valeriana (*Valeriana officinalis*)

Esta hierba ha sido empleada durante siglos para tratar los padecimientos asociados con el dolor, incluyendo los problemas menstruales. Los estudios experimentales han demostrado que actúa como un sedante leve y que alivia los dolores menstruales. *Dosis típica:* De 300 a 400 miligramos al día de cápsulas estandarizadas para contener un 0.5 por ciento de aceite esencial. Otra opción es tomar de 20 a 60 gotas de tintura de la hierba al día.

Manzanilla (*Matricaria recutita*)

La manzanilla es un calmante popular que también posee propiedades antiespasmódicas y puede ayudar a calmar los dolores menstruales. Asimismo, alivia el malestar estomacal leve que acompaña a los cólicos abdominales en algunas mujeres. *Dosis típica:* Hasta seis cápsulas de 300 a 400 miligramos al día. Otra opción es tomar de tres a cuatro tazas de la infusión al día. (Deje reposar de ½ a una cucharadita de las flores secas en una taza de agua caliente durante 10 a 15 minutos, cuélelas y tómese la infusión). Si prefiere utilizar la tintura de la hierba, tome de 10 a 40 gotas tres veces al día. *Precaución:* Algunas personas presentan reacciones alérgicas a la manzanilla.

Mundillo (*Viburnum opulus*)

Los indios norteamericanos consideraban el mundillo como un sedante y tónico uterino. Debido a que relaja los músculos de esa área, esta hierba ha sido útil en el tratamiento de los dolores menstruales, el malestar durante el embarazo y también para la prevención de abortos espontáneos. *Dosis típica:* Hasta tres tazas de la infusión al día. (Deje reposar una cucharadita de la corteza en una taza de agua durante 10 a 15 minutos, cuélela y tómese la infusión). *Precaución:* No tome mundillo si tiene cálculos renales.

Barbasco (*Dioscorea villosa*)

En la medicina ayurvédica y la medicina china tradicional se emplean diversas variedades de barbasco. La raíz de esta especie particular de barbasco posee propiedades antiinflamatorias que pueden ser útiles para relajar los espasmos uterinos. *Dosis típica:* Hasta dos cápsulas de 400 miligramos al día. Otra opción es tomar de 20 a 40 gotas de tintura de la hierba hasta cinco veces al día.

Agripalma (*Leonurus cardiaca*)

Investigadores chinos han encontrado que la agripalma aumenta el volumen de circulación de la sangre y estimula la actividad uterina. Esta hierba puede ser útil para aliviar ciertos síntomas de la endometriosis, como retrasos en la menstruación y flujo menstrual lento o con coágulos. *Dosis típica:* Tres tazas de la infusión al día. (Deje reposar de ½ a una cucharadita de la hierba seca en una taza de agua caliente durante 10 a

---

UNA INFUSIÓN ANTIENDOMETRIOSIS

Tome diariamente dos tazas de esta infusión durante dos semanas.

- 1 cucharadita de bayas de agnocasto
- 1 cucharadita de flores de trébol rojo
- 1 cucharadita de raíz de barbasco
- 1 cucharadita de mundillo
- ½ cucharadita de cola de caballo
- ½ cucharadita de hojas de frambueso
- ½ cucharadita de agripalma
- 1 cuarto de galón (960 ml) de agua

En una cacerola mediana, combine las hierbas y el agua y caliéntelas hasta que el agua rompa en hervor. Reduzca la llama y hierva la mezcla a fuego lento durante alrededor de cinco minutos. Retire la cacerola de la hornilla, cúbrala y deje la mezcla en infusión durante 15 minutos más. Cuele la infusión y deseche las hierbas.

15 minutos, cuélela y tómese la infusión). Otra opción es tomar de 20 a 50 gotas de tintura de la hierba hasta cinco veces al día. *Precaución:* No la use durante el embarazo ni cuando esté tratando de quedar embarazada.

Matricaria (*Tanacetum parthenium*)

La matricaria, que es un remedio comprobado para las migrañas, cuenta con una historia de 2,000 años de uso como medicina tradicional para regular los ciclos menstruales. No se sabe cómo funciona, pero quizá valga la pena probarla. *Dosis típica:* Hasta 400 miligramos en cápsulas estandarizadas al día, o dos hojas frescas de tamaño promedio al día. Si prefiere utilizar la tintura de la hierba, tome de 15 a 30 gotas al día. *Precaución:* No la use durante el embarazo.

Milenrama (*Achillea millefolium*)

Se han aislado más de 40 principios activos de la milenrama. Puede reducir la inflamación, aliviar los dolores menstruales y detener el sangrado excesivo. *Dosis típica:* ¾ de cucharadita de la tintura en un poco de agua tres veces al día, comenzando 10 días antes de la menstruación; suspéndala durante dos semanas después de que haya terminado su período. *Precaución:* No la tome durante el embarazo.

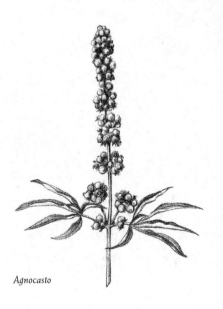

Agnocasto

Agnocasto (*Vitex agnus-castus*)

El agnocasto normaliza y estimula las funciones de la glándula pituitaria, particularmente aquellas que regulan las hormonas sexuales femeninas. *Dosis típica:* Hasta tres cápsulas de 650 miligramos al día. Si prefiere utilizar la tintura de la hierba, tome de 15 a 40 gotas al día. Otra opción es tomar una taza de la infusión al día. (Deje reposar una cucharadita rasa de las bayas secas molidas en una taza de agua caliente durante 10 a 15 minutos, cuélelas y tómese la infusión). *Precaución:* No lo utilice durante el embarazo ni junto con la terapia de reposición hormonal.

Cimifuga negra (*Actaea racemosa*)

Esta es otra hierba que equilibra los niveles de hormonas y ha sido aprobada en Alemania para tratar diversas afecciones asociadas con irregularidades en las hormonas femeninas. Debido a que se cree que los desequilibrios hormonales son la causa de la endometriosis, vale la pena probar esta planta. *Dosis típica:* Tres cápsulas de 500 a 600 miligramos al día. Otra opción es tomar de 10 a 25 gotas de tintura de la hierba hasta cada cuatro horas. *Precaución:* No la use si está embarazada o si está tratando de quedar embarazada.

DOS TRATAMIENTOS QUE VALE LA PENA PROBAR

Muchos herbolarios utilizan compresas de aceite de ricino para tratar cualquier tipo de dolor pélvico. Los estudios preliminares sugieren que estas mejoran el funcionamiento del sistema inmunitario. Para hacer una compresa de aceite de ricino, compre el tipo que haya sido prensado en frío. (En la etiqueta dirá "*cold-pressed castor oil*"). Humedezca un pedazo de franela o lana doblada en el aceite de modo que queden cuatro capas saturadas. Póngase la franela directamente sobre el abdomen inferior. Cúbrala con una bolsa de plástico y luego coloque una bolsa de agua caliente o un cojín eléctrico encima del plástico. Trate de dejarse la compresa durante una hora cada vez, repitiendo el mismo procedimiento tres veces por semana durante al menos tres meses. Si consigue aliviar los síntomas de la endometriosis, entonces disminuya la frecuencia del tratamiento a una vez por semana.

Se ha demostrado que la acupuntura disminuye significativamente y en ocasiones elimina el dolor menstrual. Un estudio preliminar indica que quizá también sea eficaz para tratar a las mujeres infértiles que sufren de endometriosis.

Angélica china (*Angelica sinensis*)

La angélica china, una de las hierbas que con mayor frecuencia recetan los profesionales en medicina china tradicional, se utiliza para tonificar y regular el sistema reproductor femenino. *Dosis típica:* Hasta seis cápsulas de 500 a 600 miligramos al día. Otra opción es tomar de 5 a 20 gotas de tintura de la hierba hasta tres veces al día. *Precaución:* No la use durante el embarazo.

Frambueso (*Rubus idaeus*)

Esta hierba es recomendada por muchos herbolarios de la actualidad para tonificar el útero durante el embarazo y facilitar el parto. Algunas mujeres juran que esta planta es capaz de aliviar el sangrado menstrual abundante. *Dosis típica:* Hasta seis cápsulas de 430 miligramos al día. Si prefiere la infusión, tome hasta 10 tazas al día. (Deje reposar una cucharadita de las hojas secas en una taza de agua caliente durante 10 a 15 minutos, cuélelas y tómese la infusión). *Precaución:* Si está embarazada, use frambueso sólo bajo la supervisión de un profesional de la salud.

Diente de león (*Taraxacum officinale*)

El diente de león, utilizado ampliamente en Europa, ayuda al hígado a descomponer las hormonas excedentes que pueden fomentar el crecimiento endometrial. *Dosis típica:* Dos tazas de hojas jóvenes crudas o ligeramente cocidas. Si prefiere utilizar el extracto líquido de la hierba, tome de 30 a 60 gotas al día. Si prefiere tomar la infusión de la hierba, tome dos tazas al día. (Deje reposar ½ cucharadita de la raíz seca cernida en una taza de agua caliente durante 10 a 15 minutos, cuélela y tómese la infusión).

Bardana (*Arctium lappa, A. minus*)

La bardana es otra hierba que ayuda al hígado a descomponer las hormonas excedentes como el estrógeno. *Dosis típica:* Hasta seis cápsulas de 400 ó 500 miligramos al día. Otra opción es tomar tres tazas de la infusión al día. (Deje en infusión una cucharadita de la raíz seca en una taza de agua caliente durante 10 a 15 minutos, cuélela y tómese la infusión). Si prefiere utilizar la tintura de la hierba, tome de 25 a 40 gotas tres veces al día.

Lengua de vaca (*Rumex crispus*)

Su uso tradicional ha sido para padecimientos crónicos de la piel, ictericia y estreñimiento. Además, aunque no existen estudios contundentes que lo confirmen, la lengua de vaca también se considera como una hierba limpiadora. *Dosis típica:* Hasta cuatro cápsulas de 500 miligramos al día. Otra opción es tomar de 20 a 40 gotas de tintura de la hierba hasta dos veces al día. *Precaución:* Evítela durante el embarazo.

(*Nota:* Muchas de las hierbas recomendadas en este libro tienen varios nombres. Otras no tienen nombres en español, o si los tienen, estos no son muy conocidos. Por lo tanto, si no reconoce el nombre de una hierba mencionada en este capítulo, vea el glosario en la página 611).

ENFERMEDAD DEL CORAZÓN

CUARENTA MILLONES DE ESTADOUNIDENSES LA PADECEN. Casi una tercera parte de todas las muertes en los Estados Unidos se deben a ella y las estadísticas son igualmente sombrías para la mayoría de los países de Europa occidental. La enfermedad del corazón es uno de los principales homicidas que no hemos logrado comprender del todo. Por lo tanto, aquí le damos una breve reseña de la terminología que se emplea para describir aquellas cosas que pueden fallar con el corazón humano.

La arteriosclerosis es una afección en la que depósitos de grasa llamados placas se acumulan en las arterias, que son los vasos sanguíneos que llevan sangre oxigenada a los tejidos del cuerpo. A medida que las placas se aglomeran y adhieren al interior de las arterias, estrechan el diámetro de las mismas al grado que el suministro de sangre se vuelve inadecuado, lo que daña los tejidos.

Las placas se pueden adherir a las paredes de cualquier arteria. Cuando se acumulan en las arterias coronarias que llevan oxígeno al corazón, el resultado es una enfermedad cardíaca. Los síntomas de esta incluyen angina de pecho (o dolor en el pecho), poca tolerancia al ejercicio, debilidad, mareo, fatiga y finalmente, ataques al corazón. Pero para cuando se presentan estos síntomas, la enfermedad cardíaca generalmente ya está bastante avanzada.

La arteriosclerosis es un proceso complejo. Al parecer, comienza en la infancia y va progresando con la edad. Un nivel elevado de colesterol en la sangre es un factor que contribuye de manera importante, pero no el único. En el torrente sanguíneo hay dos tipos principales de colesterol: las lipoproteínas de baja densidad (*LDL* por sus siglas en inglés) o colesterol "malo" y las lipoproteínas de alta densidad (*HDL* por sus siglas en inglés) o colesterol "bueno". Las LDL "malas" tienden a acumularse en las áreas dañadas de las arterias, mientras que las HDL "buenas" tienden a brindar protección en contra de este proceso.

Las plaquetas (un tipo de células sanguíneas) también juegan un papel importante en la enfermedad del corazón. Cuando las plaquetas se aglomeran o amontonan, liberan compuestos, incluyendo las prostaglandinas, que contribuyen de forma significativa a la formación de placa.

Aunque todo esto parezca complicado, es importante entender por qué ocurre la arteriosclerosis. Así podrá apreciar las formas en que los

ACUDA AL MÉDICO SIN FALTA

La enfermedad del corazón es un padecimiento muy grave y potencialmente mortal. Usted *debe* ver con regularidad a su médico de cabecera o cardiólogo. Si está tomando medicamentos para la enfermedad del corazón, es importante que colabore con su doctor y posiblemente con un herbolario con experiencia para diseñar un programa individualizado, ya que muchas hierbas interactúan con los medicamentos para el corazón. *Nunca deje de tomar los medicamentos que le hayan recetado sin antes consultar a su doctor.*

tratamientos herbarios y nutritivos pueden ayudar a prevenir y tratar la enfermedad cardíaca.

Con base en lo que se sabe de la enfermedad del corazón, el tratamiento se debe enfocar en:

- Disminuir el colesterol total y el colesterol tipo LDL y al mismo tiempo incrementar el colesterol tipo HDL

- Prevenir y curar las lesiones arteriales que conducen a la acumulación de placas

- Prevenir la aglomeración plaquetaria

- Encoger las placas que ya están presentes

- Dilatar las arterias coronarias

- Fortalecer el músculo cardíaco en general, especialmente aumentando su eficiencia en el uso de energía y oxígeno

Si usted tiene antecedentes familiares de enfermedad cardíaca o niveles elevados de colesterol, nunca es demasiado temprano para iniciar estrategias de prevención. Empiece con una alimentación saludable para el corazón, deje de fumar e incluya el ejercicio en su rutina diaria... pero hágalo hoy, no mañana.

El tratamiento farmacológico de la enfermedad del corazón es complejo y depende de diversos factores que incluyen la presencia o ausencia de presión arterial alta, irregularidades en el ritmo cardíaco o insuficiencia cardíaca por congestión venosa, así como padecer o no de alguna otra enfermedad como el asma. Muchos de los pacientes requieren más de un fármaco.

Las hierbas que tienen efecto sobre la salud del sistema circulatorio tardan desde semanas hasta meses en cumplir con su función. Sea paciente. Es muy importante tener presente que la enfermedad del corazón no es una afección que se deba tomar a la ligera. Consulte con su médico acerca de cualquier síntoma de enfermedad del corazón que sienta y sea completamente honesto en cuanto a las hierbas que tenga planeado tomar. No cambie su régimen de medicamentos farmacéuticos, ya sea que se vendan con receta o no, sin la supervisión de su doctor.

TRATAMIENTO FARMACOLÓGICO

Nitratos

Nitroglicerina (aerosol o tabletas sublinguales), dinitrato de isorbida (*Dilatrate-SR, Isordil, Sorbitrate*), mononitrato de isorbida (*Imdur, Ismo, Monoket*), ungüento de nitroglicerina (*Nitrobid*). *Función:* Disminuir la angina de pecho al relajar el músculo liso de los vasos sanguíneos coronarios. *Efectos secundarios:* Dolor de cabeza, ligera disminución en la presión arterial.

Betabloqueadores

Propranolol (*Inderal*), metroprolol (*Lopressor*), labetalol (*Normodyne, Trandate*), otros. *Función:* Disminuir el consumo de oxígeno del corazón al reducir la presión arterial, la frecuencia cardíaca y la fuerza de las con-

---

PRIMERO LO PRIMERO

Aunque los medicamentos convencionales y los remedios herbarios pueden ayudar a curar la enfermedad del corazón, el mejor tratamiento es la prevención: en otras palabras, el ejercicio y una buena alimentación. Si usted padece esta enfermedad, su compromiso de seguir un programa de ejercicio y una buena alimentación ayudan a determinar su capacidad para recuperarse de la misma. Colabore con su médico u otro profesional para que le ayuden a hacer estos cambios importantes en su estilo de vida, sin riesgos.

Para prevenir una enfermedad del corazón futura, estos son los pasos a seguir:

◆ **¿Cuáles deben ser sus niveles de colesterol?** Las agencias e investigadores revisan continuamente sus parámetros. Pregúntele a su médico cuáles son los más recientes.

◆ **Muévase hasta que sude.** Hacer ejercicio con regularidad ayuda a bajar el colesterol y fortalece el corazón. Cualquier tipo de ejercicio aeróbico funcionará, pero nunca lo haga al grado que le dé una angina de pecho (dolor en el pecho) o quede exhausto, pues esto puede dañar su corazón. Si actualmente lleva un estilo de vida sedentario, comience poco a poco, incrementando gradualmente la rapidez y la distancia. Caminar es un ejercicio excelente para este propósito.

tracciones. *Efectos secundarios:* Insuficiencia cardíaca, frecuencia cardíaca demasiado baja, falta de aliento, disminución en el nivel de colesterol tipo HDL, problemas cognitivos, problemas de memoria y concentración, depresión, disfunción sexual, alteraciones en el sueño, fatiga.

Bloqueadores de los canales de calcio

Nifedipina (*Adalat, Procardia*), diltiazem (*Cardizem, Dilacor, Tiazac*), verapamilo (*Calan, Covera, Isoptin*), otros. *Función:* Inhibir el transporte de calcio hacia el interior de las células, conduciendo a la dilatación de los vasos sanguíneos coronarios y a una menor demanda de oxígeno por parte del corazón. *Efectos secundarios:* Rubefacción, presión arterial baja, mareo, hinchazón, dolor de cabeza, insuficiencia cardíaca, irregularidades en el ritmo cardíaco.

◆ **No fume y si lo hace, déjelo.** Aunque haya fumado toda su vida, nunca es demasiado tarde para darse cuenta de los beneficios a la salud que puede obtener al dejar este vicio. (Vea el capítulo "Adicción a fumar" en la página 83 para más información al respecto).

◆ **Abra su corazón.** Este órgano vital es más que una simple máquina que bombea sangre; por algo existe la metáfora del "corazón roto". Muchos estudios científicos han sugerido que el estrés, la soledad y el aislamiento están implicados en el desarrollo de la enfermedad cardíaca. Si usted es una persona aislada, conéctese con otros a través de su iglesia, actividades de voluntariado, cursos u otros pasatiempos. Si está estresado, existen diversas técnicas de meditación y relajación que pueden ayudar a reducir los efectos del estrés en su cuerpo.

◆ **Aliméntese mejor.** La alimentación occidental, rica en grasas de origen animal y pobre en cuanto a su contenido de fibra de origen vegetal, es un factor que lo predispone al desarrollo de enfermedad cardíaca. Existen muchos libros y cursos que tratan acerca de una alimentación saludable para el corazón.

Nutrientes para un corazón de acero

La alimentación es un factor crucial para la salud del corazón, pero tomar suplementos es el mejor tipo de seguro, especialmente porque empezar a comer alimentos más sanos generalmente implica un largo proceso para la mayoría de las personas. Aquí le sugerimos algunos suplementos que quizá quiera investigar si es que usted sufre de enfermedad del corazón o si corre el riesgo de desarrollarla.

♦ **L-carnitina.** Este compuesto interviene en el metabolismo energético a nivel celular. Aumenta la eficiencia del músculo cardíaco, disminuye el metabolismo del colesterol y previene la formación de placas. *Dosis típica:* De 500 a 1,500 miligramos al día.

♦ **Coenzima Q_{10}.** Este antioxidante similar a las vitaminas ayuda a las células a producir energía y mejora los niveles de colesterol. También disminuye la frecuencia de la angina de pecho y mejora la tolerancia al ejercicio. *Dosis típica:* De 100 a 150 miligramos al día.

♦ **Niacina.** Esta vitamina B baja el colesterol, pero las dosis a las que se administra tienden a ser limitadas porque pueden producir un efecto molesto de rubefacción (manchas rojas en la piel y mucosas). Las formas de liberación o acción prolongada de niacina causan menos este fenómeno, pero pueden provocar daños hepáticos. Una alternativa apropiada es un precursor de la niacina llamado hexaniacinato de inositol (*inositol hexaniacinate*), que no produce rubefacción, incluso en dosis elevadas; es más, no le causa daño alguno al hígado. Los estudios de investigación han mostrado que esta forma de niacina es tan eficaz como las demás, y no parece producir efectos secundarios con su uso. *Dosis típica:* De 50 a 100 miligramos tres veces al día.

Aspirina

Función: Disminuir el riesgo de un ataque al corazón al prevenir que las plaquetas se aglomeren. *Efectos secundarios:* Acidez (agruras, acedía), indigestión, irritación del estómago, náusea o vómito leves.

◆ **Vitamina E.** Existen muchos tipos de vitamina E. El tocotrienol puede ser particularmente útil para bajar el colesterol. En realidad inhibe la producción de este, una característica que lo convierte en una buena opción para las personas cuyo cuerpo sintetiza cantidades mayores de lo normal de colesterol conformado por lipoproteínas de baja densidad (*LDL* por sus siglas en inglés), a pesar de que hagan cambios en su alimentación. *Dosis típica:* De 25 a 100 miligramos al día.

◆ **Vitamina B$_6$.** La deficiencia de esta importante vitamina B parece ser una de las principales causas de la enfermedad cardíaca. Se puede tomar como parte de un suplemento multivitamínico de buena calidad, o bien, de un suplemento combinado de vitaminas del complejo B. *Dosis típica:* De 25 a 50 miligramos de vitamina B$_6$ al día.

◆ **Magnesio.** En muchos estudios se ha encontrado un vínculo entre la deficiencia de magnesio y la enfermedad del corazón, la muerte cardíaca repentina, los ataques al corazón y los ritmos cardíacos irregulares peligrosos. Este mineral puede ayudar a disminuir la formación de placa, bajar el nivel de colesterol total, elevar el nivel de colesterol "bueno" conformado por lipoproteínas de alta densidad (*HDL* por sus siglas en inglés) e inhibir la agregación plaquetaria. *Dosis típica:* De 500 a 1,000 miligramos al día. *Precaución:* Si presenta diarrea, disminuya la dosis.

◆ **Bromelina.** Este suplemento, que proviene de las enzimas proteolíticas de la piña (ananá), produce efectos antiinflamatorios e inhibe la acumulación de plaquetas. En estudios clínicos, se ha demostrado que la bromelina descompone las placas y alivia la angina de pecho. *Dosis típica:* De 250 a 500 miligramos tres veces al día con el estómago vacío. *Precaución:* Ocasionalmente, la bromelina puede provocar malestar estomacal.

RECETAS HERBARIAS

Ajo (*Allium sativa*) y cebolla (*A. cepa*)

Estas dos hierbas aromáticas y deliciosas contienen sustancias que previenen la aglomeración de las plaquetas, disminuyen los niveles de colesterol total y triglicéridos (un tipo de grasa de la sangre) y aumentan el nivel del colesterol "bueno" tipo HDL. El ajo también promueve la descomposición de ciertos tipos de coágulos sanguíneos y baja la presión arterial. Si le agradan estos alimentos fragantes y desea incluirlos en su alimentación en lugar de tomar un suplemento, consuma al menos un diente de ajo o media cebolla pequeña al día. *Dosis típica:* Cápsulas que suministren al menos 10 miligramos de alicina (*allicin,* uno de los componentes activos del ajo) al día. El contenido de alicina de las cápsulas de ajo que compre debe venir especificado en la etiqueta del producto. *Precaución:* Algunas personas no pueden digerir el ajo o la cebolla; el resultado es malestar estomacal, abotagamiento y flatulencia. (Si usted presenta este efecto secundario pero sólo de forma muy leve, intente el truco culinario de agregarle mucho perejil fresco a cualquier plato preparado con ajo o cebolla).

Ginkgo (*Ginkgo biloba*)

Un gran número de investigaciones científicas han confirmado el valor tradicional del *ginkgo* para el tratamiento de la enfermedad cardíaca. Es antioxidante, mejora la eficiencia cardíaca, aumenta el suministro de sangre a las extremidades y produce un efecto tónico en los vasos sanguíneos, mejorando gradualmente su salud. También evita que las plaquetas se aglomeren. El *ginkgo* puede ser particularmente útil cuando la arteriosclerosis ha afectado el funcionamiento del cerebro o de las arterias de los brazos o las piernas. Es común que las personas con enfermedad de las arterias coronarias también tengan placas en todas las demás arterias del cuerpo. *Dosis típica:* De 40 a 80 miligramos en cápsulas estandarizadas para contener un 24 por ciento de heterósidos (*heterosides*) tres veces al día. *Precaución:* Se han reportado casos raros de malestar gastrointestinal, dolor de cabeza y mareo en personas que usan *ginkgo.*

Espino (*Crataegus* spp.)

Ahora sabemos que las hojas, flores y bayas del espino dilatan las arterias coronarias, incrementando así el flujo de sangre hacia el corazón. El espino también produce otros beneficios a la salud de este órgano: mejora sus procesos metabólicos, incluyendo la oxigenación y la producción de energía, y disminuye el ácido láctico, el cual es un producto de desecho del esfuerzo físico que causa dolor muscular. Esta hierba también fortalece las paredes de las arterias. Es antioxidante, antiinflamatorio y baja el nivel de colesterol. *Dosis típica:* Una taza de la infusión tres veces al día. (Hierva a fuego lento una cucharadita de las bayas secas o deje reposar una cucharadita de las hojas y las flores en una taza de agua caliente durante 10 a 15 minutos, cuélelas y tómese la infusión). Si prefiere utilizar la tintura

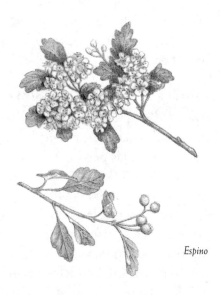

Espino

de la hierba, tome de ½ a una cucharadita tres veces al día. Otra opción es tomar de 100 a 250 miligramos en cápsulas estandarizadas para contener un 20 por ciento de proantocianidinas (*proanthocyanidins*) tres veces al día.

Jengibre (*Zingiber officinale*)

Esta hierba aromática reduce el colesterol y evita la acumulación de plaquetas al disminuir la absorción de colesterol dietético y estimular su excreción por medio de la bilis, la cual es una de las principales vías a través de las cuales el cuerpo elimina el colesterol excedente. El jengibre funciona mejor cuando se come fresco y con el estómago vacío. *Dosis típica:* Una rebanada de hasta ¼ de pulgada (6 mm) de una raíz de tamaño promedio al día. Otra opción es tomar 250 miligramos al día de cápsulas de la raíz liofilizada. (En la etiqueta dirá *"freeze-dried root"*). *Precaución:* El jengibre puede causar malestar estomacal en algunas personas, especialmente en dosis más elevadas.

Alfalfa (*Medicago sativa*)

Las hojas de este cereal disminuyen los niveles de colesterol y encogen las placas que ya están presentes. La alfalfa a menudo se vende en forma de polvo, el cual se debe tomar según las indicaciones que aparezcan en el empaque. *Dosis típica:* Hasta ocho o nueve cápsulas de 400 a 500 miligramos al día. Otra opción es tomar de 15 a 30 gotas de tintura de la hierba cuatro veces al día.

Mirtillo (*Vaccinium myrtillus*)

Además de su reputación bien merecida para el tratamiento de las enfermedades oculares, el mirtillo también brinda importantes beneficios potenciales a las personas con enfermedades cardiovasculares. Es rico en antocianósidos, unas sustancias que ayudan a prevenir el daño en el interior de los vasos sanguíneos que causa el estrechamiento de estos. Esta planta inhibe la arteriosclerosis, protege el corazón durante el esfuerzo físico, disminuye la inflamación y fortalece las paredes de las arterias, todo lo que significa que el mirtillo hace lo mismo por los vasos sanguíneos que lo que hacían las espinacas por Popeye, sólo que más lento. *Dosis típica:* De 80 a 160 miligramos de cápsulas estandarizados para contener un 25 por ciento de antocianidina (*anthocyanidin*) al día.

Milenrama (*Alchillea millefolium*)

La milenrama dilata las arterias y ayuda a bajar el colesterol. Se considera como un tónico para los vasos sanguíneos, ya que mejora la salud arterial en general. *Dosis típica:* De una a tres tazas de la infusión dos o tres veces al día. (Deje reposar una cucharadita de la hierba seca en una taza de agua durante 10 a 15 minutos, cuélela y tómese la infu-

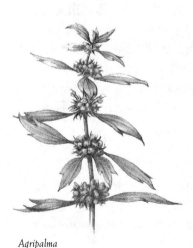

Agripalma

sión). Otra opción es tomar de ⅛ a ½ cucharadita de tintura de la hierba de dos a tres veces al día. *Precaución:* No utilice esta hierba durante el embarazo.

Agripalma (*Leonurus cardiaca*)

Se sabe que la agripalma, otro tónico cardíaco tradicional, baja el colesterol, disminuye la acumulación de plaquetas y en general fortalece el corazón. Además, baja la frecuencia cardíaca cuando está demasiado elevada, especialmente en aquellos casos en los que la ansiedad es

Bayas buenas para el corazón

El ráspano y el arándano tienen compuestos químicos similares a los de una hierba medicinal conocida como mirtillo. Además, parece que ambas producen beneficios similares en el corazón, por lo que ahora tiene una buena excusa para incluir estas deliciosas bayas en su alimentación.

No obstante, la masa de la tarta (pastel) en que a menudo se hornean *no* forma parte de una alimentación saludable para el músculo cardíaco. Pruebe comer estas bayas con leche helada baja en grasa o agréguelas a su yogur sin grasa y sin azúcar con un poco de sirope (almíbar, miel) de *maple* (arce). O agréguelas a sus copos de avena, hojuelas (copos) de salvado u otro cereal rico en fibra.

un factor más, debido a que relaja al sistema nervioso en general. *Dosis típica:* Una taza de la infusión dos o tres veces al día. (Deje reposar de ½ a una cucharadita de la hierba en una taza de agua caliente durante 10 a 15 minutos, cuélela y tómese la infusión). Otra opción es tomar de ¼ a una cucharadita de la tintura de la hierba dos o tres veces al día.

Ginseng siberiano (*Eleutherococcus senticosus*)

Esta hierba funciona al actuar sobre las glándulas suprarrenales, que son las principales glándulas para manejar el estrés. Tiende a corregir los procesos que causan enfermedades en el cuerpo. En las personas que padecen enfermedad cardíaca, parece bajar el colesterol y la presión arterial. Es especialmente adecuada para aquellos casos en que el estrés crónico forma parte de los síntomas. *Dosis típica:* Hasta nueve cápsulas de 400 a 500 miligramos al día. Otra opción es tomar 20 gotas de tintura de la hierba hasta tres veces al día. *Precaución:* En dosis elevadas, el *ginseng* siberiano puede causar insomnio, irritabilidad o ansiedad. Si usted presenta alguno de estos efectos, disminuya la dosis.

(*Nota:* Muchas de las hierbas recomendadas en este libro tienen varios nombres. Otras no tienen nombres en español, o si los tienen, estos no son muy conocidos. Por lo tanto, si no reconoce el nombre de una hierba mencionada en este capítulo, vea el glosario en la página 611).

ENFERMEDAD DE LAS ENCÍAS

¿LE SANGRAN LAS ENCÍAS, aunque sea un poquito? ¿Están rojas, adoloridas o hinchadas? ¿Alguna vez ha tenido mal aliento o le ha dicho su dentista que debe cepillarse y visitar al higienista dental con mayor frecuencia? Si respondió "sí" a cualquiera de estas preguntas, es posible que tenga alguna forma de enfermedad periodontal o de las encías.

Según las Asociación Dental de los Estados Unidos, aproximadamente tres de cada cuatro personas de más de 20 años de edad presentan alguna etapa de enfermedad de las encías. Podría ser gingivitis, la etapa más temprana y tratable, aunque un cepillado cuidadoso y el uso regular del hilo dental y las limpiezas dentales pueden revertir los daños. O tal vez haya avanzado hasta el grado de que puede presentarse pérdida de los dientes.

Los dientes no están incrustados en la mandíbula como si fueran postes en cemento (hormigón). Están rodeados de tejido vivo llamado la membrana periodontal. Este tejido les sirve de amortiguador. Miles de fibras diminutas se conectan entre ellos y los huesos de la mandíbula.

En una boca normal y sana, se puede observar un pequeño espacio llamado surco gingival entre el diente y la membrana periodontal. Generalmente mide de uno a dos milímetros, lo que equivale a aproximadamente ⅛ de pulgada. Cuando las partículas de alimentos y bacterias se quedan atrapadas en este espacio, forman la placa dentobacteriana, una sustancia pegajosa que se adhiere a los dientes. La placa se endurece hasta convertirse en sarro, el cual se va asentando por capas al interior de este surco, haciendo que eventualmente se vuelva más profundo. Con el tiempo, las encías pierden su color rosado normal, se hinchan y enrojecen y pueden sangrar con el cepillado.

Si no se tratan, las capas de sarro siguen avanzando hacia las raíces del diente, y eventualmente penetran la membrana periodontal, erosionando los huesos que mantienen al diente en su lugar. A la larga, los dientes involucrados se aflojan y se caen.

¿Por qué algunas personas desarrollan enfermedad de las encías y otras no? Por una parte, las bacterias que la causan son contagiosas; se pueden transmitir al besar. Por otra parte, parece haber un vínculo entre la enfermedad de las encías y la diabetes que aparece en la edad adulta. También puede que la deficiencia de vitamina C juegue un papel en esto, pues permite un mayor paso de las bacterias hacia los tejidos que rodean al diente.

Los investigadores actualmente están estudiando por qué tantas personas que sufren de enfermedades de las encías también padecen enfermedades cardiovasculares. Es posible que los mismos hábitos alimenticios o deficiencias de nutrientes fomenten ambos problemas. Y aunque la gingivitis pueda parecer un padecimiento sin mayor importancia, las bacterias que la causan se pueden transmitir a los pulmones, provocando neumonía. Por último, la gingivitis es una de las primeras señales de que quizá el sistema inmunitario esté teniendo dificultades y, por lo tanto, no debe ser ignorada.

La mejor manera de prevenir las enfermedades de las encías es cepillarse y usar hilo dental regularmente. Asimismo, debe consultar

ENJUAGUE ASESINO DE BACTERIAS

Aunque este enjuague no tiene un sabor particularmente agradable, sí ayudará a sanar las encías inflamadas.

5 gotas de tintura de hidraste

5 gotas de tintura de mirra

2 dientes de ajo machacados

1 pizca de cayena

2 tazas agua

Combine todos los ingredientes. Enjuáguese la boca durante dos o tres minutos, tres o cuatro veces al día.

periódicamente con su dentista para que le quite la placa dentobacteriana que se vaya acumulando. Si usted tiende a acumular mucha placa, visite a su dentista cuando menos dos veces al año.

El tratamiento de la enfermedad periodontal generalmente incluye algún tipo de procedimiento mecánico en el que un higienista dental hace una limpieza profunda de las encías y elimina la placa del área del diente que se encuentra debajo de la encía. Esto a menudo va a acompañado de un tratamiento con algún antibiótico, aunque cada vez es más común que se utilice únicamente el medicamento. Sin embargo, no existen fármacos que se puedan tomar para revertir el avance de las enfermedades de las encías. En casos avanzados, se realizan procedimientos quirúrgicos.

TRATAMIENTO FARMACOLÓGICO

Antibióticos

Penicilina, penicilina V (*Pen-Vee K, V-Cillin*). *Función:* Matar las bacterias responsables de infectar las encías. *Efectos secundarios:* Desarrollo de bacterias resistentes a la penicilina, excitabilidad, sarpullidos en la piel, candidiasis y alteración de las bacterias intestinales, lo cual puede causar irritación intestinal, náusea, vómito y diarrea.

Otros fármacos

Doxiciclina (*Doryx, Vibramycin*). *Función:* Matar las bacterias responsables de infectar las encías. *Efectos secundarios:* Desarrollo de bacterias resistentes a los antibióticos, alteración de la flora intestinal, lo cual causa irritación intestinal, náusea, vómito y diarrea; anorexia, candidiasis; con menor frecuencia, toxicidad hepática y renal.

Metronidazol (*Flagyl*). *Función:* Matar las bacterias anaerobias que pueden causar la gingivitis. *Efectos secundarios:* Náusea, dolor de cabeza, resequedad de boca, sabor a metal en la boca, debilidad.

RECETAS HERBARIAS

Equinacia (*Echinacea purpurea, E. angustifolia, E. pallida*)

Al igual que combate las bacterias y los virus del resfriado (catarro), la gripe y otras infecciones menores, la equinacia combate las bacterias de las encías al mejorar el funcionamiento del sistema inmunitario. Utilícela como enjuague bucal o aplíquela con un hisopo (escobilla) de algodón sobre las encías adoloridas o hinchadas. También la puede tomar por la vía oral. *Dosis típica:* Hasta nueve cápsulas de 300 a 400 miligramos al día. Otra opción es tomar hasta 60 gotas de tintura de la hierba tres veces al día.

Hidraste (*Hydrastis canadensis*)

Uno de los compuestos de esta raíz, la berberina, es una fuerte sustancia antibacteriana. El hidraste también estimula la digestión y la secreción de bilis, ayudándole a obtener más nutrientes de los alimentos, lo que es bueno en caso de que la deficiencia de nutrientes lo haya vuelto más propenso a la gingivitis. Además, ayuda a tonificar el tejido periodontal. *Dosis típica:* Hasta seis cápsulas de 500 a 600 miligramos al día. Otra opción es tomar de 20 a 50 gotas de tintura de la hierba al día. *Precaución:* No se ha comprobado la seguridad del hidraste en mujeres embarazadas o que estén amamantando. Si tiene problemas del corazón, consulte con su médico antes de tomarlo.

Caléndula (*Calendula officinalis*)

La caléndula, una hierba bien conocida por sus propiedades curativas, beneficia a las encías gracias a sus compuestos antivirales, antiinflamatorios e inmunoestimulantes. También puede ser útil para tratar las úlceras y el dolor de garganta. *Dosis típica:* Aplique la tintura sobre el área afectada hasta tres veces al día.

Áloe vera (*Aloe vera*)

Se ha comprobado la eficacia del áloe vera para curar lesiones de la piel. Debido a que produce los mismos efectos en las encías, muchos enjuagues bucales y otros productos para los dientes contienen áloe vera. Búsquelo en los productos dentales herbarios o mezcle gel puro de áloe vera con las tinturas de las hierbas que se mencionan en este capítulo. Úntese esta pasta en las encías adoloridas según sea necesario.

Mirtillo (*Vaccinium myrtillus*) y espino (*Crataegus* spp.)

Ambas bayas contienen procianidinas, unas sustancias que poseen propiedades antiinflamatorias potentes y pueden ayudar a fortalecer el tejido periodontal. Para usarlas contra la gingivitis, compre unas cuantas onzas de cualquiera de ambas hierbas en polvo. Mezcle el polvo con suficiente agua para hacer una pasta y úntela en las encías infectadas. Deje la pasta durante 5 a 10 minutos, luego enjuáguese la boca y límpiese con hilo dental.

(*Nota:* Muchas de las hierbas recomendadas en este libro tienen varios nombres. Otras no tienen nombres en español, o si los tienen, estos no son muy conocidos. Por lo tanto, si no reconoce el nombre de una hierba mencionada en este capítulo, vea el glosario en la página 611).

ENFERMEDAD DEL HÍGADO

N I LO VE, NI LO SIENTE, e incluso puede que no sepa con certeza dónde está, pero su hígado se la pasa todo el día trabajando para usted como un mulo. Este órgano es más importante para su salud en general de lo que probablemente cree, a menos que ya le esté dando problemas.

Nosotros consideramos el hígado como una parte del cuerpo que sirve para la destoxificación, pero esta es sólo una de sus principales funciones, ya que también filtra la sangre, eliminando bacterias y sustancias químicas dañinas, degrada las hormonas excedentes y ayuda a mantener el equilibrio en los niveles de agua y sales corporales. Asimismo, interviene en la digestión y el metabolismo de las grasas, los carbohidratos y las proteínas, en el almacenamiento y producción de algunas vitaminas y minerales y en la síntesis de una amplia gama de proteínas y sustancias inmunitarias. El hígado produce glucógeno a partir del azúcar y luego lo almacena. Cuando el cuerpo necesita glucosa, es decir, azúcar en la sangre, el glucógeno se transforma en esta.

Debido a que produce bilis, el hígado no sólo ayuda a eliminar fármacos y toxinas, sino que también contribuye a la absorción de grasas y vitaminas liposolubles.

Sobre todo, lo que es verdaderamente asombroso es la rapidez y eficiencia con la que funciona este órgano. Cada minuto, pasa más de un litro de sangre a través de él.

La ciencia sabe bastante sobre los complejos eventos químicos que tienen lugar cuando el hígado hace su trabajo. La primera fase involucra la alteración química de ciertas sustancias para convertirlas en sus formas no tóxicas. La segunda fase hace que estos compuestos sean solubles en agua para permitir que el cuerpo las excrete a través de los riñones.

Para cada fase, se necesitan nutrientes específicos. Cuando el cuerpo se somete a niveles de contaminantes más altos de lo normal, se puede llegar a agotar todo su abasto de nutrientes necesarios. Cuando se presenta una deficiencia de cualquiera de estos nutrientes, los procesos químicos se hacen más lentos o incluso se detienen por completo.

Durante la primera fase, la de destoxificación, su hígado necesita riboflavina, niacina, magnesio, hierro, molibdeno y ácidos grasos esenciales. Cuando hay una gran actividad durante la primera fase, el cuerpo necesita cantidades adicionales de vitaminas A, C y E. La segunda fase requiere cinc, cobre, molibdeno, tiamina, ácido pantoténico, vitamina B_6, ácido fólico, toda una gama de aminoácidos y azufre. Con sólo ver esta lista, uno se puede dar cuenta de la importancia que tiene seguir una alimentación nutritiva y variada que le brinde una amplia gama de vitaminas y minerales.

Muchos factores y afecciones diferentes afectan el funcionamiento del hígado y conducen a enfermedades hepáticas. Entre estos encontramos los virus, los trastornos metabólicos, las afecciones hereditarias, el cáncer, la exposición a toxinas como el alcohol y más. No obstante, aun si una persona no se ve afectada por alguno de los factores o afecciones anteriores, puede llegar a desarrollar una enfermedad hepática subclínica. Esto significa que el padecimiento no es tan pronunciado como para manifestarse en la forma de síntomas, pero sí tiene un efecto negativo en la salud en general.

La causa primaria de esta afección subclínica es el profundo efecto que causan los contaminantes en el medio ambiente. Sin importar cuán cuidadoso sea, es casi imposible evitar exponerse a sustancias químicas nocivas para la salud. Su hígado se puede abrumar fácilmente o sufrir daños sutiles.

Un problema hepático subclínico común es la colestasis, que en ocasiones también se conoce como hígado lento o congestión hepática. Su causa es el deterioro en el flujo de la bilis. El hígado produce bilis, la almacena en la vesícula biliar y luego, cuando hay presencia de grasa en el tracto digestivo, la libera al duodeno, que es la primera sección del intestino delgado. El flujo lento de bilis causa problemas en la digestión de grasas y la destoxificación de ciertas sustancias. Los síntomas comunes de la colestasis incluyen flatulencia, abotagamiento, estreñimiento, fatiga, alergias mayores, sensibilidad a sustancias químicas y síndrome premenstrual (*PMS* por sus siglas en inglés).

Si usted tiene alguna enfermedad hepática, es una buena idea que tome hierbas que ayuden al hígado. Pero entre muchas de las cualidades asombrosas de este órgano, encontramos su buena respuesta a la terapia preventiva. Por lo tanto, ciertas hierbas también pueden ayudar a las personas que necesitan tomar fármacos potencialmente tóxicos para el hígado. Asimismo, pueden brindar alivio a personas con desequilibrios hormonales, dolores de cabeza, afecciones crónicas de la piel, fatiga, padecimientos digestivos, alergias y sensibilidad a sustancias químicas.

TRATAMIENTO FARMACOLÓGICO

Salvo algunas excepciones, no existen fármacos convencionales específicos para tratar la mayoría de las enfermedades no hepatíticas del hígado. Muchos doctores ni siquiera admiten que las enfermedades hepáticas subclínicas o la colestasis representen algún problema; incluso es raro que se hable de prevenir dichos padecimientos. La única recomendación común es que se deben evitar toxinas hepáticas, como el alcohol, cuando hay presencia de alguna enfermedad hepática de grado inferior.

RECETAS HERBARIAS

Cardo de leche (*Silybum marianum*)

Esta hierba es la protectora y sanadora hepática por excelencia. Muchísimas investigaciones han verificado lo bien que cura. Su acción consiste en proteger las células del hígado de las moléculas dañinas llamadas radicales libres. También inhibe la producción de leucotrienos, que son los compuestos inflamatorios responsables de algunos tipos de daños hepáticos. Además, aumenta en un 35 por ciento la producción de glutatión, una de las sustancias químicas más trabajadoras del hígado. El cardo de leche altera las membranas de las células hepáticas, dificultando el paso de las toxinas hacia el interior de las mismas. Asimismo, estimula el flujo de bilis, auxiliando al sistema digestivo a cumplir con su función.

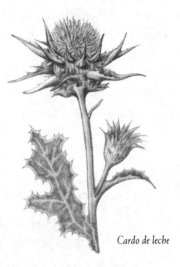

Cardo de leche

Por último, ayuda a aumentar la regeneración de células hepáticas cuando el hígado está dañado. Y hace todo esto sin causar ningún efecto secundario, salvo un poco de diarrea ocasional. *Dosis típica:* De 70 a 210 miligramos en cápsulas que contengan silimarina (*silymarin*, el principio activo del cardo de leche), tres veces al día. Otra opción es tomar de ¼ a una cucharadita de tintura de cardo de leche tres veces al día.

Raíz de diente de león (*Taraxacum officinale*)

No elimine esta mala hierba de su jardín; es un excelente remedio tradicional para el hígado. Los componentes amargos de la raíz mejoran el funcionamiento de este órgano incrementando la producción de bilis y mejorando la función de la vesícula biliar. Esta planta también contiene colina, una forma de vitamina B que interviene en el funcionamiento normal del hígado. La raíz de diente de león es rica en vitaminas y minerales, mejora la digestión e incluso es posible que baje los niveles de colesterol. *Dosis típica:* Una taza de la infusión tres veces al día. (Hierva a fuego lento una cucharadita de la raíz seca picada en una taza de agua durante 10 minutos, cuélela y tómese la infusión).

Cúrcuma (*Curcuma longa*)

Esta hierba amarilla aromática es la que le da al *curry* su sabor y color únicos. Además de muchos otros beneficios medicinales, la cúrcuma posee propiedades antioxidantes que protegen el hígado de un gran número de sustancias químicas tóxicas. Es capaz de incrementar la producción de bilis casi al doble y aumentar la solubilidad de la misma, ayudando a prevenir y tratar los cálculos biliares. Por último, se ha demostrado que la cúrcuma hace que disminuyan los agentes carcinógenos en la orina de los fumadores, bajando así los niveles de

ACCIONES ANTITOXINAS

¿Qué más puede hacer para mantener un hígado saludable? Aquí le mostramos unas cuantas estrategias infalibles.

- ◆ **Aliméntese bien.** Las verduras de la familia de las brasicáceas, por ejemplo, el brócoli, el repollo (col) y la coliflor, así como los menos conocidos repollitos (coles) de Bruselas, ayudan al hígado a que cumpla con su función de destoxificación. Las semillas de alcaravea y eneldo también producen estos efectos, así que pruebe agregarlas a un gran plato de brasicáceas cocidas al vapor.

- ◆ **Mímelo con movimiento.** La actividad física incrementa la primera fase del ciclo de destoxificación del hígado en casi un 60 por ciento, pero sólo cuando el ejercicio se hace con regularidad. Los efectos tardan alrededor de un mes en manifestarse.

- ◆ **Evite las toxinas cuando pueda.** Si bien es cierto que no puede dejar de respirar, sí puede empezar a comer alimentos cultivados orgánicamente y evitar las sustancias químicas tóxicas que contienen los productos para la limpieza y la jardinería. No fume, procure tomar un mínimo de bebidas alcohólicas y nunca tome fármacos a menos que sea absolutamente necesario. Los medicamentos comunes que se venden sin receta como el acetaminofén y el ibuprofén pueden causar daños hepáticos cuando se usan a largo plazo; si toma estos fármacos rutinariamente y bebe alcohol, el efecto es aún peor. Por último, conviértase en un activista de su comunidad para detener la propagación de contaminantes del aire, el agua y el suelo. Quizá logre mejorar no sólo la salud de su propio hígado, sino la salud en general de las personas que lo rodean.

estas toxinas en el cuerpo. *Dosis típica:* Para la ayuda general y preventiva del hígado, agregue cúrcuma a sus platos más o menos tres veces por semana. Si la prefiere en cápsulas, tome de 250 a 500 miligramos dos o tres veces al día junto con los alimentos. Otra opción es tomar de ⅛ a ½ cucharadita de tintura o macerado glicérico (extracto de glicerina) de cúrcuma tres veces al día. La absorción de cúrcuma puede aumentar si al mismo tiempo se toma la misma cantidad de bromelina, una enzima de la piña (ananá). *Precaución:* Algunas personas presentan irritación gastrointestinal al tomar cúrcuma. Esta especia puede hacer que aumenten los sofocos (bochornos, calentones) en mujeres menopáusicas.

Bupleurum (*Bupleurum chinensis*)
Esta hierba tradicional china brinda protección contra los daños al hígado. También estimula ciertas partes del sistema inmunitario. Los estudios de investigación del *bupleurum* se han enfocado principalmente en el tratamiento de la hepatitis viral, para la cual se ha demostrado que es benéfico. *Dosis típica:* De ⅛ a una cucharadita de tintura de la hierba tres veces al día. Otra opción es tomar una taza de la infusión tres veces al día. (Hierva a fuego lento una cucharadita de la raíz seca rebanada en una taza de agua durante 10 a 15 minutos, cuélela y tómese la infusión).

Esquizandra (*Schisandra chinensis*)
Las bayas de esta planta protegen el hígado de los daños causados por diversas sustancias, probablemente por medio de sus efectos antioxidantes. También es un ligero adaptógeno, es decir, mejora gradualmente la salud en general, lo cual es de gran ayuda si el estrés crónico ya es parte de su vida. *Dosis típica:* Hasta seis cápsulas de 580 miligramos al día. Otra opción es tomar una taza de la infusión tres veces al día. (Hierva a fuego lento de ⅓ a 1½ cucharaditas de la fruta seca en una taza de agua durante 10 a 15 minutos, cuélela y tómese la infusión). Si prefiere utilizar la tintura o el macerado glicérico de la hierba, tome de ⅛ a una cucharadita de cualquiera de los dos hasta tres veces al día.

(*Nota:* Muchas de las hierbas recomendadas en este libro tienen varios nombres. Otras no tienen nombres en español, o si los tienen, estos no son muy conocidos. Por lo tanto, si no reconoce el nombre de una hierba mencionada en este capítulo, vea el glosario en la página 611).

ENFERMEDAD DE PARKINSON

CON LOS 50,000 CASOS NUEVOS QUE SE DIAGNOSTICAN cada año, más de un millón de personas que viven en los Estados Unidos padecen la enfermedad de Parkinson, un trastorno progresivo del sistema nervioso central. La incidencia de este mal es considerablemente mayor en personas de más de 50 años de edad, aunque se ha observado un aumento inesperado en personas de 30 a 40 años de edad.

La enfermedad de Parkinson es causada por cambios inexplicables en las células nerviosas de los ganglios basales, que son una parte específica del cerebro. Estas células nerviosas se degeneran, lo que resulta en una menor producción de dopamina, una sustancia química crucial que interviene en la transmisión de los impulsos nerviosos.

Las personas con este padecimiento presentan cambios en la capacidad para controlar sus músculos, lo que a menudo, pero no siempre, resulta en ese temblor que caracteriza a los que lo sufren. Este puede comenzar en una mano y avanzar hacia la otra, los brazos y las piernas; también se pueden ver afectados la mandíbula, la frente o los párpados.

ES IMPRESCINDIBLE QUE CONSULTE CON SU MÉDICO

Si usted piensa que tiene los síntomas de la enfermedad de Parkinson, su primera parada deberá ser el consultorio de su doctor. Este padecimiento es un trastorno complejo y serio. Si bien existen remedios naturales que pueden ser muy útiles en las etapas tempranas, también pueden interactuar con los fármacos que se recetan para la enfermedad. Además, muchos de los nuevos suplementos dietéticos que parecen ser útiles podrían causar efectos secundarios aún por descubrirse. Por lo tanto, busque un profesional calificado antes de aventurarse a tratar esta afección con hierbas u otros remedios naturales.

Otros síntomas que se presentan son agarrotamiento, inestabilidad, babeo y rigidez, además de caminar arrastrando los pies. Quizá la manifestación más inquietante es la rigidez de los músculos de la cara y el cuello, lo cual puede provocar que a la persona se le dificulte tragar, hablar y sonreír.

Por lo general, se desconoce la causa de esta enfermedad. Existen pruebas que indican que es hereditaria. También podría ser una complicación posterior de la encefalitis viral, una infección muy rara y peligrosa que se parece a la gripe. Asimismo, se ha especulado que ciertos medicamentos para personas de edad avanzada, como la trifluoperazina (*Stelazine*), provocan síntomas que se pueden asemejar a los que produce la enfermedad de Parkinson. La exposición a metales pesados y otras toxinas podrían desempeñar también un papel en esta enfermedad.

Si no se trata a tiempo, esta afección puede evolucionar hasta dejar a la persona severamente incapacitada. Las caídas empiezan a ser más frecuentes en las etapas tardías de la enfermedad y el intelecto también puede verse afectado. Como es de comprender, las personas que padecen la enfermedad de Parkinson comúnmente acaban sufriendo de depresión.

Alimentos y suplementos para combatirla

Es poco común que un simple alimento contenga el mismo compuesto curativo que un producto farmacéutico. Sin embargo, en el caso de la enfermedad de Parkinson sí sucede.

Muy utilizadas en la cocina italiana regional, las habas (*fava beans*) frescas son una fuente dietética de levodopa, que a su vez se convierte en dopamina, es decir, la sustancia que necesita el tejido cerebral para facilitar la acción muscular normal. Si le han diagnosticado la enfermedad de Parkinson y quiere probar las habas, discuta esta alternativa con su doctor, especialmente si ya está tomando otros fármacos. Las habas se consiguen en las tiendas de productos naturales.

También es recomendable comer al menos una ración a la semana de algún pescado de agua fría, como el salmón. El pescado contiene aceite de pescado, que le suministra ácidos grasos esenciales para el cuerpo.

Por último, llénese de antioxidantes, pues pueden desempeñar un papel importante en retardar la evolución de la enfermedad de Parkinson. Estos son unos cuantos que puede considerar:

- **Ácido alfa-lipoico (*alpha-lipoic acid* o *ALA* por sus siglas en inglés).** Este antioxidante es extremadamente potente y ayuda a las vitaminas E y C a cumplir con su función, también antioxidante. Unos investigadores del Centro Médico de la Universidad de Rochester encontraron que el ALA protege las células del cerebro de ciertas sustancias químicas peligrosas implicadas en la enfermedad de Parkinson. *Dosis típica:* De 50 a 200 miligramos al día.

- **Huperzina A (*huperzine A*).** Este suplemento inhibe la acetilcolinesterasa, un compuesto que disminuye la transmisión de los impulsos nerviosos.

TRATAMIENTO FARMACOLÓGICO

Fármacos que afectan a la dopamina

Levodopa (*Dopar, Laradopa, Sinemet*). *Función:* Suministrar la dopamina faltante. *Efectos secundarios:* Anorexia, náusea, vómito, latidos cardíacos irregulares, temblores, confusión, inquietud.

Bromocriptina (*Parlodel*), pergolida (*Permax*). *Función:* Imitar la acción

Dosis típica: De 25 a 50 microgramos, de dos a cuatro veces al día. *Precaución:* Si va a someterse a cirugía, asegúrese de informarle a su doctor y anestesiólogo que está tomando este compuesto.

* **Extracto de ojo de buey (*velvet bean extract*).** Este es otro frijol (habichuela) rico en levodopa. Además, se ha probado en pacientes con la enfermedad de Parkinson y se ha encontrado que es eficaz. *Dosis típica:* 500 miligramos dos o tres veces al día. Busque productos que contenga un 10 por ciento de L-dopa.

* **Vitamina E y selenio.** Se ha demostrado que ambos suplementos retardan el avance de los síntomas de la enfermedad. *Dosis típica:* 800 miligramos de vitamina E al día; de 200 a 400 miligramos de selenio al día.

* **Vitamina C con bioflavonoides.** Las pruebas han demostrado que la vitamina C combinada con bioflavonoides puede ser útil en las etapas tempranas de esta afección. También puede ayudar a contrarrestar los efectos secundarios de la terapia con L-dopa. *Dosis típica:* De 1,000 a 3,000 miligramos al día.

* **Ácido fólico.** La deficiencia de ácido fólico se ha vinculado con el desarrollo de la enfermedad de Parkinson. *Dosis típica:* De 400 a 800 microgramos al día.

* **S-adenosilmetionina (*SAM-e* por sus siglas en inglés).** Las pruebas realizadas en personas de edad avanzada han demostrado que este compuesto puede ayudar a aliviar la depresión y mejorar el funcionamiento mental. *Dosis típica:* De 200 a 1,200 miligramos al día.

de la dopamina al unirse a los sitios receptores de dopamina en los nervios. *Efectos secundarios:* Náusea, vómito, anorexia, disminución en la presión arterial, latidos cardíacos irregulares, temblores, confusión.

Fármacos anticolinérgicos

Benzotropina (*Cogentin*). *Función:* Disminuir los temblores y la rigidez. *Efectos secundarios:* Resequedad de boca, náusea, estreñimiento, latidos cardíacos irregulares, inquietud, confusión, somnolencia, mayor presión ocular.

Fármacos antiespasmódicos

Trihexifenidil (*Artane*). *Función:* Reducir los espasmos musculares al actuar sobre el sistema nervioso parasimpático. *Efectos secundarios:* Resequedad de boca, visión borrosa, mareo, náusea, nerviosismo.

Otros fármacos

Amantadina (*AmanSymmetrel*). *Función:* Afectar la liberación de dopamina. *Efectos secundarios:* Dolor de cabeza, inquietud, depresión, irritabilidad, insomnio, agitación, confusión.

RECETAS HERBARIAS

Ginkgo (*Ginkgo biloba*)

Las hojas de este árbol ancestral mejoran la microcirculación hacia el cerebro, ayudando así a llevar más oxígeno a todas las células de este órgano. Esta función puede inhibir la evolución de la demencia, un problema que se presenta en las etapas tardías de la enfermedad de Parkinson. *Dosis típica:* 60 miligramos de un producto de *ginkgo* estandarizado para contener un 24 por ciento de glucósidos de flavona (*flavone glycosides*) dos o tres veces al día.

Semilla de uva (*Vitis vinifera*)

Los extractos de semilla de uva contienen poderosos compuestos antioxidantes llamados procianidinas. Estos pueden ayudar a recolectar los nocivos productos secundarios de los procesos químicos del cuerpo que se acumulan en los tejidos cerebrales. *Dosis típica:* Suficiente extracto para que le brinde de 50 a 200 miligramos de procianidinas (*procyanidins*) al día.

Prímula nocturna (*Oenothera biennis*)

El cerebro está compuesto principalmente de ácidos grasos insaturados, lo que nos da una pista de cuáles podrían ser las medicinas botánicas potenciales para los trastornos que afectan la química de este. El aceite de la semilla de prímula nocturna es rico en un ácido graso esencial llamado ácido gamma-linolénico (*GLA* por sus siglas en inglés). Algunos investigadores canadienses han utilizado este aceite como tratamiento clínico para la enfermedad de Parkinson y otros trastornos que causan temblores. *Dosis típica:* Dos cucharadas de aceite de prímula nocturna al día. Otra opción es tomar de 1,500 a 2,400 miligramos de cápsulas de la hierba al día.

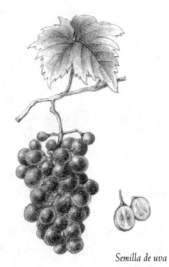

Semilla de uva

(*Nota:* Muchas de las hierbas recomendadas en este libro tienen varios nombres. Otras no tienen nombres en español, o si los tienen, estos no son muy conocidos. Por lo tanto, si no reconoce el nombre de una hierba mencionada en este capítulo, vea el glosario en la página 611).

Estreñimiento

LOS RITMOS CORPORALES NORMALES VARÍAN de una persona a otra. Pero cuando las evacuaciones se presentan menos de tres veces por semana en promedio, la mayoría de los profesionales de la salud lo consideran como un caso de estreñimiento. Esto es particularmente cierto si las heces están secas, duras o hay dolor al evacuar.

Este padecimiento generalmente resulta de un consumo inadecuado de líquidos y fibra, pero también puede tener otras causas. Muchos medicamentos lo pueden producir, por ejemplo, la codeína, los tranquilizantes, los sedantes, los suplementos de hierro, algunos fármacos para las úlceras y otros que se emplean para aliviar los espasmos en los intestinos, la vejiga y los bronquios (las vías aéreas de los pulmones). La anestesia general también puede retardar las evacuaciones. Asimismo, el estreñimiento puede ser un síntoma de afecciones abdominales como el síndrome del intestino irritable y la obstrucción intestinal.

El gran número de laxantes que hay en el mercado dan testimonio de lo común que es este problema. La mayoría de estos purgantes producen pocos efectos secundarios y muchos usan los mismos ingredientes que los remedios herbarios. La excepción, en cuanto a lo que se refiere a reacciones adversas, son los laxantes estimulantes; algunas alternativas herbarias pertenecen a esta categoría. La mayoría de los laxantes herbarios alivian el estreñimiento al incrementar el bolo intestinal para mejorar naturalmente el funcionamiento del intestino. Sin embargo, hay que tomar abundantes líquidos para que funcionen. De otro modo, pueden hacer que las heces se hagan todavía más duras.

TRATAMIENTO FARMACOLÓGICO

Incrementadores del bolo intestinal

Salvado, extracto de sopa de malta (*Maltsupex*), metilcelulosa (*Citrucel*), *psyllium* (*Metamucil, Perdiem*). *Función:* Agregar fibra al intestino para aumentar el volumen de las heces y facilitar su evacuación. *Efectos secundarios:* Sensación breve inicial de abotagamiento.

Laxantes emolientes

Docusato (*Correctol, Dioeze*), aceite mineral (*Agoral*), poloxamero 188 (*Alaxin, Kondremul*). *Función:* Permitir que las heces absorban más agua para facilitar la evacuación. *Efectos secundarios:* Raros o ninguno.

CONSEJOS PARA MANTENER LA REGULARIDAD

Existen unos cuantos cambios sencillos que puede hacer en su estilo de vida para hacer que sus evacuaciones sean más regulares.

◆ **Tome más líquidos.** Esto significa tomar de 8 a 10 vasos grandes de líquidos como agua, infusiones de hierbas y jugos. El vodka y el vino blanco no cuentan, ya que cualquier bebida alcohólica produce efectos deshidratantes. Lo mismo aplica en el caso de las bebidas con cafeína. Recuerde también que la leche estriñe a algunas personas.

◆ **Favorezca la fibra.** Consuma productos hechos con trigo integral en lugar de pan blanco, así como arroz integral en vez de arroz blanco. Experimente con diferentes cereales y frijoles (habichuelas). Coma cantidades abundantes de frutas y verduras frescas. Algunos ejemplos de alimentos que son particularmente buenos para promover la regularidad de sus evacuaciones son el higo, la ciruela seca, la zarzamora, el salvado, la almendra y la manzana. Evite alimentos hechos con cereales altamente procesados y bajos en fibra, como los cereales que se venden en el supermercado, las galletas y los postres.

◆ **Vigile su magnesio.** Este mineral puede tener un efecto laxante. Las buenas fuentes alimenticias de magnesio incluyen los frutos secos, la melaza, los granos integrales, la soya y los mariscos. Si elige tomar suplementos, la mayoría de los nutriólogos concuerdan en que debe equilibrarlos con el doble de calcio. Procure consumir a diario de 1,000 a 1,200 miligramos de calcio y de 300 a 500 miligramos de magnesio, ya sea que los obtenga de los suplementos o de los alimentos.

◆ **Manténgase activo.** El ejercicio fomenta el buen funcionamiento intestinal. No tiene que correr un maratón para lograr esto; la actividad suave como caminar, trabajar en el jardín y el yoga, puede funcionar.

Laxantes osmóticos

Lactulosa (*Evalose, Lactulax*), citrato de magnesio (*Citroma, Citro-Nesia*), laxantes que contienen magnesio (*Haley's M-O, Phillips' Milk of Magnesia*), otros. *Función:* Mantener el agua en los intestinos para suavizar las heces. *Efectos secundarios:* Raros o ninguno.

Laxantes estimulantes

Áloe vera (*Diocto-K Plus*), bisacodilo (*Bisac-Evac, Deficol*), aceite de ricino (*Alphamul, Emulsoil*), fenolftaleína (*Ex-Lax, Feen-a-Mint*), sena (*Dosaflex, Fletcher's Castoria*), otros. *Función:* Irritar el revestimiento intestinal para provocar la evacuación. *Efectos secundarios:* Retortijones, diarrea, dependencia, desequilibrio de sales.

Enemas

Soluciones de fosfato (*Fleet*). *Función:* Vaciar el intestino. *Efectos secundarios:* Con el uso habitual, pueden crear un desequilibrio en las sales.

RECETAS HERBARIAS

Semilla de *psyllium* (*Plantago psyllium*)

Estas semillas y su cáscara son una fuente espléndida de fibra natural que se puede conseguir fácilmente en forma de productos comerciales. También puede comprar la cáscara de la semilla en polvo en las tiendas de productos naturales y evitar los edulcorantes, colorantes y demás aditivos que contienen los productos comerciales. Algunos profesionales creen que la cáscara de estas semillas se puede alojar en los sacos intestinales y causar irritación, lo que fuerza a los intestinos a contraerse y expeler su contenido. *Dosis típica:* Una cucharada disuelta en un vaso de 8 onzas (240 ml) de agua o jugo. Tome la mezcla de inmediato, ya que las cáscaras de esta semilla se hinchan rápidamente, formando un engrudo que es muy difícil de tragar. Tómese otro vaso de agua inmediatamente después.

Semilla de lino (*Linum usitatissimum*)

Este incrementador del bolo intestinal es una fuente importante de ácidos grasos esenciales omega-3, que a menudo están ausentes en la alimentación típica de los estadounidenses. Su utilidad para el estreñimiento se debe a su contenido de fibra. Las semillas se pueden moler y agregar a los cereales o batidos (licuados), o bien, se pueden espolvorear directamente sobre los alimentos después de cocinarlos. Guárdelas en el congelador, porque los aceites que contienen se echan a perder incluso a temperaturas ligeramente calientes. *Dosis típica:* Una cucharadita de semillas molidas en una taza de agua o jugo hasta tres veces al día.

Papaya (*Papaya carica*)

Esta fruta tropical contiene enzimas proteolíticas que la convierten en un auxiliar natural para la digestión. Prepare una infusión con las hojas o compre enzimas de papaya en forma de tabletas masticables o cápsulas en una tienda de alimentos naturales. *Dosis típica:* Tome las tabletas o cápsulas según las indicaciones del fabricante.

Cáscara sagrada (*Rhamnus purshiana*)

Los compuestos que se encuentran en la corteza del árbol de la cáscara sagrada son tan potentes que la corteza se tiene que añejar antes de que pueda ser empleada con seguridad. Usted encontrará esta hierba como ingrediente en algunos laxantes que se venden sin receta. *Dosis típica:* Hasta dos cápsulas de 400 a 500 miligramos al día. Otra opción es tomar de ½ a una cucharadita del extracto líquido al día. *Precaución:* No tome cáscara sagrada durante el embarazo o la lactancia. Al igual que todos los laxantes estimulantes, la cáscara sagrada puede causar dependencia.

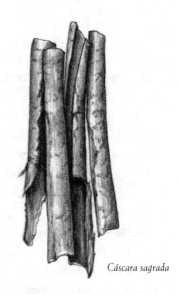

Cáscara sagrada

Sena (*Senna alexandrina*)

Los productos de sena, que se encuentran entre los laxantes estimulantes herbarios más fuertes, están hechos de las vainas de las semillas o de las hojas de esta planta; el uso de estas últimas se considera más seguro. Debido a que los compuestos de la sena son tan potentes, es mejor que

la utilice por recomendación de un médico u otro profesional calificado. *Precaución:* No use sena si está embarazada o amamantando, o si
está tomando medicamentos para el corazón, raíz de regaliz, diuréticos
tiazídicos o esteroides.

(*Nota:* Muchas de las hierbas recomendadas en este libro tienen
varios nombres. Otras no tienen nombres en español, o si los tienen,
estos no son muy conocidos. Por lo tanto, si no reconoce el nombre
de una hierba mencionada en este capítulo, vea el glosario en la
página 611).

ESTRÉS

EL ESTRÉS ES UNA PARTE INEVITABLE DE LA VIDA. Hasta debería alegrarnos
su existencia, porque si no lo tuviéramos, seguro nos moriríamos
de aburrimiento. Sin embargo, cuando los doctores hablan de él, hacen
referencia a una respuesta no específica del cuerpo ante cualquier demanda emocional, sicológica, mental o física. Las emociones extremas,
ya sean de pesadumbre o de alegría, van acompañadas de estrés y
ambas provocan las mismas respuestas físicas.

Por otra parte, las personas por lo general se quejan a menudo de
que están estresadas. Usualmente esto quiere decir que tienen demasiadas actividades en su vida y poco tiempo para relajarse. Curiosamente,
cuando las personas se refieren a esta situación, lo hacen con una mezcla paradójica de exasperación y orgullo. Es como si en la actualidad
sufrir de estrés fuera como recibir una medalla al valor y como si las
personas que *no* están estresadas no llevaran una vida suficientemente
importante.

Pero vivir en un constante estado de agobio acaba con la energía.
Uno puede terminar sintiéndose exhausto y nervioso, su sistema inmunitario puede empezar a fallar, el sueño se puede ver interrumpido y su
humor se puede deteriorar hasta convertirse en ataques de irritabilidad
y depresión.

TRATAMIENTO FARMACOLÓGICO

No existe un fármaco que cure el estrés. Muchos medicamentos han sido diseñados para aliviar los síntomas: analgésicos para los dolores de cabeza, diversas medicinas para las úlceras gástricas, vasodilatadores para la presión arterial alta, antidepresivos para la depresión, sedantes para la ansiedad. Para leer más acerca de estas medicinas, remítase a los capítulos correspondientes a cada afección específica. Pero para realmente *curar* el estrés, necesita analizar con mucho detenimiento y honestidad su estilo de vida y hábitos de salud en general.

RECETAS HERBARIAS

Ginseng siberiano (*Eleutherococcus senticosus*)

Esta hierba promueve la salud de las glándulas suprarrenales e incrementa la resistencia del cuerpo a enfermedades asociadas con el estrés. Las investigaciones que se han llevado a cabo han confirmado que el *ginseng* siberiano estimula el sistema inmunitario, mejora el desempeño atlético y agudiza la mente. En un estudio a gran escala, las personas expuestas a mayores cargas de trabajo, ejercicio, calor y ruido mostraron una mejoría en su agudeza mental y desempeño físico después de ingerir la planta. *Dosis típica:* 20 gotas de tintura de la hierba hasta tres veces al día. Otra opción es tomar hasta nueve cápsulas de 400 a 500 miligramos al día.

Ginseng coreano (*Panax ginseng, P. quinquefolius*)

Este tipo de *ginseng* mejora la función inmunitaria, incrementa la agudeza mental y la concentración, facilita la coordinación motriz y mejora la capacidad de lidiar con el estrés tanto mental como físico. La Comisión E de Alemania, que es el homólogo en ese país de la Dirección de Alimentación y Fármacos (*FDA* por sus siglas en inglés) de los Estados Unidos, avala el *ginseng* coreano como un "tónico para la vigorización y fortificación en tiempos de fatiga y debilidad". En un estudio donde se incluyeron enfermeras que se cambiaron del turno del día al turno de la noche (una hazaña estresante y agotadora para la mayoría de la gente), aquellas que tomaron *ginseng* coreano se adaptaron mejor en términos de humor y desempeño mental y físico. *Dosis típica:* Hasta cuatro

Guía rápida de hierbas antiestrés

Existe mucha diversidad de hierbas que pueden ayudarle a lidiar con el estrés y sus efectos. En el mercado puede encontrar suplementos y otros productos para esta afección, pero si lee sus etiquetas con cuidado, verá que contienen componentes diferentes. Por eso es importante que cuente con un entendimiento básico de los diferentes tipos de hierbas que pueden ser útiles para aliviar los síntomas del estrés.

◆ **Adaptógenos.** Estas son sustancias que, con el tiempo, ayudan al cuerpo a lidiar con el estrés. Causan efectos secundarios mínimos, generalmente mejoran el funcionamiento del sistema inmunitario y ayudan a equilibrar diversos sistemas de los órganos. La mayoría de los adaptógenos también asisten a las glándulas suprarrenales, unos órganos generadores de hormonas que nos inducen a "luchar o huir" produciendo un sistema estresado. Algunas de estas sustancias aumentan la agudeza mental, el vigor físico y el desempeño atlético.

◆ **Tónicos de las glándulas suprarrenales.** Las situaciones estresantes estimulan las glándulas suprarrenales para que liberen hormonas como la adrenalina y el cortisol. Si usted está bajo estrés la mayor parte del tiempo, las glándulas suprarrenales se agotan y entonces empieza a sentirse fatigado, nervioso e irritable. Los tónicos restauran gradualmente la salud de estas glándulas.

◆ **Hierbas para el hígado.** Cuando está bajo estrés, es más probable que fume, beba o de algún modo deje de cuidar su salud. La exposición a medicinas, alcohol, herbicidas, pesticidas y otras toxinas someten al hígado a un esfuerzo adicional; lo mismo ocurre con un exceso de hormonas. Para cualquier tipo de estrés crónico, es una buena idea incluir en su rutina hierbas para el hígado.

◆ **Sedantes y calmantes.** Este grupo de hierbas calma a las personas que tienen los nervios de punta, disminuye la ansiedad e induce el sueño. Los calmantes son una versión más suave de los sedantes; para la mayoría de la gente, no son lo suficientemente potentes como para inducir el sueño, pero sí pueden hacer que desaparezca ese sentimiento de desesperación de no poder dormir. Algunas hierbas son calmantes cuando se toman en dosis bajas, y sedantes cuando se toman en dosis más elevadas.

cápsulas de 500 a 600 miligramos al día. Otra opción es tomar 100 miligramos de un producto estandarizado para contener del 5 al 7 por ciento de ginsenósidos (*ginsenosides*), una o dos veces al día. Muchos profesionales recomiendan tomar *ginseng* durante dos o tres semanas y luego suspenderlo de una a dos semanas. *Precaución:* No combine esta hierba con cafeína, no exceda la dosis recomendada, no la use durante el embarazo y no la tome si tiene presión arterial alta o diabetes. Tampoco debe tomar el *ginseng* coreano si está tomando anticoagulantes, a menos que esté bajo supervisión médica.

Esquizandra (*Schisandra chinensis*)

Estas bayas son valoradas por los profesionales de la medicina china tradicional por sus propiedades como tónico general y su capacidad para combatir el estrés y la fatiga. Aunque es más débil que el *ginseng* siberiano y el *ginseng* coreano, la esquizandra es más segura y sabrosa. Los estudios han mostrado que ayuda a mejorar la capacidad para trabajar y la eficiencia mental, tonifica el sistema nervioso y aumenta la resistencia. También es un potente antioxidante y protege el hígado de la exposición a sustancias tóxicas. *Dosis típica:* Hasta seis cápsulas de 580 miligramos al día. Si prefiere utilizar la tintura de la hierba, tome de 15 a 25 gotas en agua dos veces al día. Otra opción es tomar dos tazas de la infusión al día. (Hierva a fuego lento dos cucharaditas colmadas/copeteadas de la fruta seca en dos tazas de agua durante 10 a 15 minutos, cuélela y tómese la infusión).

Reishi (*Ganoderma lucidum*)

Este hongo medicinal puede ayudar a calmar la ansiedad, aliviar el insomnio y tonificar el sistema inmunitario. *Dosis típica:* Hasta cinco cápsulas de 420 miligramos al día. Otra opción es tomar hasta tres tabletas de 1,000 miligramos hasta tres veces al día. Si prefiere utilizar la tintura de la hierba, tome hasta dos cucharaditas de esta dos o tres veces al día. O bien, una cucharadita de jarabe al día.

Gotu kola (*Centella asiatica*)

Otro remedio tradicional, el *gotu kola*, que proviene de la medicina ayurvédica de la India, se considera como una hierba rejuvenecedora del sistema nervioso. Los estudios preliminares sugieren que esta hierba

Inhalador antiestrés

Para hacer este inhalador, necesitará un pequeño frasco de vidrio limpio con una tapa bien ajustada.

1 cucharadita de sal

5 gotas de aceite esencial (mezcle dos de los siguientes: lavanda, manzanilla romana o alemana, bergamota, rosa, geranio, toronjil, amaro)

Ponga la sal y el aceite esencial en el frasco y tápelo. Ábralo, acérqueselo a la nariz e inhale según sea necesario. *Precaución:* No lo ingiera.

mejora las funciones mentales como la memoria, mejora la capacidad de lidiar con el estrés y la fatiga, alivia suavemente la ansiedad e incluso puede aumentar la longevidad. *Dosis típica:* De dos a tres tazas de la infusión al día. (Deje reposar una cucharadita de la hierba seca en una taza de agua caliente durante 10 minutos, cuélela y tómese la infusión). Si prefiere utilizar la tintura de la hierba, tome de 20 a 40 gotas dos veces al día. Otra opción es tomar hasta ocho cápsulas de 400 a 500 miligramos al día.

Ashwaganda (*Withania somnifera*)

Esta es una hierba medicinal antiquísima, ya que se ha usado en la medicina ayurvédica durante más de 2,500 años. Las investigaciones científicas han demostrado que reduce la ansiedad, fortalece el sistema inmunitario y alivia el dolor y la hinchazón asociados con la inflamación. Además, parece mejorar la capacidad del cuerpo para lidiar con el estrés y mejorar en general la agudeza mental, el tiempo de reacción y el desempeño físico. *Dosis típica:* No se ha llegado a un consenso con respecto a la dosis terapéutica en la que se debe tomar esta planta. Siga las recomendaciones del fabricante o de un profesional.

Cardo de leche (*Silybum marianum*)

El cardo de leche es una de las hierbas mejor investigadas para proteger el hígado y estimular la regeneración de células hepáticas después de una lesión. Esta hierba es una buena opción para las personas que toman con frecuencia bebidas alcohólicas o están expuestas a otras toxinas. *Dosis típica:* De una a tres tazas de la infusión al día. (Deje reposar dos cucharaditas de la semilla seca en polvo en una taza de agua caliente durante 10 a 15 minutos, cuélela y tómese la infusión). Si prefiere utilizar la tintura de la hierba, tome de 10 a 25 gotas en agua hasta tres veces al día. Otra opción es usar un producto estandarizado hecho de la hierba. En tal caso, tome el equivalente de 140 miligramos de silimarina (*silymarin*), tres veces al día durante seis semanas. Después disminuya la dosis a 90 miligramos tres veces al día mientras persistan los síntomas del estrés. Finalmente, puede usar las semillas como condimento. Tan sólo tiene que tostarlas durante dos minutos en una sartén seca, dejarlas enfriar, molerlas y agregarlas a los alimentos según sea necesario.

Kava-kava (*Piper methysticum*)

Esta raíz del Pacífico Sur calma y tranquiliza los nervios, pero lo hace sin deteriorar la agudeza mental, como sucede con los medicamentos sedantes, además de que no produce los efectos secundarios que se asocian con los fármacos ansiolíticos comunes. En los países de esta región, las personas la consumen en forma de bebida, muy semejante a la forma en que los europeos beben (y veneran) el vino. En dosis bajas, la *kava-kava* crea una sensación de tranquilidad. Los profesionales en herbolaria también la encuentran útil para relajar los músculos tensos y aliviar el dolor. *Dosis típica:* Hasta seis cápsulas de 400 a 500 miligramos al día de un producto no estandarizado. Divida esa cantidad en tres dosis. Otra opción es tomar de una a tres dosis al día de un producto estandarizado para contener de 45 a 70 miligramos de kavalactonas (*kavalactones*, uno de los principios activos de la hierba). Si prefiere utilizar la tintura de la hierba, tome de 15 a 30 gotas en agua de una a tres veces al día. *Precaución:* No exceda la dosis recomendada; no maneje vehículos ni opere maquinaria pesada mientras esté usando *kava-kava* hasta que vea cómo le afecta. No tome *kava-kava* durante el embarazo o la lactancia. Asimismo, no tome esta hierba junto con alcohol o fármacos que depriman el sistema nervioso central como sedantes y antidepresivos, ni junto con dopamina recetada para la enfermedad de Parkinson.

Infusión para los nervios de punta

Esta infusión combina un adaptógeno con diversas hierbas calmantes. Se endulza con cáscaras de naranja (china) y hierba dulce de Paraguay, de modo que ni siquiera tendrá que agregarle azúcar.

1 cucharada de raíz de *ginseng* siberiano

2 cucharaditas de tilo

2 cucharaditas de avena sativa

1 cucharadita de raíz de *kava-kava*

1 cucharadita de cáscara de naranja

¼ de cucharadita de hierba dulce de Paraguay (o al gusto)

3 tazas de agua

Hierva a fuego lento todos los ingredientes en una olla tapada durante 10 minutos. Retire la olla del fuego y deje la mezcla en infusión durante 15 minutos más. Cuele la infusión y tome hasta 5 tazas al día, según sea necesario.

Valeriana (*Valeriana officinalis*)

Esta es una de las hierbas sedantes más potentes, calma la ansiedad, relaja los músculos tensos y alivia el dolor cuando se administra en dosis bajas. Debido a que posee propiedades sedantes, algunos profesionales sólo la recomiendan para su uso durante la noche; durante el día recomiendan que se tome *kava-kava*. *Dosis típica:* De 300 a 400 miligramos al día de un producto estandarizado para contener de 0.5 a 0.8 por ciento de ácido valérico (*valeric acid*, uno de los principios activos de la hierba). Otra opción es tomar de 20 a 60 gotas de tintura de la hierba de una a tres veces al día. Para el insomnio, tome valeriana una hora antes de irse a acostar. *Precaución:* Puede causar malestar estomacal.

Amapola de California (*Eschscholzia californica*)

En dosis bajas, esta hierba disminuye la ansiedad y en dosis mayores promueve el sueño. Los médicos alemanes la recetan para la primera. En Europa se emplea un producto comercial que combina esta hierba y el corídalo (*Corydalis yanhusuo*) para tratar el insomnio, la agitación y la ansiedad. La amapola de California también alivia ligeramente el dolor y calma los calambres. *Dosis típica:* De dos a tres tazas de la infusión al día. (Deje reposar una cucharadita de las hojas o las raíces secas de la

¿CUÁNDO ES MOTIVO DE CONSULTA?

El estrés no es un producto de su imaginación y tampoco es algo que puede ignorar el resto de su vida. Si usted se siente crónicamente tenso, ansioso y nervioso y presenta síntomas persistentes, como los que se mencionan a continuación, debería buscar la ayuda de un profesional, ya sea un médico internista, médico de cabecera, naturópata, profesional en medicina china tradicional, siquiatra, sicólogo, algún otro profesional en salud mental o alguien que esté capacitado en terapias de relajación. Si no sabe a quién consultar, comience con su médico de cabecera.

Síntomas físicos

- Morderse las uñas
- Enrollar, jalar o arrancarse el cabello
- Presión arterial alta
- Malestar estomacal, dolor de úlcera, diarrea o estreñimiento
- Insomnio o sueño inquieto
- Apretar la mandíbula o rechinar los dientes o despertarse en la mañana con la quijada adolorida
- Fatiga

Síntomas sicológicos

- Irritabilidad
- Depresión con sentimientos de desesperanza
- Necesidad de retraerse
- Sentir que nadie lo aprecia o entiende
- Estallidos emocionales de enojo o frustración
- Ataques de risa o llanto inapropiados o incontrolables

hierba en una taza de agua hirviendo durante 15 minutos, cuélelas y tómese la infusión). Otra opción es tomar de 30 a 40 gotas de tintura de la hierba dos o tres veces al día. *Precaución:* Puede interactuar con los antidepresivos inhibidores de la monoaminooxidasa (*MAO* por sus siglas en inglés). No la tome durante el embarazo.

Corazoncillo (*Hypericum perforatum*)

Además de que muchas investigaciones han demostrado que alivia la depresión leve a moderada, esta hierba también alivia la tensión premenstrual, la ansiedad y ayuda a aliviar el dolor de nervios o muscular. Aunque no se conoce la forma exacta en que esta hierba afecta la química del cerebro, los estudios han demostrado que puede actuar de la misma forma que el *Prozac* y otros antidepresivos. Si se siente agobiado y desesperanzado, puede que el corazoncillo le ayude. *Dosis típica:* Tres tazas de la infusión al día. (Deje reposar una cucharadita de las puntas florecientes en una taza de agua caliente durante 10 minutos, cuélelas y tómese la infusión). Si prefiere utilizar la tintura de la hierba, tome 60 gotas en agua dos o tres veces al día. Otra opción es tomar una cápsula de 300 miligramos que haya sido estandarizada para contener un 0.3 por ciento de hipericina (*hypericin*, el principio activo de la hierba), de una a tres veces al día. *Precaución:* No tome corazoncillo junto con fármacos antidepresivos salvo por recomendación de un médico. Esta hierba puede incrementar la reacción de la piel a la exposición solar.

Pasionaria (*Passiflora incarnata*)

En una investigación, se demostró que los extractos de esta flor disminuyen la ansiedad e inducen el sueño. La Comisión E de Alemania autoriza el uso de la pasionaria para la "inquietud nerviosa". Los herbolarios la consideran una hierba que tonifica y fortalece el sistema nervioso, así como un remedio útil contra la preocupación, especialmente cuando la hiperactividad mental interfiere con el sueño. *Dosis típica:* De dos a tres tazas de la infusión al día. (Deje reposar de ½ a una cucharadita de la hierba seca en una taza de agua caliente durante 10 minutos, cuélela y tómese la infusión). Otra opción es tomar de 30 a 40 gotas de tintura de la hierba tres o cuatro veces al día. *Precaución:* La pasionaria parece contener cantidades diminutas de ciertas sustancias químicas que pueden disminuir los efectos de los antidepresivos inhibidores de la monoaminooxidasa (*MAO* por sus siglas en inglés). Algunos expertos recomiendan evitar esta hierba durante el embarazo.

Lúpulo (*Humulus lupulus*)

Esta hierba, que se emplea en la elaboración de la cerveza, le ayudará a dormir. Tiene un sabor un tanto amargo, por lo que quizá quiera agregarle menta, hierbabuena o toronjil. La Comisión E de Alemania la ha aprobado para la inquietud, la ansiedad y las alteraciones del sueño. *Dosis típica:* De dos a tres tazas de la infusión al día. (Deje reposar una cucharadita colmada/copeteada de los estróbilos o infrutescencias en una taza de agua caliente durante 10 minutos, cuélelas y tómese la infusión). Otra opción es tomar de 30 a 40 gotas de tintura de la hierba en agua dos o tres veces al día. *Precaución:* Algunos expertos recomiendan que las personas con depresión no deben tomar lúpulo regularmente.

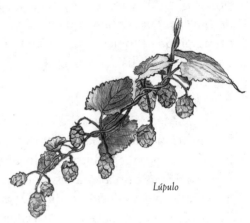

Lúpulo

Manzanilla (*Matricaria recutita*)

Desde tiempos ancestrales, esta hierba ha sido considerada como un calmante de los nervios y un suave auxiliar para el sueño. También es antiinflamatoria y antiespasmódica. *Dosis típica:* De dos a tres tazas de la infusión al día. (Deje reposar una cucharadita de las flores secas en una taza de agua caliente durante 10 minutos, cuélelas y tómese la infusión). Otra opción es tomar 30 gotas de tintura de la hierba en agua tres veces al día. *Precaución:* Si es alérgico a otros miembros de la familia de las margaritas, por ejemplo, a la ambrosía, puede que también sea alérgico a la manzanilla.

Lavanda (*Lavandula angustifolia*)

Su simple olor puede calmar y relajar. También alivia los dolores de cabeza y relaja los músculos tensos. *Dosis típica:* De 10 a 15 gotas de aceite esencial en una bañera (bañadera, tina) de agua tibia. Otra opción es preparar un aceite para masaje agregando de 10 a 15 gotas de aceite esencial de lavanda a 1 onza (30 ml) de aceite de almendra, sésamo (ajonjolí) o aguacate (palta).

Toronjil (*Melissa officinalis*)

Este miembro de la familia de las mentas, de aroma dulce, tiene propiedades ligeramente sedantes. *Dosis típica:* De dos a tres tazas de la infusión al día. (Deje reposar una cucharadita de las hojas secas en una taza de agua caliente durante 10 minutos, cuélelas y tómese la infusión). Otra opción es tomar 60 gotas de tintura de la hierba en agua tres o cuatro veces al día.

Tilo (*Tilia europea*)

Las flores de este árbol se han usado a lo largo de la historia por sus ligeras propiedades sedantes, antiespasmódicas y analgésicas. Los herbolarios modernos emplean el tilo en la forma de infusiones o agregado a baños de agua tibia para disminuir el nerviosismo. *Dosis típica:* De dos a tres tazas de la infusión al día. (Deje reposar una cucharadita de las flores secas en una taza de agua caliente durante 10 a 15 minutos, cuélelas y tómese la infusión). Si prefiere utilizar la tintura de la hierba, tome una cucharadita en agua tres o cuatro veces al día. Otra opción es agregar cuatro tazas de la infusión a un baño de agua tibia (siga las instrucciones arriba mencionadas).

(*Nota:* Muchas de las hierbas recomendadas en este libro tienen varios nombres. Otras no tienen nombres en español, o si los tienen, estos no son muy conocidos. Por lo tanto, si no reconoce el nombre de una hierba mencionada en este capítulo, vea el glosario en la página 611).

FATIGA

Todos nos sentimos fatigados de vez en cuando. La causa generalmente es obvia: quedarse despierto hasta las 2:00 A.M. para terminar un proyecto, o no poder dormir bien debido a una irresistible pizza
de salchichón (chorizo) que se comió a media noche.

Sin embargo, recientemente los médicos han estado notando que
se están volviendo más comunes las quejas de fatiga crónica y continua
entre sus pacientes. Para algunos especialistas, la fatiga, de hecho podría ser la queja más común que escuchan. Los estadounidenses de la
actualidad están sufriendo una epidemia de este mal.

En la mayoría de los casos, existe una causa para la fatiga continua;
además, no es una enfermedad. Lo que sucede es que la mayoría de
nosotros trabajamos demasiado, no descansamos lo suficiente y no
prestamos atención a lo que necesita nuestro cuerpo. Pasamos los días
corriendo del trabajo al supermercado, luego a recoger a los niños,

DOS TIPOS QUE LO SACAN
DEL CANSANCIO

Existen dos tipos de hierbas que usted necesita conocer si está combatiendo
la fatiga: las tónicas —de las glándulas suprarrenales— y las adaptógenas.
Ambas ayudan al cuerpo a adaptarse al estrés. Las primeras sirven de apoyo
a dichos órganos que se encargan de responder al estrés en general. Estas
hierbas son buenas tanto para el estrés que es crónico, prolongado y que resulta en fatiga, como para el que es a corto plazo pero e intenso y que hace
que uno termine sintiéndose absolutamente agotado.

Por otra parte, las adaptógenas tienen un efecto de amplio espectro,
aunque gradual, sobre muchos de los síntomas del cuerpo. Son mejores para
recuperar la salud después de un período estresante prolongado o de alguna
enfermedad seria.

preparar la cena y limpiar la casa, y con muy poca frecuencia encontramos el tiempo para darnos un descanso, consentirnos un poco y volver a cargar nuestras pilas.

El primer paso para tratar la fatiga no debe ser por medio de medicamentos; hay que analizar primero lo que está pasando en su vida y estar dispuesto a cambiar aquello que lo está agotando y drenando de energía. Así que este fin de semana deje el portafolio (maletín) en el trabajo y pase un día entero acostado en el sofá acompañado de una novela, échese una siesta, salga a caminar al bosque, vaya a ver una película, salga a almorzar con un buen amigo o consiéntase con un baño de agua caliente antes de irse a la cama. Imagine que tiene una chequera de energía: si sólo gasta y nunca realiza depósitos en su cuenta, naturalmente la sobregirará. En cambio, escuche a su cuerpo y este le dirá cuáles de sus actividades son depósitos y cuáles le hacen escribir un cheque por una suma enorme.

No obstante, a veces no se trata solamente de la manera en que vive su vida. Ocasionalmente, la fatiga puede ser causada por un problema médico específico, como la anemia, alguna enfermedad de la tiroides, por efecto secundario de un fármaco, una depresión que no ha sido diagnosticada o un trastorno del sueño, como la apnea del sueño. También puede resultar por los efectos secundarios de ciertos medicamentos. Si se siente fatigado de forma persistente, considere pedirle a su doctor que le haga una evaluación médica para que puedan descartar cualquier problema subyacente.

Incluso si no sufre de una afección médica específica, la fatiga es una señal de alarma que le avisa en caso de estresar demasiado su cuerpo. Cuando se siente fatigado, es más vulnerable a todo tipo de enfermedades. Ignorar este padecimiento también lo puede predisponer al síndrome de fatiga crónica, que es una enfermedad específica cuyo síntoma principal es una cansancio profundo y continuo. Si el agotamiento está presente independientemente de que haya o no realizado algún esfuerzo, no mejora después de reposar, empeora con el ejercicio o se asocia con dolor crónico en los músculos y las articulaciones, dolor de garganta, nódulos linfáticos hinchados y sensibles o problemas de memoria o concentración, puede que usted padezca el síndrome de fatiga crónica (vea el capítulo de "Síndrome de fatiga crónica" en la página 526).

TRATAMIENTO FARMACOLÓGICO

No existen tratamientos farmacológicos específicos para la fatiga común. El remedio que recomiendan la mayoría de los doctores es sencillo: ¡reposo! Los médicos también tienden a advertir a sus pacientes de los peligros de fármacos vigorizantes que se venden sin receta como el *Vivarin*. Estos fármacos funcionan porque contienen cafeína, que es un estimulante del sistema nervioso y las glándulas suprarrenales. Si toma estos fármacos en demasía, puede presentar efectos secundarios como ansiedad, irritabilidad, frecuencia cardíaca elevada, elevación de la presión arterial, gastritis e insomnio.

RECETAS HERBARIAS

Ginseng siberiano (*Eleutherococcus senticosus*)

El *ginseng* siberiano es una de las hierbas favoritas, probadas y comprobadas para combatir la fatiga, y la mayoría de las personas pueden usarlo con seguridad durante períodos prolongados. Muchísimas pruebas científicas demuestran que el *ginseng* siberiano mejora el desempeño en todo tipo de actividades bajo condiciones estresantes. También disminuye tanto la incidencia de enfermedades como las infecciones virales. Debido a que los productos de *ginseng* siberiano varían mucho en

VIGORÍCESE CON UNA INFUSIÓN DE HONGOS

En la medicina china tradicional, los profesionales a menudo preparan una infusión concentrada de *reishi* como remedio para la fatiga.

- ⅓ de onza (9 gramos) de hongos *reishi* picados o en polvo
- 3 tazas de agua

Combine el agua y los hongos en una olla con tapa. Ponga la mezcla a calentar hasta que empiece a hervir. Reduzca a fuego lento, cubra la olla y deje cocinar la mezcla durante 30 minutos. Cuele la infusión. Tómesela en dosis divididas a lo largo del día; refrigérela durante un máximo de tres días.

calidad, compre el producto de mejor calidad que esté disponible y siga las indicaciones que aparezcan en el empaque. *Dosis típica:* Hasta nueve cápsulas de 400 a 500 miligramos al día. Otra opción es tomar de 10 gotas a ¼ de cucharadita de tintura de la hierba tres veces al día. *Precaución:* En casos raros, esta hierba puede ser demasiado estimulante. Ocasionalmente provoca sensibilidad en los senos. Si presenta cualquiera de estos efectos secundarios, suspenda su uso.

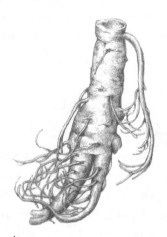

Ginseng *chino*

Ginseng chino (*Panax ginseng*)

Las propiedades de esta hierba son similares a las del *ginseng* siberiano. Esta planta cuenta con una larga y venerable historia en la medicina china tradicional. Dependiendo del tipo que use y la calidad del producto, en ocasiones puede ser demasiado fuerte o estimulante, por lo que no se recomienda su uso a largo plazo. El *ginseng* blanco (que en realidad es la raíz seca del *ginseng* chino) es más suave y menos estimulante que el *ginseng* rojo, es decir, la raíz cocida al vapor. Tal vez lo mejor sea que use el *ginseng* chino sólo bajo la supervisión de un profesional con experiencia. *Dosis típica:* Hasta cuatro cápsulas de 500 a 600 miligramos al día. Otra opción es tomar 100 miligramos de un producto estandarizado de una a dos veces al día. Comience con la dosis más baja y vaya aumentándola gradualmente. *Precaución:* No tome esta hierba si tiene presión arterial alta o está embarazada.

Regaliz (*Glycyrrhiza glabra*)

El regaliz es un tónico de las glándulas suprarrenales y aumenta la energía. También tiene propiedades antiinflamatorias y antivirales. Le confiere un sabor agradable a las infusiones de hierbas y también se puede tomar en forma de tintura. *Dosis típica:* De una a tres tazas de la infusión al día. (Deje reposar de una a dos cucharaditas de la raíz seca en una taza de agua caliente durante 10 a 15 minutos, cuélela y tómese la infusión). Otra opción es tomar de ⅛ a ½ cucharadita de tintura de la hierba tres veces al día. *Precaución:* No tome regaliz durante más de seis semanas. No use esta hierba si está embarazada o si tiene presión arterial alta, alguna enfermedad cardíaca o hepática o alguna enfermedad renal severa.

Esquizandra (*Schisandra chinensis*)

Se cree que este adaptógeno suave o hierba tónica también asiste en la salud de los pulmones y los riñones. Los profesionales en medicina china tradicional opinan que ayuda a mantener la energía y a fortalecer los tejidos. Produce un leve efecto calmante, mejora el sueño, equilibra el azúcar en la sangre, es buena para el hígado y puede mejorar la memoria. *Dosis típica:* Tres tazas de la infusión al día. (Hierva a fuego lento una cucharadita de la fruta seca en una taza de agua caliente durante 10 a 15 minutos, cuélela y tómese la infusión). Otra opción es tomar de ⅛ a ½ cucharadita de tintura de la hierba tres veces al día.

Reishi (*Ganoderma lucidum*)

Esta es una de las hierbas importantes de la medicina china tradicional. Es útil para tantas afecciones que se podría escribir un libro para

DIGA ¡NO! A ESTOS ESTIMULANTES NATURALES

Lo más probable es que en la tienda de productos naturales de su localidad venda productos que se anuncian como productos vigorizantes. Aunque sean naturales, eso no significa que sean buenos para su salud. En general, evite los estimulantes herbarios que contengan efedra (*ma huang*) o cafeína (nuez de cola, guaraná o yerba mate). Por desgracia, esto incluye esas tazas extragrandes de café que se ha estado tomando para superar la necesidad de echarse una siestecita a media tarde. Los estimulantes hechos a base de efedra y cafeína pueden darle un empujón temporal, pero a la larga aumentan la fatiga porque sobreestimulan al cuerpo y agotan a las glándulas suprarrenales. Se han observado problemas crónicos de salud, además de síntomas que se asemejan a aquellos del síndrome de fatiga crónica, en personas que usan estos productos a largo plazo.

LAS VERDES VIGORIZAN MÁS

Las bebidas energéticas de color verde le pueden dar un empujón natural que es bueno para su organismo. Algunas personas aumentan rápidamente su nivel de energía tomando bebidas de color verde, ricas en nutrientes, que contienen algas azul-verdosas, espirulina, clorela, zacate de trigo u hojas de cebada. Estos productos, que a menudo están disponibles en forma de polvo en las tiendas de productos naturales o de jugos, se pueden mezclar con un vaso de jugo o agregar a los batidos (licuados). El zacate de trigo se puede hacer jugo y tomar solo o mezclado con otros jugos frescos. La ortiga (*Urtica dioica*) es otra hierba "levantaánimos" que funciona gracias a su elevado contenido de nutrientes y minerales.

Cuando pueda conseguir o preparar este tipo de infusiones y jugos, no le hará daño tomarse varias tazas al día. Y no olvide aumentar la cantidad de verduras y hierbas de hojas color verde en su alimentación; todas son fantásticas para ayudarle a mantener un buen nivel de energía.

describirlas todas. Además de aumentar la energía y apoyar el sistema inmunitario, el *reishi* produce un efecto calmante, pero no sedante, en el cuerpo y mejora el sueño. *Dosis típica:* Hasta seis cápsulas de 580 miligramos al día. Si prefiere utilizar la tintura de la hierba, tome de ¼ a una cucharadita tres veces al día. Otra opción es prepararlo en forma de infusión (vea "Vigorícese con una infusión de hongos" en la página 315). *Precaución:* Puede causar malestar gastrointestinal en algunas personas.

Astrágalo (*Astragalus membranaceus*)

Otro tónico vigorizante tradicional, el astrágalo fortalece el sistema inmunitario y es bueno tanto para la digestión como para el funcionamiento pulmonar. A veces esta raíz está disponible a granel en las tiendas de productos naturales. Su forma es larga y plana; parece un abatelenguas. Estas varitas se pueden agregar a la sopa, al arroz o a cualquier comida que tenga que hervir a fuego lento durante al menos 30 minutos. Cuando ya esté cocida, retire la varita descaecida y deséchela. ¡Su plato ahora contiene medicina! El astrágalo tiene un sabor neutral, un tanto agradable. *Dosis típica:* Tres tazas de la infusión al día. Hierva a fuego lento de ⅓ a ½ onza (de 9 a 14 gramos) de la hierba seca en tres tazas de agua durante 30 minutos, cuélela y tómese la infusión. Si prefiere utilizar la tintura de la hierba, tome de ¼ a una cucharadita tres veces al día. Otra opción es tomar ocho o nueve cápsulas de 400 a 500 miligramos al día.

Dang shen (*Codonopsis pilosula*)

Además de ser un tónico suave y vigorizante, esta hierba también alivia el tracto digestivo. *Dosis típica:* Tres tazas de la infusión al día. Hierva a fuego lento de ⅓ a ½ onza de la hierba seca en tres tazas de agua durante 30 minutos, cuélela y tómese la infusión. Otra opción es tomar de ¼ a una cucharadita de tintura de la hierba tres veces al día.

Amargos

Estos son un grupo de hierbas de sabor amargo, que normalmente incluye la genciana (especies de *Gentiana*), el ajenjo (*Artemesia absinthium*), la artemisa (*A. vulgaris*) y otras, y pueden ayudar a aumentar la energía en general. Los amargos incrementan la función endócrina y mejoran los procesos digestivos; muchas personas sienten un aumento temporal en su nivel de energía después de una dosis. Las preparaciones de estas hierbas están disponibles en diversas formas y combinaciones en las tiendas de productos naturales, generalmente en la forma de extracto líquido. *Dosis típica:* De un gotero a ½ cucharadita tres veces al día, junto con los alimentos.

Menta (*Mentha × piperita*)

Con esta hierba de sabor agradable se puede preparar una infusión espléndida y refrescante. Es ligeramente estimulante pero también disminuye la ansiedad y la tensión y alivia cualquier malestar gastrointestinal que quizá acompañe al estrés que está causando la fatiga. *Dosis típica:* Una taza de la infusión según sea necesario. (Deje reposar de dos a cuatro cucharaditas de las hojas secas en una y ½ a tres tazas de agua caliente durante 15 minutos, cuélelas y tómese la infusión). *Precaución:* Evite la menta si tiene reflujo esofágico o acidez (agruras, acedía).

Romero (*Rosemarinus officinalis*)

Aparte de ser una hierba aromática, el romero produce un efecto ligeramente estimulante en los sistemas nervioso y circulatorio. Tiende a levantar el ánimo cuando hay presencia de depresión, alivia los problemas digestivos y además tiene la reputación de mejorar la memoria. *Dosis típica:* Una taza de la infusión hasta tres veces al día. (Deje reposar una cucharadita de las hojas secas en una taza de agua caliente durante 10 a 15 minutos, cuélelas y tómese la infusión). Otra opción es tomar unos cuantos goteros de tintura de la hierba tres o cuatro veces al día.

(*Nota:* Muchas de las hierbas recomendadas en este libro tienen varios nombres. Otras no tienen nombres en español, o si los tienen, estos no son muy conocidos. Por lo tanto, si no reconoce el nombre de una hierba mencionada en este capítulo, vea el glosario en la página 611).

FIBROMAS

NO DEJE QUE EL TÉRMINO *TUMOR FIBROSO* la asuste. Los fibromas uterinos o leiomiomas se llaman tumores porque son masas sólidas, no porque sean cancerosos. De hecho, casi todos son benignos.

Estas masas de lento crecimiento, compuestas de tejido muscular y fibroso, se desarrollan en las capas musculares de la pared uterina. La mayoría de ellos nunca dan problemas. Pero los que sí lo hacen pueden causar síntomas como sangrado menstrual profuso, sangrado entre los períodos, una sensación de pesadez en la pelvis, micción frecuente, retortijones repentinos severos o infertilidad. El sangrado excesivo que provocan algunos de estos tumores puede producir fatiga y anemia.

Además, los fibromas pueden evitar el embarazo al bloquear el paso de los espermas o imposibilitar la implantación de un embrión. Durante el embarazo, pueden aumentar la probabilidad de que se presente un aborto espontáneo o un sangrado abundante después del parto. Un fibroma grande puede obstruir el parto o interferir con las contracciones uterinas.

Esta afección se presenta con mayor frecuencia en mujeres de 35 a 45 años de edad que nunca han estado embarazadas. La mayoría de las mujeres que tienen un fibroma desarrollarán otros, a veces hasta 100 o más. En general, casi la mitad de todas las mujeres desarrollan fibromas

INFUSIÓN PARA TRATAR LOS FIBROMAS UTERINOS

Esta infusión se prepara con una mezcla de hierbas. Algunas sirven para equilibrar los niveles hormonales y otras para aliviar los retortijones (cólicos).

- 2 cucharaditas de bayas de agnocasto
- 1 cucharadita de raíz de cimifuga negra
- ½ cucharadita de raíz de diente de león
- ½ cucharadita de corteza de fresno espinoso
- ¼ de cucharadita de mundillo
- ¼ de cucharadita de corteza de canela
- 4 tazas de agua

Combine las hierbas y el agua y ponga la mezcla a calentar hasta que empiece a hervir. Reduzca la llama y deje que la mezcla hierva a fuego lento durante unos cuantos minutos. Retire la olla del fuego y deje la mezcla en infusión durante 20 minutos. Cuélala y tome cuando menos dos tazas de la infusión al día durante tres a cuatro meses.

para cuando llegan a los 40 años de edad. Estas masas rara vez se presentan antes de los 20 años de edad y tienden a encogerse después de la menopausia.

La causa de los fibromas sigue siendo un misterio, pero estos tumores parecen responder a cambios en los niveles de la hormona llamada estrógeno. Cuando hay mucha de esta sustancia, por ejemplo, durante el embarazo o mientras una mujer está tomando anticonceptivos orales, los fibromas crecen. Hay otros factores que pueden hacer que una mujer sea más propensa a desarrollarlos; estos incluyen la obesidad, el consumo de bebidas alcohólicas, una alimentación alta en grasa, la deficiencia de vitamina B y los niveles altos de la hormona conocida como progesterona.

FORMAS FÁCILES DE ALIVIAR EL DOLOR

Pruebe estos métodos sencillos para aliviar las molestias que pueden causar los fibromas uterinos.

- **Baños calientes de asiento.** Siéntese en agua que esté lo más caliente que aguante. Esto sirve para aumentar la circulación en la pelvis, relajar los músculos tensos y aliviar las molestias.

- **Aceites esenciales.** Agregue varias gotas de aceite esencial de romero, lavanda o enebro a su baño de asiento para estimular la circulación pélvica.

- **Aceite de ricino.** La piel absorbe las lectinas —los principios activos del aceite de ricino caliente— y estas estimulan la respuesta inmunitaria para ayudar a encoger los fibromas. Para hacer una compresa, remoje un trapo limpio en aceite de ricino, y luego colóquelo sobre el abdomen o cualquier otra área que le duela. Cubra el trapo con una envoltura plástica y luego colóquese otro trapo limpio encima. Por último, ponga una fuente de calor, ya sea una bolsa de agua caliente, un cojín eléctrico o una bolsa de tela llena de lentejas, maíz (elote, choclo) o arroz previamente calentada en el horno de microondas durante unos cuantos minutos. Déjese la compresa durante aproximadamente una hora. Para promover la relajación, agregue cinco gotas de aceite esencial de lavanda a la compresa de aceite de ricino.

El tratamiento más común para deshacerse de los fibromas es la histerectomía, es decir, la extirpación quirúrgica del útero. Las mujeres que desean escoger una medida menos drástica o que quieren seguir siendo fértiles, pueden ser candidatas para la miomectomía, que es el procedimiento quirúrgico mediante el cual se extirpan únicamente las masas fibrosas en sí.

TRATAMIENTO FARMACOLÓGICO

Hormona liberadora de gonadotropinas (*GnRH* por sus siglas en inglés)

Leuprolida (*Lupron*), gonadorelina (*Factrel*), nafarelina (*Synarel*). *Función:* Inhibir la liberación de hormonas que estimulan el crecimiento de los fibromas. *Efectos secundarios:* Sofocos (bochornos, calentones), huesos quebradizos, mayor riesgo de desarrollar enfermedades cardíacas, otros cambios físicos asociados con la menopausia.

RECETAS HERBARIAS

Cardo de leche (*Silybum marianum*)

En la medicina china tradicional, se cree que los fibromas son causados por problemas hepáticos. Debido a que el hígado descompone el estrógeno circulante excedente, tiene sentido tomar esta hierba para ayudar a encoger estos tumores. Muchas investigaciones han demostrado que la silimarina, un compuesto que se encuentra en las semillas de cardo de leche, estimula la reparación del hígado, impide el paso de las toxinas al interior del órgano y lo protege de los radicales libres. *Dosis típica:* 140 miligramos de silimarina (*silymarin*) estandarizada tres veces al día durante tres meses; luego 90 miligramos tres veces al día. Otra opción es tomar de 10 a 25 gotas de tintura de la hierba hasta tres veces al día durante tres a cuatro meses.

Bardana (*Arctium lappa, A. minus*)

Además de tratar las afecciones del hígado, en estudios con animales se ha encontrado que la raíz de bardana tiene propiedades antitumorales. *Dosis típica:* Hasta seis cápsulas de 400 a 500 miligramos al día. Otra opción es tomar una taza de la infusión tres veces al día. (Deje reposar una cucharadita de la raíz seca en una taza de agua caliente durante 10 a 15 minutos, cuélela y tómese la infusión). Si prefiere una tintura de la hierba, tome de 10 a 25 gotas tres veces al día. Cualquiera que sea la forma en que tome la bardana, continúe el tratamiento durante tres a cuatro meses.

Agnocasto (*Vitex agnus-castus*)

Esta es una de las hierbas para mujeres más conocidas y hasta fue recomendada por Hipócrates, el famoso médico de la Antigüedad, en 450 A. C. Los investigadores creen que esta hierba funciona al regular la glándula pituitaria, cuya función es decirle a las otras glándulas cuánta de cada hormona tienen que sintetizar. Aquí, la sustancia en cuestión es el estrógeno, sobre el cual el agnocasto produce un efecto regulador. El agnocasto se tiene que tomar durante seis meses para que se empiecen a sentir todos sus beneficios. *Dosis típica:* De 2,000 a 5,000 miligramos en cápsulas al día. Otra opción es tomar de uno a dos goteros de tintura de la hierba dos veces al día. *Precaución:* No lo tome durante el embarazo. El agnocasto puede disminuir la eficacia de los anticonceptivos orales.

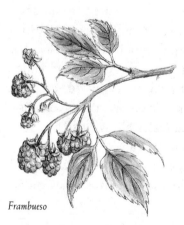

Frambueso

Frambueso (*Rubus idaeus*)

Esta hierba es útil cuando los fibromas causan un sangrado excesivo durante la menstruación. Los herbolarios creen que mejora gradualmente el tono del útero. (Si usted cree que los fibromas están causando otros síntomas menstruales, vea el capítulo de "Molestias menstruales" en la página 430). *Dosis típica:* De una a dos tazas de la infusión dos o tres veces al día. (Deje reposar una cucharadita de las hojas secas en una taza de agua caliente durante 10 a 15 minutos, cuélelas y tómese la infusión). *Precaución:* Si está embarazada, use esta hierba sólo bajo la supervisión de un profesional con experiencia.

Hierba carmín (*Phytolacca americana*)

Cuando los fibromas provocan sensibilidad en el abdomen inferior, pueden ser de utilidad las aplicaciones tópicas de aceite de hierba carmín. Frótese el área con el aceite dos veces al día, en la mañana y en la noche, mientras persista la molestia. *Precaución:* Si se le irrita la piel, suspenda su uso. No ingiera esta hierba; es altamente tóxica incluso en dosis pequeñas.

(*Nota:* Muchas de las hierbas recomendadas en este libro tienen varios nombres. Otras no tienen nombres en español, o si los tienen, estos no son muy conocidos. Por lo tanto, si no reconoce el nombre de una hierba mencionada en este capítulo, vea el glosario en la página 611).

FIEBRE DEL HENO

LA MAYORÍA DE LAS PERSONAS AMAN la primavera y el verano, con sus múltiples flores, el cantar de los pajarillos y el olor a pasto (césped) recién cortado. Pero aquellos que sufren de fiebre del heno piensan en la primavera y el verano como las estaciones del estornudo constante, con un sinfín de pañuelos desechables usados, el sonido de sorbidos y sonadas, y la molestia de ojos que lagrimean y dan comezón. Estos síntomas alérgicos afectan a algunas personas durante todo el año; los doctores conocen este fenómeno como rinitis alérgica perenne.

Alrededor del mundo, la fiebre del heno se ha vuelto más común que nunca, particularmente en niños y jóvenes adultos. En todos los grupos de edad, una de cada cinco personas la padece.

TRATAMIENTO FARMACOLÓGICO

Antihistamínicos tradicionales

Difenhidramina (*Benadryl*), bromfeniramina, clemastina, clorfeniramina, otros (muchos nombres comerciales). *Función:* Bloquear la acción de la histamina, una sustancia química que se libera durante las reacciones alérgicas, aliviando así los síntomas como comezón, estornudos y producción de moco. *Efectos secundarios:* Sedación, mareo, resequedad de boca, nariz y garganta; otros efectos menos comunes incluyen agitación, irritabilidad, pesadillas, debilidad, fatiga; en el caso de antihistamínicos usados en forma de aerosol nasal, también se han observado efectos secundarios como sabor amargo, irritación nasal y aumento en las secreciones.

Antihistamínicos no sedantes

Astemizol (*Hismanal*), fexofenadina (*Allegra*), cetirizina (*Zyrtec, Reactine*), loratadina (*Claritin*). *Función:* Bloquear la acción de la histamina; estos fármacos nuevos también combaten la inflamación. *Efectos secundarios:* Resequedad de boca, nariz y garganta; el astemizol puede causar alteraciones en el ritmo cardíaco.

Descongestionantes orales

Fenilpropanolamina (en remedios combinados *Contac, Dimetapp* y muchos otros), fenilefrina (*Nasahist, Nalgest*, muchos otros), pseudoefedrina (*Sudafed*, fármacos combinados). *Función:* Aliviar la congestión (pero ningún otro síntoma de alergia) al constreñir los vasos capilares de las membranas mucosas del tracto respiratorio. *Efectos secundarios:* Nerviosismo, irritabilidad, insomnio, supresión del apetito, palpitaciones cardíacas, frecuencia cardíaca elevada.

(*Nota:* En noviembre del año 2000, la Dirección de Alimentos y Fármacos de los Estados Unidos pidió a los fabricantes que detuvieran de manera voluntaria la comercialización de productos con fenilpropanolamina, ya que este compuesto se ha relacionado con un aumento en el riesgo de desarrollar derrames cerebrales).

Descongestionantes nasales en aerosol

Fenilefrina (*Dristan, Neo-Synephrine*), oximetazolina (*Afrin, Sinex*), xilometazolina (*Neo-Synephrine II*). *Función:* Aliviar la congestión (pero ningún otro síntoma de alergia) al constreñir los vasos capilares de las membranas mucosas del tracto respiratorio. *Efectos secundarios:* Congestión de rebote (la aparición de una congestión peor después de suspender el medicamento); riesgo de dependencia y abuso.

Corticosteroides intranasales

Beclometasona (*Vancenase, Beconase*), budesonida (*Rhinocort*), fluticasona (*Flonase*), triamcinolona (*Nasacort*), mometasona (*Nasonex*). *Función:* Ayudar a controlar la respuesta alérgica para prevenir los síntomas. *Efectos secundarios:* Ardor o sequedad nasales, estornudos; con menor frecuencia, sangrado nasal, dolor de garganta, úlceras en la nariz.

Otros fármacos

Cromolín sódico (*Nalcrom, Nasalcrom*). *Función:* Bloquear la liberación de sustancias químicas inflamatorias como la histamina cuando se usa para la prevención. *Efectos secundarios:* Ardor o picazón dentro de la nariz, aumento en los estornudos.

Inmunoterapia. También conocida como hiposensibilización, inyecciones de desensibilización o vacunas antialérgicas, consiste en repetidas inyecciones subcutáneas del alergeno. Generalmente se administra sólo a aquellas personas que no responden adecuadamente a la terapia farmacológica.

RECETAS HERBARIAS

Ortiga (*Urtica dioica*)

En una investigación se encontró que la ortiga puede brindar algo de alivio a las personas con fiebre del heno. De los 69 pacientes que completaron el estudio, el 58 por ciento consideró que la preparación de ortiga secada por congelamiento era eficaz; el 48 por ciento dijo que funcionaba igual o mejor que sus medicamentos convencionales. *Dosis típica:* 300 miligramos de ortiga liofilizada (*freeze-dried nettle*) en cápsulas dos o tres veces al día.

Efedra (*Ephedra sinica*)

Esta hierba actúa como un descongestionante de la misma forma que su análogo químicamente sintetizado, la pseudoefedrina. Está disponible en infusiones, cápsulas, tabletas y extractos líquidos. Las recomendaciones para la dosificación de esta hierba varían, lo cual es motivo de cierta preocupación, debido a que la sobredosis puede causar efectos secundarios graves. Incluso se han reportado muertes por el abuso de la combinación de los compuestos que contienen efedra y cafeína. Esta planta es un buen ejemplo de por qué las dosis herbarias son engañosas y controvertibles: una cantidad que produce poco efecto en una persona puede ser demasiada para otra persona de menor tamaño o metabolismo más acelerado. *Dosis típica:* De 15 a 30 gotas de tintura de la hierba en agua hasta cuatro veces al día o bien puede seguir las indicaciones del fabricante o de un profesional. *Precaución:* No exceda la dosis recomendada. Puede causar presión arterial alta, palpitaciones, nerviosismo, insomnio, náusea, rubefacción, pérdida del apetito, dolor de cabeza. No se recomienda para personas que tienen antecedentes de anorexia, glaucoma, enfermedad de la tiroides, enfermedades cardíacas, presión arterial alta, dificultad para orinar a causa de una próstata agrandada, o insomnio crónico. No use efedra durante el embarazo ni la combine con otros estimulantes del sistema nervioso central como la cafeína, la teofilina, los fármacos inhibidores de la monoaminooxidasa (*MAO* por sus siglas en inglés) y las anfetaminas.

Menta (*Mentha* × *piperita*)

La inhalación de los aceites volátiles de la menta le hacen sentir como si pudiera respirar con mayor facilidad, incluso aunque el flujo de aire en realidad no esté aumentando. En un estudio se encontró que tanto el aceite de mentol extraído de la menta como el aceite esencial de esta tienen efectos antiinflamatorios. Los investigadores realizaron ensayos clínicos para ver si podría aliviar afecciones como la fiebre del heno y el asma. Mientras se obtienen los resultados de estos ensayos, usted puede tomar la infusión de menta según sea necesario, si es que le ayuda a aliviar los síntomas de la fiebre del heno (deje reposar una cucharadita de la hierba seca en una taza de agua caliente durante 15 minutos, cuélela y tómese la infusión). También puede usar aceite esencial de menta en inhalaciones de vapor. Simplemente ponga a hervir agua en una olla,

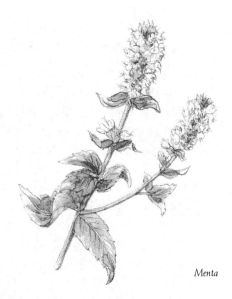

Menta

cuando esté hirviendo, viértala cuidadosamente en un tazón (recipiente) resistente al calor y agréguele de tres a cinco gotas del aceite esencial. Cubra su cabeza con una toalla. Manteniendo su rostro a una distancia de al menos 12 pulgadas (30 cm) del agua, inhale profundamente por la nariz durante varios minutos. *Precaución:* No tome menta si tiene acidez (agruras, acedía) o reflujo esofágico.

Raíz de regaliz (*Glycyrrhiza glabra*)

Antiinflamatorio y antialérgico, el regaliz actúa de forma similar a la cortisona. Existen dos tipos de esta planta. Uno se usa a largo plazo para ayudar a curar úlceras y se conoce como regaliz desglicirricinado (*DGL* por sus siglas en inglés). Pero para la fiebre del heno, debe usar regaliz entero y no regaliz DGL. *Dosis típica:* Hasta seis cápsulas de 400 ó 500 miligramos al día. Otra opción es tomar de 20 a 30 gotas de tintura de la hierba hasta tres veces al día. *Precaución:* No use regaliz durante más de seis semanas. Tampoco lo use si está embarazada o amamantando, o si tiene presión arterial alta, diabetes o enfermedades de la tiroides, los riñones, el hígado o el corazón. Asimismo, si ya está tomando medicamentos antialérgicos que contengan corticosteroides, consulte con un doctor antes de agregar regaliz a a su régimen de tratamiento.

Sal para salir de los estornudos

Este es un remedio casero muy sencillo para aliviar la fiebre del heno: enjuáguese la nariz con una solución de agua con sal, con o sin hierbas. Para preparar su propia solución salina, agregue ½ cucharadita de sal o bicarbonato de sodio a una taza de agua tibia y limpia. También puede hacer una infusión herbaria y agregarle sal. Algunas buenas candidatas son las hierbas con acción astringente y antiinflamatoria, como la eufrasia, y aquellas que actúan como tónicos de las membranas mucosas y antimicrobianos, como la raíz de mahonia o el hidraste. Vierta la solución salina o herbaria en uno de los siguientes recipientes: una jarrita para crema con pico largo, un gotero para ojos o un *neti pot*, una jarra pequeña diseñada para este fin que se vende en las tiendas de artículos de yoga.

Para hacerse el enjuague, ladee su cabeza y bájela de modo que quede encima del lavamanos. Al mismo tiempo que mantiene su frente un poco más arriba que su barbilla, vierta cuidadosamente la solución al interior de la fosa nasal que quede arriba. La solución saldrá por la otra fosa nasal. (Puede que parte de la solución se vaya a la garganta, por lo que no respire mientras haga esto). Esta forma de irrigación nasal ayuda a eliminar el polen, el moho y otros alergenos. También ayuda a hacer que el moco se torne menos espeso, facilitando su expulsión al sonarse la nariz.

Matricaria (*Tanacetum parthenium*)

Mejor conocida por su capacidad de prevenir las migrañas, la matricaria posee propiedades antiinflamatorias que pueden aliviar las alergias. Aunque aún no se ha comprobado mediante estudios científicos, muchos herbolarios la consideran como una hierba antialérgica. Usted puede masticar de una a dos hojas frescas al día o preparar una infusión con las mismas. Sin embargo, ya que la matricaria tiene un sabor amargo, quizá prefiera usarla en forma de extracto líquido o cápsulas. *Dosis típica:* Hasta tres cápsulas de 400 a 500 miligramos al día. Otra opción es tomar de 15 a 30 gotas de tintura de la hierba al día. *Precaución:* Alrededor del 10 por ciento de las personas que toman matricaria desarrollan úlceras (aftas, boqueras, fuegos) en la boca, inflamación de la lengua o hinchazón de los labios. Las personas que son alérgicas a otros miembros de la familia de las margaritas pueden ser alérgicas a la matricaria. No use esta hierba durante el embarazo.

Ajo (*Allium sativum*)

Este bulbo picante contiene una sustancia antiinflamatoria llamada quercetina, la cual puede ayudar a calmar la respuesta alérgica durante la temporada de fiebre del heno. El ajo también es un potente agente antibacteriano y antiviral, de modo que podría ayudar a prevenir la sinusitis y hacer que sus membranas mucosas no sean un blanco tan fácil para los virus oportunistas del resfriado (catarro) y la gripe. *Dosis típica:*

SUPLEMENTOS PARA PERSONAS CON FIEBRE DEL HENO

Las vitaminas y demás suplementos que aparecen a continuación pueden ayudar a hacer que la temporada de alergias sea un poco más manejable.

◆ **Vitamina C y bioflavonoides.** Aunque los antihistamínicos inhiben la histamina después de que ha sido liberada, estos suplementos previenen su formación. Algunos alimentos que son ricos en quercetina bioflavonoide son la cebolla, el ajo y la pimienta de cayena. La dosis recomendada de vitamina C es de 2,000 a 3,000 miligramos al día en dosis divididas; la dosis recomendada de quercetina es de 500 miligramos dos o tres veces al día.

◆ **Ácidos grasos omega-3.** Estos ácidos grasos, que se encuentran en abundancia en la semilla de lino, el aceite de esta semilla, y los pescados de agua fría (salmón, arenque, caballa o escombro y otros), pueden afectar las rutas químicas del cuerpo de tal forma que alivian los síntomas de las alergias. El ácido gamma-linoleico, un ácido graso omega-6 que se encuentra en los aceites de las semillas de prímula nocturna, borraja y casis, produce un efecto similar. Por otra parte, las grasas saturadas que contienen los alimentos de origen animal tienden a incrementar las sustancias químicas que promueven la inflamación. Algunos profesionales recomiendan una dosis de hasta una cucharada de aceite de semilla de lino al día para asegurar un consumo adecuado de ácidos grasos omega-3. Pero no cocine con el aceite de semilla de lino, pues el calor e incluso su almacenamiento a temperatura ambiente, hacen que se ponga rancio.

Hasta tres cápsulas de 500 a 600 miligramos al día. Busque productos que le brinden una dosis diaria de 4,000 a 5,000 microgramos de alicina (*allicin*, uno de los principios activos del ajo). O en su defecto, coma uno o más dientes frescos de ajo crudo al día. *Precaución:* Consulte con su médico antes de tomar ajo si tiene inflamación estomacal, toma warfarina u otros anticoagulantes o si va a someterse próximamente a una intervención quirúrgica.

Reishi (*Ganoderma lucidum*)

Este remedio chino produce diversos beneficios a la salud, incluyendo su capacidad para disminuir las alergias. El *reishi* inhibe algunas de las sustancias químicas del cuerpo que provocan inflamación, como la histamina. En China se usa para tratar el asma y otras enfermedades alérgicas. Está disponible en forma de cápsulas, tabletas, jarabes e infusiones. *Dosis típica:* Hasta cinco cápsulas de 420 miligramos al día. Otra opción es tomar hasta tres tabletas de 1,000 miligramos hasta tres veces al día.

(*Nota:* Muchas de las hierbas recomendadas en este libro tienen varios nombres. Otras no tienen nombres en español, o si los tienen, estos no son muy conocidos. Por lo tanto, si no reconoce el nombre de una hierba mencionada en este capítulo, vea el glosario en la página 611).

FLATULENCIA

La producción de gas es una parte normal de la digestión y un blanco frecuente de las burlas de los adolescentes. Cuando la ventosidad es odorífera, excesiva o produce ruido, es incómodo y vergonzoso. Si se acumula, puede contribuir a las molestias abdominales.

¿Qué es lo que la causa? El gas es producido por las bacterias intestinales que fermentan los alimentos dentro del colon o intestino grueso. En general, la fermentación de la mayoría de los carbohidratos es inodora, mientras que la de las proteínas tiene un olor causado por el sulfuro de hidrógeno. Por otra parte, hay ciertos alimentos que son conocidos por su capacidad de producir gases, como el brócoli, la papa, los productos lácteos y los frijoles (habichuelas).

A veces no se trata de lo que coma o beba, sino a la velocidad que lo haga: si lo hace con demasiada rapidez, es probable que trague aire, lo cual puede resultar después en un episodio gaseoso. Las bebidas carbonatadas también pueden ocasionar problemas.

Si usted es propenso a la flatulencia, es importante que no coma en exceso. Hágalo despacio y disfrute su comida. Agregar yogur u otros alimentos fermentados a su alimentación también puede ser de ayuda al mantener un nivel sano de bacterias en los intestinos. Por último, si hay ciertos alimentos que parecen darle gases —y no quiere dejar de comerlos— pruebe ingerirlos en cantidades pequeñas con regularidad para ir incrementando su tolerancia a los mismos.

La flatulencia no es un padecimiento nuevo y la gente ha usado remedios herbarios para curarla durante siglos. Los agentes que previenen o alivian la producción de gas en los intestinos, sean productos farmacéuticos o hierbas, se conocen como carminativos. La medicina convencional ha empleado carminativos herbarios durante años; por ejemplo, los doctores todavía les dicen a sus pacientes que tomen unas cuantas gotas de aceite de menta en un vaso de agua tibia para calmar el exceso de gases. Por otra parte, están disponibles muchos fármacos no herbarios que se venden sin receta (y unos cuantos que se venden con receta) que sirven para aliviar la flatulencia, pero su eficacia es cuestionable.

TRATAMIENTO FARMACOLÓGICO

Antiácidos

Simeticona (*Mylanta II, Di-Gel, Extra Strength Gas-X*). *Función:* Combinar las pequeñas burbujas de gas para formar burbujas más grandes. En teoría, esto facilita la expulsión del gas; en la práctica, no se ha comprobado que esto sea cierto. *Efectos secundarios:* Reacciones alérgicas, abotagamiento, estreñimiento, diarrea, gas, acidez (agruras, acedía).

Agentes procinéticos como la cisaprida (*Propulsid*) y la metoclopramida (*Reglan*). *Función:* Ayudar a mover el contenido del estómago y los intestinos. Aunque estos fármacos rara vez ayudan a las personas con flatulencia, a veces se recetan con este propósito. *Efectos secundarios de la cisaprida:* Mareo, vómito, dolor de garganta, dolor en el pecho, fatiga, dolor de espalda, depresión, deshidratación, diarrea, dolor abdominal, estreñimiento, flatulencia, moqueo. *Efectos secundarios de la metoclopramida:* Fatiga, apatía, depresión, sarpullido.

Otros fármacos

Carbón activado (*Carcocaps, Charcoal Plus, Flatulex*). *Función:* Ligarse a los gases intestinales como el azufre y el metano. Aunque no hay pruebas que indiquen que disminuye el volumen de gas, el carbón activado puede minimizar el olor. *Efectos secundarios:* Malestar estomacal, vómito, estreñimiento, diarrea, heces negras; además, el carbón activado no debe tomarse junto con otros fármacos, dado que bloquea su absorción.

RECETAS HERBARIAS

Menta (*Mentha* × *piperita*)

¿Por qué en los restaurantes siempre hay dulces de menta junto a la salida? Porque esta hierba contiene mentol, que estimula el flujo de bilis hacia los intestinos, lo que promueve la digestión. También ayuda a relajar el esfínter esofágico, permitiendo que el gas sea expulsado del estómago al eructar. Además, puede ayudar a aliviar la náusea que acompaña al exceso de gas. Si no quiere comer dulces, también puede deleitarse bebiendo una infusión caliente después de la cena. *Dosis típica:* De 6 a 12 gotas de aceite esencial en agua tres veces al día. Otra opción es tomar hasta tres tazas de la infusión al día. (Deje reposar ½ cucharadita de la hierba seca en una taza de agua caliente durante 15 minutos, cuélela y tómese la infusión). Si prefiere utilizar la tintura de la hierba, tome de 10 a 20 gotas de tintura en agua después de las comidas. *Precaución:* No use menta si tiene acidez (agruras, acedía) o reflujo esofágico.

Manzanilla (*Matricaria recutita*)

Esta hierba que alivia la tensión también ayuda a disipar el gas y puede incrementar el flujo de bilis, ayudándole a hacer la digestión. Se ha demostrado que los flavonoides de la manzanilla relajan los músculos de los intestinos, disminuyendo los espasmos. También es antiinflamatoria. Lo mejor es tomarla en forma de infusión después de la cena, quizá mezclada con un poco de menta. *Dosis típica:* De tres a cuatro tazas de la infusión al día. (Deje reposar de ½ a una cucharadita de las flores secas en una taza de agua caliente durante 10 minutos, cuélelas y tómese la infusión). *Precaución:* Las personas que son alérgicas a la ambrosía pueden ser alérgicas a la manzanilla.

Semilla de anís (*Pimpenilla anisum*)

Se ha demostrado en estudios con humanos que esta semillita aromática disipa el gas. *Dosis típica:* Hasta tres tazas de la infusión al día. (Deje reposar ½ cucharadita de la semilla seca triturada en una taza de agua caliente durante 5 a 10 minutos, cuélela y tómese la infusión).

Jengibre (*Zingiber officinale*)

La fama que ha adquirido esta raíz por su capacidad para aliviar la náusea a menudo ensombrece su utilidad para la simple indigestión y la flatulencia. El jengibre también aumenta la secreción de bilis y tonifica los intestinos. Para preparar una infusión, que es excelente para

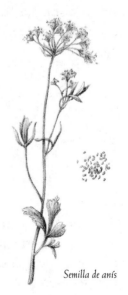

Semilla de anís

acompañar con el postre, pruebe verter agua hirviendo sobre una cucharadita de raíz fresca triturada y agregarle sirope (miel) de *maple*. Tome esta infusión después de una comida que probablemente le vaya a producir malestar estomacal. *Dosis típica:* Hasta ocho cápsulas de 500 ó 600 miligramos al día. Otra opción es tomar de ½ a una cucharadita de raíz fresca molida al día. Si prefiere utilizar la tintura de la hierba, tome de 10 a 20 gotas en agua al día.

Hinojo (*Foeniculum vulgare*)

El hinojo, que aparece mencionado en la mayoría de los textos europeos de medicina, cuenta con una larga historia de uso como hierba digestiva. Las cualidades que tienen las semillas de esta hierba para disipar el gas se han conocido durante cientos de años; además, alivian el abotagamiento y los espasmos digestivos. *Dosis típica:* Hasta tres cápsulas de 400 ó 500 miligramos al día. Otra opción es tomar una taza de la infusión al día. (Hierva a fuego lento una cucharadita de las semillas trituradas en una taza de agua durante 10 a 15 minutos, cuélelas y tómese la infusión). Si prefiere utilizar la tintura de la hierba, tome de 30 a 60 gotas en agua hasta cuatro veces al día.

(*Nota:* Muchas de las hierbas recomendadas en este libro tienen varios nombres. Otras no tienen nombres en español, o si los tienen, estos no son muy conocidos. Por lo tanto, si no reconoce el nombre de una hierba mencionada en este capítulo, vea el glosario en la página 611).

GOTA

IMAGINE QUE ALGUIEN LE PUSIERA fragmentos de vidrio molido en el interior de sus articulaciones. La única diferencia es que estos fragmentos no son vidrios, sino cristales de ácido úrico, un producto secundario de la descomposición de células viejas y la construcción de nuevas.

Normalmente, los riñones filtran y excretan el ácido úrico del cuerpo. Pero cuando hay demasiada de esta sustancia en el torrente sanguíneo, este se empieza a acumular en las articulaciones. A esta acumulación se le llama gota.

Los cristales de ácido úrico acumulados en las articulaciones producen un dolor intenso en estas regiones, presentándose a menudo en forma de ataques que ocurren durante la noche y llegan sin aviso alguno. El dedo gordo del pie es el que con mayor frecuencia se ve afectado, pero también se pueden ver afectadas otras coyunturas, como las de las rodillas, los tobillos, los codos y los dedos de las manos. También se pueden presentar síntomas como hinchazón, inflamación, escalofríos, fiebre y una sensación de que la articulación se está quemando.

Nueve de cada diez personas que padecen gota son hombres de edad madura; más de la mitad de las personas que la sufren tienen una predisposición genética a desarrollarla. Las personas con sobrepeso y aquellas que son propensas a la presión arterial alta, las enfermedades cardíacas o la diabetes son candidatas probables.

Tradicionalmente se ha considerado como una enfermedad de la gente adinerada que acostumbra consumir carnes grasosas, vino y productos lácteos suculentos. Pero los estudios más recientes han identificado a otro sospechoso: la cerveza. En una investigación, se encontró que la principal diferencia en la alimentación de 61 hombres con gota y un grupo de hombres que no tenían gota era que el 41 por ciento del grupo de hombres que la sufrían bebían más de doce latas (dos litros y medio) de cerveza al día.

Aparte de este nuevo hallazgo con respecto a la cerveza, la razón por la cual ciertas personas son propensas a desarrollar este padecimiento sigue siendo, hasta cierto grado, un misterio. Los investigadores han encontrado que esta enfermedad puede estar asociada con lesiones

CONSIGA EL DIAGNÓSTICO DE UN MÉDICO

Debido a que diversos trastornos pueden provocar síntomas parecidos a los de la gota, es importante que consulte con un médico para que le haga un diagnóstico preciso de cualquier dolor persistente en las articulaciones. Las pruebas de sangre y orina pueden o no mostrar un nivel elevado de ácido úrico. Puede que su doctor quiera sacarle unas radiografías o extraer líquido del saco sinovial que sirve de cojín a la articulación para averiguar si usted realmente padece gota o alguna otra enfermedad.

Suplementos para aliviar el dolor

Usted puede tomar diversos suplementos para aliviar el dolor de la gota y ayudar a prevenir ataques futuros. Pero esté consciente de que estos no son un sustituto de los cambios para mejorar su alimentación. (También tenga presente que los suplementos de niacina pueden precipitar un ataque de gota, dado que el ácido nicotínico compite con el ácido úrico para su excreción a través de los riñones. Si actualmente está tomando niacina como tratamiento de alguna enfermedad cardíaca, colesterol alto u otra afección, pida información a su doctor sobre el uso de este suplemento para la gota).

◆ **Ácido fólico.** Este nutriente es importante para la degradación y el metabolismo de las proteínas. Además, inhibe la acción de la enzima responsable de la producción de ácido úrico. *Dosis típica:* De 200 a 400 microgramos al día.

◆ **Ácido alfa-lipoico (*ALA* por sus siglas en inglés), vitamina E y selenio.** Este tremendo trío ayuda a suprimir la producción de leucotrienos, unas sustancias químicas que juegan un papel en la inflamación de las articulaciones. El ALA y el selenio ayudan a la vitamina E a combatir los radicales libres dañinos con mayor eficacia. *Dosis típica:* De 50 a 800 miligramos de ALA al día; de 200 a 400 unidades internacionales (UI) de vitamina E al día, y 200 microgramos de selenio al día.

◆ **Ácidos grasos omega-3 y omega-6.** Usted puede obtener estos ácidos grasos del aceite de pescado, el aceite de semilla de lino o el aceite de prímula nocturna, pero la fuente no importa. Lo que importa es que estos ácidos inhiben de diversas maneras la producción de los agentes inflamatorios que se liberan a causa de la gota. *Dosis típica:* De 1,200 a 2,000 miligramos de aceite de pescado al día, además de 500 a 1,500 miligramos de ácidos grasos omega-6 al día (los aceites de girasol, alazor/cártamo, oliva y soya contienen ácidos grasos omega-6).

◆ **Bromelina.** Esta enzima se encuentra en la planta de la piña (ananá) y funciona como un antiinflamatorio eficaz. *Dosis típica:* De 500 a 1,500 unidades de digestión de gelatina (*GDU* por sus siglas en inglés) al día; o simplemente coma mucha piña fresca.

anteriores en las articulaciones, períodos de estrés o el consumo de alcohol o drogas. Ciertos diuréticos y antibióticos pueden provocarla. Los estudios también han demostrado que podría ser el resultado de la presencia de tumores, trastornos renales, envenenamiento por plomo y deficiencia de enzimas. Los casos leves son completamente controlables mediante cambios en la alimentación. Pero los ataques continuos pueden necesitar un cuidado más intensivo porque pueden causar daños permanentes en las articulaciones y los riñones.

TRATAMIENTO FARMACOLÓGICO

Antiinflamatorios no esteroídicos (*NSAID* por sus siglas en inglés)

Indometacina (*Indocin*), ibuprofén, naproxeno (*Naprosyn*, *Aleve*). *Función:* Disminuir la inflamación y el dolor. *Efectos secundarios:* Dolor abdominal, indigestión, mareo, úlceras gástricas, sangrado gástrico, náusea, pesadillas.

Otros fármacos

Colchicina (muchos productos). *Función:* Inhibir la inflamación y disminuir el dolor. *Efectos secundarios:* Diarrea.

Alopurinol (*Zyloprim*). *Función:* Reducir la formación de ácido úrico. *Efectos secundarios:* Náusea, vómito, diarrea, entumecimiento, sarpullidos en la piel, cataratas, interacciones con otros fármacos.

Probenecid (*Benemid*, *Probalan*), sulfinpirazona (*Anturane*). *Función:* Disminuir la cantidad de ácido úrico en el cuerpo al actuar sobre los riñones. *Efectos secundarios:* Irritación estomacal e intestinal, sarpullidos en la piel.

RECETAS HERBARIAS

Semilla de uva (*Vitis vinifera*)

Probablemente haya visto productos comerciales que incluyen extractos de semilla de uva o de corteza de pino. Estos contienen poderosos antioxidantes llamados procianidinas que neutralizan los radicales libres dañinos presentes en las articulaciones y funcionan como agentes

Una mejor alimentación para sus articulaciones

De todas las afecciones incluidas en este libro, la gota es uno de los trastornos que son causados más directamente por los alimentos. Por suerte, los casos leves también se pueden tratar fácilmente haciendo cambios en la alimentación. Y cuando menos ya conoce al enemigo: el ácido úrico.

¿Pero cómo lo combate? Una manera es evitar los compuestos que el cuerpo descompone en ácido úrico. Uno de estos, la purina, está presente en muchos alimentos. Una alimentación baja en purina es esencial para tratar y prevenir la gota.

Intente evitar los siguientes alimentos.

- Alcohol
- Anchoas
- Arenque
- Azúcar blanca
- Carne de aves
- Carnes frías (tipo fiambre)
- Chícharos (guisantes, arvejas)
- Coliflor
- Copos de avena
- Espárragos

antiinflamatorios naturales. *Dosis típica:* De 50 a 200 miligramos de procianidinas (*procyanidins*) al día.

Cúrcuma (*Curcuma longa*)

Esta especia, conocida por todo aquel que le guste la cocina india, contiene un compuesto llamado curcumina. Al igual que la semilla de uva, la cúrcuma es antioxidante y antiinflamatoria. También es eficaz para aliviar la rigidez y el dolor que acompañan a la gota. La cúrcuma es especialmente eficaz cuando se combina con *boswellia* (vea más adelante). *Dosis típica:* De 300 a 900 miligramos al día de un producto estandarizado para contener un 95 por ciento de curcumina.

Boswellia (*Boswellia carterii*)

Esta resina contiene un ácido que ha demostrado tener la capacidad para controlar la artritis en estudios realizados en animales. También inhibe la inflamación y mejora la circulación de los tejidos de las articu-

- Espinacas
- Frijoles (habichuelas) y lentejas secos
- Grasas saturadas
- Harina blanca
- Hongos
- Mejillones
- Productos que contienen levadura
- Sardinas
- Vísceras

Después de esta lista, quizá usted se pregunte si hay algún alimento que *sí* pueda comer. Trate de consumir cantidades abundantes de los siguientes alimentos.

- Alimentos ricos en fibra y carbohidratos complejos
- Caldos de verduras
- Cereales, semillas y frutos secos
- Frutas y verduras crudas
- Jugo de verduras frescas (zanahoria, apio, perejil)
- Mucha agua para facilitar la excreción de ácido úrico

laciones afectadas. *Dosis típica:* De 300 a 400 miligramos de un extracto que contenga 65 por ciento de ácido boswéllico (*boswellic acid*) dos veces al día.

Uña del diablo (*Harpagophytum procumbens*)

Esta hierba cuenta con una larga historia de uso como antiinflamatorio, analgésico y estimulante de la digestión. La digestión inadecuada de proteínas es un factor que interviene en esta afección porque causa la acumulación de ácido úrico que a su vez conduce a la formación de estos cristales que parecen fragmentos de vidrio. Dado que mejora la digestión en general, esta hierba parece ser un remedio hecho a la medida de los que padecen gota. *Dosis típica:* De 600 a 800 miligramos al día de un producto estandarizado para contener un 1.5 por ciento de harpagósidos (*harpogosides*). *Precaución:* No use esta hierba si tiene úlceras gástricas o duodenales. No la use durante el embarazo o la lactancia. Si tiene alguna enfermedad cardíaca, úsela sólo bajo la supervisión de un médico.

Un ¡viva! para las cerezas y las bayas

No todo lo bueno les está prohibido a las personas con gota. En investigaciones se ha comprobado que la cereza (especialmente la cereza negra), el arándano y la fresa tienen la capacidad de disminuir los niveles de ácido úrico. El jugo de cereza negra es probablemente el más eficaz. Tome de ⅛ a ¼ de taza de jugo puro al día.

Yuca (*Yucca schidigera*)

En algunos estudios, se ha encontrado que la yuca, otra hierba que mejora la digestión, sirve para tratar el dolor, la hinchazón y la rigidez de la artritis. Aunque esos estudios fueron tema de gran controversia, la yuca se ha seguido usando para tratar el dolor en las articulaciones. *Dosis típica:* De 1,000 a 1,500 miligramos dos o tres veces al día. (*Nota:* No vaya a confundir esta hierba con su tocayo vegetal, que es un tubérculo caribeño de cáscara marrón y pulpa blanca).

Semilla de apio (*Apium graveolens*)

Si le gusta usar esta semilla como condimento, aquí le damos otra razón para apreciarla. El extracto de semilla de apio tiene la capacidad de calmar la inflamación y neutralizar los efectos dañinos del ácido úrico. *Dosis típica:* De 2 a 4 tabletas de extracto de semilla de apio al día.

(*Nota:* Muchas de las hierbas recomendadas en este libro tienen varios nombres. Otras no tienen nombres en español, o si los tienen, estos no son muy conocidos. Por lo tanto, si no reconoce el nombre de una hierba mencionada en este capítulo, vea el glosario en la página 611).

HEMORROIDES

Hemorroides. Hasta su nombre suena espantoso. Pero más de la mitad de los estadounidenses de más de 50 años de edad las tienen y las personas más jóvenes también las pueden llegar a sufrir. Estos tejidos venosos hinchados e inflamados que se encuentran en el área del recto son extremadamente comunes.

Los síntomas típicos de las hemorroides (almorranas) son dolor, ardor o comezón en el recto; generalmente se detecta sangre de color rojo brillante en el papel higiénico, en el inodoro o en la superficie de las heces después de la evacuación. También pueden estar presentes bultos redondos o protuberancias en el área del ano. Pero debido a que todos estos signos pueden ser el resultado de otras afecciones más serias, es importante que su médico le haga un diagnóstico para comprobar si lo que tiene son, en efecto, hemorroides.

¿Por qué salen? y ¿se puede hacer algo para prevenirlas? Las hemorroides son causadas por una debilidad genética de las venas que están en el área del recto, por permanecer sentado o de pie durante períodos largos, y por cualquier cosa que provoque una mayor presión en las

APLÍQUELAS EN EL SITIO DE DOLOR

Las hierbas que se aplican directamente sobre las hemorroides (almorranas) pueden aliviar los síntomas, detener el sangrado y acelerar su curación. Busque cremas, ungüentos o supositorios que contengan combinaciones de hierbas calmantes, antiinflamatorias y astringentes como caléndula, consuelda, manzanilla, lavanda, corazoncillo y llantén. La hamamelis destilada también es un astringente excelente que encoge las hemorroides hinchadas y controla el sangrado (pero recuerde que no debe ingerirla). El aceite esencial de ciprés puede ayudar tanto a encoger las venas hinchadas como a disminuir el sangrado.

venas, como por ejemplo el embarazo, levantar objetos pesados y hacer esfuerzo frecuentemente durante la evacuación. En los países occidentales, una de las principales causas es una alimentación baja en fibra, debido a que esta produce estreñimiento que a su vez conduce a hacer esfuerzo durante la evacuación. Debe conseguir atención médica cuando sufra un dolor intolerable, un sangrado severo (que puede ser suficiente para causar anemia) o una hinchazón lo suficientemente grave como para imposibilitar la defecación normal.

Aunque tanto los productos que contienen cortisona y se venden con receta como los anestésicos pueden disminuir el dolor y la hinchazón de las hemorroides, no sirven para eliminar su causa. Las hierbas y otras medicinas botánicas pueden ayudar a fortalecer y tonificar los vasos sanguíneos, disminuir la inflamación y detener el sangrado. También pueden ayudar a aliviar el estreñimiento que a menudo acompaña a este padecimiento.

Receta para las hemorroides

Esta mezcla combina hierbas calmantes que fomentan la curación de heridas con la frescura y poder astringente del hamamelis.

4 cucharadas de hamamelis destilada

½ cucharada de tintura de consuelda

½ cucharada de tintura de castaño de la India

50 gotas de aceite esencial de lavanda

50 gotas de aceite esencial de ciprés (opcional)

Combine todos los ingredientes en una botella de vidrio color ámbar con tapa bien ajustada y etiquétela. Guarde la mezcla lejos del calor y la luz. Para usarla, agítela bien y aplíquesela cuidadosamente con bolitas de algodón dos veces al día y después de cada evacuación. Si tiene hemorroides (almorranas) internas, inserte brevemente la bolita de algodón humedecida dentro de la abertura del recto para permitir que las hierbas humedezcan esta área; asegúrese de no soltar la bolita de algodón para que pueda extraerla.

TRATAMIENTO FARMACOLÓGICO

Antiinflamatorios tópicos

Cortisona, anestésicos como la benzocaína o la pramoxina (*Analpram, Anusol, Cortifoam, Epifoam, Proctifoam*). *Función:* Disminuir el dolor y la hinchazón. *Efectos secundarios:* Reacciones alérgicas tópicas, adelgazamiento de la piel y las membranas mucosas.

Otros fármacos tópicos

Ungüentos y cremas (*Anusol, Tronolane, Preparation H*). *Función:* Disminuir el dolor y la hinchazón. *Efectos secundarios:* Reacciones alérgicas, sarpullidos.

RECETAS HERBARIAS

Ginkgo (*Ginkgo biloba*)

Los extractos de hojas de *ginkgo* ayudan a fortalecer los vasos sanguíneos. Esta hierba también es antiinflamatoria, que es justo lo que necesita para tratar afecciones que producen síntomas como dolor y comezón, entre otros. *Dosis típica:* De 40 a 60 miligramos en cápsulas estandarizados para contener un 24 por ciento de glucósidos de flavona (*flavone glucosides*) y un 6 por ciento de ginkgólidos (*ginkogolides*) dos o tres veces al día. Otra opción es tomar de ¼ a una cucharadita de tintura de la hierba de dos a tres veces al día.

Castaño de la India
(*Aesculus hippocastanum*)

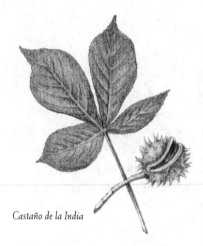

Castaño de la India

Esta hierba, que tradicionalmente se usa para fortalecer y tonificar las venas, también es antiinflamatoria y por lo tanto, disminuye la hinchazón. Además, es astringente y tiende a disminuir el sangrado. Se puede usar tanto interna como tópicamente. *Dosis típica:* Una taza de la infusión tres veces al día. (Hierva a fuego lento una cucharadita de las semillas secas en una taza de agua durante 10 a 15 minutos, cuélelas y tómese la infusión). Otra opción es tomar de ⅛ a una cucharadita de tintura de la hierba tres veces al día. Para usar el castaño de la India externamente, deje enfriar la infusión. Remoje una toallita limpia en la infusión y exprímala. Aplíque la toallita sobre los tejidos hinchados según sea necesario.

Rusco (*Ruscus aculeatus*)

Esta hierba disminuye la inflamación y fortalece los vasos sanguíneos. *Dosis típica:* Una taza de la infusión tres veces al día. (Deje reposar de una a dos cucharaditas de las hojas secas en una taza de agua caliente durante 10 minutos, cuélelas y tómese la infusión). Otra opción es tomar de ½ a una cucharadita de tintura de la hierba tres veces al día con el estómago vacío.

Hamamelis (*Hamamelis virginiana*)

Esta hierba de mucha potencia astringente detiene el sangrado y ayuda a encoger los tejidos hinchados. Aplique alguna preparación comercial de hamamelis o el extracto destilado de la planta tres veces al día y después de cada evacuación. *Precaución:* Nunca use estos productos internamente.

Diente de león (*Taraxacum officinale*) y
lengua de vaca (*Rumex crispus*)

Estas dos hierbas comparten algunas características importantes. Ambas se consideran malas hierbas, aunque las hojas jóvenes de cualquiera de

Alimentos para que se pueda sentar otra vez

Los alimentos que son ricos en fibra, así como en proantocianidina y antocianidina, dos compuestos que mejoran la salud de los vasos sanguíneos, pueden ayudar a prevenir las hemorroides (almorranas) y ayudar a que sanen las que ya sufre actualmente. La zarzamora, el arándano y la cereza son algunos de los alimentos que contienen estos ingredientes. Si el estreñimiento figura entre sus síntomas, quizá quiera considerar tomar un suplemento de fibra, como cáscara de semilla de *psyllium* (una cucharada al día) mezclada con agua o jugo. Si su alimentación no es muy saludable, tome un buen suplemento multivitamínico para asegurarse de obtener todos los nutrientes importantes que ayudan a sanar los vasos sanguíneos. Los productos lácteos, la carne y los alimentos grasosos tienden a causar estreñimiento, por lo que también es una buena idea que disminuya su consumo de estos productos.

las dos son comestibles y las raíces de ambas son laxantes suaves. Para tratar el estreñimiento que a veces acompaña a las hemorroides lo que necesita usar son las raíces. *Dosis típica:* De una a tres tazas de la infusión al día. (Deje reposar dos cucharaditas de la raíz seca y picada en una taza de agua durante 15 minutos, cuélela y tómese la infusión). Otra opción es tomar de ½ a tres cucharaditas de tintura de la hierba al día.

(*Nota:* Muchas de las hierbas recomendadas en este libro tienen varios nombres. Otras no tienen nombres en español, o si los tienen, estos no son muy conocidos. Por lo tanto, si no reconoce el nombre de una hierba mencionada en este capítulo, vea el glosario en la página 611).

HERPES GENITAL

No EXISTE CURA PARA EL HERPES GENITAL, TAMPOCO EXISTE UNA VACUNA ni se desarrolla inmunidad contra el mismo. Aunque los síntomas desaparecen, el virus sigue siendo contagioso y se queda en forma latente en las células nerviosas para reactivarse después en respuesta al estrés, la luz solar u otras causas. Es un secreto que generalmente se puede mantener oculto: hasta el 70 por ciento de las personas infectadas no presentan síntoma alguno. Por otra parte, si usted es una persona sexualmente activa que no practica la monogamia, no hay forma de adivinar cuál de sus parejas potenciales pudo haberle contagiado el herpes. Además, usted definitivamente no quiere pasárselo a otra persona.

Este padecimiento es causado por un virus que es miembro de la familia del herpes, el virus herpes simplex tipo II. La primera señal de infección generalmente es hormigueo o comezón en el área de los genitales o el ano, seguido de lesiones dolorosas, nódulos linfáticos hinchados, músculos adoloridos y dolores de cabeza. La primera erupción,

---

TRATAMIENTO TÓPICO PARA EL HERPES GENITAL

Si el alcohol que contiene esta tintura le arde demasiado, use macerados glicéricos o infusiones de aceite de las mismas hierbas.

- ½ cucharadita de tintura de corazoncillo
- ½ cucharadita de tintura de raíz de regaliz
- 5 gotas de aceite esencial de melaleuca
- 3 gotas de aceite esencial de mirra

Combine todos los ingredientes. Agite bien la mezcla y luego aplíquela directamente sobre las lesiones hasta tres veces al día.

que normalmente es la más dolorosa, puede durar hasta dos semanas. Las siguientes usualmente duran cuatro o cinco días; las ampollas sanan en una a tres semanas.

Entre los factores que pueden provocar las erupciones de herpes, aparte del estrés y la exposición al sol, se encuentran un sistema inmunitario debilitado, alimentación, cirugía, sarpullidos en la piel, menstruación, fluctuaciones hormonales y actividad sexual prolongada. Esta afección se diagnostica mediante el examen de frotis (preparación microscópica) o cultivos celulares.

Hasta un 70 por ciento de las personas infectadas por el virus del herpes no muestran síntoma alguno. Por desgracia, aunque los fármacos antivirales pueden disminuir la probabilidad de que estas personas infecten a otros, no pueden eliminar la posibilidad de que suceda. Aquellos que tienen herpes genital siempre pueden infectar a otras personas si no se han dado cuenta de que sufren una erupción.

TRATAMIENTO FARMACOLÓGICO

Fármacos antivirales orales

Aciclovir (*Avirax, Zovirax*), valaciclovir (*Valtrex*). *Función:* Inhibir (pero no eliminar) el virus herpes simplex para acortar la duración de las erupciones y reducir el riesgo de infectar a otros. *Efectos secundarios:* Pérdida del apetito, náusea y vómito, estreñimiento o diarrea, sudación excesiva, mareo, dolor de cabeza, confusión.

Analgésicos

Acetaminofén, aspirina, ibuprofén. *Función:* Aliviar el dolor. *Efectos secundarios del acetaminofén:* Su uso crónico o en dosis mayores puede causar daños hepáticos o renales. *Efectos secundarios de la aspirina:* Acidez (agruras, acedía), náusea leve, vómito. *Efectos secundarios del ibuprofén:* Mareo, dolor de estómago, náusea, dolor de cabeza, diarrea.

Anestésicos tópicos

Lidocaína (*Viscous Xylocaine*), benzocaína (*Topicaine*). *Función:* Entumecer la lesión. *Efectos secundarios:* Posibles reacciones alérgicas.

RECETAS HERBARIAS

Toronjil (*Melissa officinalis*)

Esta hierba antiviral ha demostrado recientemente que tiene el potencial para acelerar la curación de las lesiones causadas por el herpes, especialmente cuando el tratamiento se inicia durante las etapas tempranas de la erupción. Debido a que también es ligeramente sedante, el toronjil puede ayudarle a dormir si el dolor no le está permitiendo conciliar el sueño. *Dosis típica:* De 25 a 40 gotas de tintura de la hierba dos veces al día. Otra opción es tomar tres tazas de la infusión al día. (Deje reposar de 1¼ a cuatro cucharaditas de las hojas secas en una taza de agua caliente durante 10 a 15 minutos, cuélalas y tómese la infusión). Además, se puede aplicar alguna crema o ungüento comercial de toronjil en las lesiones tres o cuatro veces al día. Otras hierbas eficaces que puede buscar como ingrediente en los productos tópicos de toronjil son: áloe vera, caléndula, manzanilla y llantén.

ALIMENTOS Y SUPLEMENTOS PARA EVITAR LAS ERUPCIONES

Para minimizar las erupciones de herpes genital, limite su consumo de alimentos que contengan el aminoácido arginina. Esto significa que debe evitar el chocolate, la nuez, la avellana, la nuez del Brasil (nuez de Pará), el cacahuate (maní) y la mantequilla de cacahuate.

Otro aminoácido, la lisina, puede ayudar a prevenir las erupciones. Obtenga su cuota de esta sustancia al comer cantidades abundantes de pavo, pollo, pescado, requesón, queso *ricotta* y germen de trigo. También puede tomar lisina en cápsulas. Dosis típica: 3,000 miligramos de lisina al día durante tres meses; luego 1,000 miligramos al día para prevenir las erupciones.

Mientras tanto, tome cinc al primer indicio de una erupción para limitar su duración y gravedad. *Dosis típica:* De 30 a 60 miligramos durante una erupción y siga tomándolo durante varios días después. También puede aplicarse una crema o ungüento que contenga sulfato de cinc en las lesiones.

Equinacia (*Echinacea angustifolia, E. purpurea, E. pallida*)

Esta hierba es útil para cualquier afección que involucra al sistema inmunitario. Comience a tomar equinacia tan pronto como sienta que va a empezar una erupción; siga tomándola durante un máximo de dos semanas. *Dosis típica:* Hasta nueve cápsulas de 300 a 400 miligramos al día. Otra opción es tomar 60 gotas de tintura de la hierba tres veces al día.

Corazoncillo (*Hypericum perforatum*)

El corazoncillo, que es bien conocido por su capacidad de combatir virus y curar heridas, se puede usar de diversas maneras para combatir el herpes. *Dosis típica:* 300 miligramos en cápsulas tres veces al día. Si prefiere utilizar la tintura de la hierba, tome de 15 a 40 gotas tres veces al día. Otra opción es tomar tres tazas de la infusión al día. (Deje reposar una cucharadita de la hierba seca en una taza de agua caliente durante 10 minutos, cuélela y tómese la infusión). Para usarlo externamente, aplique una compresa hecha con la infusión de esta hierba sobre las lesiones tres veces al día. También se puede aplicar una infusión de aceite o una tintura de las puntas florecientes de la hierba sobre las lesiones. *Precaución:* Puede causar una mayor reacción ante la exposición solar. No tome corazoncillo si está tomando fármacos antidepresivos.

Regaliz (*Glycyrrhiza glabra*)

En diversos estudios, se ha encontrado que el regaliz inactiva el virus herpes simplex. También posee potentes efectos antiinflamatorios. A la primera señal de una erupción, puede tomar algún producto comercial que contenga extracto de regaliz o aplicarse una compresa o cataplasma (emplasto) de la hierba varias veces al día. *Dosis típica:* Una taza de la infusión al día. (Deje reposar de una a dos cucharaditas de la raíz seca picada en una taza de agua caliente durante 15 minutos, cuélela y tómese la infusión). Otra opción es tomar hasta seis cápsulas de 400 ó 500 miligramos al día. Si prefiere utilizar la tintura de la hierba, tome de 20 a 30 gotas hasta tres veces al día. *Precaución:* No ingiera regaliz durante más de seis semanas. No tome regaliz en lo absoluto si padece de enfermedades cardíacas, presión arterial alta o alguna enfermedad hepática, si toma diuréticos o digitalina o si está embarazada.

TRES REMEDIOS SENCILLOS Y RÁPIDOS

¿Tiene bolsitas de té a la mano? ¿O tiene áloe vera o vitamina E? Aquí le damos tres maneras fáciles de calmar la picazón de una lesión de herpes.

- **Aplíquese una bolsita de té negro húmeda.** Déjela en infusión unos momentos para permitir que los pedacitos de hoja se desenrollen; déjela enfriar y colóquela sobre la lesión.

- **Abra una cápsula de vitamina E.** Aplique el aceite en las lesiones para aliviar la comezón y promover su curación.

- **Utilice gel puro de áloe vera.** Funciona igualmente bien para cualquier lesión menor de la piel que para cualquier quemadura. Rebane una hoja, sáquele el gel fresco y aplíquelo, o compre una botella de algún producto de áloe vera puro.

(*Nota:* Muchas de las hierbas recomendadas en este libro tienen varios nombres. Otras no tienen nombres en español, o si los tienen, estos no son muy conocidos. Por lo tanto, si no reconoce el nombre de una hierba mencionada en este capítulo, vea el glosario en la página 611).

HERPES LABIAL

ÚLTIMAMENTE ANDA UN POCO ESTRESADO. Su jefe está encima de usted todo el tiempo, su carro está en el taller (¡otra vez!) y sus suegros vendrán de visita en menos de una semana. Como si todo esto fuera poco, una tarde empieza a sentir hormigueo en su labio superior. La sensación le es familiar y usted sabe lo que significa: la llegada del herpes labial (boquera, fuego).

Pronto, el espejo le mostrará ese racimo de pequeñas ampollas dolorosas. Y estará tentado a esconder su cara detrás de mil bufandas hasta que desaparezcan, lo cual generalmente tarda de 10 a 14 días. Si usted sufre de herpes labial, tal vez ya sepa que si bien lo que los provoca es el estrés, la causa es el virus herpes simplex.

TRATAMIENTO FARMACOLÓGICO

Fármacos antivirales orales

Aciclovir (*Avirax, Zovirax*), valaciclovir (*Valtrex*). *Función:* Inhibir (pero no eliminar) el virus herpes simplex para acortar la duración de una erupción de herpes labial; también sirven para inhibir la capacidad del virus de infectar a otros. *Efectos secundarios:* Pérdida del apetito, náusea y vómito, estreñimiento o diarrea, sudación excesiva, mareo, malestar, dolor de cabeza, confusión; puede conducir a una resistencia viral.

Analgésicos

Acetaminofén, aspirina, ibuprofén. *Función:* Aliviar el dolor y la inflamación causada por el herpes labial (salvo el acetaminofén). *Efectos* secundarios de la aspirina: Acidez (agruras, acedía), náusea leve, vómito. *Efectos secundarios del ibuprofén:* Mareo, dolor de estómago, náusea, dolor de cabeza, diarrea.

Fármacos tópicos

Lidocaína (*Viscous Xylocaine*), benzocaína (*Anbesol, Oragel, Topicaine*). *Función:* Entumecer la lesión. *Efectos secundarios:* Posibles reacciones alérgicas.

Pomadas para labios (*Carmex, Blistex Lip Medex, Campho-phenique*). *Función:* Mantener húmeda la lesión, disminuir el dolor. *Efectos secundarios:* Raros o ninguno.

FORMAS FÁCILES DE EXTINGUIR LOS "FUEGOS"

Aquí le damos algunas sugerencias para prevenir el herpes labial (boquera, fuego) o acortar su duración.

◆ **Protéjase del sol.** Se sabe que la exposición al sol provoca la erupción de herpes labial. Una hora antes de salir, apliquese filtro solar en el rostro y los labios y vuelva a aplicárselo con frecuencia. (No necesita aplicarse con anticipación productos que contienen dióxido de titanio/*titanium dioxide* u óxido de cinc/*zinc oxide*). Los sombreros de ala ancha pueden ayudar pero no son un buen sustituto del filtro solar. Si está tomando corazoncillo, sea todavía más cuidadoso, porque esta hierba puede incrementar la reacción de la piel ante la exposición a la luz solar.

◆ **Combátalo con café.** La cafeína que contienen el café y el té inhibe el virus herpes simplex. En un estudio se encontró que un gel tópico de cafeína (*Cafon*) reducía el desarrollo de las lesiones causadas por el herpes labial. Si usted siente que le va a salir una lesión, una de las herramientas de primeros auxilios más rápidas podría ser una bolsita de té humedecida o unos cuantos granos molidos de café usados. El té también contiene compuestos astringentes que ayudan a secar las lesiones del herpes labial.

RECETAS HERBARIAS

Toronjil (*Melissa officinalis*)

Esta hierba inhibe la propagación de diversos virus, incluyendo el virus herpes simplex. En un estudio realizado en Alemania con personas con herpes labial y personas con herpes genital, se encontró que una crema que contenía un 1 por ciento de extracto de toronjil aplicada cinco veces al día, aliviaba los síntomas y disminuía el tamaño de la erupción, aparentemente al prevenir que el virus infectara las células sanas. En un lapso de cuatro días, el 60 por ciento de los pacientes reportó que su herpes labial había sanado. Para el octavo día, el 96 por ciento de los pacientes ya no tenía lesiones. Usted puede conseguir pomadas comerciales de toronjil; si le es posible conseguir toronjil fresco, puede hacer una compresa o cataplasma (emplasto) con las hojas de esta hierba. *Dosis típica:* De tres a cuatro tazas de la infusión al día. (Deje reposar de una a dos cucharaditas de las hojas secas en una taza de agua caliente durante 10 minutos, cuélelas y tómese la infusión). Otra opción es tomar hasta nueve cápsulas de 300 a 400 miligramos al día. Finalmente, también puede aplicar el aceite esencial de toronjil directamente en las lesiones, de tres a cinco veces al día. *Precaución:* No ingiera el aceite esencial.

Regaliz (*Glycyrrhiza glabra*)

En investigaciones, se ha encontrado que el regaliz inactiva al virus herpes simplex. También posee potentes efectos antiinflamatorios. Al primer indicio de una erupción, puede aplicarse algún producto comercial que contenga extracto de regaliz y mentol (un compuesto analgésico de la menta), o bien aplicarse una compresa o cataplasma de regaliz varias veces al día. *Dosis típica:* Tres tazas de la infusión al día. (Deje reposar dos cucharaditas de la raíz seca picada en una taza de agua caliente durante 15 minutos, cuélela y tómese la infusión). Otra opción es tomar hasta seis cápsulas de 400 a 500 miligramos al día. Si prefiere utilizar la tintura de la hierba, tome de 20 a 30 gotas hasta tres veces al día. *Precaución:* No tome regaliz durante más de seis semanas. No tome regaliz en lo absoluto si tiene enfermedades cardíacas, presión arterial alta o alguna enfermedad hepática, si está tomando diuréticos o digitalina, o si está embarazada.

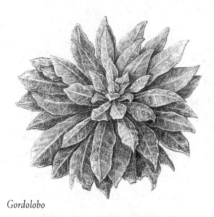

Gordolobo

Gordolobo (*Verbascum thapsus*)

Los estudios de laboratorio han mostrado que esta planta ayuda a combatir el virus del herpes. También alivia la piel irritada. *Dosis típica:* De seis a ocho tazas de la infusión al día. (Deje reposar dos cucharaditas de las flores y hojas secas en una taza de agua caliente durante 10 minutos, cuélelas y tómese la infusión). Para hacer una compresa con la infusión, humedezca un trapo limpio con la misma y póngaselo sobre el herpes labial según sea necesario. Otra opción es tomar de 25 a 40 gotas de tintura de la hierba cada tres horas mientras esté despierto.

Corazoncillo (*Hypericum perforatum*)

La hipericina, uno de los compuestos del corazoncillo, también combate el virus del herpes. Esta hierba se ha empleado durante mucho tiempo para curar heridas. *Dosis típica:* 300 miligramos en cápsulas tres veces al día. Si prefiere utilizar la tintura de la hierba, tome de 15 a 40 gotas tres veces al día. Otra opción es tomar tres tazas de la infusión al día. (Deje reposar una cucharadita de la planta seca en una taza de agua caliente durante 10 minutos, cuélela y tómese la infusión). Finalmente, puede aplicarse una compresa hecha con la infusión sobre el herpes labial tres veces al día. *Precaución:* Puede incrementar la reacción de la piel ante la exposición solar. No tome corazoncillo si está tomando fármacos antidepresivos.

Equinacia (*Echinacea angustifolia, E. purpurea, E. pallida*)

El extracto de equinacia, otra hierba que inhibe al virus del herpes, también produce una sensación de entumecimiento que a menudo puede brindar alivio del dolor que causa el herpes labial. Pruebe usar infusiones de equinacia en cataplasmas y compresas. Si junto con el herpes labial usted presenta un malestar general o si este padecimiento fue causado por un resfriado (catarro), use la equinacia internamente. *Dosis típica:* Hasta nueve cápsulas de 300 a 400 miligramos

VITAMINAS INTERNAS Y EXTERNAS

Los siguientes suplementos pueden ayudar a prevenir o curar el herpes labial (boquera, fuego).

♦ La vitamina C, el cinc y la quercetina combaten el virus herpes simplex. En un estudio se encontró que la aplicación frecuente de una solución que contenía vitamina C ayudaba a sanar las lesiones del herpes labial, así como a disminuir los síntomas. También funciona la aplicación tópica de gel de sulfato de cinc sobre esta afección. La quercetina, un pigmento vegetal que se encuentra en la cebolla, el ajo y otros alimentos, combate el virus. En otra investigación, se encontró que el propóleo de abeja, el cual contiene quercetina, funcionaba mejor contra el virus herpes simplex tipo I que la quercetina por sí sola. Usted puede buscar estos ingredientes por separado o en algún producto tópico comercial que los combine.

♦ El aminoácido lisina combate el virus del herpes. Debido a que el microbio requiere arginina (otro aminoácido) para duplicarse, una alimentación alta en lisina y baja en arginina podría, en teoría, ayudar a prevenir la enfermedad. Sin embargo, con lo que ya sabemos sobre la alimentación alta en grasa y sus efectos secundarios, difícilmente podemos recomendar que las personas coman más carne y productos lácteos, los cuales son altos en lisina, así como menos legumbres, cereales integrales y frutos secos, todos los cuales contienen arginina. Pero ¿podríamos evitar la recurrencia del herpes labial tomando suplementos de lisina? Tal vez. Algunos —pero no todos— estudios de investigación han mostrado que los suplementos de lisina son eficaces. En uno de dichos estudios, se encontró que una dosis de 1,000 miligramos de lisina tres veces al día durante seis meses era eficaz para disminuir la recurrencia del herpes labial. Por lo tanto, si usted es propenso a este tipo de erupciones, quizá quiera hablar de los suplementos de lisina con su doctor.

al día. Otra opción es tomar 60 gotas de tintura de la hierba tres veces al día.

Clavo de olor (*Syzygium aromaticum*)

En un estudio de laboratorio se empleó clavo de olor en combinación con el aciclovir. Esta combinación de fármaco y hierba mostró un mejor desempeño que ambos tratamientos por sí solos. Así que aunque esté tomando fármacos antivirales, puede probar aplicarse aceite esencial de clavo de olor en el herpes labial. *Precaución:* No ingiera este aceite.

Ajo (*Allium sativum*)

Picante y potente, el ajo combate muchos virus, incluyendo el virus herpes simplex. Durante las erupciones de herpes labial, quizá sea una buena idea que incluya cantidades abundantes de ajo en su alimentación. Para conservar su actividad antimicrobiana, corte, machaque o prense los dientes de ajo, luego mézclelos con sus alimentos cocidos justo antes de servirlos. *Dosis típica:* De uno a tres dientes frescos al día.

(*Nota:* Muchas de las hierbas recomendadas en este libro tienen varios nombres. Otras no tienen nombres en español, o si los tienen, estos no son muy conocidos. Por lo tanto, si no reconoce el nombre de una hierba mencionada en este capítulo, vea el glosario en la página 611).

HERPES ZOSTER

CULPE A LA VARICELA. Esa enfermedad prácticamente inofensiva que nos da de niños puede regresar décadas después para atormentarnos. El herpes zoster, también conocido como fuego sagrado, fuego de San Antonio o culebrilla, es una enfermedad que se presenta cuando el virus de la varicela, que se encuentra en estado latente en los nervios de la médula espinal, se vuelve a activar.

Aún no se sabe exactamente por qué se reactiva el virus, pero puede que tenga algo que ver con el debilitamiento del sistema inmunitario, lo cual puede ocurrir con la edad. El estrés también puede deteriorar temporalmente la inmunidad. Las enfermedades crónicas, especialmente aquellas que atacan el sistema inmunitario, como el SIDA o ciertos tipos de cáncer, pueden bajar la resistencia. Lo mismo pueden hacer los medicamentos que debilitan el sistema inmunitario, como la cortisona tomada durante períodos prolongados o los fármacos que se administran después de un transplante o durante la quimioterapia.

Cuando el virus de la varicela se multiplica en el interior de los nervios, produce una sensación de ardor, hormigueo o dolor intenso en el área inervada por dichos nervios. El dolor puede extenderse desde la espalda hasta las costillas, y envolver todo el costado. O puede viajar a través de un brazo o una pierna o propagarse por todo un lado de la cara. La piel afectada puede estar extremadamente sensible al tacto. La persona también se puede sentir mal en general y presentar fiebre más dolor de cabeza ligeros.

Cuando el virus viaja por los nervios hasta la piel, produce un sarpullido de muchas ampollas aglomeradas. Este, al igual que el dolor, sólo se presenta en un lado del cuerpo. Las ampollas a menudo son dolorosas, en ocasiones producen comezón y tardan alrededor de 10 días en encostrarse y sanar. Alrededor del 10 por ciento de las personas desarrollan un dolor que persiste varios meses después de que desaparece el sarpullido. Sin embargo, este también se puede infectar; si esto ocurre, si la molestia es severa o si su sistema inmunitario está debilitado y desarrolla herpes zoster, consulte con su médico.

En general, los pacientes con sistemas inmunitarios afectados, ya sea a causa de alguna enfermedad crónica o por la administración de medicamentos inmunosupresores, reciben un tratamiento más agresivo para el herpes zoster, porque la erupción puede hacer que estas personas desarrollen una enfermedad más severa.

TRATAMIENTO FARMACOLÓGICO

Analgésicos

Acetaminofén, aspirina, ibuprofén, naproxeno (*Aleve*). *Función:* Reducir el dolor, la fiebre y la inflamación (salvo el acetaminofén). *Efectos secundarios del acetaminofén:* Ninguno cuando se usan a corto plazo y en dosis normales. *Efectos secundarios de la aspirina:* Acidez (agruras, acedía), indigestión, irritación del estómago, náusea o vómito leves. *Efectos secundarios del ibuprofén y el naproxeno:* Mareo, náusea, dolor de estómago, dolor de cabeza.

Fármacos antivirales

Aciclovir (*Avirax, Zovirax*), famciclovir (*Famvir*), valaciclovir (*Valtrex*). *Función:* Matar el virus. *Efectos secundarios:* Es raro que se presenten.

Vidarabina (*Vira-A*). *Función:* Matar el virus. *Efectos secundarios:* Menos apetito, náusea, vómito, diarrea, temblor, mareo, confusión, alucinaciones, dolor de cabeza.

Antidepresivos tricíclicos

Amitriptilina (*Elavil, Emitrip, Endep, Enovil, Limbitrol*), desipramina (*Norpramin*). *Función:* Ayudar a disminuir el dolor. *Efectos secundarios:* Temblor, dolor de cabeza, resequedad de boca, sabor desagradable en la boca, estreñimiento, diarrea, náusea, fatiga, debilidad, somnolencia, nerviosismo, sudación excesiva, insomnio.

Corticosteroides

Prednisona (*Deltasone, Meticorten, Orasone*, otros). *Función:* Disminuir el dolor. *Efectos secundarios:* Más apetito, aumento de peso, retención de líquidos, indigestión, náusea, vómito, mareo, insomnio, acné, mala curación de heridas, función inmunitaria reducida.

RECETAS HERBARIAS

Cayena o chiles (*Capsicum* spp.)

La pimienta de cayena y los chiles contienen capsaicina, la cual agota la sustancia P, un compuesto químico que interviene en la transmisión nerviosa del dolor. Diversos estudios han demostrado que las cremas que contienen capsaicina son eficaces para aliviar el dolor que causa el herpes zoster. Puede comprar una crema comercial o preparar la suya mezclando una pequeña cantidad de polvo de cayena con alguna loción para el cuerpo o gel de áloe vera. Este último tiene muchos beneficios propios y puede aliviar el ardor que provoca la cayena, el cual puede ser demasiado irritante durante la fase de ampollas del herpes zoster. Pruebe combinar una cucharada de gel de áloe vera con ⅛ de cucharadita de pimienta de cayena como máximo. A modo de prueba, aplique un poco de la mezcla sobre una pequeña área de piel que no esté dañada; si le arde, agregue más gel de áloe vera. Utilice la mezcla con la frecuencia necesaria. *Precaución:* Después de usar productos de cayena, lávese las manos para evitar que el aceite entre en contacto con sus ojos u otras áreas sensibles.

Toronjil (*Melissa officinalis*)

¿Quién pensaría que esta hierba frondosa con olor a limón podría ser una aliada contra los virus? En un estudio se comprobó la eficacia del toronjil contra el virus herpes simplex, un pariente del virus que causa el herpes zoster. Por lo tanto, vale la pena probarlo, especialmente porque es una hierba muy segura. Las cremas comerciales que contienen toronjil están disponibles en muchos lugares. Si puede conseguir hojas frescas de toronjil, humedézcalas, envuélvalas en un trapo húmedo de tejido abierto, como manta de cielo (estopilla, bambula, *cheesecloth*) o tela delgada de algodón (como la de las camisetas) y póngaselo sobre las ampollas. Para hacer una compresa, prepare una infusión. Para hacer esto, deje reposar de una a dos cucharaditas de las hojas secas en una taza de agua caliente durante 10 minutos. Después cuélelas y deje enfriarse la infusión. Humedezca un trapo limpio con la infusión y aplíquela sobre el sarpullido de tres a cinco veces al día. También puede beber preparados de toronjil. *Dosis típica:* Tres o más tazas de la infusión al día (emplee la misma receta antes descrita).

Regaliz (*Glycyrrhiza glabra*)

Uno de los principios activos de esta raíz combate los virus y por tanto inhibe el virus herpes simplex. El regaliz induce al cuerpo a que produzca más interferón, una sustancia antiviral natural. Además, combate la inflamación sin provocar los efectos secundarios de los fármacos que contienen cortisona. Debido a que la infusión de regaliz tiene un sabor dulce muy intenso, quizá quiera mezclarlo con otras hierbas que se mencionan en este capítulo. Algunas buenas alternativas son el toronjil, el jengibre, el corazoncillo y el gordolobo. *Dosis típica:* De dos a tres tazas de la infusión al día. (Hierva a fuego lento una cucharadita de la raíz seca picada en dos tazas de agua durante 15 minutos, cuélela y tómese la infusión). También puede dejar enfriar la infusión y usarla para hacer una compresa. *Precaución:* Limite el uso de regaliz a no más de seis semanas. No use esta hierba si tiene presión arterial alta, diabetes o alguna enfermedad de la tiroides, los riñones, el hígado o el corazón. No emplee regaliz durante el embarazo o la lactancia.

Escutelaria china (*Scutellaria baicalensis*)

Esta hierba china combate virus y bacterias, por lo que es una buena alternativa aplicarla tópicamente para atacar el herpes zoster. Usando una moledora de café o de alimentos, muela la raíz seca hasta que se haga polvo. Entonces mezcle una cucharada del polvo con suficiente agua para que se forme una pasta y aplíquela de la misma forma que lo haría con una pasta de bicarbonato de sodio, hasta seis veces al día según sea necesario.

Gordolobo (*Verbascum thapsus*)

Esta flor puede inhibir el virus herpes simplex; también es ligeramente analgésica. Las compresas hechas con una infusión de hojas de

Gel herbario antiherpes

Si puede conseguir hojas frescas de toronjil o puntas florecientes de cora-zoncillo, duplique las cantidades de las mismas en esta receta. De esta forma, en lugar de agregar ¼ de taza de cada una de ellas, la medida tendrá que ser ½ taza. (Las puntas florecientes corresponden a las flores abiertas de la planta, incluidas 3 a 5 pulgadas —es decir, de 7.5 a 12.5 cm— del tallo).

2 tazas de gel de áloe vera

¼ de taza de hojas de toronjil

¼ de taza de puntas florecientes de corazoncillo

⅛ de taza de raíz de regaliz seca y picada

2 cucharadas de cayena o cúrcuma en polvo

8 gotas de aceite esencial de bergamota, limón, melaleuca o lavanda (para darle un olor agradable a la mezcla)

Mezcle los primeros cinco ingredientes en un frasco de 1 cuarto de galón (960 ml). Deje reposar la mezcla durante 24 horas a temperatura ambiente. Cuele la infusión a través de una estopilla (bambula, *cheesecloth*) y a un frasco limpio. (Se puede ayudar con una cuchara para empujar el gel para que pase con más facilidad a través de la estopilla). Agregue el aceite esen-cial y tape bien el frasco. Guarde la mezcla en el refrigerador.

A modo de prueba, aplique un poco de la mezcla sobre un área pequeña de piel en condición normal. Si le causa ardor al contacto, agréguele más gel de áloe vera; si no le arde puede probar a agregarle un poco más de cayena. Aplí-que el gel sobre el sarpullido de tres a cinco veces al día según sea necesario.

Después de aplicar el gel, asegúrese de lavarse las manos con jabón para evitar que los compuestos que producen ardor entren en contacto con otras áreas sensibles.

Para la mayoría de las personas que padecen herpes zoster, la aplicación de cayena en la piel puede ser demasiado irritante, especialmente durante la fase en que se están formando las ampollas. Además, algunas personas que presentan dolor persistente incluso después de que el sarpullido del herpes zoster ha sanado, encuentran que la cayena les causa demasiado ardor. Si esto le ocurre a usted, no se preocupe, puede seguir usando este gel; nada más que no le agregue cayena.

gordolobo calman la inflamación y alivian la piel irritada. *Dosis típica:* De cuatro a seis tazas de la infusión al día. (Deje reposar una cucharadita colmada/copeteada de las flores y hojas secas en una taza de agua durante 10 minutos, cuélelas y tómese la infusión). También puede dejar enfriar la infusión, hacer una compresa con la misma y aplicarla sobre el sarpullido según sea necesario.

Corazoncillo (*Hypericum perforatum*)

La aplicación externa de corazoncillo tiene una larga historia de uso para curar heridas. Además puede ayudar a disminuir el dolor y la comezón, conviertiéndola en una buena opción para el herpes zoster. La mayoría de los productos comerciales de uso externo que encontrará son infusiones de aceite, es decir, que las flores se han dejado reposar en el líquido durante unas cuantas semanas. No es una buena idea aplicar aceite durante las etapas en que hay ampollas y estas se empiezan a encostrar. Evite estos productos hasta que las costras se hayan desprendido, usando en vez una compresa hecha con la infusión de esta hierba. *Dosis típica:* De 15 a 40 gotas de tintura de la hierba tres veces al día. Otra opción es tomar 300 miligramos en cápsulas o tabletas estandarizadas tres veces al día. Finalmente, puede aplicarse una compresa hecha con una infusión de corazoncillo. Para hacerla, deje reposar dos cucharaditas de las puntas florecientes en una taza de agua caliente durante 10 minutos y cuélelas. Humedezca un trapo limpio con la infusión y aplíquese la compresa durante 15 minutos hasta tres veces al día. *Precaución:* Puede aumentar la reacción de la piel ante la exposición solar.

Cúrcuma (*Curcuma longa*)

Esta especia contiene curcumina, la cual posee potentes propiedades antiinflamatorias. Se cree que la versión tópica, al igual que la capsaicina que contiene la cayena, alivia el dolor al agotar la sustancia P, una sustancia que transmite los impulsos de dolor a través de los nervios. Para mayor información sobre el uso tópico de la cúrcuma, vea "Gel herbario antiherpes" en la página 363. *Dosis típica:* Una cápsula estandarizada de 250 a 500 miligramos, hasta tres veces al día. Otra opción es tomar de 10 a 30 gotas de tintura de la hierba hasta tres veces al día. *Precaución:* No ingiera la cúrcuma si tiene gastritis, úlceras gástricas, cálculos biliares u obstrucción de los conductos biliares.

Áloe vera (*Aloe vera*)

Antibacteriano y antiinflamatorio, el gel de áloe vera calma la piel irritada y es un excelente vehículo para otras hierbas. Si usted cultiva esta planta, rebane la hoja longitudinalmente, sáquele el gel y úntelo sobre el sarpullido. También puede usar una preparación comercial de gel puro de áloe vera, idealmente alguno que no contenga colorantes ni conservantes artificiales. Aplique el gel según sea necesario sobre el sarpullido durante cualquiera de sus etapas.

(*Nota:* Muchas de las hierbas recomendadas en este libro tienen varios nombres. Otras no tienen nombres en español, o si los tienen, estos no son muy conocidos. Por lo tanto, si no reconoce el nombre de una hierba mencionada en este capítulo, vea el glosario en la página 611).

HIEDRA, ROBLE Y ZUMAQUE VENENOSOS

SI USTED ES ALÉRGICO A LA HIEDRA, el roble o el zumaque venenosos, es posible que recuerde con desagrado sus encuentros con estas plantas. Quizá de niño le hizo a su mamá un ramito con plantas de hojas de color rojizo brillante que usted mismo juntó. Tal vez abrazó a su perro que corrió por un lugar donde había zumaque venenoso. También puede ser que un día que había ido de excursión, se resbaló y cayó justo en un lugar atestado por estas hierbas. En todas estas ocasiones, de uno a tres días después, su piel se enrojeció y le empezó a dar comezón. Luego aparecieron las ampollas, las secreciones, las costras y todo el padecimiento que las acompaña.

Es importante que se comunique con su doctor si ha inhalado el humo que estas plantas desprenden al quemarse, o si el aceite de estas ha entrado en contacto con sus ojos, tiene comezón y malestar severos o si el sarpullido se infecta. De lo contrario, esta reacción alérgica casi siempre se puede tratar en casa.

La prevención en el hogar empieza con la pronta eliminación de la resina irritante de estas plantas venenosas después de haber estado expuesto a ellas. Enjuáguese la piel con agua abundante y lávese con jabón. También lave a sus mascotas, la ropa, zapatos, guantes, utensilios de jardinería y cualquier otra cosa que pueda haber estado en contacto con la planta. Cuando se dirija a la ducha o manguera más cercana, recuerde que es muy fácil transmitir estas resinas mediante el tacto. (Por eso los animales pueden transmitir la comezón sin sufrirla, ya que las resinas se quedan en su pelo).

El tratamiento de los sarpullidos alérgicos como los que producen el roble, la hiedra y el zumaque venenosos, tiene como objetivo principal disminuir la inflamación y secar la piel. Esto significa que debe utilizar hierbas antiinflamatorias y astringentes. Además, evite los ungüentos y cremas espesas que atrapen la humedad. La misma recomendación sirve para los productos no herbarios.

TRATAMIENTO FARMACOLÓGICO

Antihistamínicos

Difenhidramina, administrada por la vía oral (*Benadryl*) o en forma de gel tópico (*Dermarest*). *Función:* Disminuir la comezón. *Efectos secundarios de la difenhidramina oral:* Somnolencia, resequedad de boca, nariz y garganta.

Productos con calamina (*Caladryl, Ivarest,* otros). *Función:* Secar el sarpullido y aliviar la comezón. *Efectos secundarios:* Los productos que combinan la loción de calamina con algún anestésico tópico (benzocaína, lidocaína, pramoxina) se pueden absorber en cantidades significativas a través de la piel inflamada y causar una reacción alérgica.

Corticosteroides

Hidrocortisona tópica (*Cortaid, Lanacort* y otros) u oral, dexametasona (*Decadron*), prednisona (*Orasone*). *Función:* Disminuir la comezón y aliviar la inflamación. *Efectos secundarios a corto plazo del uso tópico:* Ninguno. *Efectos secundarios del uso oral:* Acné, indigestión, náusea, vómito, gas, dolor de cabeza, mareo, insomnio, aumento del apetito.

RECETAS HERBARIAS

Grindelia (*Grindelia squarrosa, G. robusta*)

Esta planta exuda una resina gomosa. Para usarla sobre un sarpullido causado por una planta venenosa, mezcle la mitad del contenido de una tintura de grindelia con una misma cantidad de agua fría. Ponga una pequeña cantidad de la solución en una gasa y aplíquela en forma de compresa. Puede repetir esta operación todas las veces que sea necesario. Guarde la solución que sobre por si vuelve a necesitarla en el futuro.

Balsamina del monte (*Impatiens capensis*)

Esta planta es reconocida por su capacidad de calmar los sarpullidos causados por la hiedra, el roble y el zumaque venenosos. Aplique las hojas frescas machacadas o una compresa preparada con la infusión o el extracto líquido de esta hierba. Para preparar la infusión, deje reposar una cucharadita colmada (copeteada) de las hojas secas o, si prefiere, dos cucharaditas de las hojas frescas en una taza de agua caliente durante 10 minutos. Cuele las hojas y deje enfriar la infusión. Para usar el extracto líquido, agregue una cucharadita a una taza de agua fría. Humedezca un paño limpio con cualquiera de ambas soluciones y aplíquelas sobre el sarpullido. Repita si es necesario.

Llantén (*Plantago* spp.)

El llantén, una mala hierba que comúnmente se encuentra en los céspedes, contiene una sustancia calmante llamada alantoína. Esta hierba no sólo es antiinflamatoria y antimicrobiana, sino que además acelera la curación de heridas. Por lo tanto, deje que el llantén siga ocupando un lugarcito en su césped, si es que a usted le salen con frecuencia sarpullidos por hiedra venenosa o de otro tipo. Cuando le salga una erupción —o le pique un mosquito— arranque unas cuantas hojas, lávelas, macháquelas y aplíquelas en forma de cataplasma (emplasto) sobre la irritación. Repita si es necesario.

Áloe vera (*Aloe vera*)

Este conocido remedio para las quemaduras solares es calmante, antiinflamatorio y antibacteriano, además de que acelera la curación. Todas estas propiedades hacen que el áloe vera sea un remedio excelente para la comezón provocada por plantas venenosas. Rebane una hoja, sáquele el gel y aplíquelo cuantas veces lo necesite. También puede usar un producto que contenga este gel, pero lea la etiqueta para asegurarse de que su ingrediente principal sea áloe vera puro.

Hamamelis (*Hamamelis virginiana*)

Esta hierba calma, refresca y seca, es decir, es perfecta para los sarpullidos que exudan líquido. La manera más fácil de usarla para tratar las erupciones causadas por plantas venenosas es comprar el extracto líquido que se vende en casi todas las farmacias. Aplíquelo las veces que sea necesario sobre el sarpullido, ya sea directamente o saturando una toallita limpia y colocándola sobre la irritación.

Pepino (*Cucumis sativus*)

Esta verdura refrescante es justamente lo que necesita su piel inflamada. Puede poner las rebanadas de pepino directamente sobre el sarpullido, o puede hacerlo puré en la licuadora (batidora) y aplicarlo sobre la piel, cubrir esta con una gasa y recostarse un rato. Repita tantas veces como quiera.

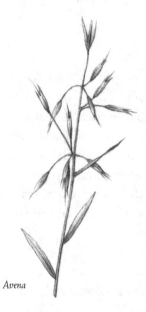

Avena

Avena (*Avena sativa*)

Este venerado remedio antipicazón es fácil de usar. Ponga de ½ a una taza de avena picada en una estopilla (bambula, *cheesecloth*) o en una media deportiva (calceta) limpia, amarre la tela o la media y ponga en el baño cuando añade agua fresca. Puede utilícelos como esponja para lavarse la piel. Para darle un toque más refrescante a su baño, puede además agregar de tres a cinco gotas de aceite esencial de menta. *Precaución:* No se deje llevar por la tentación de echar más gotas de la cuenta; los aceites esenciales son sustancias muy concentradas y sólo deben usarse en cantidades muy pequeñas, pues de otro modo pueden irritar la piel.

"Conquistacomezones" comprobados

Sufrir por primera vez de un caso severo de alergia a la hiedra venenosa no es nada divertido. Por suerte, los remedios tradicionales basados en el sentido común realmente funcionan. Usted puede intentar usar los siguientes:

◆ **Báñese con bicarbonato.** Agregue ½ taza de bicarbonato de sodio a un baño de agua templada. (Evite el agua caliente, pues generalmente empeora la comezón y la urticaria o ronchas).

◆ **Póngase la pasta.** No le estamos aconsejando que se aplique espagueti con salsa, sino una pasta hecha de bicarbonato de sodio y agua. Cubra con esta mezcla las áreas afectadas.

◆ **Bórrela con barro.** Para preparar uno de los remedios favoritos de la herbolaria Sunny Mavor, simplemente mezcle agua con polvo de barro verde. El barro absorbe los aceites de la piel, incluyendo la resina que le causa comezón, y produce una sensación fresca y agradable. Este polvo se vende en muchas tiendas de productos naturales (vea la página 607).

◆ **Congele su comezón.** El alivio será rápido aunque temporal. Utilice una compresa fría comercial o simples cubitos de hielo en una bolsa de plástico resellable.

◆ **Procure prevenirla.** Aprenda a identificar estas plantas para así evitar toparse con ellas de nuevo. Conozca dónde y cómo se desarrollan normalmente, así como su apariencia durante diferentes estaciones del año. Si crecen en su propiedad, la oficina de su condado le puede dar consejos para que pueda eliminarlas sin peligro.

Té (*Camellia sinensis*)

Si va de campamento, aparte de su equipo normal como la tienda y la linterna, debe llevar un poco de té, aun si usted es bebedor de café. ¿Por qué? Porque si le sale un sarpullido por hiedra venenosa, el té es un remedio excelente y rápido. Resulta que esta hierba es rica en antioxidantes y los ácidos tánicos que contiene contraen los tejidos inflamados y alivian la comezón. Sólo basta con humedecer una bolsita de té (negro o verde), y colocarla sobre la piel. Repita si es necesario.

(*Nota:* Muchas de las hierbas recomendadas en este libro tienen varios nombres. Otras no tienen nombres en español, o si los tienen, estos no son muy conocidos. Por lo tanto, si no reconoce el nombre de una hierba mencionada en este capítulo, vea el glosario en la página 611).

INDIGESTIÓN

LOS ANUNCIOS COMERCIALES SIEMPRE NOS alientan a comer todo lo que queramos; al fin y al cabo, siempre nos podemos tomar un antiácido si los alimentos nos caen mal al estómago. Sin embargo, comer en exceso no es la única razón que lo puede llevar a buscar desesperadamente un remedio para el malestar estomacal.

Estrictamente hablando, la indigestión significa no poder digerir bien los alimentos. Este síntoma es típico de muchas dolencias, desde acidez (agruras, acedía), sobreproducción de ácido y malestar estomacal hasta dolor, náusea, vómito, regurgitación de ácido y los gases que causan flatulencia, eructos o abotagamiento.

A menudo, esta afección es el resultado de la sobreproducción de ácidos estomacales, aunque también puede ser consecuencia de una escasez de ácido. En otras ocasiones, el culpable es el esfínter esofágico, que es la válvula que se encuentra entre el estómago y el esófago. Si el esfínter no cierra correctamente, permite que el ácido y los alimentos parcialmente digeridos pasen del estómago al esófago y causa lo que comúnmente se conoce como acidez. La indigestión también se puede deber a un sistema digestivo lento, o bien, a episodios de estrés y ansiedad. Además, ciertos fármacos pueden producirla como efecto secundario.

De una cosa sí puede estar seguro: si existe alguna debilidad en cualquier parte de su sistema digestivo, lo más probable es que sufra esta afección si come en exceso o come alimentos difíciles de digerir.

Si los episodios de indigestión se han vuelto habituales, podrían ser señal de un problema subyacente. Por lo tanto, asegúrese de informárselo a su doctor, ya que este mal puede ser un síntoma de otros trastornos gastrointestinales crónicos como: úlceras pépticas, enfermedad de la vesícula biliar, apendicitis crónica, inflamación del estómago y hernia hiatal.

Cuando este malestar es simple y ocasional puede aliviarse con hierbas. Algunas de estas ayudan a disipar el gas y a calmar un intestino demasiado activo; otras se pueden usar antes de comer para facilitar el proceso digestivo. Algunas calman los tejidos irritados en el tracto digestivo; otra categoría de hierbas alivian los espasmos o retortijones que a veces acompañan a la indigestión. Ciertas plantas medicinales que sirven para la digestión producen más de uno de estos beneficios.

TRATAMIENTO FARMACOLÓGICO

Antiácidos

Simeticona (*Gelusil*), hidróxido de aluminio (*Maalox*), hidróxido de magnesio (*Mylanta-DS*), carbonato de calcio (*Tums*). *Función:* Neutralizar el ácido excedente y eliminar el gas excedente. *Efectos secundarios:* Estreñimiento o diarrea, heces blancas o de color pálido, retortijones.

Compuestos de bismuto coloidal

Subsalicilato de bismuto (*Pepto-Bismol*). *Función:* Cubrir y ligarse al revestimiento del estómago para protegerlo de la irritación provocada por el exceso de ácidos estomacales. *Efectos secundarios:* Puede causar sarpullidos en la piel, debilidad, dolor en las articulaciones, diarrea o irritación del estómago cuando se toma en dosis elevadas.

Antagonistas de la histamina

Ranitidina (*Zantac*), famotidina (*Pepcid*), cimetidina (*Tagamet*). *Función:* Disminuir la secreción de ácido y enzimas digestivas en el estómago. *Efectos secundarios:* Confusión.

Agentes antimuscarínicos o agonistas de los receptores de colina

Anisotropina (*Valpin*), atropina, clidinio (*Quarzan*), isopropamida (*Darbid*), oxifenciclimina (*Daricon*). *Función:* Bloquear las terminaciones nerviosas para prevenir la secreción de ácido en el estómago. *Efectos secundarios:* Estimulación del sistema nervioso, elevación o disminución de la frecuencia cardíaca, estrechamiento de las vías respiratorias que conduce a la falta de aliento.

Inhibidores de la bomba de protones

Omeprazol (*Prilosec*). *Función:* Bloquear el mecanismo que bombea ácido hacia el estómago. *Efectos secundarios:* Crecimiento de bacterias en el estómago.

Agentes procinéticos

Cisaprida (*Propulsid*), metoclopramida (*Reglan*). *Función:* Disminuir la cantidad de tiempo que los alimentos pasan en el estómago y los intestinos. *Efectos secundarios de la cisaprida:* Mareo, vómito, dolor de garganta, dolor en el pecho, fatiga, dolor de espalda, depresión, deshidratación,

MEDICAMENTOS QUE "ENFADAN" EL ESTÓMAGO

Muchos fármacos comúnmente utilizados pueden causar alteraciones digestivas. Estos son sólo unos cuantos:

◆ Antibióticos

◆ Aspirina, acetaminofén e ibuprofén

◆ Corticosteroides

◆ *Digoxin* (un medicamento para el corazón)

◆ Suplementos de hierro

◆ Analgésicos narcóticos

◆ Teofilina (un medicamento para el asma)

Seis consejos para no indigestarse

Unas cuantas precauciones sencillas pueden ayudar a disminuir el malestar estomacal.

◆ No coma aprisa, es mejor darse tiempo para hacerlo.

◆ Disminuya el consumo de grasa y azúcar, lo cual puede hacer que aumente el gas.

◆ Coma raciones más pequeñas.

◆ Mastique bien la comida.

◆ Coma alimentos integrales que contengan fibra, pues estos alimentos se mueven con más facilidad a través de los intestinos.

◆ Tome mucha agua, al menos ocho vasos al día, para ayudar a mantener en movimiento el contenido de sus intestinos.

---

diarrea, dolor abdominal, estreñimiento, flatulencia, moqueo. *Efectos secundarios de la metoclopramida:* Fatiga, apatía, depresión, sarpullido.

Enzimas digestivas

Pancreatina (*Creon*). *Función:* Promover la digestión y relajar los intestinos. *Efectos secundarios:* Somnolencia, dolor de cabeza, mareo, visión borrosa, náusea, vómito, piel caliente y fría, dificultad para tragar, estreñimiento.

RECETAS HERBARIAS

Manzanilla (*Matricaria recutita*)

La manzanilla, una hierba digestiva venerada por sus propiedades calmantes, ayuda a disipar el gas, alivia el estómago y relaja los músculos que mueven los alimentos a través de los intestinos. Muchas personas la usan como un sedante. Esta planta es un tónico excelente que puede tomar antes de irse a la cama para aliviar el malestar estomacal. Mézclela con menta para obtener una infusión sabrosa y eficaz para tratar la indigestión. Quizá sea más eficaz la tintura que la infusión, dado que muchos de sus componentes se evaporan con rapidez. *Dosis típica:* De tres a cuatro tazas de la infusión al día. (Deje reposar de ½ a una cucharadita de las flores secas en una taza de agua caliente durante 10 minutos, cuélelas y tómese la infusión). Otra opción es tomar de 10 a 40 gotas de tintura de la hierba tres veces al día.

Menta (*Mentha × piperita*)

Cualquier miembro de la familia de la menta es bueno para la indigestión, de modo que si no le agrada el sabor de esta hierba, puede probar el toronjil (*Melissa officinalis*). La menta actúa como relajante muscular y puede calmar un tracto digestivo demasiado activo. *Dosis típica:* De 6 a 12 gotas de aceite esencial en agua tres veces al día. Otra opción es tomar de una a dos cápsulas tres veces al día después de las comidas (si el síndrome del intestino irritable es un factor que interviene en su indigestión, tome cápsulas con capa entérica). Si prefiere tomar la infusión de la hierba, tome hasta tres tazas al día. (Deje reposar 1½ cucharaditas de las hojas secas en una taza de agua caliente durante 10 minutos, cuélelas y tómese la infusión). Si prefiere utilizar la tintura de la hierba, tome de 10 a 20 gotas disueltas en agua, después de las comidas. *Precaución:* Debido a que la menta relaja la válvula que se encuentra entre el estómago y el esófago, puede hacer que empeore la acidez. Si la acidez es uno de sus síntomas, no la use.

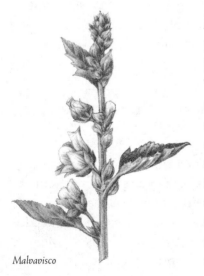

Malvavisco

Malvavisco (*Althaea officinalis*)

La raíz de esta hierba alivia las membranas mucosas del tracto digestivo. También estimula ligeramente el sistema inmunitario, lo cual es bueno para aquellas personas cuya indigestión sea causada por virus o bacterias. Generalmente se emplea la raíz, pero las hojas también contienen algo de la sustancia que alivia el malestar estomacal. *Dosis típica:* Hasta seis cápsulas de 400 a 500 miligramos al día. Otra opción es tomar una taza de la infusión al día, dividida en tres dosis. (Hierva a fuego lento una cucharadita de la raíz seca en una taza de agua caliente durante 15 minutos, cuélela y tómese la infusión). Si prefiere utilizar la tintura de la hierba, tome de 20 a 40 gotas hasta cinco veces al día.

Angélica (*Angelica archangelica*)

La fruta, las hojas y la raíz de esta hierba estimulan la digestión, ayudan a disipar el gas y calman los nervios. La angélica es especialmente buena cuando el abotagamiento o los retortijones forman parte del cuadro

REMEDIOS PARA UNA INDIGESTIÓN TERCA

Pruebe estos métodos para los casos persistentes de indigestión.

◆ **Tome probióticos.** A menudo llamados "bacterias buenas", los probióticos son bacterias que normalmente viven en su tracto intestinal. Estos incluyen microorganismos del género *Lactobacillus* y *Bifidobacterium*. Son benéficos por diversas razones: disminuyen la probabilidad de que proliferen las bacterias nocivas y le causen diarrea; mejoran la digestión y facilitan la absorción de las vitaminas B, en particular la niacina, la vitamina B_6 y el ácido fólico; a menudo, pueden aliviar la irritación del tracto digestivo.

Hay dos maneras de obtener sus beneficios. Puede comer yogur que contenga cultivos vivos (revise la etiqueta para asegurarse de que así sea). La otra forma es comer más frutas, verduras y granos, los cuales fomentan el crecimiento de este tipo de bacterias.

◆ **Tome enzimas digestivas.** Existen unos cuantos suplementos que pueden aliviar los síntomas de la indigestión causada por una insuficiencia de enzimas digestivas. La bromelina, que proviene de la piña (ananá), y la pancreatina, que es un extracto de enzimas pancreáticas, son dos productos que se usan comúnmente. *Dosis típica de bromelina:* De una a dos cápsulas de 2,400 unidades de cuajado de la leche (*MCU* por sus siglas en inglés) o unidades de disolución de gelatina (*gdu* por sus siglas en inglés) al día, tomadas junto con los alimentos. *Dosis típica de pancreatina:* De 350 a 1,000 miligramos de un producto cuya etiqueta diga "10X USP" tres veces al día.

de la indigestión. Quizá la encuentre en combinación con otras hierbas amargas, como el diente de león, en preparaciones comerciales. *Dosis típica:* Hasta tres tazas de la infusión al día, tomada 30 minutos antes de las comidas. (Deje reposar una cucharadita de la raíz seca en una taza de agua caliente durante 10 minutos, cuélela y tómese la infusión). Otra opción es tomar de 10 a 40 gotas de la tintura de la hierba hasta tres veces al día. *Precaución:* Puede causar sensibilidad al sol. Evítela durante el embarazo y la lactancia.

Jengibre (*Zingiber officinale*)

El jengibre estimula la digestión y disipa el gas. También ayuda a mover los alimentos a través del tracto gastrointestinal, así como a disminuir la irritación. Los estudios de investigación han mostrado que el jengibre puede prevenir los mareos causados por movimiento. *Dosis típica:* Hasta ocho cápsulas de 500 a 600 miligramos al día. Otra opción es consumir de ½ a una cucharadita de la raíz fresca molida al día. Si prefiere utilizar la tintura de la hierba, tome de 10 a 20 gotas disueltas en agua, tres veces al día.

Hinojo (*Foeniculum vulgare*)

El hinojo alivia la flatulencia y estimula el tracto digestivo. Si usted va a comer alguna verdura que le cuesta trabajo digerir, como el repollo (col), pruebe agregarle semillas de hinojo a su receta. *Dosis típica:* Hasta dos cucharaditas de semillas crudas después de las comidas. Otra opción es tomar una taza de la infusión al día. (Hierva a fuego lento de dos a tres cucharaditas de las semillas machacadas en una taza de agua caliente durante 10 a 15 minutos, cuélelas y tómese la infusión). Si prefiere utilizar la tintura de la hierba, tome de 30 a 60 gotas disueltas en agua hasta cuatro veces al día.

(*Nota:* Muchas de las hierbas recomendadas en este libro tienen varios nombres. Otras no tienen nombres en español, o si los tienen, estos no son muy conocidos. Por lo tanto, si no reconoce el nombre de una hierba mencionada en este capítulo, vea el glosario en la página 611).

Infecciones por hongos en la piel

LOS HONGOS SON ORGANISMOS SIMILARES A LAS PLANTAS y gustan crecer en lugares oscuros y húmedos. Se alimentan de tejidos muertos. Aunque generalmente pensamos en los que crecen en el suelo de los bosques, los hongos también pueden crecer en nuestro cuerpo y alimentarse del tejido muerto del cabello, las uñas y la piel.

Quizá usted sea el huésped del hongo que causa el pie de atleta, la tiña, la tiña del cuero cabelludo o la tiña inguinal. Los sarpullidos que producen dan comezón y son ligeramente contagiosos. La mayoría se pueden tratar con fármacos que se venden sin receta o con remedios herbarios. Llame a su doctor si no está seguro de que la erupción ha

CIERRE LA PUERTA A LOS HONGOS

Si usted es propenso a las infecciones causadas por hongos, aquí le damos algunas estrategias para mantenerlas alejadas.

◆ Mantenga la piel limpia y seca.

◆ Debido a que las infecciones por hongos se pueden transmitir, no comparta peines, cepillos, sombreros, toallas, ropa o zapatos con otras personas.

◆ Para reducir el riesgo de contraer pie de atleta, siempre tenga a la mano un par de medias (calcetines) limpias y cámbieselas si los pies le empiezan a sudar. Mejor aún, use sandalias.

◆ Desinfecte el piso y las paredes de la ducha (regadera) y la bañera (bañadera, tina) con frecuencia.

◆ Para prevenir la tiña inguinal, póngase ropa seca después de hacer ejercicio; escoja ropa holgada que permita la circulación del aire y use telas que "respiren" o que absorban el sudor.

sido causada por hongos, si los tratamientos caseros no lo curan en dos a cuatro semanas o si el sarpullido es severo o se presenta una infección bacteriana (si esto ocurre, usted notará un mayor enrojecimiento y una secreción amarillenta). También consulte con su médico si sufre infecciones por hongos en el cuero cabelludo o las uñas, dado que estas pueden ser difíciles de tratar. En el caso de infecciones progresivas del cuero cabelludo, pueden producir cicatrización y pérdida permanente del cabello.

TRATAMIENTO FARMACOLÓGICO

Fármacos antifúngicos tópicos

Miconazol (*Monistat*), clotrimazol (*Lotrimin*), tolnaftato (*Tinactin*, *Desenex*, *Absorbine*), undecilenato (*Cruex*). *Función:* Matar el hongo que causa el sarpullido. *Efectos secundarios:* Poco comunes.

Champúes que contienen sulfuro de selenio (*Selsun Blue*, *Head and Shoulders Intensive Treatment*). *Función:* Disminuir la descamación y la propagación del hongo en casos de tiña del cuero cabelludo. *Efectos secundarios:* Poco comunes.

Fármacos antifúngicos orales

Griseofulvina (*Fulvicin*, *Grifulvin*, *Gris-PEG*, *Grisactin*, *Grisovin-FP*). *Función:* Curar la tiña del cuero cabelludo, las infecciones por hongos en las uñas o las infecciones de la piel más severas, extensas o persistentes. *Efectos secundarios:* Dolor de cabeza.

RECETAS HERBARIAS

Aceite de melaleuca (*Melaleuca alternifolia*)

Este potente aceite antifúngico puede matar diversos tipos de organismos. En un estudio realizado con personas que padecían infecciones por hongos en las uñas de los pies (las cuales son extremadamente difíciles de eliminar), el aceite de melaleuca al 100 por ciento funcionó igual de bien que una solución al 1 por ciento de clotrimazol. *Dosis típica:* Aplique el aceite sin diluir en los pies limpios y secos o en las lesiones de tiña dos o tres veces al día. Continúe el tratamiento durante

7 a 10 días después de que el sarpullido fúngico haya desaparecido. *Precaución:* Algunas personas encuentran que el aceite de melaleuca es ligeramente irritante. Si este es su caso, dilúyalo con una cantidad igual de aceite vegetal. Si presenta una reacción alérgica al producto diluido, suspenda su uso. No ingiera el aceite de melaleuca.

Ajo (*Allium sativum*)

Esta hierba puede matar muchos microbios, incluso los hongos que infectan la piel. Debido a que el ajo puro puede irritar la dermis, dilúyalo en aceite de oliva. Machaque un diente de ajo, mézclelo con una o dos cucharaditas del aceite y aplique la pasta sobre la piel; retírela después de una hora. También puede hacer una solución de aceite de ajo agregando cuatro dientes machacados a un frasco que contenga ¼ de taza de aceite de oliva. Deje reposar la mezcla a temperatura ambiente durante tres días, cuélela y guárdela en el refrigerador durante un máximo de seis meses. Aplíque el aceite sobre la piel de dos a tres veces al día. Para las infecciones persistentes y la tiña del cuero cabelludo, quizá también sea una buena idea que coma esta hierba. *Dosis típica:* De uno a dos dientes de ajo crudo, finamente picados y mezclados con los alimentos. Otra opción es tomar tres cápsulas de 500 a 600 miligramos al día. Busque algún producto que le brinde una dosis diaria de 4,000 a 5,000 microgramos de alicina (*allicin*, que es el principio activo de la hierba) al día.

Extracto de semilla de toronja

Este extracto está hecho de la semilla, la pulpa y la cáscara interna de la toronja. Las investigaciones han mostrado que combate diversos tipos de hongos, incluyendo aquellos que infectan la piel. Puede aplicarse el líquido concentrado sobre la piel tres veces al día hasta que la infección desaparezca y luego dos veces al día durante una semana más.

Canela (*Cinnamomum verum*) y clavo de olor (*Syzygium aromaticum*)

Estas dos especies comunes son antifúngicas, según la Comisión E de Alemania, que es la homóloga en ese país de la Dirección de Alimentación y Fármacos de los Estados Unidos (*FDA* por sus siglas en inglés). Los estudios han mostrado que ambas hierbas inhiben los hongos que comúnmente infectan la piel. Una forma fácil de usarlas es aplicando el aceite esencial diluido —de cualquiera de estas dos hierbas— sobre el sarpullido tres veces al día. Otra opción es aplicar una mezcla diluida de los aceites esenciales de geranio, canela, clavo de olor y melaleuca. Para diluir los aceites, mezcle ⅛ de cucharadita de aceite esencial con 1¼ cucharaditas de algún aceite vegetal neutral, como el de almendra, oliva o sésamo (ajonjolí). *Precaución:* Primero haga una prueba aplicando la mezcla diluida sobre una superficie muy pequeña de piel que no haya sido afectada por el sarpullido. Si al hacer esto le causa irritación, no use la mezcla. No ingiera estos aceites esenciales.

Aceite esencial de geranio (*Pelargonium* spp.)

El aceite de esta flor es antifúngico y antiinflamatorio. Sus propiedades para combatir la inflamación alivian la comezón. Los adultos pueden usar este aceite sin diluir. Aplíquelo dos o tres veces al día; continúe el tratamiento durante varios días después de que haya desaparecido el sarpullido. *Precaución:* No ingiera aceites esenciales.

(*Nota:* Muchas de las hierbas recomendadas en este libro tienen varios nombres. Otras no tienen nombres en español, o si los tienen, estos no son muy conocidos. Por lo tanto, si no reconoce el nombre de una hierba mencionada en este capítulo, vea el glosario en la página 611).

INFECCIONES DEL OÍDO

S I USTED ES UN NADADOR, ENTONCES probablemente ya conoce el tipo de infección del oído externo que afecta el canal auditivo y que típicamente aparece después de nadar; de ahí su nombre común de "oído de nadador". La inflamación del oído interno es menos común y es causada por la propagación de infecciones virales en las vías respiratorias altas.

Si le llega a dar este tipo de afección, tome todas las precauciones que normalmente tendría en consideración para cualquier otra enfermedad viral. Esté preparado para buscar atención médica, porque los síntomas de dichos males pueden ser dramáticos: mareo severo, náusea, vómito y, a veces, dificultades para mantener fija la mirada.

Otras cosas que pueden causar dolor de oídos en adultos son lesiones traumáticas, cuerpos extraños alojados en el canal auditivo y nódulos linfáticos hinchados del cuello causados por un dolor de garganta.

TRATAMIENTO FARMACOLÓGICO

Gotas para los oídos con antibióticos o antifúngicos

Polimixina B, neomicina, hidrocortisona (*Cortisporin Otic, Otocort*), cloramfenicol (*Chloromycetin*), colistina, neomicina, hidrocortisona (*Coly-Mycin S*), clotrimazol. *Función:* Eliminar las infecciones activas del oído externo. *Efectos secundarios:* Alergias a la neomicina que resultan en hinchazón y enrojecimiento locales.

Antibióticos orales

Amoxicilina (*Amoxil*), eritromicina-sulfisoxazol (*Pediazole*), trimetoprima-sulfametoxazol (*Septra, Bactrim*), cefprozil (*Cefzil*), cefaclor (*Ceclor*). *Función:* Eliminar las infecciones bacterianas del oído medio e interno. *Efectos secundarios:* Náusea, vómito, diarrea, dolor de boca o lengua, algodoncillo (parches blancos en la boca debidos a una infección por hongos), sarpullido causado por hongos en bebés y niños pequeños al usar el pañal, e infecciones vaginales en mujeres.

Fármacos antinauseosos

Proclorperazina (*Compazine*), hidrocloruro de prometazina (*Phenergan*), meclizina (*Antivert*). *Función:* Ayudar a disminuir el vértigo que acompaña a las infecciones del oído interno. *Efectos secundarios:* Somnolencia, resequedad de boca, nariz y garganta; en el caso de la proclorperazina, mareo, visión borrosa, estreñimiento, dificultad para orinar, presión arterial baja.

Otros fármacos

Gotas de ácido acético para los oídos (*VoSoL, Swim-EAR*). *Función:* Mantener seco el oído para desalentar las infecciones subsecuentes del oído externo. *Efectos secundarios:* Ninguno conocido.

RECETAS HERBARIAS

Equinacia (*Echinacea angustifolia, E. purpurea, E. pallida*)

Este potente fortalecedor del sistema inmunitario lo debe usar cuando esté combatiendo una infección aguda. *Dosis típica:* Hasta nueve cápsulas de 300 a 400 miligramos al día. Otra opción es tomar 60 gotas de

CUENTE CON CALOR PARA DERROTAR EL DOLOR

Las infecciones de oído, especialmente las del oído medio y externo, pueden llegar a causar mucho dolor. Usted puede reducir el malestar si se pone sobre la oreja una bolsa de agua caliente o una toalla tibia, o bien, poniéndose aceite de oliva tibio en el canal auditivo. También puede probar un aceite herbario para los oídos; busque algún producto comercial que contenga ajo, gordolobo o corazoncillo. *Precaución:* No ponga nada en el canal auditivo si presenta cualquier señal que indique que se le ha perforado el tímpano (cualquier secreción que salga del oído) o si va a ir al médico pronto.

GOTAS PARA LOS NADADORES

Si usted es propenso a padecer de la afección conocida como "oído de nadador" o siente los primeros indicios de una infección, puede preparar sus propias gotas antibióticas o solución para irrigarse los oídos.

¼ de taza de vinagre blanco

¼ de taza de alcohol para frotar

Uno de los siguientes:

2 a 3 gotas de extracto de semilla de toronja

3 gotas de tintura de ajo

3 a 5 gotas de tintura de equinacia

Esterilice un frasco de 4 onzas (120 ml) sumergiéndolo en agua hirviendo durante 10 minutos. Mezcle todos los ingredientes en el frasco. Tápelo bien y guárdelo lejos de la luz. Para usar la solución, ponga unas cuantas gotas en el canal auditivo usando un gotero esterilizado. Deje que el líquido salga del oído por sí solo.

la tintura de la hierba tres veces al día. Algunos herbolarios recomiendan tomar una dosis cada una o dos horas mientras persistan los síntomas. *Precaución:* Si es alérgico a otros miembros de la familia del aster, como la ambrosía, puede que sea alérgico a la equinacia. No use esta hierba si padece alguna enfermedad autoinmune.

Astrágalo (*Astragalus membranaceus*)

Esta hierba, venerada en la medicina china tradicional, es una que puede tomar a largo plazo si usted o sus hijos parecen ser propensos a las infecciones recurrentes. *Dosis típica:* Ocho o nueve cápsulas de 400 a 500 miligramos al día. Otra opción es tomar de 15 a 30 gotas de tintura de la hierba dos veces al día.

Raíz de mahonia (*Berberis aquifolium*)

Las hierbas que contienen berberina, como la raíz de mahonia, actúan como antibióticos naturales. Las investigaciones han mostrado que esta sustancia mata muchos tipos de bacterias; también puede sustituirla por otras hierbas que la contengan, por ejemplo, el hidraste (*Hydrastis canadensis*), el agracejo (*Berberis vulgaris*) o la coptis (especies de *Coptis*). *Dosis típica:* Una cucharadita de tintura de la hierba en agua tres veces al día. Otra opción es tomar hasta seis cápsulas de 500 a 600 miligramos al día. *Precaución:* No la use durante el embarazo.

Ajo (*Allium sativum*)

Los compuestos que contiene este conocido bulbo matan muchos organismos, incluyendo bacterias y virus. Los estudios han demostrado que el ajo es eficaz contra algunos de los virus que causan el resfriado (catarro) y la gripe, los cuales hacen que se den las condiciones justas para fomentar las infecciones de oído. *Dosis típica:* Uno o más dientes frescos al día. Otra opción es tomar hasta tres cápsulas de 500 a 600 miligramos al día. Busque un producto que le brinde una dosis de 4,000 a 5,000 microgramos de alicina (*allicin*) al día.

Toronjil (*Melissa officinalis*)

Esta hierba de sabor agradable es antiviral, antibacteriana y calmante. Si una infección de oído le está haciendo sentirse irritable, el toronjil puede ser justo lo que necesite. *Dosis típica:* De tres a cuatro tazas de la infusión al día. (Deje reposar de una a dos cucharaditas de las hojas secas en una taza de agua caliente durante 10 minutos, cuélelas y tómese la infusión). Otra opción es tomar hasta nueve cápsulas de 300 a 400 miligramos al día.

Regaliz (*Glycyrrhiza glabra*)

Antiviral y antiinflamatorio, el regaliz puede ayudar a controlar una infección y al mismo tiempo combatir el virus que la causó. *Dosis típica:* Hasta seis cápsulas de 400 a 500 miligramos al día. Otra opción es tomar de 20 a 30 gotas de tintura de la hierba hasta tres veces al día. *Precaución:* No tome regaliz durante más de seis semanas. No lo tome en absoluto si tiene presión arterial alta, diabetes o alguna enfermedad de la tiroides, los riñones, el hígado o el corazón; si está tomando diuréticos; o si está embarazada o amamantando. Si está tomando otros corticosteroides, consulte con su médico.

Jengibre (*Zingiber officinale*)

Los estudios han encontrado que el jengibre es eficaz para aliviar los mareos causados por movimiento y otros tipos de náusea. *Dosis típica:* De ½ a una cucharadita del polvo seco para preparar una infusión (hierva a fuego lento en una taza de agua caliente durante 10 minutos) o tomado en cápsulas. Si prefiere utilizar la tintura de la hierba, tome de 10 a 20 gotas diluidas en agua tres veces al día. Otras opciones son tomar hasta ocho cápsulas de 500 miligramos al día o chupar dulces de jengibre (siempre y cuando el sabor que contengan sea de jengibre natural) o comer jengibre cristalizado.

(*Nota:* Muchas de las hierbas recomendadas en este libro tienen varios nombres. Otras no tienen nombres en español, o si los tienen, estos no son muy conocidos. Por lo tanto, si no reconoce el nombre de una hierba mencionada en este capítulo, vea el glosario en la página 611).

Infecciones de los senos nasales

DESPUÉS DE SUFRIR UN FUERTE RESFRIADO (CATARRO) POR 10 días parece que está listo para volver a su vida normal. Desgraciadamente, la congestión, el dolor en los senos nasales, el dolor de cabeza, la fiebre y la fatiga, no desaparecen así de fácil.

Es entonces cuando empieza a sospechar que quizá esté lidiando con una infección de los senos nasales. Usted presenta todos los síntomas delatores: el dolor de cabeza empeora cuando se inclina o recuesta, las secreciones nasales han cambiado de ser transparentes a tener un color amarillo verdoso, tiene mal aliento y la disminución en su olfato ha mermado su apetito.

Al igual que muchas otras enfermedades, estas infecciones pueden ser de dos tipos principales: agudas y crónicas. Las primeras casi siempre se presentan después de un resfriado o un episodio de fiebre del heno y los virus son su causa más común. De hecho, en una investigación se encontró que casi el 40 por ciento las personas cuyo resfriado duró siete días o más presentaron señales de infección de los senos nasales.

Las segundas, las infecciones crónicas, son una inflamación leve que persiste durante tres meses o más. Son causadas por los mismos virus pero otros factores como el estrés, la contaminación ambiental, las alergias o un sistema inmunitario debilitado, hacen que estas infecciones sean difíciles de eliminar. En comparación con la aguda, los síntomas de una infección crónica son menos dramáticos pero generalmente incluyen las molestias usuales: dolor de cabeza, congestión, diversos grados de secreción nasal, goteo posnasal (con o sin tos), fatiga, mal aliento, deterioro en la capacidad para concentrarse y un menor sentido del olfato. La fiebre es un síntoma poco común.

Las infecciones crónicas de los senos nasales se han convertido en una de las enfermedades crónicas prevalecientes en los Estados Unidos. Según el Centro Nacional de Estadísticas de Salud, más de 37 millones de estadounidenses padecen esta afección.

Dado que la ciencia médica no ofrece una cura a prueba de fallas, muchas personas que sufren este mal creen que tienen que aprender a vivir con su desgracia. Por fortuna, existe una amplia gama de remedios caseros y tratamientos alternativos que pueden mantener la infección bajo control.

TRATAMIENTO FARMACOLÓGICO

Descongestionantes orales

Pseudoefedrina (*Sudafed*, muchos productos combinados), fenilpropanolamina (*Contac, Dimetapp, Sinarest*), combinaciones con fenilefrina (*Nasahist, Nalgest*, muchos otros). *Función:* Disminuir la hinchazón de las membranas mucosas, lo cual puede ayudar a mejorar el drenaje de los senos nasales. *Efectos secundarios:* Insomnio, intranquilidad, elevación de la frecuencia cardíaca y la presión arterial.

(*Nota:* En noviembre del año 2000, la Dirección de Alimentos y Fármacos de los Estados Unidos pidió a los fabricantes que detuvieran de manera voluntaria la comercialización de productos con fenilpropanolamina, ya que este compuesto se ha relacionado con un aumento en el riesgo de desarrollar derrames cerebrales).

Descongestionantes nasales en aerosol

Fenilefrina (*Dristan, Neo-Synephrine*), oximetazolina (*Afrin, Sinex*), xilome-tazolina (*Neo-Synephrine II*). *Función:* Disminuir la hinchazón de las membranas mucosas, lo cual puede ayudar a mejorar el drenaje de los senos nasales. *Efectos secundarios:* Congestión de rebote, riesgo de dependencia y abuso.

Corticosteroides intranasales

Beclometasona (*Vancenase, Beconase*), budesonida (*Rhinocort*), fluticasona (*Flonase*), triamcinolona (*Nasacort*), mometasona (*Nasonex*). *Función:* Encoger las membranas mucosas hinchadas para permitir que se abran los conductos de drenaje de los senos nasales; se emplean cuando hay

AYUDA ACUÁTICA

Si padece una infección de los senos nasales, una de las principales metas es hacer que las secreciones de la nariz se vuelvan menos espesas para facilitar su expulsión. Una manera de lograr esto es tomando muchos líquidos, especialmente calientes, como infusiones de hierbas y sopas caldosas.

Otra forma es inhalando vapor. Respirar el vapor caliente —en la ducha (regadera), en un baño de vapor, por medio de un inhalador comercial o una simple olla con agua caliente— ayuda a aflojar el moco, alivia las membranas secas y descongestiona. Incluso puede aliviar el dolor de cabeza causado por la congestión de los senos nasales. La incorporación de hierbas antisépticas y descongestionantes como eucalipto y tomillo hace que estos tratamientos sean más eficaces.

Otras dos sugerencias que incluyen el uso de agua: Coloque una toalla húmeda, lo más caliente que pueda tolerar, sobre la cara, pues esto ayuda a incrementar el flujo de sangre a los senos nasales y puede disminuir las molestias. Los baños de agua caliente pueden ayudar a eliminar el malestar general. Para preparar un baño herbario, simplemente cuele la infusión herbaria que usó para su inhalación de vapor y viértala en la bañera (bañadera, tina).

alguna alergia subyacente, como la fiebre del heno, a la infección. *Efectos secundarios:* Ardor o resequedad de la nariz, estornudos.

Antibióticos

Trimetoprima-sulfametoxazol, ampicilina-clavulanato, cefaclor, claritromicina, amoxicilina, eritromicina-sulfisoxazol (muchas marcas). *Función:* Matar las bacterias que causan las infecciones de los senos nasales. *Efectos secundarios:* Diarrea, náusea, vómito, dolor de cabeza, candidiasis vaginal, reacciones alérgicas; otros efectos secundarios dependen del antibiótico específico que se emplee.

RECETAS HERBARIAS

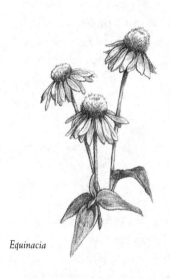

Equinacia

Equinacia (*Echinacea angustifolia, E. purpurea, E. pallida*)

Esta hierba es bien conocida por su capacidad de fortalecer el sistema inmunitario, lo cual puede ayudar a combatir un episodio de infección de los senos nasales. En este caso, su sistema inmunitario ya ha sido desafiado por el resfriado o alergia que la causó, por lo que es particularmente importante la dosificación frecuente. La mayoría de los herbolarios recomiendan tomarla cada una o dos horas al principio de una infección, y suspenderla una vez que desaparezcan los síntomas. *Dosis típica:* Hasta nueve cápsulas de 300 a 400 miligramos al día. Otra opción es tomar hasta 60 gotas de tintura de la hierba tres veces al día. *Precaución:* Las personas que son alérgicas a otros miembros de la familia del aster, como la ambrosía, podrían ser alérgicas a la equinacia. Las personas que padecen enfermedades autoinmunes, como lupus, no deben usar esta hierba.

Astrágalo (*Astragalus membranaceus*)

Es posible que esta hierba china pronto se empiece a conocer como "la otra hierba inmunitaria". Mientras que la equinacia estimula el sistema inmunitario cuando se toma en dosis elevadas y frecuentes durante un período breve, el astrágalo reconstruye gradualmente la fortaleza del mismo. Puede ser particularmente útil para las personas que sufren con frecuencia de infecciones de los senos nasales y tienden a padecerlas durante períodos largos. *Dosis típica:* Ocho o nueve cápsulas de 400 a 500 miligramos al día. Otra opción es tomar de 15 a 30 gotas de tintura de la hierba dos veces al día.

Shiitake (*Lentinus edodes*)

Este hongo se podría llamar la hierba inmunoestimulante del cocinero. Es muy sabroso en sopas, caldos o sofritos, pero para combatir una enfermedad, se debe tomar en forma de cápsulas. *Dosis típica:* 500 miligramos del extracto estandarizado en cápsulas o tabletas, dos veces al día.

Raíz de mahonia (*Mahonia aquifolium*)

Probablemente escuchará mucho sobre la raíz de mahonia en años venideros. Sus propiedades astringentes, antiinflamatorias y antimicrobianas de amplio espectro son útiles para diversas afecciones, incluyendo las infecciones de los senos nasales. *Dosis típica:* De 15 a 30 gotas de la tintura de la hierba, tres veces al día.

Ajo (*Allium sativum*)

Los mismos compuestos que le confieren el picor al ajo son los que combaten las bacterias. Sin embargo, el cocimiento desactiva estos

OJO CON LOS ANTIHISTAMÍNICOS

Tenga cuidado con los remedios para los senos nasales que se venden sin receta, porque pueden contener antihistamínicos. Estos compuestos provocan que el moco se haga más espeso, lo cual dificulta su expulsión, y además pueden causar somnolencia. Los antihistamínicos comúnmente empleados son la difenhidramina, la bromfeniramina, la clorfeniramina y la feniltoloxamina. Los estudios de investigación aún no han podido comprobar que las combinaciones de estos fármacos y los descongestionantes sirvan de algo para las infecciones de los senos nasales.

componentes, por lo que necesitará tomar el ajo en cápsulas, comerlo crudo o agregarlo a sus platos unos minutos antes de que termine de cocinarlos. *Dosis típica:* Hasta tres cápsulas de 500 a 600 miligramos al día. Busque algún producto que le brinde hasta 5,000 miligramos de alicina (*allicin*, el principio activo de la hierba) al día. *Precaución:* Algunas personas presentan problemas digestivos al consumirlo.

Usnea (*Usnea barbata*)

Este liquen combate los estreptococos, que son una causa frecuente de las infecciones bacterianas de los senos nasales. Debido a que los compuestos de la usnea no se extraen bien en agua, necesita tomarla en forma de tintura. *Dosis típica:* De 15 a 30 gotas de tintura de la hierba, tres veces al día.

Menta (*Mentha* × *piperita*)

Esta popular hierba de jardín contiene un compuesto descongestionante llamado mentol. En una investigación, las personas que inhalaron esta sustancia dijeron que sentían como si hubiera disminuido su congestión nasal, a pesar de que el flujo de aire mensurable al respirar no hubiese aumentado. Usted puede emplear esta hierba en infusiones o agregar las hojas o el aceite esencial a los tratamientos de inhalación de vapor. Mezcle unas cuantas gotas del aceite esencial de menta con una cucharada de aceite vegetal o de algún fruto seco y frote esta solución en sus sienes (evite el contacto con los ojos). *Dosis típica:* Tome la infusión a lo largo del día las veces que sea necesario. (Deje reposar 1½ cucharaditas de las hojas secas en una taza de agua caliente durante 15 minutos, cuélela y tómese la infusión). Otra opción es agregar unas cuantas gotas de aceite esencial en agua caliente para la inhalación de vapor.

Raíz fuerte (*Armoracia rusticana*)

Este condimento produce una agradable sensación de alivio instantáneo en los senos nasales. Tanto la raíz fuerte molida como un poco de *wasabi* japonés funcionan bien, pero empiece con cantidades pequeñas e increméntelas gradualmente. *Precaución:* Use estos condimentos con cuidado si padece úlceras u otros problemas digestivos.

Matricaria (*Tanacetum parthenium*)

Mejor conocida por su capacidad para prevenir las migrañas, esta hierba también es recomendada por los herbolarios para aliviar dolores de cabeza comunes, incluso aquellos que pueden acompañar a las infecciones de los senos nasales. *Dosis típica:* Hasta tres cápsulas de 300 a 400 miligramos al día. Otra opción es consumir dos hojas frescas de tamaño promedio al día.

Ulmaria (*Filipendula ulmaria*) y corteza de sauce (*Salix* spp.)

Ambas hierbas contienen salicina, que es el analgésico precursor de la aspirina, y se han empleado tradicionalmente para el dolor de cabeza y otros tipos de dolor. Tienen un sabor amargo, que en sí resuelve algunos tipos de dolor de cabeza, incluidos los causados por las infecciones de los senos nasales. *Dosis típica:* Hasta seis cápsulas de 400 miligramos al día. Otra opción es tomar hasta tres tazas de la infusión al día. (Deje reposar ½ cucharadita de la corteza en polvo o de la hierba seca en una taza de agua caliente durante 10 minutos, cuélela y tómese la infusión).

Jengibre (*Zingiber officinale*)

Los poderes antiinflamatorios y analgésicos de esta raíz la convierten en un remedio natural para aliviar los dolores de cabeza. Debido a que el jengibre produce una sensación de calor en las personas que lo ingieren, es una hierba excelente para las infecciones que provocan escalofríos. Es mejor evitarlo si la infección de los senos nasales viene acompañada de fiebre. *Dosis típica:* Hasta ocho cápsulas de 500 a 600 miligramos al día. Otra opción es ingerir de ½ a una cucharadita de raíz fresca picada al día. Si prefiere utilizar la tintura de la hierba, tome de 10 a 20 gotas diluidas en agua, tres veces al día. *Precaución:* No use jengibre si padece alguna enfermedad de la vesícula biliar.

(*Nota:* Muchas de las hierbas recomendadas en este libro tienen varios nombres. Otras no tienen nombres en español, o si los tienen, estos no son muy conocidos. Por lo tanto, si no reconoce el nombre de una hierba mencionada en este capítulo, vea el glosario en la página 611).

INFECCIONES VAGINALES

L A MAYORÍA DE LAS MUJERES PRESENTAN al menos una infección vaginal en su vida, pero ¿cuántas de ellas se atreven a hablar acerca de esto? Hace 10 años, no se permitía mencionar dicho tema en la televisión. Sin embargo, ahora los anuncios de cremas vaginales están por todas partes.

¿Qué causa las infecciones vaginales, el ardor y la comezón que las acompaña? Puede ser cualquier cosa que altere el pH normal de la vagina: tampones, cremas y geles espermicidas, dispositivos intrauterinos (*IUD* por sus siglas en inglés), lavados vaginales, contaminación por heces e incluso relaciones sexuales. Los antibióticos también son una causa común, porque mientras están combatiendo alguna infección bacteriana en otra parte del cuerpo, tienden a matar los microbios benéficos que mantienen un ambiente vaginal saludable. Otros factores que pueden predisponer a una mujer a desarrollar estas afecciones incluyen un consumo excesivo de azúcar, los cambios hormonales posmenopáusicos, la terapia de reposición hormonal, la diabetes, el embarazo y los anticonceptivos orales.

TRATAMIENTO FARMACOLÓGICO

Cremas antifúngicas

Nistatina (*Micostatin, Nilstat*), miconazol (*Monistat*), clotrimazol (*Gyne-Lotrimin*), butoconazol (*Femstat3*). *Función:* Aliviar los tejidos irritados y matar los microorganismos que están causando la infección. *Efectos secundarios:* Comezón, ardor y sarpullido en la piel.

Cremas antibacterianas

Clindamicina (*Cleocin Vaginal Cream*), metronidazol (*Metrogel*). *Función:* Matar organismos que causan la vaginosis bacteriana. *Efectos secundarios:* Comezón y ardor en la piel, sarpullido, zumbido en los oídos, diarrea.

Antibióticos orales

Clindamicina (*Cleocin*), metronidazol (*Flagyl, Femazole*). *Función:* Eliminar los protozoos o bacterias que pueden causar la vaginitis. *Efectos secundarios de la clindamicina:* Zumbido en los oídos. *Efectos secundarios del metronidazol:* Náusea, diarrea, dolor de cabeza, mayor sensibilidad al alcohol.

RECETAS HERBARIAS

Ajo (*Allium sativum*)

El ajo no sólo es un sabrosísimo condimento, sino que también es la hierba antibacteriana y antifúngica por excelencia. Al ingerirlo, estimula el sistema inmunitario y le ayuda a combatir las infecciones vaginales sin importar cuál sea la causa de estas. *Dosis típica:* Uno o más dientes de ajo frescos diario, agregados a los alimentos. Otra opción es tomar hasta tres cápsulas de 500 a 600 miligramos al día. Busque productos que le brinden al menos 5,000 microgramos de alicina (*allicin*, el principio activo de la hierba) al día.

Equinacia (*Echinacea angustifolia, E. purpurea, E. pallida*)

Esta hierba vigoriza el sistema inmunitario, lo que mejora la acción de los glóbulos blancos de la sangre y otros compuestos que combaten infecciones en todo el cuerpo. Si la infección es repentina y no recurrente, la equinacia puede ayudar a movilizar las defensas del cuerpo para combatirla. *Dosis típica:* Hasta nueve cápsulas de 300 a 400 miligramos al día. Otra opción es tomar hasta 60 gotas de tintura de la hierba tres veces al día.

Raíz de mahonia (*Berberis aquifolium*)

Esta hierba contiene berberina, que es uno de los mejores compuestos botánicos para combatir infecciones. Los supositorios y las cremas que contienen raíz de mahonia están disponibles sin necesidad de receta en las tiendas de productos naturales. Esta planta también se puede usar internamente como parte de un régimen para fortalecer el sistema inmunitario. *Dosis típica:* De 15 a 30 gotas de tintura de la hierba una vez al día. *Precaución:* No la use durante el embarazo.

Lapacho (*Tabebuia impetiginosa*)

Este árbol sudamericano es reconocido por su capacidad para combatir la candidiasis vaginal. Su corteza ha estado disponible durante mucho tiempo en forma de infusiones comerciales y productos combinados.

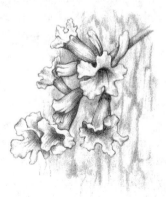

Dosis típica: Hasta cuatro cápsulas de 500 a 600 miligramos o nueve cápsulas de 300 miligramos al día. Si prefiere utilizar la tintura de la hierba, tome de 20 a 50 gotas hasta cuatro veces al día. Otra opción es beber de dos a tres tazas de la infusión al día. (Hierva a fuego lento de dos a tres cucharaditas de la corteza interna en dos a tres tazas de agua durante 15 minutos, cuélela y divida la infusión en dos o tres dosis).

Lapacho

Hidraste (*Hydrastis canadensis*)

El hidraste es otra hierba que contiene berberina y que combate las infecciones causadas por bacterias y levaduras. También estimula la digestión y la secreción de bilis por parte del hígado. Si ha tomado antibióticos para combatir una enfermedad, el hígado es el órgano responsable de depurar los residuos de estos fármacos. *Dosis típica:* Hasta seis cápsulas de 500 ó 600 miligramos al día. Otra opción es tomar de 20 a 50 gotas de tintura de la hierba una vez al día. *Precaución:* No lo use durante el embarazo o la lactancia.

¿COMUNES E INOFENSIVAS O MOTIVO DE PREOCUPACIÓN?

Aunque las farmacias ahora venden diversas marcas de remedios que se venden sin receta para la candidiasis, es importante que esté segura del tipo de infección vaginal que sufre. ¿Por qué? Porque algunas infecciones se transmiten sexualmente, por lo que su pareja, sin querer, podría volver a infectarla. También, algunos microorganismos pueden viajar hasta las trompas de Falopio y causar la dolorosa enfermedad pélvica inflamatoria (*PID* por sus siglas en inglés), la cual puede afectar su fertilidad y su salud en el futuro.

Las infecciones vaginales más comunes son:

◆ Candidiasis. Es causada por la levadura *Candida albicans*. Una vez que ha padecido candidiasis, es poco probable que pueda olvidar sus síntomas, ya que incluyen una secreción blanca parecida al requesón y una comezón insoportable. Sin embargo, si es la primera vez que la sufre, es recomendable que consulte con un doctor para que la diagnostique; de esta forma usted conocerá sus síntomas en caso de que la infección recurra.

◆ Tricomoniasis. Es causada por un protozoo (que son animales microscópicos formados por una sola célula). Esta infección produce una secreción amarillenta y una comezón con ardor. Además, ocasionalmente va acompañada de micción frecuente y ardor al orinar.

◆ Vaginosis bacteriana. Es otro tipo de infección vaginal común que a menudo es causada por la bacteria *Gardnerella vaginalis*. Esta infección se puede propagar al útero y a las trompas de Falopio. Va generalmente acompañada de una secreción poco espesa de color grisáceo o verdoso.

Cardo de leche (*Silybum marianum*)

Ya que está cuidando su hígado, agregue a su régimen algunas de estas semillas reparadoras. Se ha demostrado que protegen dicho órgano y estimulan la capacidad de generar células nuevas, lo que es especialmente importante después de concluir un tratamiento con antibióticos. *Dosis típica:* 140 miligramos del extracto estandarizado de silimarina (*silymarin*, el principio activo de la planta) tres veces al día. Otra opción es tomar de 10 a 25 gotas de tintura de la hierba hasta tres veces al día.

Melaleuca (*Melaleuca alternifolia*)

El aceite esencial de las hojas de este árbol contiene un poderoso agente antifúngico. Sin embargo, es tan potente que para las infecciones y comezón vaginales, es mejor usar un producto comercial que lo incluya como parte de los ingredientes. Posiblemente tendrá que buscarlo por su nombre en inglés, *tea tree oil*. Utilícelo según las indicaciones del fabricante.

(*Nota:* Muchas de las hierbas recomendadas en este libro tienen varios nombres. Otras no tienen nombres en español, o si los tienen, estos no son muy conocidos. Por lo tanto, si no reconoce el nombre de una hierba mencionada en este capítulo, vea el glosario en la página 611).

INFECCIONES DE LA VEJIGA

¡AYAYAY! OTRA VEZ ESA SENSACIÓN DE URGENCIA. Usted cree que tiene que orinar, corre y cuando llega al inodoro apenas salen unas gotitas que arden muchísimo. Además, siente dolor en el área que está por encima del hueso púbico y también en la parte inferior de la espalda. Estos síntomas son comunes en las mujeres; casi la mitad de ellas sufren uno o más episodios de infección de las vías urinarias en algún momento de su vida. El coito, el uso de diafragmas y jaleas espermicidas, y retardar la micción después de las relaciones sexuales aumenta el riesgo de contraerlas.

Si usted cree que padece una infección de las vías urinarias, por favor consulte con su médico. Si no se les da tratamiento, estas infecciones pueden llegar hasta los riñones, donde causan daños más severos y posiblemente permanentes. También tome en cuenta que las mujeres embarazadas que las sufren presentan una mayor probabilidad de concebir hijos prematuros o de bajo peso al nacer.

TRATAMIENTO FARMACOLÓGICO

Antibióticos

Trimetoprima-sulfametoxazol (*Bactrim, Septra*), ciprofloxacina (*Cipro*), levofloxacina (*Levaquin*), cefixima (*Suprax*). *Función:* Matar las bacterias causantes de la infección. *Efectos secundarios:* Diarrea, náusea, vómito, dolor de estómago, dolor de cabeza, candidiasis vaginal y reacciones alérgicas.

RECETAS HERBARIAS

Arándano agrio (*Vaccinium macrocarpon*)

Estas bayas rojas de sabor agrio pueden ayudar a prevenir las infecciones de las vías urinarias y también a curarlas. Durante algún tiempo, ha sido tema de controversia si tomar únicamente jugo de arándano agrio acidifica la orina, ya que es necesario que esto suceda para prevenir dicho mal. Sí puede acidificarla, pero tiene que tomar poco más de cinco tazas de jugo para lograr este efecto. Lo cierto es que este fruto comestible evita que la bacteria *Escherichia coli* —que con mayor frecuencia causa las infecciones de las vías urinarias— se adhiera a la uretra y la vejiga. Si estos microbios no se pueden adherir, se eliminan al orinar y no pueden infectar los tejidos. La misma sustancia química antiadherente que se encuentra en esta planta, la contiene el arándano (*blueberry*), que tiene un color azulado y pertenece a la misma familia del arándano agrio (*cranberry*). No emplee estas bayas como sustituto de los antibióticos cuando tenga una infección, pero si sufre de infecciones recurrentes, pruebe tomar 1¼ tazas de jugo de arándano agrio, no endulzado, al día. *Dosis típica del extracto concentrado del jugo:* Una cápsula de 300 a 400 miligramos en la mañana y en la noche.

Gayuba (*Arctostaphylos uva-ursi*)

Este arbusto bajito se ha empleado durante mucho tiempo para prevenir y tratar las infecciones de las vías urinarias. Sus hojas contienen arbutina, que actúa en contra de la *E. coli* y aumenta la micción. En un estudio, la gayuba previno la infección en mujeres propensas a las infecciones de la vejiga. La Comisión E de Alemania, que es la homóloga en ese país de la Dirección de Alimentación y Fármacos (*FDA* por sus siglas en inglés) de los Estados Unidos, ha aprobado el uso de esta hierba para tratar las enfermedades inflamatorias de las vías urinarias. *Dosis típica:* Hasta nueve cápsulas de 400 a 500 miligramos al día. Si prefiere utilizar la tintura de la hierba, tome de 30 a 60 gotas diluidas en una taza de agua tres veces al día. Otra opción es tomar ½ taza de la infusión concentrada tres veces al día. (Deje reposar ⅓ de onza/9 gramos de las hojas secas en cuatro tazas de agua fría durante 24 horas; retire las hojas y hierva a fuego lento el líquido hasta que queden dos tazas). *Precaución:* No se recomienda su uso durante más de siete días a menos

PREVENGA LAS INFECCIONES QUE VIENEN Y VAN

Si usted tiende a contraer infecciones de la vejiga una y otra vez, estas son algunas cosas que puede hacer para mantenerlas alejadas.

◆ Tome muchos líquidos, al menos ocho vasos al día. Puede incluir el jugo de arándano agrio.

◆ Orine con frecuencia, al menos cada tres horas durante el día. Si usted bebe muchos líquidos, esto no le costará trabajo alguno. La meta es limpiar frecuentemente la vejiga y la uretra (el tubo que drena a la vejiga), eliminando así cualquiera de las bacterias que pueda encontrarse ahí.

◆ Si usted usa un diafragma y jalea espermicida, considere cambiar a otro método de control natal. Hable de estas opciones con su doctor.

que sea bajo supervisión médica. No emplee gayuba durante el embarazo o si tiene trastornos renales o afecciones inflamatorias del tracto gastrointestinal. La sobredosis de esta hierba puede producir dolor de estómago, náusea, vómito y zumbido en los oídos.

Vara de oro (*Solidago virgaurea*)

Esta hierba es popular en Europa para tratar las infecciones de la vejiga y es avalada por la Comisión E. Varro Tyler, Ph.D., profesor de Farmacognosia de la Universidad Purdue, en Indiana, considera que la vara de oro es una de las hierbas más seguras y eficaces para incrementar el flujo de orina e inhibir las bacterias. También disminuye la inflamación y los espasmos dolorosos que pueden acompañar las infecciones de la vejiga. *Dosis típica:* De dos a tres tazas de la infusión al día. (Deje reposar una cucharadita de la hierba seca en una taza de agua caliente durante 10 minutos, cuélela y tómese la infusión).

Raíz de mahonia (*Berberis aquifolium*)

La raíz de mahonia tiene su lugar con los tratamientos tradicionales de las infecciones de la vejiga. Los estudios de investigación han mostrado que la berberina (que es el principio activo de la planta) puede matar muchos tipos de bacterias, incluyendo la *E. coli*, y evitar que estos microorganismos se adhieran al revestimiento de la vejiga. *Dosis típica:* Una cucharadita de la tintura de la hierba tres veces al día. *Precaución:* No la use durante el embarazo.

Equinacia (*Echinacea purpurea, E. angustifolia, E. pallida*)

Antibacteriana y antiinflamatoria, la equinacia también fortalece el sistema inmunitario, lo cual puede ser útil para las personas con infecciones recurrentes de la vejiga. *Dosis típica:* Hasta nueve cápsulas de 300 a 400 miligramos al día. Otra opción es tomar hasta 60 gotas de la tintura de la hierba tres veces al día. *Precaución:* Si es alérgico a otros miembros de la familia del aster, como la ambrosía, podría ser alérgico a la equinacia. Comience con dosis bajas e increméntelas gradualmente.

Diente de león (*Taraxacum officinale*)

Las hierbas que aumentan el flujo de orina, si bien no matan las bacterias, sí ayudan a eliminar los microbios de las vías urinarias a través de la orina.

El diente de león es una de las más importantes de estas hierbas; es popular entre los herbolarios porque también contiene potasio. *Dosis típica:* Una taza de la infusión en la mañana y en la noche. (Deje reposar de una a dos cucharaditas de la raíz seca en una taza de agua caliente durante 10 a 15 minutos, cuélela y tómese la infusión). Otra opción es tomar de 30 a 60 gotas de tintura de la hierba tres veces al día.

Cola de caballo (*Equisetum arvense*)

Esta hierba originaria de América del Norte se emplea comúnmente en la medicina europea para tratar casos de sangre en la orina y cálculos renales. Es un diurético suave que funciona de maravilla sin agotar los electrolitos, de modo que usted no queda sintiéndose fatigado. *Dosis típica:* Hasta seis cápsulas de 400 a 500 miligramos al día. Si prefiere utilizar la tintura de la hierba, tome de 15 a 30 gotas tres veces al día. Otra opción es tomar hasta seis tazas de la infusión al día. (Deje reposar dos cucharaditas de la hierba seca en una taza de agua caliente durante 10 a 15 minutos, cuélela y tómese la infusión).

APROVECHE LAS BACTERIAS BUENAS EN LA BATALLA

Aunque quizá prefiera no imaginárselo, nuestra piel y membranas mucosas normalmente están colonizadas por millones de bacterias. Estas bacterias "buenas" cumplen muchas funciones, entre las cuales se encuentra su capacidad para prevenir que los microorganismos "malos" se apoderen del terreno. En el caso de las infecciones de las vías urinarias, estas bacterias parecen evitar que la *Escherichia coli* se adhiera a la uretra (que es el primer paso para que se establezca una infección). Los lactobacilos, que son el tipo de bacterias que se encuentran en el yogur y el *kefir* con cultivos vivos, y en los suplementos de *Lactobacillus acidophilus* pueden ayudar a prevenir las infecciones de la vejiga. Los estudios de investigación preliminares sugieren que tomar dichas bacterias junto con antibióticos acelera la eliminación de la *E. coli*. Y pueden ayudar a disminuir la probabilidad de que le dé una candidiasis vaginal, que es un efecto secundario común del tratamiento con antibióticos.

Malvavisco (*Althaea officinalis*)

Aunque no se parece en nada a los malvaviscos que probablemente ha tostado en una fogata, esta planta que crece en los pantanos tiene una raíz cuyos compuestos pueden revestir las vías urinarias y de esta manera prevenir que se inflamen aún más, por lo que alivia el dolor. *Dosis típica:* Hasta seis cápsulas de 400 a 500 miligramos al día. Otra opción es tomar una taza de la infusión al día en tres dosis divididas. (Deje reposar de una a dos cucharaditas de la raíz seca en una taza de agua caliente durante 10 a 15 minutos, cuélela y tómese la infusión). Si prefiere utilizar la tintura de la hierba, tome de 20 a 40 gotas hasta cinco veces al día.

Barba de maíz (*Zea mays*)

La barba de maíz, otra hierba que alivia las vías urinarias, es fácil de obtener durante el verano. Sin embargo, cuando no sea temporada de maíz (elote, choclo) dulce, puede tomarla en forma de cápsulas o tintura. *Dosis típica:* De dos a tres tazas de la infusión al día. (Deje reposar una cucharadita de la hierba seca o dos cucharaditas de la hierba fresca en una taza de agua caliente durante 15 minutos, cuélela y tómese la infusión). Otra opción es tomar hasta seis cápsulas de 300

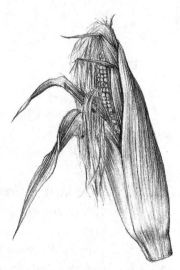

Barba de maíz

miligramos al día. Si prefiere utilizar la tintura de la hierba, tome de 20 a 60 gotas hasta tres veces al día, tomadas con un vaso de agua.

Mundillo (*Viburnum opulus*) y corteza de viburno (*V. prunifolium*)

Quizá haya escuchado mencionar estas dos cortezas como tratamiento para los dolores (cólicos) menstruales; ambas son antiespasmódicas, lo que significa que le ayudarán a aliviar los dolores en la vejiga o en la parte inferior de la espalda. *Dosis típica:* Una taza de la infusión hasta tres veces al día. (Deje reposar una cucharadita rasa de la hierba seca en una taza de agua caliente durante 15 minutos, cuélela y tómese la infusión). *Precaución:* No use estas hierbas si tiene antecedentes de enfermedades renales o cálculos renales.

(*Nota:* Muchas de las hierbas recomendadas en este libro tienen varios nombres. Otras no tienen nombres en español, o si los tienen, estos no son muy conocidos. Por lo tanto, si no reconoce el nombre de una hierba mencionada en este capítulo, vea el glosario en la página 611).

INSOMNIO

DA VUELTAS EN LA CAMA UNA Y OTRA VEZ, le da sorbos a un vaso de leche tibia, cuenta borreguitos, le reza a Dios. Aun así, no logra conciliar el sueño.

Si a veces sufre de insomnio, no es el único. En una encuesta realizada por la Fundación Nacional del Sueño, se encontró que uno de cada dos estadounidenses tiene problemas para dormir en algún momento de su vida y que el 12 por ciento de la población padece de insomnio con frecuencia.

La causa principal del insomnio temporal es el estrés psicológico y la preocupación y ansiedad que surgen a raíz del mismo. Otras causas incluyen el consumo de bebidas cafeinadas u otros estimulantes antes de irse a la cama.

El insomnio es una afección que a menudo es mejor tratarla con hierbas que con fármacos. La mayoría de las hierbas producen una cantidad significativamente menor de efectos secundarios que las medicinas para ayudar a dormir. Además, las hierbas son eficaces para tratar la falta de sueño ocasionada por una amplia gama de causas. Sus efectos van desde relajantes muy suaves hasta auxiliares eficaces para el sueño. Pueden ingerirse o usarse tópicamente en forma de baños herbarios o aceites esenciales.

Las hierbas sedantes que se mencionan en este capítulo aparecen en orden de potencia, desde las más fuertes hasta las más suaves.

TRATAMIENTO FARMACOLÓGICO

Benzodiazepinas

Temazepam (*Restoril*), triazolam (*Halcion*), diazepam (*Valium*), estazolam (*ProSom*), quazepam (*Doral*), flurazepam (*Dalmane*). *Función:* Actuar sobre el sistema nervioso central para disminuir la ansiedad e inducir el sueño. *Efectos secundarios:* Torpeza, somnolencia, mareo; pueden crear hábito o causar un deterioro temporal en la memoria de corto plazo.

Antihistamínicos

Difenhidramina (*Benadryl Allergy, Nytol*), doxilamina (*Nytol Maximum Strength*). *Función:* Causar sedación. *Efectos secundarios:* Atontamiento, torpeza, resequedad de boca, estreñimiento, alteraciones visuales.

Otros fármacos

Zolpidem (*Ambien*). *Función:* Actuar sobre el sistema nervioso central para inducir el sueño. *Efectos secundarios:* Somnolencia durante el día, aturdimiento, mareo, torpeza, dolor de cabeza, diarrea, náusea.

RECETAS HERBARIAS

Valeriana (*Valeriana officinalis*)

La valeriana es el auxiliar herbario para el sueño mejor estudiado. Al igual que las benzodiazepinas, la valeriana lo pone a dormir pero sin causar una resaca (cruda, mona, guayabo, ratón) a la mañana siguiente, sin interactuar con el alcohol y sin causar adicción. Los estudios han mostrado que los extractos de la raíz no sólo le ayudan a conciliar el sueño con más rapidez, sino que también mejoran la calidad del mismo. *Dosis típica* (tomada de 30 a 45 minutos antes de irse a la cama): Una cápsula de 150 a 300 miligramos estandarizada para contener un 0.8 por ciento de ácido valérico (*valeric acid*). Otra opción es tomar las cápsulas no estandarizadas. Si opta por estas, tome de 300 a 400 miligramos. Si prefiere utilizar la tintura de la hierba, tome de ½ a una cucharadita en agua. *Precaución:* La valeriana no crea hábito, pero si usted está convencido de que no puede dormir sin tomarla, podría desarrollar una dependencia psicológica. En un porcentaje muy pequeño de personas, la valeriana produce un efecto estimulante en lugar de sedante. Si esto le ocurre, suspenda su uso.

Acciones adormecedoras

Casi todas las personas que sufren de insomnio crónico necesitan someterse a un tratamiento conductual, dice Sonia Ancoli-Israel, Ph.D., directora de la clínica de trastornos del sueño del Centro Médico de la Administración de Veteranos en San Diego, California. Tanto las hierbas como los fármacos son remedios temporales. Si usted padece de insomnio con frecuencia, quizá necesite renovar su rutina nocturna. En un informe publicado en el *Journal of the American Medical Association* (Revista de la Asociación Médica de los Estados Unidos), se dice que adoptar buenos hábitos para dormir funciona mejor a la larga que tomar pastillas para dormir.

Aquí le damos algunas formas de practicar buenos hábitos para dormir.

◆ **Elimine los estimulantes.** Excluya el café, el té, los refrescos cafeinados, el chocolate y los postres azucarados de su alimentación o al menos no los consuma durante las seis horas previas a irse a acostar. Dos hierbas estimulantes con las que tiene que tener cuidado son el guaraná y la efedra (belcho).

◆ **Aléjese del alcohol y evite fumar.** Definitivamente no tome bebidas alcohólicas ni fume durante un par de horas antes de irse a la cama.

◆ **Revise sus medicamentos.** Muchos fármacos pueden interferir con el sueño. Pregúntele a su doctor si alguna medicina que esté tomando podría estarle causando insomnio.

◆ **Relájese con rituales agradables.** Pruebe el yoga, un baño de agua caliente, tener relaciones sexuales, leer algún libro sencillo, un masaje o meditación.

Amapola de California (*Eschscholzia californica*)

La parte superior y la raíz de esta flor silvestre han mostrado ser prometedoras en el tratamiento del insomnio. A dosis elevadas, la amapola de California es sedante; a dosis bajas, reduce la ansiedad. En Europa se emplean fórmulas comerciales que combinan esta hierba y corídalo (*Corydalis yanhusuo*) para tratar el insomnio, la agitación y la ansiedad. *Dosis típica:* Hasta cuatro tazas de la infusión al día. (Deje reposar una cucharadita de la planta seca en una taza de agua caliente durante 10

- ◆ **Haga ejercicio con regularidad.** Las personas sedentarias a menudo tienen problemas para dormir porque su cuerpo simplemente no está cansado. Sin embargo, esté consciente de que el ejercicio arduo justo antes de irse a la cama puede interferir con el sueño.

- ◆ **Contrólese con las siestas.** Las siestas no sólo lo hacen sentirse atontado cuando despierta sino que también pueden interferir con el sueño durante la noche. En vez de esto, pruebe ejercitarse. Si opta por echarse la siesta, hágalo antes de las 3:00 P.M. y sólo durante media hora.

- ◆ **Espere a que verdaderamente le dé sueño.** Las personas que tienen el sueño ligero a veces curan el insomnio al pasar menos tiempo en la cama (en lugar de irse a acostar cuando no tiene sueño), lo cual resulta en un sueño más profundo y eficiente.

- ◆ **Establezca un horario para irse a la cama.** Hágalo aunque esto le recuerde la voz de su mamá diciéndole: "¡Ya apaga la televisión!". Evite irse tarde a la cama los fines de semana, lo cual puede producir insomnio los domingos por la noche.

- ◆ **Aparte un tiempo para la preocupación.** En lugar de dejar que sus preocupaciones lo asalten en la cama, designe una hora durante el día para preocuparse y hacer la lista de cosas por hacer (preferiblemente en un cuarto que no sea la recámara/dormitorio).

- ◆ **Si no puede dormir, levántese.** Vaya a hacer algo que lo calme. Leer puede ser de utilidad, pero es mejor hacerlo en otro cuarto.

minutos, cuélela y tómese la infusión). Otra opción es tomar de 30 a 40 gotas de tintura de la hierba de dos a tres veces al día. *Precaución:* No se recomienda su uso durante el embarazo.

Toronjil (*Melissa officinalis*)

Esta hierba que comúnmente se encuentra en los jardines tiene muchas virtudes, incluyendo la capacidad de aliviar el insomnio. También es útil para tratar la fiebre, combatir las enfermedades virales, calmar el tracto digestivo y aliviar los dolores de cabeza. De modo que si el insomnio va acompañado de cualquiera de estas molestias, el toronjil es una buena opción para usted. También tiene un sabor agradable, por lo que puede mezclarlo con otras hierbas para tratar este padecimiento que no son tan sabrosas. *Dosis típica:* De una a dos tazas de la infusión. (Deje reposar dos cucharaditas de las hojas secas en una taza de agua caliente durante 10 minutos, cuélelas y tómese la infusión). Otra opción es tomar de una a dos cápsulas de 300 a 400 miligramos. Tome el toronjil antes de irse a acostar.

Pasionaria (*Passiflora incarnata*)

En una investigación, se demostró que los extractos de esta hierba disminuyen la ansiedad e inducen el sueño. Algunos herbolarios opinan

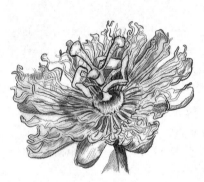

que la pasionaria es especialmente buena para aquellas personas cuyas preocupaciones o una mente demasiado activa interfieren con el buen dormir. *Dosis típica:* Una taza de la infusión antes de irse a la cama. (Deje reposar ½ cucharadita de la hierba seca en una taza de agua caliente durante 10 minutos, cuélela y tómese la infusión). Otra opción es tomar de 20 a 40 gotas de tintura de la hierba en agua antes de irse a acostar. *Precau-*

Pasionaria

ción: No tome pasionaria junto con antidepresivos inhibidores de la monoaminooxidasa (*MAO* por sus siglas en inglés).

Kava-kava (*Piper methysticum*)

Esta hierba es particularmente eficaz cuando el insomnio es producido por la ansiedad. Los estudios sugieren que la *kava-kava* promueve el sueño al actuar sobre los centros de las emociones del cerebro y al relajar los músculos. Tome *kava-kava* una hora antes de irse a la cama. *Dosis típica:* De una a dos cápsulas de 400 a 500 miligramos. Si prefiere utilizar la tintura de la hierba, tome de 20 a 30 gotas en agua. Otra opción es tomar un extracto estandarizado que contenga de 180 a 210 miligramos de kavalactonas (*kavalactones*, los principios activos de la hierba); siga las recomendaciones del fabricante. *Precaución:* No use *kava-kava* durante el embarazo o la lactancia, ni en combinación con alcohol u otros sedantes.

Manzanilla (*Matricaria recutita*)

Esta flor brillante parecida a la margarita tiene una reputación ancestral por su capacidad de calmar los nervios y ayudar a inducir suavemente el sueño. *Dosis típica:* De una a dos tazas de la infusión antes de irse a acostar. (Deje reposar una cucharadita de las flores secas en una taza de agua caliente durante 10 minutos, cuélelas y tómese la infusión). Si prefiere utilizar la tintura de la hierba, tome de 10 a 40 gotas en agua antes de irse a la cama. *Precaución:* Si usted es alérgico a otros miembros de la familia de las margaritas, como la ambrosía, puede que sea alérgico a la manzanilla.

Escutelaria (*Scutellaria lateriflora*)

Debido a que funciona como tónico nervioso y sedante suave, la escutelaria es un remedio para la ansiedad y el insomnio que ha sido venerado desde hace mucho tiempo. *Dosis típica:* Una taza de la infusión. (Deje reposar de una a dos cucharaditas de la hierba seca en una taza de agua caliente durante 10 minutos, cuélela y tómese la infusión). Otra opción es tomar de 20 a 40 gotas de tintura de la hierba en agua. Tómela antes de irse a acostar.

EL DULCE AROMA DEL SUEÑO

Marcel Lavabre, un escritor de libros sobre aromatoterapia, dice que los aceites esenciales pueden inducir el sueño. Sus favoritos son el *neroli* (azahar), la mejorana, el espicanardo, la manzanilla romana, la lavanda y el *ylang ylang*. Lavabre recomienda colocar un par de gotas sin diluir, de los aceites esenciales de *neroli*, mejorana o lavanda, en la almohada o agregar de 10 a 15 gotas de los mismos al agua del baño. No se aplique estos aceites en la piel, aunque puede usarlos para preparar un aceite para masaje mezclando 15 gotas de aceite esencial con 1 onza (30 ml) de aceite de almendra u otro aceite vegetal. Frótese las sienes, la frente y la parte trasera del cuello con este preparado de aceites.

Melatonina: ¿realidad o mito?

Quizá haya oído mencionar los suplementos de melatonina en relación con el insomnio. Esta sustancia es una hormona secretada de noche por la glándula pineal, un órgano diminuto que se encuentra en las partes más profundas del cerebro y que regula diversos procesos corporales incluyendo el sueño. La producción de esta hormona generalmente empieza a disminuir después de los 40 años de edad. Muchas personas de la tercera edad, pero no todas, presentan niveles reducidos de melatonina.

Los resultados de las investigaciones en las que se ha utilizado para tratar el insomnio son inconsistentes. Los suplementos de esta hormona parecen funcionar mejor cuando se emplean para volver a ajustar el reloj biológico de las personas que tienen turnos en sus trabajos, que viajan en avión a países con diferentes horarios, que están ciegas o que se han convertido en personas habitualmente nocturnas. Aunque la dosis óptima de melatonina para tratar el insomnio aún no se ha definido con claridad, la recomendación típica es de 0.5 a 3 miligramos tomados de media a una hora antes de irse a acostar. Debido a que la producción de melatonina requiere del aminoácido llamado triptofano, quizá sea más seguro comer cantidades abundantes de alimentos que lo contengan, como pavo (chompipe), pescado, carne y frijoles (habichuelas).

Aunque no se conocen efectos secundarios graves, la mayoría de los expertos consideran que esta es todavía una hormona experimental. Las autoridades también tienen ciertas inquietudes en cuanto a la pureza de los productos que la contienen. La melatonina sintética es más segura y probablemente más eficaz que los suplementos de derivado animal. *Precaución:* Evite la melatonina si está tratando de quedar embarazada, si ya está embarazada o si padece alguna enfermedad autoinmune. Los niños y adolescentes no deben tomarla.

Hierba gatera (*Nepeta cataria*)

La hierba gatera, que es muy conocida entre los amantes de los gatos, produce ligeros efectos sedantes en los humanos. También expulsa el gas intestinal, baja la fiebre al inducir la sudación y es antiespasmódica. Por lo tanto, si el insomnio va acompañado de estos síntomas, esta planta puede ser útil. *Dosis típica:* Una taza de la infusión antes de irse a acostar. (Deje reposar una cucharadita de las hojas secas en una taza de agua caliente durante 10 minutos, cuélelas y tómese la infusión). *Precaución:* No la use durante el embarazo.

(*Nota:* Muchas de las hierbas recomendadas en este libro tienen varios nombres. Otras no tienen nombres en español, o si los tienen, estos no son muy conocidos. Por lo tanto, si no reconoce el nombre de una hierba mencionada en este capítulo, vea el glosario en la página 611).

LESIONES DEPORTIVAS

S I USTED PASA LA MAYOR PARTE DE SU TIEMPO TRABAJANDO, es probable que solamente haga ejercicio de vez en cuando. Por lo que es posible que quizá haya sufrido en alguna ocasión una torcedura de tobillo al pedalear enérgicamente su bicicleta, o se haya lastimado la espalda en un paso de baile durante una fiesta de quince años.

A continuación podrá conocer algunas de las lesiones más comunes que puede sufrir y que en su mayoría suelen ser causadas por un esfuerzo excesivo.

- Calambres musculares que ocurren durante o después de hacer un esfuerzo. Estos calambres a menudo son provocados por la deshidratación. La mejor prevención es tomar muchos líquidos antes, durante y después de hacer ejercicio. No espere a que le dé sed; para entonces es muy difícil restablecer los líquidos que ha perdido. Si planea hacer ejercicio durante más de una hora, tome alguna bebida para deportistas como *Gatorade* en lugar de agua natural. Estos productos le ayudan a reemplazar carbohidratos y sales. Si le da un calambre, deténgase y estire cuidadosamente el músculo afectado. A veces también es útil darse un ligero masaje o aplicar calor al área en que tiene la lesión. Una vez que esté en casa, puede remojarse en un baño de agua caliente, y colocar una toalla húmeda caliente o una bolsa de agua caliente a la parte lastimada.

Cuatro pasos fundamentales para cuidarse

Si debido a una lesión deportiva usted sufre bastante dolor o siente una limitación en sus movimientos, consulte con un médico. Sin embargo, las torceduras y los esguinces leves los puede tratar en casa, comenzando con un tratamiento que consiste de reposo, hielo, compresión y elevación.

◆ **Reposo.** Suena fácil, pero si usted es de las personas que necesitan mantenerse activas, ejercite suavemente las partes de su cuerpo que no le duelan. La natación y el yoga son dos tipos de ejercicio que a menudo se pueden tolerar.

◆ **Hielo.** Aplique en la zona afectada una bolsa de plástico llena de hielo triturado o en cubos, una bolsa de chícharos (guisantes, arvejas) o maíz (elote, choclo) congelados o una compresa fría comercial. Proteja su piel cubriéndola con un trapo húmedo. El mismo día que ocurra la lesión, coloque el hielo sobre el área durante 20 a 30 minutos, tres o cuatro veces al día. Continúe aplicando las compresas de hielo un par de días más después de que empiece a mejorar. Debido a que el calor aumenta la hinchazón, algunos expertos no recomiendan su uso durante las primeras dos semanas, a menos que el problema principal sean los músculos tensos, en cuyo caso, ayuda a relajarlos. Otros expertos dicen que puede alternar entre compresas calientes y frías, siempre y cuando termine con una fría.

◆ **Compresión.** Esto implica envolver la extremidad lesionada con una venda elástica, pero que le apriete igual que lo hace, digamos, un calcetín (media deportiva). Si la presión es demasiada, puede cortar la circulación y aumentar la hinchazón por debajo de la contusión. Retire y vuelva a colocar la venda al menos dos veces al día.

◆ **Elevación.** Esto significa levantar el área lesionada por encima del nivel del corazón, con lo cual no basta con subir su tobillo a una banqueta (taburete, banquillo), suponiendo que esa sea la parte que se ha lesionado. En vez, acuéstese y levante su pierna u otra área lesionada con la ayuda de almohadas. Esto mejora el flujo de la sangre y otros líquidos al corazón para disminuir la hinchazón.

⊘ Músculos adoloridos al hacer ejercicio. La deshidratación también puede ser la culpable en este caso, junto con el agotamiento de combustibles musculares y la acumulación de un producto de desecho llamado ácido láctico. Parte de la solución radica en consumir suficientes cantidades de los nutrientes que requieren los músculos que se ejercitan. Trate de comer un plátano amarillo (guineo) u otra fruta media hora antes de hacer ejercicio para evitar esta molestia.

⊘ Músculos rígidos y adoloridos después de hacer ejercicio. Este tipo de dolor indica que el esfuerzo que hizo fue exagerado. Edmund R. Burke, Ph.D., director del Programa de Ciencias del Ejercicio de la Universidad de Colorado en Colorado Springs, lo llama la resaca (cruda, mona, guayabo, ratón) atlética.

Estos esguinces musculares son provocados por pequeñas roturas en el músculo. El ejercicio intenso puede generar moléculas inestables llamadas radicales libres, las cuales contribuyen a estas lesiones. El mayor flujo de sangre en realidad hace que el músculo se hinche. Para aliviar estos achaques, pruebe con un baño de agua caliente o un baño de vapor (sauna), haga estiramientos suaves o dése un masaje. El calor sirve para aflojar y relajar estos órganos, siempre y cuando sólo estén rígidos y no lesionados; también promueve una mejor circulación, que a su vez sirve para llevarse los productos de desecho de los músculos. Según el Dr. Burke, el consejo más efectivo para tratar esto es el reposo. Si usted practica la prevención e incrementa la intensidad del ejercicio gradualmente, ¡probablemente no necesite ningún remedio! Olvídese del dicho que dice que si el ejercicio no produce dolor, entonces no sirve. Montarse de nuevo en la bicicleta justo después de un desgarre muscular, advierte el Dr. Burke, puede hacerle más daño que beneficio.

TRATAMIENTO FARMACOLÓGICO

Analgésicos

Acetaminofén, aspirina, ibuprofén, ketoprofeno (*Orudis*). *Función:* Reducir el dolor y la inflamación (salvo el acetaminofén). *Efectos secundarios del acetaminofén:* En dosis elevadas, daños hepáticos que producen síntomas como ictericia, náusea, vómito y un malestar generalizado. *Efectos secundarios de la aspirina:* Acidez (agruras, acedía), indigestión, irritación del estómago, náusea o vómito leves. *Efectos secundarios del ibuprofén y el ketoprofeno:* Mareo, náusea, dolor de estómago, dolor de cabeza; con su uso continuo, irritación del revestimiento del estómago.

RECETAS HERBARIAS

Cúrcuma (*Curcuma longa*)

La cúrcuma, que desde hace mucho tiempo ha sido valorada por sus propiedades antiinflamatorias y antioxidantes, ahora está siendo investigada para examinar el efecto de su principio activo: la curcumina. Los experimentos confirman que esta sustancia es un potente agente antiinflamatorio. En la medicina ayurvédica, la hierba se emplea tanto tópica como internamente para tratar torceduras y otras inflamaciones musculoesqueléticas. *Dosis típica:* De 400 a 600 miligramos tres veces al día. Usted verá algunos productos de cúrcuma que incluyen bromelina (en inglés *bromelain*) para mejorar la absorción de la curcumina. También lo puede hacer al tomarla con un poco de grasa, como la del aceite de semilla de lino, que es otro buen antiinflamatorio. *Precaución:* Las dosis elevadas de curcumina pueden irritar el revestimiento del estómago y los intestinos. No tome esta hierba si está embarazada o si tiene úlceras, gastritis, cálculos biliares u obstrucción de los conductos biliares.

Jengibre (*Zingiber officinale*)

Esta especia produce toda una gama de efectos benéficos, entre los cuales encontramos sus propiedades antiinflamatorias, antioxidantes y analgésicas. El jengibre inhibe la producción de sustancias químicas inflamatorias llamadas prostaglandinas y leucotrienos. Al mismo tiempo, uno de sus componentes, el 6-shogaol, disminuye ligeramente el dolor probablemente al bloquear la transmisión de señales a través de los nervios. *Dosis típica:* Hasta ocho cápsulas de 500 miligramos al día. Si prefiere utilizar la tintura de la hierba, tome de 10 a 20 gotas tres veces al día. Otra opción es tomar ½ a una cucharadita de la raíz seca molida al día o ⅓ de onza (9 gramos) de la raíz fresca (una rebanada de aproximadamente ¼ de pulgada/6 mm) al día.

VITAMINAS ELIMINADORAS

Tanto la vitamina C como la vitamina E son antioxidantes, es decir, una clase de sustancias químicas que ayudan a eliminar los radicales libres. Estos últimos contribuyen al daño en los tejidos después de una lesión deportiva. La vitamina C también juega un papel crucial en la producción de colágeno, que es uno de los componentes principales del sistema musculoesquelético. Para las lesiones deportivas, pruebe una dosis diaria de 800 a 3,000 miligramos de vitamina C y de 200 a 1,000 unidades internacionales (UI) de vitamina E. Debido a que la vitamina C se excreta con mucha rapidez, es mejor dividir el total en dosis de 500 miligramos y tomarlas frecuentemente.

Kava-kava (*Piper methysticum*)

Esta hierba del Pacífico Sur cuenta con una larga tradición de uso para aliviar el dolor y relajar los músculos tensos. *Dosis típica:* Hasta seis cápsulas de 500 miligramos al día. Otra opción es tomar de 15 a 30 gotas de tintura de la hierba tres veces al día. *Precaución:* No la use durante el embarazo o la lactancia. No la combine con alcohol o sedantes. No exceda la dosis recomendada.

Cayena (*Capsicum annuum*)

El uso tópico de la capsaicina, que es el principio activo de la cayena, ha sido el centro de atención de muchos estudios de investigación sobre el dolor. Cuando se aplica por primera vez sobre la piel, la capsaicina activa las terminaciones nerviosas y luego las despoja de su capacidad de respuesta. Aunque esto puede aliviar el dolor en la piel, puede que no sirva de mucho para las molestias musculoesqueléticas más profundas. Sin embargo, sí aumenta el flujo de sangre local y produce una sensación de calor. Cuando se usa internamente, esta planta actúa como un agente antioxidante y antiinflamatorio. *Dosis típica:* Tres cápsulas de 500 miligramos al día. Otra opción es tomar de 5 a 10 gotas de tintura de la hierba en agua tres veces al día. *Precaución:* A dosis excesivas, puede irritar un tracto gastrointestinal sensible.

Menta (*Mentha* × *piperita*)

El aceite aromático —llamado mentol— que contiene la menta es un "contrairritante", es decir, una sustancia que causa una irritación para bloquear otra. En otras palabras, la sensación refrescante del aceite de esta planta interfiere con la sensación de dolor. Muchos linimentos comerciales y herbarios contienen mentol. Búsquelos en la tienda de productos naturales o farmacia de su localidad y aplíquelos tópicamente según las indicaciones del fabricante. *Precaución:* Algunas personas desarrollan un sarpullido alérgico en la piel por el contacto con el aceite de menta o el mentol puro. El calor parece agravar las posibles reacciones en la piel. Antes de untarse un ungüento que contenga mentol, haga una prueba en una superficie pequeña de la piel. Si usa aceite esencial de menta para darse un masaje, o en un baño de agua caliente, primero dilúyalo en una proporción de aproximadamente 10 a 15 gotas por cada onza (30 ml) de aceite vegetal.

Boswellia (*Boswellia serrata*)

El extracto de la gomorresina de este árbol tiene propiedades antiinflamatorias y analgésicas. Los productos comerciales que contienen esta hierba se utilizan en la India para tratar la artritis y ahora están disponibles en Europa y los Estados Unidos. Debido a que estas nuevas alternativas son muy recientes, no se han hecho muchos estudios de investigación acerca de la dosis. Por esto, siga las indicaciones del fabricante.

Árnica (*Arnica montana*)

Esta hermosa flor silvestre ayuda a curar moretones (cardenales) y la hinchazón que se asocia con las torceduras. Para usarla externamente en forma de compresa, agregue una cucharada de la tintura de árnica a dos tazas de agua; moje un paño limpio en la solución y aplíquelo sobre el esguince o moretón. Diversas cremas, geles y ungüentos comerciales contienen árnica ya sea como ingrediente único o combinada con otros remedios. Aplíquelos tópicamente según las recomendaciones del fabricante. *Precaución:* El árnica también se emplea internamente en preparaciones homeopáticas para tratar los traumatismos, pero las dosis que se emplean son minúsculas. No confunda el uso homeopático de esta hierba con el uso interno de la hierba en su estado natural; esto último no se recomienda. Asimismo, no aplique productos de árnica sobre heridas abiertas.

Consuelda (*Symphytum officinale*)

La aplicación de consuelda puede aliviar el dolor, la hinchazón y la inflamación. Puede comprar pomadas y ungüentos comerciales de consuelda y aplicárselos según sea necesario. Para hacer una cataplasma (emplasto) con las hojas secas, píquelas un poco y luego humedézcalas con un poco de agua caliente. Deje que se enfríen antes de aplicarlas sobre el área que le duela. Cubra las hojas con una gasa o trapo limpio. Déjese la cataplasma durante al menos 15 minutos. Vuelva a aplicarla cuatro veces al día o según sea necesario.

Castaño de la India (*Aesculus hippocastanum*)

La corteza, semillas y hojas de este árbol tienen una larga historia de uso como remedio para los moretones, las torceduras y la hinchazón. El castaño de la India contiene taninos astringentes y un compuesto antiinflamatorio llamado escina, el cual, según se ha demostrado, retarda la filtración de líquido desde los vasos sanguíneos estresados o irritados. (Esta "filtración" es la que causa que el tejido se hinche después de una lesión). Puede aplicarse un gel que contenga extracto de esta hierba; sólo siga las indicaciones del fabricante.

(*Nota:* Muchas de las hierbas recomendadas en este libro tienen varios nombres. Otras no tienen nombres en español, o si los tienen, estos no son muy conocidos. Por lo tanto, si no reconoce el nombre de una hierba mencionada en este capítulo, vea el glosario en la página 611).

Mareos causados por movimiento

Es otra hermosa tarde de domingo, perfecta para un paseo en carro por el campo. Por desgracia, usted se tiene que conformar con salir a caminar por su vecindario debido a que sus pies parecen ser el único medio de transporte que no le causa náusea.

Si usted padece de mareos causados por movimiento, no importa cuál sea la causa de este, un carro, un autobús, un barco, un avión, un carrusel e incluso un columpio pueden provocarle mareo y náusea.

Este tipo de padecimiento ocurre porque sus ojos perciben un tipo de movimiento mientras que su cerebro está procesando otro. Este fenómeno puede afectar a cualquiera, incluso a personas que rara vez lo han sufrido.

Tratamiento farmacológico

Antihistamínicos que se venden sin receta

Dimenhidrinato (*Dramamine*). *Función:* Aliviar los síntomas de los mareos causados por movimiento al reducir la información que llega desde el oído interno hasta el sistema nervioso central. *Efectos secundarios:* Somnolencia y resequedad de boca.

Antihistamínicos que se venden con receta

Hidroxicina, meclizina (*Antivert, Meni-D*). *Función:* Disminuir los síntomas al minimizar la respuesta histamínica del cuerpo. *Efectos secundarios:* Somnolencia, resequedad de boca.

Otros fármacos

Prometazina (*Phenergan*). *Función:* Aliviar los mareos causados por movimiento mediante su acción antihistamínica, sedante y antinauseosa.

Consejos "antimareo"

Además de los tratamientos herbarios, estas son unas cuantas cosas más que puede hacer para minimizar la probabilidad de presentar un mareo causado por movimiento.

◆ Evite tomar bebidas alcohólicas tanto antes como durante el viaje.

◆ Si está viajando en barco, quédese en la mitad de la embarcación y en la cubierta superior (si es que la hay).

◆ Si es pequeño de estatura, siéntese en un cojín para que pueda ver hacia adelante y fijar la mirada en puntos que estén a la distancia.

◆ No se siente en un asiento donde vaya de espaldas al sentido del movimiento, es decir, trate de sentarse mirando al frente.

◆ Use audífonos y escuche música tranquila.

◆ No tome suplementos nutritivos cuando tenga el estómago vacío ya que pueden causarle náusea. Algunos fármacos que se venden con receta también deben tomarse junto con los alimentos; lea la etiqueta cuidadosamente.

◆ Evite leer o realizar otras actividades que le hagan bajar la cabeza. Asimismo, no se voltee para conversar con alguien.

◆ Pruebe una muñequera de digitopuntura (*acupressure wristband*), disponible en las tiendas de artículos marinos y para viaje. Estos dispositivos utilizan un punto de presión en la muñeca para calmar la náusea.

◆ Evite comer en exceso, así como alimentos con un alto contenido de grasa, pero tampoco salga de viaje con el estómago vacío.

◆ Cuando reserve boletos de avión, pida que le sirvan comida baja en grasa, vegetariana, baja en sodio, *kosher* o para diabéticos. También puede evitar la comida del avión si lleva consigo galletas saladas, tostadas *Melba*, jengibre confitado o plátanos amarillos (guineos). La meta es evitar comer alimentos con grasa que le caigan pesados al estómago y comer algo que pueda digerir fácilmente.

◆ Mantenga una buena ventilación en el área en que se encuentre, ya que la náusea puede empeorar si el aire está caliente o no circula.

Efectos secundarios: Visión borrosa, somnolencia, mayor susceptibilidad a los ataques convulsivos, contracciones musculares anormales en la cara y el cuello.

Proclorperazina (*Compazine*). *Función:* Disminuir la ansiedad y la náusea; sedar. *Efectos secundarios:* Visión borrosa, descenso en la presión arterial, somnolencia, mayor susceptibilidad a los ataques convulsivos, contracciones musculares anormales en la cara y el cuello.

Escopolamina (*Trasderm Scop*). *Función:* Actuar sobre el sistema nervioso central para reducir la náusea. *Efectos secundarios:* Somnolencia, resequedad de boca, visión borrosa, mayores síntomas urinarios en hombres con próstata agrandada, mayor presión ocular en personas con ciertos tipos de glaucoma.

RECETAS HERBARIAS

Jengibre (*Zingiber officinale*)

Esta raíz actúa como un fuerte expulsor de gas, lo que también asienta el estómago. Siempre debe tener esta hierba en su guantera o botiquín de medicinas. En un estudio británico, se encontró que la raíz de jengibre es más eficaz que el *Dramamine* o los placebos (pastillas sin medicamento alguno) para combatir los mareos causados por movimiento. En otra investigación, se encontró que el jengibre disminuye la náusea y el vómito después de una cirugía mayor. Tenga presente que esta planta puede ser más eficaz cuando se toma por lo menos cuatro horas antes de subirse a pasear en carro o lancha. *Dosis típica:* Hasta ocho cápsulas de 500 a 600 miligramos al día. Si prefiere utilizar la tintura de la hierba, tome de 10 a 20 gotas en agua tres veces al día. Otra opción es tomar de ½ a una cucharadita de la raíz fresca molida al día. También puede comer jengibre cristalizado o trozos confitados de la raíz.

Menta (*Mentha × piperita*)

La menta, que es uno de los remedios más antiguos y usados para cualquier tipo de malestar estomacal, ayuda a prevenir el vómito —los que han sufrido de mareo por movimiento saben lo importante que es esto— además de que calma los espasmos estomacales. Puede llevarse la tintura cuando salga de viaje y tomarla con un poco de agua. También puede probar un dulce fuerte de menta como *Altoids*. *Dosis típica:* De 10 a 20 gotas de la tintura de la hierba en agua después de las comidas o antes de viajar. Otra opción es tomar una taza de la infusión según sea necesario. (Deje reposar de dos a cuatro cucharaditas de las hojas secas, picadas y cernidas en 1½ a 3 tazas de agua caliente durante 15 minutos, cuélelas y tómese la infusión). *Precaución:* Evite el aceite esencial de menta sin diluir; puede ser irritante. Utilice la menta con precaución si está embarazada o amamantando.

Hinojo (*Foeniculum vulgare*)

La semilla de esta planta ha sido valorada durante cientos de años por ser un digestivo auxiliar suave, así como por sus propiedades antiespasmódicas. Puede ser especialmente útil si la carretera del restaurante a su casa está llena de curvas. *Dosis típica:* Hasta 20 semillas crudas bien masticadas, según sea necesario. Otra opción es ingerir hasta tres cápsulas de 400 a 500 miligramos al día. Si prefiere tomar la infusión de la hierba, beba una taza al día. (Hierva a fuego lento de dos a tres cucharaditas de la semilla machacada en una taza de agua caliente durante 10 a 15 minutos, cuélela y tómese la infusión). Si prefiere utilizar la tintura de la hierba, tome de 30 a 60 gotas en agua hasta cuatro veces al día.

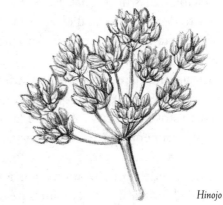

Hinojo

(*Nota:* Muchas de las hierbas recomendadas en este libro tienen varios nombres. Otras no tienen nombres en español, o si los tienen, estos no son muy conocidos. Por lo tanto, si no reconoce el nombre de una hierba mencionada en este capítulo, vea el glosario en la página 611).

MENOPAUSIA

ALGUNAS MUJERES HABLAN DE LA MENOPAUSIA con un temor reverencial y sombrío, considerándola una época de sofocos (bochornos, calentones), estado de ánimo incontrolable y "pasiones" que se desvanecen. Otras mujeres abordan este proceso con una constante actitud optimista, considerándola una época atractiva y fascinante de su vida que quieren enfrentar con mucho brío y una sonrisa seductora.

Independientemente de cuál sea su opinión con respecto a la menopausia, si usted es una mujer, sin duda alguna la experimentará. Pero tendrá mucha compañía: durante las próximas dos décadas, más de 40 millones de mujeres estadounidenses caminarán por esta etapa de la vida. Si usted es una de ellas, las probabilidades indican que al menos 25 años de su vida serán posmenopáusicos. Ahora sí va a tener una razón para pensar de manera positiva: 25 años sin menstruaciones.

La menopausia ocurre cuando disminuye significativamente la producción de las hormonas estrógeno y progesterona en los ovarios. Este abasto decreciente de dichas sustancias puede ocurrir repentinamente o puede tardar varios meses. Aunque esta situación puede causar una variedad de síntomas físicos y emocionales, hay ciertas cosas que definitivamente *no* provoca: no redistribuye la grasa, no contribuye a la pérdida de tono muscular ni hace que le salgan arrugas. Si usted presenta estos fenómenos, échele a la culpa a otras causas.

La primera fase de la menopausia a veces se conoce como perimenopausia. Se caracteriza por fluctuaciones en el nivel de estrógeno, las cuales pueden comenzar en algunas mujeres incluso desde los 35 años de edad. Los síntomas comunes de esta etapa incluyen menstruaciones

CUIDADO CON EL SANGRADO EXCESIVO

El sangrado entre períodos, el que se prolonga, así como el sangrado menstrual excesivo, pueden indicar la presencia de un tumor uterino. No es normal sangrar después de la menopausia; si esto le ocurre, haga una cita con su médico para que la examine.

erráticas, en términos tanto de duración como de flujo menstrual, gran sensibilidad en los senos, dolores de cabeza, antojo por comer ciertos alimentos, irritabilidad, olvido y cambios repentinos de humor.

Algunas mujeres describen la perimenopausia nada más como un caso severo de síndrome premenstrual (*PMS* por sus siglas en inglés). Si siempre ha padecido de este síndrome, probablemente se estará preguntando cómo podrá distinguir el momento en que terminen las tribulaciones del PMS y comiencen las de la perimenopausia.

Cualesquiera que sean sus síntomas, lo importante es considerar la menopausia como un evento natural y prepararse para recibirla. El ejercicio y una buena nutrición pueden facilitar a la mujer el paso por este periodo, pues ayudan a disminuir muchos síntomas y hacen que los fármacos se vuelvan innecesarios.

La terapia de reposición hormonal (*HRT* por sus siglas en inglés) es el tratamiento farmacológico más comúnmente recetado para los síntomas de la menopausia. Pero también es tema de cierta controversia. Se cree que el estrógeno ayuda a retardar la osteoporosis y a disminuir el riesgo que tiene una mujer de sufrir ataques al corazón y enfermedades cardíacas, que son dos de las principales causas de muerte en mujeres posmenopáusicas. Sin embargo, algunos datos cuestionan si en verdad el estrógeno protege el músculo cardíaco.

La HRT también conlleva sus propios riesgos, incluyendo la posibilidad de desarrollar cáncer ovárico, uterino o de mama. Incluso se ha asociado con trastornos autoinmunes como el lupus. Una técnica más segura podría ser incrementar el consumo de compuestos naturales que son similares al estrógeno y que se llaman fitoestrógenos.

Además de la HRT, los médicos a veces recetan tranquilizantes, antidepresivos y pastillas para dormir para aliviar ciertos síntomas

Vitaminas y suplementos para la menopausia

Cada vez hay más pruebas que sugieren que el consumo suficiente de ciertas vitaminas y otros nutrientes puede hacer que una mujer pase por la menopausia sin dificultad alguna.

◆ **Vitamina E.** Los estudios apoyan ampliamente el uso de esta vitamina para aliviar los sofocos (bochornos, calentones) y otros síntomas de la menopausia. En algunas pruebas, la vitamina E funcionó mejor que los barbitúricos para calmar la ansiedad, aliviar los sofocos, protegerse de las enfermedades cardíacas y disminuir la sequedad vaginal. *Dosis típica:* De 200 a 800 unidades internacionales (UI) al día.

◆ **Vitamina C con bioflavonoides.** En estudios clínicos de mujeres menopáusicas se encontró que la mitad de ellas consiguieron alivio de las molestias al usar vitamina C con el bioflavonoide llamado hesperidina (*hesperidin*). Los calambres en las piernas, el amoratamiento y los sofocos disminuyeron significativamente. *Dosis típica:* De 500 a 5,000 miligramos al día.

◆ **Calcio y magnesio.** Este dúo dinámico de minerales ayuda a prevenir la osteoporosis, así como aliviar el estrés mental y la ansiedad. De hecho, agregar suplementos de calcio a la alimentación, incluso desde los 20 años de edad, puede incrementar la densidad en los huesos, lo cual le da una ventaja en la lucha contra la pérdida ósea después de la menopausia. Utilice formas de calcio que se absorban bien, como el citrato, gluconato o carbonato de calcio (*calcium citrate*, *calcium gluconate* o *calcium carbonate*, respectivamente). *Dosis típica:* De 1,000 a 1,500 miligramos de calcio al día en una proporción 2 a 1 con el magnesio. Por lo tanto, si toma 1,000 miligramos de calcio, tome 500 miligramos de magnesio.

específicos de la menopausia. Pero estos fármacos también producen sus propios efectos secundarios.

Diversas hierbas pueden actuar como sustitutos de las hormonas. Otras hierbas pueden ayudar a aliviar o eliminar los síntomas que pueden acompañar a la menopausia, así como otros asociados con las fluctuaciones de los niveles de las hormonas y la disfunción de estas.

- **Vitaminas del complejo B.** Estos nutrientes ayudan a disminuir la retención de líquidos, combatir la fatiga y prevenir los trastornos nerviosos y mentales. De hecho, las inyecciones de vitamina B_6 se han empleado para reducir los sofocos y tratar los trastornos del humor. Tome un buen suplemento diario de vitaminas del complejo B que le proporcione cuando menos de 25 a 50 miligramos de vitamina B_6, de 50 a 100 microgramos de vitamina B_{12} y de 400 a 1,000 microgramos de ácido fólico (*folic acid*).

- **Selenio.** Este mineral ayuda a mantener la función hormonal normal. Algunos estudios de investigación sugieren que también es posible que levante el ánimo y ayude a prevenir enfermedades cardíacas. *Dosis típica:* 200 microgramos al día.

- *Lactobacillus acidophilus.* Estas bacterias benéficas sirven para prevenir la vaginitis, la candidiasis y la cistitis, que son problemas que pueden presentarse con mayor frecuencia después de la menopausia. *Dosis típica:* De 2 a 6 cápsulas al día. Otra opción es tomar una cucharadita de líquido de una a tres veces al día.

- **Aceite de prímula nocturna.** Este aceite contribuye a la producción de estrógeno y funciona como sedante y diurético. También ayuda a algunas mujeres a controlar los sofocos. El uso del aceite de semilla de lino junto con el aceite de prímula nocturna puede ayudar a mantener la salud de su sistema cardiovascular. *Dosis típica:* De 800 a 1,200 miligramos estandarizados para contener un 20 por ciento de ácido gamma-linolénico (*gamma-linolenic acid* o *GLA*), al día. Para ayudar al corazón, agregue diariamente de una a dos cucharadas de aceite de semilla de lino al aceite de prímula nocturna.

TRATAMIENTO FARMACOLÓGICO

Fármacos para la reposición de hormonas

Estradiol (*DepGynogen*). *Función:* Agregar estrógeno cuando el cuerpo deja de producirlo para aliviar los sofocos, disminuir la pérdida ósea y proteger el corazón. *Efectos secundarios:* Náusea, abotagamiento, aumento de peso, sensibilidad en los senos.

Estrógenos conjugados (*Premarin*). *Función:* Aliviar los síntomas que se asocian con la menopausia. *Efectos secundarios:* Náusea, abotagamiento, aumento de peso, sensibilidad en los senos, mayor probabilidad de que se formen coágulos sanguíneos.

Otros fármacos

Raloxifén (*Evista*). *Función:* Proteger contra la pérdida ósea sin incrementar el riesgo de desarrollar cáncer de mama y uterino. *Efectos secundarios:* Sofocos, náusea, abotagamiento, aumento de peso, sensibilidad en los senos.

Testosterona (*Estratest*). *Función:* A veces se receta para disminuir los

SUSPENDA LOS SOFOCOS AL SUDAR

No es broma: en estudios clínicos se ha encontrado que las mujeres que realizan alguna actividad física con regularidad tienen un 50 por ciento menos de probabilidad de presentar sofocos (bochornos, calentones) menopáusicos, que las mujeres que no realizan actividad física alguna. El ejercicio también es una de las armas más importantes contra el riesgo de desarrollar osteoporosis y enfermedades cardíacas a las que están expuestas las mujeres después de la menopausia. Ponerse a sudar genera endorfinas, que son las sustancias del cuerpo que sirven para curar el estado de ánimo y aliviar el dolor.

La mayoría de los expertos recomiendan la práctica del ejercicio aeróbico que conlleve carga de peso sobre el hueso, en sesiones de 35 a 45 minutos, de tres a cinco veces por semana. Existen muchas opciones para ejercitarse: puede andar en bicicleta, caminar aprisa, practicar el *tai chi*, practicar el patinaje en línea (patinaje de navaja, *in-line skating*). Sin embargo, si no es un tipo de ejercicio que conlleve carga de peso, sus huesos no se fortalecerán (por lo tanto, la natación, aunque sí le hace quemar calorías y mejora su capacidad aeróbica, no es tan útil). Independientemente de que practique un deporte en grupo o individual, comience lentamente y consulte con su médico u otro profesional de la salud antes de empezar una rutina nueva. Las lesiones, incluso las más leves, pueden hacer que se desvíe del buen hábito de hacer ejercicio regular si este todavía no forma parte de su vida diaria.

síntomas de la menopausia. *Efectos secundarios:* Náusea, sangrado entre períodos, hinchazón, aumento del espesor del vello en la cara y el cuerpo.

RECETAS HERBARIAS

Cimifuga negra (*Cimicifuga racemosa*)

Esta hierba ha demostrado ser un remedio tan eficaz para tratar las molestias menopáusicas y premenstruales, que ha sido reconocida oficialmente como tal en Gran Bretaña y Alemania. Los estudios han confirmado que la raíz de la cimifuga negra puede imitar el estrógeno en el cuerpo. También posee propiedades antiespasmódicas y diuréticas. Es útil para los sofocos, la sequedad vaginal e incluso la depresión que a veces se asocia con la menopausia. *Dosis típica:* De una a tres cápsulas de 500 miligramos estandarizadas para contener un 2 por ciento de glucósidos triterpénicos (*triterpene glycosides*) al día. Si prefiere utilizar la tintura de la hierba, tome de 10 a 25 gotas cada cuatro horas. *Precaución:* No exceda la dosis recomendada. No use esta hierba durante el embarazo o la lactancia.

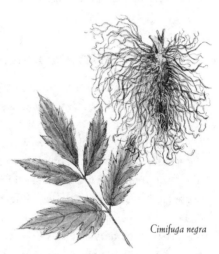

Cimifuga negra

Angélica china (*Angélica sinensis*)

Esta es una hierba básica de la medicina china tradicional que ayuda a aliviar diversos síntomas desagradables que se asocian con la menopausia. Ninguna otra hierba de la medicina china es tan utilizada para tratar las dolencias ginecológicas. La angélica china actúa como un fitoestrógeno, es decir, que produce efectos similares, pero más sutiles, que el estrógeno verdadero en el cuerpo. Tradicionalmente se cree que la angélica china tiene propiedades analgésicas, pero esto probablemente se debe, en parte, a su capacidad para aliviar los espasmos. También promueve la eliminación y ayuda al sistema cardiovascular, dos cosas importantes para las mujeres que están pasando por la menopausia. *Dosis típica:* Hasta seis cápsulas de 500 a 600 miligramos al día. Otra opción es tomar de 5 a 20 gotas de tintura de la hierba hasta tres veces al día. *Precaución:* Esta hierba no debe usarse durante el embarazo o la lactancia, ni durante un episodio de gripe. Puede causar un aumento en la sensibilidad a la luz solar en algunas personas.

MENÚ MENOPÁUSICO

Alimentarse bien durante los años que preceden a la menopausia puede ayudar a disminuir los síntomas indeseables.

Las verduras que pertenecen a la familia de las crucíferas, como el bróculi, los repollitos (coles) de Bruselas, el repollo (col), la coliflor, la col rizada, el colinabo, las rutabagas (nabos de Suecia) y los nabos, pueden ayudar al cuerpo a sintetizar sustancias llamadas indoles. Estas pueden ayudar a proteger a las mujeres de los peligros del exceso de estrógeno, entre los cuales se encuentra el cáncer de mama. Además, todas estas verduras son buenas fuentes de vitaminas y fibra. Si las come sin agregarles salsa de queso, también son bajas en grasa.

Estos son algunos otros alimentos que debe considerar:

- Cereales integrales
- Semillas de sésamo (ajonjolí)
- Semillas de girasol
- Almendras
- Verduras frescas
- Frutas frescas
- Ajo
- Pastas integrales
- Aceite de semilla de lino
- Dátiles
- Granadas

Estos son algunos alimentos y sustancias que debe evitar:

- Productos lácteos hechos con leche entera
- Azúcar
- Alimentos fritos
- Carnes rojas
- Cafeína
- Alcohol
- Cigarros
- Nicotina

Agnocasto (*Vitex agnus-castus*)

Los compuestos que contienen las bayas de esta planta actúan sobre la glándula pituitaria para estabilizar las fluctuaciones en los niveles hormonales. Existen pruebas clínicas sólidas que comprueban el beneficio del uso del agnocasto para el tratamiento de los síntomas de la menopausia. *Dosis típica:* 200 miligramos de un producto estandarizado para contener un 0.5 por ciento de agnúsido (*agnuside*), de una a tres veces al día. *Precaución:* No use esta hierba si está embarazada o tratando de quedar embarazada.

Frambueso (*Rubus idaeus*)

El frambueso, que durante mucho tiempo se ha empleado para aliviar ciertas molestias del embarazo y el parto, también fortalece el útero, detiene las hemorragias, disminuye el flujo menstrual excesivo y lo aumenta cuando es deficiente. También alivia las menstruaciones dolorosas al relajar los músculos lisos. *Dosis típica:* De una a dos tazas de la infusión al día. (Deje reposar una cucharadita de las hojas secas en una taza de agua caliente durante 10 a 15 minutos, cuélelas y tómese la infusión). *Precaución:* Si quiere usar frambueso durante el embarazo, consulte primero con un profesional calificado.

Raíz de regaliz (*Glycyrrhiza glabra*)

Usted se dará cuenta de que esta raíz aparece como componente en aproximadamente una tercera parte de todas las fórmulas que contienen hierbas chinas y en una gran mayoría de los preparados que se recetan para los problemas del aparato reproductor femenino. El regaliz funciona para controlar la retención de líquidos, la sensibilidad en los senos y los antojos de comer alimentos ricos en carbohidratos. También ajusta y acelera el metabolismo del estrógeno, ayudando así a disminuir los síntomas que se asocian con las fluctuaciones en los niveles hormonales. Se cree que el regaliz mejora la acción de otras hierbas cuando se toman en fórmulas combinadas. *Dosis típica:* Hasta seis cápsulas de 400 a 500 miligramos al día. Otra opción es tomar de 20 a 30 gotas de tintura de la hierba hasta tres veces al día. *Precaución:* Evite el regaliz si está embarazada o amamantando, si tiene presión arterial alta, irregularidades en el ritmo cardíaco o alguna enfermedad renal, o si está tomando fármacos hechos a base de digitalina, a menos que esté bajo

El poder de las isoflavonas

Una razón por la cual las mujeres asiáticas tienden a pasar por la menopausia con menos síntomas y una menor incidencia de cánceres asociados con los niveles hormonales, es porque comen grandes cantidades de productos de soya, como *tofu*, *tempeh* y *miso*. La mayoría de los productos hechos con frijol (habichuela) de soya contienen isoflavonas, que son sustancias con una estructura química muy similar a la del estrógeno. Más de mil estudios clínicos indican que los compuestos de la soya actúan como estrógenos débiles en el cuerpo, sustituyendo a la hormona "verdadera" cuando no hay suficiente y bloqueándola cuando hay demasiada de esta.

Los fitoestrógenos también pueden proteger el corazón de las enfermedades cardíacas posmenopáusicas de la misma manera que lo hace la terapia de reposición hormonal; ayudan a proteger a las mujeres de la pérdida de minerales en los huesos, que es la principal causa de la osteoporosis, y ayudan a protegerlas del cáncer de mama y uterino y de los síntomas psicológicos posmenopáusicos. Aunque no se han establecido pautas dietéticas para la soya, los estudios indican que comer incluso cantidades pequeñas de productos que la contengan, dos veces al día, puede mejorar la salud de una mujer durante la menopausia.

Si quiere consumir isoflavonas, pero no le gusta el frijol de soya, sin importar con cuanto ingenio trate de disfrazar su sabor, pruebe incorporar otros tipos de frijoles a su alimentación. La mayoría de las legumbres, incluyendo los frijoles *adzuki*, los frijoles negros, las habas, las judías (*great Northern beans*), los frijoles colorados, las habas blancas y los frijoles *mung*, así como las lentejas rojas y amarillas y los frijoles de caritas, tienen un contenido similar o superior de genisteína, que es una de las isoflavonas principales, en comparación con el frijol de soya. Además, son alimentos bajos en grasa y ricos en fibra y proteínas, que son perfectos para la salud del corazón.

Desde luego que no estará haciendo trampa si toma isoflavonas en forma de cápsula, pero de esta manera no obtendrá los beneficios adicionales de llevar a su mesa alimentos bajos en grasa y altos en fibra. *Dosis típica de suplementos de isoflavonas:* de 6 a 20 miligramos de genisteína (*genistein*) o un consumo total de isoflavonas (*isoflavones*) de 40 a 80 miligramos al día.

la supervisión de un médico. Tomar regaliz durante períodos largos puede elevar la presión arterial. Se recomienda tomar suplementos de potasio cuando consuma regaliz. Para evitar los efectos secundarios de esta hierba, tome regaliz desglicirricinado (*DGL* por sus siglas en inglés).

Palmera enana (*Serenoa repens*)

Este arbusto produce bayas que los indios norteamericanos han usado durante cientos de años. En la actualidad, se ha demostrado científica y clínicamente que la palmera enana es eficaz tanto para las afecciones de la próstata en hombres como para las afecciones hormonales en mujeres. *Dosis típica:* 320 miligramos en cápsulas estandarizadas para contener del 85 al 95 por ciento de ácidos grasos (*fatty acids*) al día.

Corazoncillo (*Hypericum perforatum*)

Esta hierba, que es bien conocida por su capacidad de levantar el ánimo y sus propiedades antivirales, también ayuda a mejorar la función del cerebro y combatir la ansiedad y la depresión que a veces se asocian con la menopausia. Funciona al incrementar el flujo de la sangre hacia el tejido del cerebro y al aumentar naturalmente los niveles de serotonina, que es una sustancia química del cerebro que controla el humor, por lo que esta hierba puede ayudar a controlar los cambios repentinos de este. *Dosis típica:* 300 miligramos en cápsulas estandarizadas para contener un 0.3 por ciento de hipericina (*hypericin*, el principio activo de la hierba) tres veces al día. *Precaución:* Puede aumentar la sensibilidad al sol. Salvo por recomendación de su médico, no tome corazoncillo en combinación con fármacos antidepresivos que se vendan con receta o con L-dopa, que es un fármaco que se usa para tratar la enfermedad de Parkinson.

(Nota: Muchas de las hierbas recomendadas en este libro tienen varios nombres. Otras no tienen nombres en español, o si los tienen, estos no son muy conocidos. Por lo tanto, si no reconoce el nombre de una hierba mencionada en este capítulo, vea el glosario en la página 611).

MOLESTIAS MENSTRUALES

CADA MUJER TIENE UNA EXPERIENCIA DIFERENTE con la menstruación. Para algunas, es indolora y predecible; para otras, es un verdadero sufrimiento. Algunas pierden muy poca sangre; otras pierden suficiente como para presentar anemia, fatiga y mareos.

La mayoría de los problemas menstruales son causados por afecciones físicas reales y no por la imaginación o alguna enfermedad mental, como se creía hace algún tiempo. Algunas de estas causas pueden ser la endometriosis, las infecciones del útero, los fibromas, el tejido cicatrizado o un dispositivo intrauterino que le esté dando problemas. En ocasiones, los problemas anatómicos, por ejemplo, útero invertido, también pueden tener la culpa. El estrés y las emociones fuertes, especialmente cuando ambos son intensos y prolongados, también pueden agravar los síntomas menstruales.

Y como si no fueran suficientes el dolor y la inconveniencia de una menstruación difícil, algunas mujeres también presentan lo que comúnmente se conoce como síndrome premenstrual (*PMS* por sus siglas en inglés). Este conjunto de síntomas empieza de tres a siete días antes de la menstruación y va desde una simple molestia y fatiga hasta dolores (cólicos) menstruales debilitantes y depresión. En diversos textos médicos se mencionan hasta 150 síntomas diferentes.

Alrededor de una tercera parte de las mujeres van a ver al médico debido a los síntomas del PMS. Para empeorar todavía más las cosas, la capacidad de respuesta del sistema inmunitario también disminuye justo antes del ciclo mensual. Esto puede conducir a una mayor susceptibilidad de contraer o presentar resfriados (catarros), gripes, alergias, erupciones de herpes y episodios de artritis reumatoide.

Otras mujeres sufren de dificultades menstruales menos comunes. Aquellas que no han comenzado a menstruar, pese a que ya han pasado por la pubertad, o las que empiezan a menstruar pero luego dejan de hacerlo, sufren de un padecimiento llamado amenorrea. Las que presentan un flujo menstrual escaso o que saltan menstruaciones por motivos diferentes al embarazo, sufren de otra enfermedad llamada oligomenorrea. Además, algunas mujeres presentan períodos irregulares, lo cual puede dificultar la planificación de un embarazo. Otras tienen sus menstruaciones como "relojito", pero el sangrado es tan abundante que pueden llegar a sentirse aturdidas, exhaustas o incluso desarrollar anemia.

Debido a que muchos de estos problemas menstruales pueden ser causados por otra afección física —por ejemplo, la endometriosis, la enfermedad pélvica inflamatoria o los desequilibrios nutritivos, por nombrar sólo unas cuantas—, es importante que consulte con un médico si observa cualquier cambio dramático en la rutina que conoce, o si hay algo relativo a su menstruación que le esté haciendo la vida difícil.

LA INFUSIÓN "MATADOLORES"

Esta infusión ayuda a aliviar los dolores (cólicos) menstruales, que son unos de los síntomas menstruales más comunes.

- 1 cucharadita de corteza seca de mundillo
- ½ cucharadita de agripalma seca
- ½ cucharadita de flores secas de manzanilla
- ½ cucharadita de la raíz seca de barbasco
- ½ cucharadita de amapola de California seca (puede ser la raíz u otras partes de la planta)
- ½ cucharadita de la raíz seca de valeriana
- ½ cucharadita de escutelaria seca
- Regaliz o hierba dulce de Paraguay, al gusto
- 4 tazas de agua

Combine las hierbas y el agua en una cacerola. Ponga la mezcla a calentar hasta que empiece a hervir y hiérvala a fuego lento durante 5 minutos. Retírela del fuego, cúbrala y déjela reposar durante 20 minutos. Cuélela y deseche las hierbas. Tome una taza según sea necesario.

TINTURA PARA REDUCIR EL FLUJO

Haga una mezcla de las siguientes tinturas y téngala a la mano para aquellas veces en que su flujo menstrual sea incómodamente abundante.

- 1 cucharadita de tintura de bolsa de pastor
- 1 cucharadita de tintura de milenrama
- ½ cucharadita de tintura de hojas de frambueso
- ½ cucharadita de tintura de agnocasto

Combine todos los ingredientes en un frasco de vidrio oscuro que tenga una tapa bien ajustada. Para el sangrado muy abundante, tome tres goteros cada 15 a 30 minutos; para el sangrado moderadamente abundante tome dos goteros cada hora. (Trate de comprar una tintura de bolsa de pastor que esté hecha con la hierba fresca porque pierde algo de potencia cuando se seca).

Hable con su doctor o algún otro profesional de la salud para que juntos revisen todas sus opciones de tratamiento, incluyendo cambios en su alimentación, suplementos nutritivos y otros remedios naturales. Hay veces en que los fármacos pueden funcionar de maravilla, pero sepa primero cuáles son los efectos secundarios y las repercusiones que pueden tener en sus hormonas, fertilidad y salud.

TRATAMIENTO FARMACOLÓGICO

Analgésicos

Aspirina, acetaminofén, ibuprofén. *Función:* Disminuir el dolor y suprimir las prostaglandinas, que son las hormonas que causan el engrosamiento en el revestimiento del útero. *Efectos secundarios de la aspirina:* Posible sangrado estomacal y gastrointestinal. *Efectos secundarios del ibuprofén:* A dosis elevadas, puede causar daños hepáticos. *Efectos secundarios del acetaminofén:* Puede causar daños hepáticos si se excede la dosis recomendada o si generalmente toma tres o más bebidas alcohólicas al día.

Inhibidores de las gonadotrofinas

Danazol (*Danocrine*, otros). *Función:* Suprimir algunas hormonas a la mitad del ciclo menstrual para aliviar el sangrado abundante. *Efectos secundarios:* Aumento de peso, hinchazón, acné, sofocos (bochornos, calentones), aumento del espesor del vello y otras características sexuales masculinas secundarias.

Antidepresivos

Inhibidores de la recaptación selectiva de serotonina o *SSRI* por sus siglas en inglés (*Prozac, Zoloft, Paxil*). *Función:* Retardar la recaptación y descomposición de una sustancia química del cerebro que controla el humor llamada serotonina, disminuyendo así los cambios repentinos de humor. *Efectos secundarios:* Dolor de cabeza, náusea, insomnio, nerviosismo.

Tranquilizantes

Benzodiazepinas (*Xanax, Valium, Ativan*). *Función:* Disminuir la ansiedad y promover el sueño. *Efectos secundarios:* Dolor de cabeza, náusea, acúfeno (zumbido en los oídos), insomnio, nerviosismo; pueden crear hábito.

Otros fármacos

Buspirona (*BuSpar*). *Función:* Aliviar la ansiedad y la dificultad para concentrarse. *Efectos secundarios:* Dolor de cabeza, mareo, náusea.

Mesilato de bromocriptina (*Parlodel*). *Función:* Actuar sobre la glándula pituitaria para suprimir los niveles excesivos de la hormona prolactina y producir menstruaciones regulares. *Efectos secundarios:* Náusea, vómito, mareo, descenso en la presión arterial, pérdida del apetito.

RECETAS HERBARIAS

Agnocasto (*Vitex agnus-castus*)

El extracto de las bayas de este árbol puede aliviar la retención de líquidos, los cambios repentinos de humor, los antojos por comer ciertos alimentos, el acné premenstrual, el estreñimiento y las erupciones de herpes. Los científicos creen que funciona al regular la glándula pituitaria, la cual envía señales a otras glándulas para decirles cuánto de cada hormona deben producir. *Dosis típica:* De dos a tres goteros de tintura de la hierba diluidos en agua dos veces al día entre comidas. Otra opción es tomar tres cápsulas dos veces al día. *Precaución:* No utilice agnocasto si está tomando anticonceptivos orales, dado que esta hierba puede disminuir su eficacia. No lo use durante el embarazo.

Cimifuga negra (*Actaea racemosa*)

La cimifuga negra, que a veces se recomienda durante la menopausia, tiene la capacidad de aliviar el dolor, los cólicos menstruales y la hinchazón uterina. En las fórmulas comerciales para tratar las molestias menstruales muchas veces viene mezclada con agnocasto. Se debe tomar durante un período prolongado para que sea efectiva. *Dosis típica:* De tres a cuatro goteros de tintura de la hierba dos veces al día. *Precaución:* En algunas mujeres, esta hierba causa un sangrado menstrual profuso.

Mundillo (*Viburnum opulus*) y viburno (*V. prunifolium*)

Estas dos hierbas de la misma especie son un remedio seguro que relaja el músculo uterino. El mundillo se ha usado como antiespasmódico desde hace mucho tiempo. Si sus dolores menstruales van acompañados de sangrado escaso, ansiedad y dolor en la parte inferior de la espalda, pruebe el viburno. Combine cualquiera de las dos hierbas con valeriana o *kava-kava* para aumentar los efectos. *Dosis típica:* De tres a

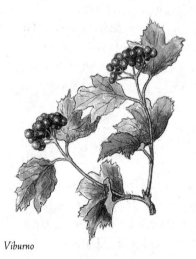

cinco goteros de tintura de la hierba, de tres a cinco veces al día. Otra opción es tomar de dos a tres tazas de la infusión al día. (Hierva a fuego lento de una a dos cucharaditas de la corteza seca en una taza de agua durante 10 minutos, cuélela y tómese la infusión). Puede usar cualquiera de las dos hierbas. (Si quiere aliviar tanto la ansiedad como los dolores menstruales, pruebe tomar *kava-kava* al mismo tiempo, en una dosis de seis cápsulas de 400 a 500 miligramos divididas en

Viburno

tres dosificaciones al día. Otra opción es tomar de 15 a 30 gotas de tintura de la hierba tres veces al día. Si prefiere la valeriana en lugar de *kava-kava*, tome seis cápsulas de 425 miligramos de la raíz en polvo divididas en tres dosis al día. Si prefiere utilizar la tintura de la hierba, tome de 30 a 90 gotas de tintura de raíz de valeriana tres veces al día).

Ginkgo (*Ginkgo biloba*)

Debido a que los extractos de hojas de *ginkgo* mejoran el funcionamiento y la circulación del cerebro, pueden también ayudar a aliviar cualquier tipo de aturdimiento mental que pueda sentir durante su período. Una mejor circulación también significa una mejor eliminación de líquidos, de tal modo que el *ginkgo* puede ser útil para aliviar la sensibilidad en los senos. El *ginkgo* debe usarse durante seis a ocho semanas antes de que surta algún efecto. *Dosis típica:* Tres cápsulas que contengan cuando menos 40 miligramos del extracto estandarizado para contener glucósidos de flavona (*flavone glycosides*) o ginkgólidos (*ginkgolides*) al día.

Matricaria (*Tanacetum parthenium*)

La matricaria alivia las migrañas y la náusea que las acompaña. Sus efectos curativos parecen deberse a un compuesto llamado partenólido. *Dosis típica:* Hasta tres cápsulas de 300 a 400 miligramos al día. Otra opción es comer dos hojas frescas de tamaño promedio al día. Si prefiere utilizar la tintura de la hierba, tome de 15 a 30 gotas al día. *Precaución:* Evítela durante el embarazo o mientras esté tratando de quedar embarazada.

Amapola de California (*Eschscholzia californica*)

Esta hierba calma la ansiedad leve y promueve la relajación y el sueño reparador. *Dosis típica:* Tome una taza de la infusión en la noche para promover un sueño apacible, evitando así sentirse luego cansada. (Deje reposar de una a dos cucharaditas de la hierba seca en una taza de agua recién hervida durante 10 minutos, cuélela y tómese la infusión). Otra opción es tomar de 35 a 40 gotas de tintura de la hierba en la noche. *Precaución:* Evítela durante el embarazo o mientras esté tratando de quedar embarazada.

Nueve calmantes simples

Aquí le ofrecemos algunas formas fáciles y no invasoras de calmar las molestias menstruales.

- ◆ **Asoléese un poco.** Algunos estudios sugieren que la luz del Sol puede ayudar a regular el ciclo menstrual. Además, el cuerpo produce vitamina D ante el estímulo de los rayos solares.

- ◆ **Evite los alimentos fritos.** Las papitas fritas y las frituras (*chips*) de maíz (elote, choclo), las galletas, los productos horneados y cualquier cosa que contenga aceites hidrogenados, incluyendo la margarina, pueden incrementar el malestar menstrual.

- ◆ **Revise sus hábitos alimenticios y de ejercicio.** Si el ejercicio excesivo, un bajo nivel de grasa corporal o la desnutrición son causas de períodos irregulares, aumente su consumo de calorías y disminuya el ejercicio.

- ◆ **Abajo con el azúcar.** Para satisfacer sus antojos de comer algo dulce, mejor recurra a las frutas frescas de temporada, el algarrobo, los frutos secos y las frutas secas.

- ◆ **Coma poco con frecuencia.** Esta estrategia ayuda al sistema inmunitario y disminuye los antojos a ciertos alimentos, así como los cambios repentinos de humor.

- ◆ **Córtele a la cafeína.** Disminuya su consumo de café, chocolate y té antes y durante la menstruación.

- ◆ **Nivele su nutrición.** Antes de su período, incremente la cantidad de cereales integrales en su alimentación para ayudar a estabilizar los cambios repentinos de humor. Una vez que comience su período, coma menos de estos. Cuando su menstruación finalice, coma más alimentos con proteína.

- ◆ **Pruebe la infusión de jengibre.** Esta puede aliviar la náusea y el malestar abdominal. Ralle de una a tres cucharaditas de raíz fresca de jengibre, agregue una taza de agua caliente y deje reposar la mezcla durante 10 a 15 minutos. Cuele la infusión y tome de una a tres tazas al día.

- ◆ **Haga ejercicio aeróbico con regularidad.** El ejercicio hace que su cuerpo libere endorfinas, que son los analgésicos naturales del cuerpo. Muchas mujeres con dolores menstruales o síntomas premenstruales también se pueden beneficiar al practicar yoga o meditación.

Otra infusión para calmar su situación

Esta infusión calmante ayuda a aliviar los síntomas premenstruales.

- 1 cucharadita de bayas de agnocasto
- 1 cucharadita de raíz de barbasco
- ½ cucharadita de raíz de bardana
- ½ cucharadita de raíz de diente de león
- ½ cucharadita de hojas de matricaria
- 1 cucharadita (opcional) de cáscara de naranja, raíz de regaliz o hierba dulce de Paraguay
- 4 tazas de agua

Combine las hierbas y el agua. Ponga la mezcla a calentar hasta que empiece a hervir, luego apague el fuego y deje reposar la mezcla durante al menos 20 minutos. Cuele la infusión para quitarle las hierbas. Tome al menos dos tazas al día, según sea necesario.

Lúpulo (*Humulus lupulus*)

Los estróbilos o flores de la planta de lúpulo promueven el sueño, calman las palpitaciones cardíacas y son útiles para las mujeres que presentan niveles bajos de estrógeno. *Dosis típica:* Una taza de la infusión antes de irse a acostar. (Deje reposar una cucharadita colmada/copeteada de lúpulo seco en su estado natural en una taza de agua caliente durante 10 a 15 minutos, cuélelo y tómese la infusión). Otra opción es tomar de 10 a 40 gotas de tintura de la hierba tres veces al día. *Precaución:* Quizá quieran evitar esta hierba las mujeres que hayan padecido cáncer de mama causado por el estrógeno.

Corazoncillo (*Hypericum perforatum*)

Los compuestos que se encuentran en esta flor de color amarillo brillante funcionan con el tiempo para aliviar la depresión leve a moderada, incluyendo aquella causada por las fluctuaciones hormonales mensuales. *Dosis típica:* Siete goteros de tintura de la hierba al día, divididos en dos dosis. Otra opción es tomar 300 miligramos en cápsulas estandarizadas para contener un 0.3 por ciento de hipericina (*hypericin*, el principio activo de la hierba), tres veces al día.

Kava-kava (*Piper methysticum*)

Esta hierba calmante alivia la ansiedad de manera casi instantánea. También produce efectos analgésicos comparables a los de la aspirina. Debido a esto, quizá quiera empezar a tomar *kava-kava* unos cuantos días antes de su período para aliviar el PMS y seguirla tomando durante los primeros días de su menstruación con el fin de aliviar los dolores menstruales. *Dosis típica:* De tres a cuatro goteros de tintura de la hierba, dos a tres veces al día. *Precaución:* No la use durante el embarazo ni mientras esté tratando de quedar embarazada.

Valeriana (*Valeriana officinalis*)

Dado que asegura una relajación generalizada, esta hierba puede aliviar el nerviosismo, la tensión y la falta de sueño que a menudo acompañan a los dolores menstruales. Si sólo quiere calmar sus nervios, emplee una dosis más baja; en cambio si quiere acabar con el insomnio será necesario que la dosis sea mayor. *Dosis típica:* De uno a dos goteros de tintura de la hierba al día. Otra opción es tomar de una a cinco cápsulas de 500 miligramos al día.

Milenrama (*Achillea millefolium*)

La milenrama se ha usado durante mucho tiempo para tratar el dolor menstrual, los períodos con sangrado abundante y el sangrado excesivo antes de la menopausia. En Alemania se ha aprobado esta hierba como tratamiento para los dolores menstruales. *Dosis típica:* De 20 a 40 gotas de la tintura de la hierba de dos a tres veces al día. Otra opción es tomar de una tres tazas de la infusión al día. (Deje reposar una cucharadita de las flores secas en una taza de agua caliente durante 10 minutos, cuélelas y tómese la infusión). *Precaución:* No la tome durante el embarazo ni mientras esté tratando de quedar embarazada.

Frambueso (*Rubus idaeus*)

Las hojas de esta planta productora de bayas son un remedio importante para la mayoría de las afecciones en las que interviene el útero.

Pueden ayudar a aliviar el dolor y el sangrado excesivo. *Dosis típica:* De una a dos tazas de la infusión hasta tres veces al día. (Deje reposar una cucharadita de las hojas secas en una taza de agua caliente durante 10 a 15 minutos, cuélelas y tómese la infusión). *Precaución:* Si quiere usar frambueso durante el embarazo, consulte primero con un profesional calificado.

Angélica china (*Angélica sinensis*)

Esta hierba es conocida en la medicina china tradicional como un fortalecedor de la sangre, lo que significa que puede ayudar a mejorar el sistema circulatorio y el metabolismo en general. Puede ser útil para las mujeres que están tratando de recuperar sus ciclos menstruales naturales. Es particularmente eficaz cuando se combina con un regulador hormonal herbario, por ejemplo, el agnocasto, el cual se describió con anterioridad. *Dosis típica:* De uno a dos goteros de tintura de la hierba dos veces al día. Otra opción es tomar una taza de la infusión dos o tres

TINTURA PARA UNA BUENA CARA EN UN MAL TIEMPO

Esta fórmula ayuda a regular las hormonas y mejorar el humor. Utilícela para normalizar sus períodos y aliviar el síndrome premenstrual.

- 1¼ cucharaditas de tintura de agnocasto
- ¾ de cucharadita de tintura de cimifuga negra
- ½ cucharadita de tintura de agripalma
- 1 cucharadita de tintura de boldo o de raíz de bardana
- 1 cucharadita de tintura de corazoncillo
- ½ cucharadita de tintura de amapola de California

    Tintura de hierba dulce de Paraguay o de raíz de regaliz para endulzar (opcional)

Mezcle las tinturas. Tome una cucharadita en la mañana y una en la noche, al menos 30 minutos antes o después de comer. Tome la mezcla durante al menos cuatro meses.

veces al día. (Hierva a fuego lento dos cucharaditas de la raíz seca en una taza de agua caliente durante 10 minutos, cuélela y tómese la infusión). *Precaución:* No la tome durante el embarazo ni mientras esté tratando de quedar embarazada.

(*Nota:* Muchas de las hierbas recomendadas en este libro tienen varios nombres. Otras no tienen nombres en español, o si los tienen, estos no son muy conocidos. Por lo tanto, si no reconoce el nombre de una hierba mencionada en este capítulo, vea el glosario en la página 611).

MORETONES

LOS MORETONES (CARDENALES) VIENEN EN TODO TIPO DE FORMAS y tamaños y adquieren un espectro de colores que van cambiando con el tiempo: azul oscuro, ese color morado rojizo del hígado crudo y verde olivo salpicado de amarillo mostaza. Los moretones se crean principalmente a causa de lesiones en los tejidos blandos de la piel y los músculos. La cirugía, ya sea mayor o menor, puede causar un amorata-

CURAS DEL CONGELADOR

Sencilla, tradicional y eficaz, una compresa fría aplicada justo después de que ocurre una lesión puede ayudar a disminuir la hinchazón. Las temperaturas frías hacen que los vasos sanguíneos se estrechen, impidiendo así el flujo de sangre a través de los mismos y minimizando la hinchazón. Cubra la piel con un trapo delgado y luego coloque una bolsa de verduras congeladas, como por ejemplo, chícharos (guisantes, arvejas) o maíz (elote, choclo), pues estas se ajustan bien al área. También puede usar una bolsa de plástico llena de cubitos de hielo o una compresa fría comercial. Eleve la parte lesionada y manténgala fría durante 10 a 15 minutos. Repita esto de tres a cuatro veces al día el primer día de la lesión.

miento extenso. En ocasiones, la lesión que los provoca puede ser seria; en otras, especialmente conforme envejecemos, el traumatismo es tan leve que ni siquiera nos damos cuenta del golpe hasta que nuestra piel cambia de color. Pero si usted detecta habitualmente que le salen moretones sin sufrir contusión alguna, consulte con su médico. Esto puede ser una indicación de alguna enfermedad, por ejemplo, algún trastorno plaquetario, leucemia o una deficiencia de nutrientes. Si su moretón fue causado por la mordedura de una serpiente o si se siente enfermo y le sale un sarpullido de pequeños moretones, consiga asistencia médica de inmediato.

TRATAMIENTO FARMACOLÓGICO

Analgésicos

Acetaminofén, aspirina, ibuprofén. *Efectos secundarios del acetaminofén y la aspirina:* Acidez (agruras, acedía), náusea o vómito leves. *Efectos secundarios del ibuprofén:* Mareo, dolor de estómago, náusea, dolor de cabeza, diarrea.

RECETAS HERBARIAS

Árnica (*Arnica montana*)

Analgésica, antiséptica y antiinflamatoria, el uso más común del árnica es en preparaciones tópicas para tratar lesiones traumáticas. Además, se dice que acelera la desaparición de los moretones. De hecho, la Comisión E, que es la homóloga alemana de la Dirección de Alimentación y Fármacos (*FDA* por sus siglas en inglés) de los Estados Unidos, ha aprobado el uso externo del árnica para tratar lesiones. Muchos geles, cremas, ungüentos y pomadas contienen árnica. También puede hacer su propia compresa con las flores de la planta que puede comprar a granel. Sólo deje en infusión dos cucharaditas de las flores secas en una taza de agua caliente durante 10 minutos, cuele la infusión y déjela enfriar; o agregue un gotero de tintura a una taza de agua. Humedezca un trapo limpio con la solución y colóquelo sobre el área lesionada durante alrededor de media hora, tres veces al día, de preferencia tan pronto como ocurra la lesión. En el caso de los productos comerciales,

La vitamina para venas vigorosas

¿Alguna vez ha visto varios moretones (cardenales) en sus antebrazos o espinillas, preguntándose cómo le salieron? Las personas mayores a veces desarrollan fragilidad de los vasos capilares. Estos son los más pequeños de todos los vasos sanguíneos y son los que tienden a dejar que la sangre se filtre hacia los tejidos. La vitamina C y los bioflavonoides —nutrientes que a menudo acompañan a esta vitamina en los alimentos— ayudan a que los vasos sanguíneos se mantengan fuertes, disminuyendo la probabilidad de que permitan la filtración de sangre. Usted puede tomar un suplemento de vitamina C (cuando menos 500 miligramos al día) o comer alimentos como chile, guayaba, perejil, verduras de hojas color verde oscuro, brócoli, repollo (col), frutas cítricas y fresa.

siga las instrucciones que aparezcan en el empaque. *Precaución:* No aplique productos que contengan árnica sobre la piel agrietada o heridas abiertas.

Caléndula (*Calendula officinalis*)

Antiinflamatoria, astringente, antiséptica y refrescante: la caléndula posee todas estas propiedades, además de que inhibe el sangrado. Es un remedio tradicional para todo tipo de heridas, también se puede aplicar sobre los moretones en forma de compresa, gel, crema o ungüento. Para hacer una compresa de caléndula, deje en infusión las flores secas siguiendo las mismas instrucciones que se mencionaron anteriormente para el árnica. Aplíquese la compresa sobre el área lesionada tres veces al día.

Consuelda (*Symphytum officinale*)

Esta hierba contiene alantoína, que es una sustancia que ayuda a "entretejer" las células para unirlas de nuevo. También es antiinflamatoria. La Comisión E avala su uso externo para tratar moretones, torceduras y esguinces. Puede hacer una cataplasma (emplasto) para aplicarla sobre una lesión, envolviendo hojas húmedas de consuelda en un trapo limpio. O puede preparar un infusión de raíz u hojas de consuelda (ponga en infusión ¼ de taza de la raíz u hojas secas en dos tazas de agua caliente durante 15 minutos), déjelo enfriar, cuele la infusión y humedezca un trapo con esta solución. Aplique durante aproximadamente una hora cada vez. Repita cuatro veces al día o según sea necesario. La consuelda es un ingrediente de muchos ungüentos comerciales de primeros auxilios; si los compra, siga las recomendaciones del fabricante.

Té (*Camellia sinensis*)

Tanto el té verde como el negro contienen taninos, que son compuestos astringentes que ayudan a encoger el tejido hinchado y estrechar los vasos sanguíneos. Este es un remedio sencillito: humedezca las bolsas de té (común y corriente) con agua y póngaselas sobre su moretón. La herbolaria Sunny Mavor dice que siempre guarda bolsas de té en su botiquín de primeros auxilios, ya que las considera como un remedio práctico para los ojos morados, entre otros percances.

Corazoncillo (*Hypericum perforatum*)

Esta flor de color amarillo brillante es antiinflamatoria y se puede usar tópicamente para disminuir el dolor y acelerar la curación. La Comisión E avala su uso externo para tratar moretones. Las puntas florecientes tiñen la infusión de aceite de un hermoso color rojo. Para usar dicha infusión de aceite, simplemente aplíquesela según sea necesario. *Precaución:* Puede causar reacciones en la piel por exposición al sol; por lo tanto, cubra los moretones untados con este aceite.

GUARNICIONES PARA LAS CONTUSIONES

Dos cosas que comúnmente se encuentran en todas las cocinas pueden ayudar a sanar los moretones (cardenales).

◆ **Perejil.** Puede moler las hojas del perejil y aplicarlas sobre los moretones. Este remedio puede hacerlos desaparecer más rápido.

◆ **Papa.** Las rebanadas de papa cruda y fría son un antiguo remedio casero para los moretones, incluyendo los ojos morados.

La enzima antimoretones

Si ha sufrido de una lesión seria acompañada de amoratamiento, puede que valga la pena probar la bromelina, una enzima que digiere proteínas y se encuentra en la piña (ananá). En una investigación, se encontró que redujo la hinchazón, el dolor y la sensibilidad en pacientes que habían sufrido un traumatismo cerrado.

La potencia de la bromelina se mide en unidades de cuajado de la leche (*MCU* por sus siglas en inglés); una dosis típica puede ser de una a cuatro cápsulas de 2,400 MCU, dos o tres veces al día, entre comidas. Se debe tomar lo antes posible después de ocurrida la lesión y se debe continuar durante varios días después. *Precaución:* No la tome si padece gastritis o úlcera gástrica o duodenal.

Cayena (*Capsicum annuum, C. frutescens*)

Estos chiles contienen una sustancia analgésica llamada capsaicina que también acelera la curación de las heridas. Si el moretón le duele, dése un masaje sobre el área lastimada con una crema o ungüento comercial que contenga cayena. Aplíquela según las indicaciones del fabricante. *Precaución:* Lávese las manos inmediatamente después de usar productos con cayena, pues si se frota los ojos después de aplicar el ungüento le van a arder.

Mirtillo (*Vaccinium myrtillus*)

Esta fruta goza de un gran prestigio por su capacidad de fortalecer y proteger los vasos capilares y mejorar la circulación, lo cual la convierte en una buena alternativa para los moretones. *Dosis típica:* De 240 a 480 miligramos de cápsulas estandarizadas al 25 por ciento de antocianósidos (*anthocyanidins*) al día, divididas en dos dosis.

Ginkgo (*Ginkgo biloba*)

Aunque incrementa el flujo de sangre hacia el cerebro, el *ginkgo* también aumenta el flujo de sangre hacia las extremidades. *Dosis típica:* De 120 a 240 miligramos del extracto estandarizado al 24 por ciento de glucósidos de flavona (*flavone glycosides*) de *ginkgo* y 6 por ciento de lactonas terpénicas (*terpene lactones*) al día, divididos en dos o tres dosis. *Precaución:* No combine el *ginkgo* con anticoagulantes.

(*Nota:* Muchas de las hierbas recomendadas en este libro tienen varios nombres. Otras no tienen nombres en español, o si los tienen, estos no son muy conocidos. Por lo tanto, si no reconoce el nombre de una hierba mencionada en este capítulo, vea el glosario en la página 611).

Náusea

SI HICIERAMOS UNA ENCUESTA DEL SÍNTOMA QUE MÁS odian las personas, la náusea probablemente figuraría entre los primeros lugares. Esta afección puede ensombrecer la felicidad de las primeras etapas del embarazo. También puede hacer que una comida sea memorable, aunque indudablemente por la razón equivocada. Incluso puede convertir una noche de celebración en una mañana infernal en la que uno se la pasa arrodillado frente al inodoro.

Pero si la miramos desde un punto de vista objetivo —es decir, cuando no la sufrimos— la náusea y el vómito que induce sólo son formas que tiene el cuerpo para purgarse. Si esa sensación nauseabunda es causada por microorganismos o toxinas, no es recomendable que usted trate de impedir que el cuerpo se depure.

Independientemente de qué sea lo que esté ocasionando la náusea, el tratamiento siempre incluye beber muchos líquidos claros (la deshidratación en sí puede provocar náusea en algunas personas). Tome pequeñas cantidades de líquidos con frecuencia: beba a sorbos agua, caldos o infusiones, o chupe trocitos de hielo o de alguna infusión herbaria congelada. Tomar bebidas rehidratantes para deportistas no sólo le ayuda a recuperar el agua que ha perdido, sino también las sales que son esenciales para el cuerpo.

Si se siente muy enfermo, no tolera ni siquiera tomar líquidos y no ha orinado en un lapso de ocho horas, o si su náusea y vómito continúan durante más de un día, comuníquese con su doctor. Cuando esto ocurre, significa que está deshidratado.

TRATAMIENTO FARMACOLÓGICO

Fenotiazinas

Proclorperazina (*Compazine*), prometazina (*Phenergan*). *Función:* Controlar la náusea y el vómito al actuar sobre el cerebro. *Efectos secundarios:* Resequedad de boca, resequedad o congestión nasal, visión borrosa, estreñimiento, dificultad para orinar, sedación, mareo, disminución en la presión arterial, interacciones con otros fármacos.

Otros fármacos

Dimenhidrinato (*Dramamine*). *Función:* Disminuir la náusea, el vómito y los mareos causados por movimiento. *Efectos secundarios:* Somnolencia, mareo, resequedad de boca, nariz y garganta.

Metoclopramida (*Reglan, Emex, Clopra, Apo-Metoclop, Maxeran, Octamide, Reclomide*). *Función:* Aliviar la náusea y el vómito que se asocian con la quimioterapia o la cirugía. *Efectos secundarios:* Somnolencia, inquietud, sarpullido.

RECETAS HERBARIAS

Jengibre (*Zingiber officinale*)

Esta raíz picante es reconocida por su capacidad de controlar todo tipo de náusea. Los estudios han demostrado que el jengibre es especialmente eficaz para aliviar los mareos causados por movimiento, las náuseas matinales del embarazo y la náusea postoperatoria e inducida por la quimioterapia. Puede tomarlo en la forma que más le guste, ya sea fresco, cristalizado, seco o en polvo. (Sin embargo, es importante que tenga presente que el jengibre cristalizado contiene azúcar). *Dosis típica:* De dos a tres tazas de la infusión al día. (Hierva a fuego lento una cucharadita de la raíz fresca rallada o ½ cucharadita de la raíz en polvo en una taza de agua durante 10 minutos, cuélela y tómese la infusión). Si prefiere utilizar la tintura de la hierba, tome dos goteros en agua de una a tres veces al día. Otra opción es tomar de cuatro a ocho cápsulas de 500 miligramos al día. *Precaución:* Las personas que tienen alguna en-

Sugerencias para un estómago sensible

A veces la náusea hace que las personas tengan dificultades para mantener en el estómago incluso los líquidos. Si este es su caso, cuando tome alguna bebida recuerde hacerlo a pequeños y frecuentes sorbos en lugar de a grandes tragos.

Por fortuna, las sustancias químicas curativas de muchas hierbas se pueden absorber a través de la piel. Esta cualidad resulta ser de gran utilidad cuando la náusea dificulta la ingestión de infusiones o tinturas. Si su estómago le empieza a amenazar con ganas de vomitar con sólo pensar en las infusiones que le recomendamos, prepare una de ellas pero no la ingiera. En vez, déjela enfriar y luego remoje en la infusión un trapo o toallita para la cara limpia y póngaselo sobre su estómago.

Otra opción: Prepare una gran olla de infusión para el baño agregando un puñado de cualquiera de las hierbas recomendadas en ¼ de galón (960 ml) de agua recién hervida. Sin ponerla sobre el fuego, deje la mezcla reposar durante 10 a 15 minutos, cuele la infusión, viértala en una bañera (bañadera, tina) llena de agua caliente y remójese en ella.

Incluso si hacer esto le parece demasiado problemático, agregue de 10 a 15 gotas de aceite esencial (no más; los aceites esenciales son altamente concentrados) al agua del baño. Si prefiere, puede agregar el mismo número de gotas a ⅛ de taza de aceite vegetal y pedirle a alguien que le dé un masaje usando este aceite.

Después de alguno de estos tratamientos tópicos, quizá pueda tolerar los líquidos que tanta falta le hacen.

fermedad de la vesícula biliar o algún trastorno que provoque sangrado y aquellas que toman medicamentos anticoagulantes deben consultar con el médico antes de tomar dosis medicinales de jengibre. Estas personas pueden usar las cantidades que se emplean para condimentar los alimentos sin problemas.

Menta (*Mentha* × *piperita*)

La menta, una hierba que asienta el estómago y alivia los retortijones, tiene una reputación bien merecida por su capacidad de calmar la náusea. También es una buena opción si las ganas de vomitar vienen acompañadas de dolor de cabeza o de un resfriado (catarro), dado que la menta es un remedio tradicional para ambas dolencias. A veces, se puede aliviar sencillamente al chupar una pastilla que contenga menta o mentol como ingrediente principal. *Dosis típica:* Beba la infusión a sorbos según sea necesario. (Deje reposar de dos a tres cucharaditas de las hojas secas en una taza de agua caliente durante 10 minutos, cuélelas y tómese la infusión). Otra opción es tomar de 10 a 20 gotas de tintura de la hierba diluidas en agua tres o cuatro veces al día. *Precaución:* Evita la menta si padece reflujo esofágico o acidez (agruras, acedía).

Hierba gatera (*Nepeta cataria*)

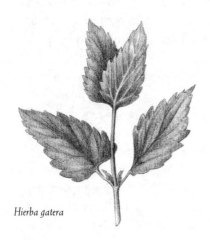

Hierba gatera

La hierba gatera, otra planta que puede ayudar a aliviar los retortijones intestinales, tiene un sabor parecido al almizcle. Combina muy bien con la menta y la manzanilla; además es un sedante ligero. Si la náusea es provocada por nerviosismo, la hierba gatera puede ser una buena opción para aliviarla. *Dosis típica:* De una a tres tazas de la infusión al día. (Deje reposar hasta una cucharadita de la hierba seca en una taza de agua caliente durante 10 minutos, cuélela y tómese la infusión).

Toronjil (*Melissa angustifolia*)

Este miembro de la familia de la menta ayuda a expeler el gas intestinal. También alivia los espasmos y tiene acción antiviral. Quizá su cualidad más importante para esos momentos en que se sienta con ganas de vomitar es que el toronjil tiene un sabor agradable. *Dosis típica:* De una a tres tazas de la infusión al día. (Deje reposar de ½ a cuatro cucharaditas de la hierba seca o de una a tres cucharadas de la hierba fresca en una taza de agua caliente, cuélela y tómese la infusión). *Precaución:* No lo use durante el embarazo.

Manzanilla (*Matricaria recutita*)

La Comisión E de Alemania, que es la homóloga de la Dirección de Alimentación y Fármacos de los Estados Unidos, avala el uso de la manzanilla para aliviar los espasmos intestinales. La manzanilla también disminuye la náusea y ayuda a expeler el gas intestinal. Se utiliza mucho como auxiliar para el sueño y es lo suficientemente suave como para que la tomen los niños. Si sus nervios contribuyen a desencadenar la náusea, la manzanilla es una excelente opción. *Dosis típica:* De tres a cuatro tazas de la infusión al día. (Deje reposar de dos a tres cucharaditas de las flores secas en una taza de agua caliente durante 5 a 10 minutos, cuélelas y tómese la infusión). Otra opción es tomar de 10 a 40 gotas de tintura de la hierba diluidas en agua tres veces al día.

Lavanda (*Lavandula* spp.)

En una investigación, se demostró que la lavanda es útil para disminuir en animales los mareos causados por movimiento. Los puercos transportados en un camión vomitaron menos cuando iban parados sobre un lecho de paja de lavanda (y las personas que tuvieron que quedarse atoradas en el tráfico detrás del camión, probablemente sufrieron menos ganas de vomitar). Si bien esta hierba puede ingerirse con seguridad, de por sí su aroma ayuda a reducir la náusea. Puede colocar unas cuantas gotas de aceite esencial de lavanda en un difusor, mezclar 10 gotas con 1 onza (30 ml) de aceite para masaje o agregar 10 gotas a un baño de agua caliente.

(*Nota:* Muchas de las hierbas recomendadas en este libro tienen varios nombres. Otras no tienen nombres en español, o si los tienen, estos no son muy conocidos. Por lo tanto, si no reconoce el nombre de una hierba mencionada en este capítulo, vea el glosario en la página 611).

Náuseas matinales del embarazo

¿Embarazada? Eche una moneda al aire. Cara, no padece náuseas matinales del embarazo, cruz, sí las padece.

Las probabilidades de que le den náuseas o vómito a principios del embarazo son del 50 por ciento. Pese a su nombre, las náuseas matinales del embarazo le pueden dar a cualquier hora del día o la noche.

Aunque los doctores no saben qué es lo que causa esta afección, algunos creen que puede tener algo que ver con los profundos cambios hormonales y metabólicos que tienen lugar en el cuerpo de la mujer durante el primer trimestre del embarazo.

Los niveles bajos de azúcar en la sangre, las deficiencias de nutrientes, un hígado que funciona lentamente y la deficiencia de ácido clorhídrico son otros factores que posiblemente contribuyan a esto. También puede que intervengan ciertos factores psicológicos.

Sólo porque las hierbas sean naturales, esto no significa que sean seguras, especialmente durante el embarazo. Como regla general, *no tome hierba alguna* sin antes consultar con su obstetra.

Al principio del embarazo, evite cualquiera de las hierbas que tengan un sabor amargo, dado que pueden causar contracciones uterinas y posiblemente inducir el aborto. Asimismo, evite las hierbas medicinales más fuertes en general.

Las hierbas tónicas, suaves y de sabor agradable son las más seguras para usar durante el embarazo. Además, al tomarlas en forma de infusión, estará aumentando su consumo de líquidos. Las hierbas que se mencionan a continuación también son ricas en vitaminas y minerales. Experimente con diversas combinaciones de las mismas hasta que encuentre las que más le agraden.

Cuando la náusea sea severa, no se obligue a tomar algo que le sepa o huela desagradable. Y no se culpe si sus preferencias parecen cambiar sin advertencia o lógica alguna.

Las hierbas que aparecen más adelante se pueden tomar calientes o frías. Si le apetece, agrégueles miel o jugo de limón.

TRATAMIENTO FARMACOLÓGICO

Actualmente, la mayoría de los obstetras evitan recetar fármacos para las náuseas matinales del embarazo, porque cualquier medicina que toma la madre se pasa al feto en desarrollo. Algunas mujeres que presentan un vómito severo requieren tratamiento con líquidos intravenosos para prevenir la deshidratación y corregir el equilibrio en los líquidos corporales.

RECETAS HERBARIAS

Jengibre (*Zingiber officinale*)

Los investigadores no conocen la manera en que el jengibre calma la náusea y detiene el vómito, pero saben que es efectivo. Esta planta es un remedio excelente para los mareos causados por movimiento, así como para las náuseas matinales del embarazo. Quizá actúe sobre los centros que controlan el vómito del cerebro. Otra de las virtudes de esta hierba es que calma los espasmos estomacales y disminuye la flatulencia. *Dosis típica:* De una a tres tazas de la infusión al día. (Hierva a fuego lento de una a dos cucharaditas de jengibre fresco picado en una taza de agua durante 10 minutos, cuélelo y tómese la infusión). Otra opción es tomar una cápsula de 250 miligramos de dos a cuatro veces al día. *Precaución:* No use jengibre si tiene cálculos biliares.

MÁS HIERBAS QUE PUEDE PROBAR

Otras hierbas seguras que puede probar para aliviar las náuseas matinales del embarazo o que puede buscar como componente en las preparaciones comerciales para hacer infusiones, incluyen la semilla de hinojo (especialmente buena para la flatulencia y el abotagamiento), la canela y el toronjil. Tampoco olvide las hierbas emolientes o calmantes como el olmo, la semilla de lino (linaza) y la avena.

Cambios pequeños con resultados grandes

Los cambios pequeños pueden marcar un mundo de diferencia en la frecuencia y severidad de las náuseas matinales del embarazo. Estas ideas pueden ayudarle.

◆ **Coma pequeñas cantidades de alimentos y meriendas (botanas, tentempiés, refrigerios) con frecuencia.** Procure comer alimentos nutritivos que contengan cantidades abundantes de proteínas y carbohidratos complejos que le ayuden a mantener un nivel estable de azúcar en la sangre. Pruebe las galletas integrales con mantequilla de algún fruto seco (como almendra, nuez o cacahuate/maní), rebanadas de huevo duro en pan de centeno o yogur con fruta y un poco de germen de trigo.

◆ **Vigile su consumo de líquidos.** La deshidratación puede empeorar la náusea. Si la náusea es severa, beba líquidos a sorbos con frecuencia o chupe pedacitos de hielo. También puede congelar infusiones herbarias en cubetas (charolas) para hacer cubitos de hielo.

◆ **Consuma más vitamina B_6.** La deficiencia de vitamina B_6 es común durante el embarazo. Incluso podría estar causando su náusea. Coma cantidades abundantes de alimentos ricos en vitamina B_6 como frutos secos, legumbres, germen de trigo, cereales integrales, verduras de color verde oscuro, carne y pescado. Otra opción es tomar un suplemento de 50 miligramos de vitamina B_6 dos veces al día.

Manzanilla (*Matricaria recutita*)

Con la manzanilla, una hierba que alivia suavemente tanto el tracto digestivo como el sistema nervioso, puede preparar una infusión deliciosa. Esta hierba es particularmente útil si usted se siente un poco estresada además de padecer náusea. *Dosis típica:* De una a tres tazas de la infusión, tomadas a sorbos frecuentes a lo largo del día. (Deje reposar de una a dos cucharaditas de las flores secas o una cucharada de las flores frescas en una taza de agua caliente durante 10 minutos, cuélelas y tómese la infusión).

- **Considere el ácido clorhídrico.** Esta sustancia es necesaria para la digestión normal y ayuda al cuerpo a absorber algunas vitaminas. Su deficiencia es común en las etapas tempranas del embarazo. Puede considerar tomar un suplemento si se siente abotagada o con náuseas después de las comidas, especialmente cuando estas sean altas en proteínas. Dichos productos, llamados suplementos de betaína HCl (*Betaine H-Cl*), están disponibles en la mayoría de las tiendas de productos naturales. Se deben tomar junto con los alimentos, *nunca* con el estómago vacío. En cuanto a la dosificación, siga las indicaciones del fabricante o de su doctor. Si presenta malestar abdominal, ardor o acidez (agruras, acedía), suspenda su uso de inmediato. (En las etapas tardías del embarazo, la acidez a veces puede convertirse en un problema que indica que su cuerpo está produciendo *demasiado* ácido clorhídrico. Por lo tanto, los suplementos de este ácido son precisamente lo que *no* debe tomar durante estas etapas).

- **Evalúe sus emociones.** Las náuseas matinales del embarazo que son severas o que duran más de lo normal pueden indicar que usted necesita apoyo psicológico para atender cualquier conflicto o sentimiento negativo que quizá tenga con respecto a estar embarazada. En estos casos, la hipnoterapia puede ser una opción a considerar.

Menta (*Mentha × piperita*)

Esta hierba aromática calma el tracto digestivo y es particularmente útil cuando usted se siente llena de gases o abotagada. *Dosis típica:* De una a tres tazas de la infusión, tomadas a sorbos frecuentes a lo largo del día. (Deje reposar dos cucharaditas de las hojas secas o una cucharada de las hojas frescas en una taza de agua caliente durante cinco minutos, cuélelas y tómese la infusión). *Precaución:* Evite la menta si tiene acidez (agruras, acedía) o reflujo esofágico, pues puede empeorar estas afecciones.

(*Nota:* Muchas de las hierbas recomendadas en este libro tienen varios nombres. Otras no tienen nombres en español, o si los tienen, estos no son muy conocidos. Por lo tanto, si no reconoce el nombre de una hierba mencionada en este capítulo, vea el glosario en la página 611).

OSTEOPOROSIS

P ROBABLEMENTE CONOCE A ALGUIEN QUE LLEVABA una vida bastante normal hasta que se fracturó la cadera a causa de una caída accidental. De repente, esta persona llena de vida se convirtió en discapacitada. Quizá otras personas que conoce parezcan estarse encogiendo a medida que envejecen, no porque hayan perdido peso, sino porque han perdido altura. Ocasionalmente verá a una mujer de mayor edad irse encorvando gradualmente mientras le va a apareciendo lo que se conoce como "la joroba de viuda". Todas estas son señales características de la enfermedad de huesos frágiles llamada osteoporosis.

Se calcula que hasta un 40 por ciento de las mujeres blancas norteamericanas de más de 50 años de edad que viven en los Estados Unidos padecen osteoporosis. Muchas sufren al menos una fractura como resultado de esta enfermedad. No sólo afecta a las mujeres; de hecho, el 20 por ciento de los casos de osteoporosis se presentan en hombres.

Esta enfermedad consiste en un descenso gradual en la densidad de los huesos que conduce a debilidad en la estructura esquelética. Lejos de ser tan sólo el marco que sirve de apoyo a su cuerpo, los huesos están hechos de tejido vivo y dinámico que está constantemente cambiando. A lo largo de su vida, en su cuerpo se da un proceso en el que continuamente se agrega y extrae calcio de los huesos. Las células llamadas osteoclastos absorben el tejido óseo viejo, mientras que las células conocidas como osteoblastos forman tejido óseo nuevo. Idealmente, este proceso se mantiene en equilibrio mediante la acción de diversas hormonas y otras sustancias que conservan los huesos en un estado de fortaleza y salud máximas.

¿DEBE PROTEGER SUS HUESOS DESDE AHORA?

¿A quién le da osteoporosis? Existen diversos factores de riesgo que sugieren una probabilidad significativamente mayor de desarrollar huesos frágiles. Es una buena idea que las mujeres que presentan estos factores empiecen a vigilar su densidad ósea mientras todavía están en la cuarentena.

* Las fumadoras presentan una probabilidad de 40 a 50 por ciento mayor que las no fumadoras de sufrir fracturas de cadera asociadas con la osteoporosis. Incluso si ha fumado durante mucho tiempo, dejar de hacerlo puede mejorar su salud.

* Las mujeres blancas norteamericanas y asiáticas presentan un mayor riesgo de desarrollar osteoporosis que las mujeres hispanas o afroamericanas.

* Las mujeres de talla baja y huesos delgados, independientemente de su raza, presentan una mayor probabilidad de desarrollar osteoporosis que otras mujeres.

* Si su madre o abuela padecen osteoporosis, entonces su riesgo de desarrollar esta enfermedad es mayor.

* Tomar medicinas que contribuyen a la pérdida de masa y densidad óseas también eleva su riesgo. Los fármacos que más daños hacen son los glucocorticoides o corticosteroides como la cortisona, que se recetan para enfermedades inflamatorias como la artritis reumatoide, el asma o ciertas enfermedades pulmonares.

* Las personas que han tenido alguna enfermedad que interfiera con la digestión o la absorción de nutrientes son más susceptibles a la osteoporosis. Dichos trastornos incluyen la enfermedad de Cushing, la diabetes, la anorexia nerviosa, la bulimia, la enfermedad de Crohn, el síndrome del intestino irritable, el hipertiroidismo, el hiperparatiroidismo, las enfermedades hepáticas, el mieloma múltiple y la insuficiencia renal.

Escoja el tipo de calcio adecuado

Muchos estudios han comprobado que tomar suplementos de calcio previene la pérdida ósea. En un estudio realizado en la Universidad de Auckland en Nueva Zelanda, se encontró que cuando las mujeres que llevaban al menos tres años de haber pasado por la menopausia, tomaban 1,000 miligramos de calcio al día, reducían a la mitad la pérdida ósea esperada.

Sin embargo, existen límites en la efectividad de los suplementos de calcio. Algunas formas de este nutriente son más eficaces que otras para algunas personas. Ciertos suplementos incluso conllevan riesgos o causan efectos secundarios. ¿Cuál es la forma que debe tomar? Existen muchas opciones.

El carbonato de calcio (*calcium carbonate*), que se encuentra en muchos suplementos, incluyendo los *Tums*, requiere grandes cantidades de ácidos estomacales para su descomposición. Los estudios de investigación han mostrado que alrededor del 40 por ciento de las mujeres menopáusicas padecen de una falta de ácidos estomacales y pueden absorber sólo alrededor del 4 por ciento de esta forma de calcio. De hecho, en un estudio de 241 personas, se encontró que el uso de *Tums* como suplemento del nutriente, se asociaba con un mayor riesgo de fracturas del brazo.

Por su parte, el citrato de calcio (*calcium citrate*) es altamente absorbible, incluso en personas que producen pocos ácidos estomacales, ya que este compuesto es también un ácido. Cuando hay suficientes ácidos en el estómago, el gluconato, lactato, malato y aspartato de calcio (*calcium gluconate*, *calcium lactate*, *calcium malate* y *calcium aspartate*, respectivamente) también se absorben.

Pero con el envejecimiento, los huesos tienden a perder una cantidad excesiva de proteínas y minerales. A la larga, esto puede conducir a la osteoporosis, que literalmente significa "hueso poroso", una afección que se caracteriza por una baja en la masa y la densidad óseas. Las personas con osteoporosis son susceptibles a roturas y fracturas de huesos, incluyendo fracturas de vértebras, que son extremadamente dolorosas. Las fracturas de columna son las más comunes, sin embargo cualquier hueso débil se puede romper. Las fracturas de cadera son peligrosa-

Una forma de calcio de creciente popularidad y que no presenta una buena absorción, es la hidroxiapatita de calcio, que se deriva de la harina de huesos. Además, este tipo de calcio, así como el que se deriva de las conchas de ostión y la dolomita, contiene grandes cantidades de plomo.

Indudablemente, trazar su camino a través de esta maleza de suplementos puede ser todo un reto. Esto es lo que recomiendan muchos profesionales médicos:

- Calcio (en forma de citrato, gluconato, lactato, malato o aspartato de calcio): Hasta 1,000 miligramos al día para mujeres premenopáusicas. Hasta 2,000 miligramos al día para mujeres posmenopáusicas, tomados en dos dosis al día junto con los alimentos (y no al mismo tiempo que cualquier suplemento de hierro). *Precaución:* Consulte con su médico antes de tomar estos suplementos si sufre de afecciones renales, tiene propensión a formar cálculos renales o padece de hiperparatiroidismo.

- Vitamina D: De 400 a 800 unidades internacionales (UI). *Precaución:* Consulte con su médico antes de tomar vitamina D si padece enfermedades cardíacas o alguna afección de la circulación.

- Magnesio: Aunque la dosis apropiada de magnesio es tema de controversia, lo que sí se sabe es que las personas que desarrollan osteoporosis presentan una mayor probabilidad que otras de sufrir una deficiencia de este mineral. Algunos nutriólogos recomiendan una dosis de magnesio equivalente al doble de la dosis de calcio; si usted presenta factores de riesgo para la osteoporosis o está entrando en la menopausia, consulte con un médico o nutriólogo para que le calculen la dosis que debe tomar.

mente debilitantes y la recuperación de las mismas es a menudo larga e incierta.

La mayor probabilidad de que una mujer presente esta afección surge durante los primeros cinco a nueve años después de la menopausia. Pero si se toman medidas a tiempo para hacer crecer la masa ósea, incluso las personas que presentan factores de riesgo importantes, sean hombres o mujeres, pueden minimizar los efectos del envejecimiento en sus huesos.

TRATAMIENTO FARMACOLÓGICO

Terapia de reposición de estrógeno

Estrógenos conjugados (*Premarin*), dienestrol (*Ortho Dienestrol*), estradiol (*Estrace*), otros. *Función:* Reemplazar el estrógeno decreciente y mantener así la densidad ósea. *Efectos secundarios:* Mayor riesgo de cáncer uterino y posiblemente de cáncer de mama, dolor en los senos, retención de agua, elevación en la presión arterial y coágulos sanguíneos.

Moduladores selectivos de los receptores de estrógeno (*SERM* por sus siglas en inglés), como el raloxifén (*Evista*). *Función:* Producir efectos similares a los del estrógeno en el tejido óseo sin estimular el tejido mamario o uterino. *Efectos secundarios:* Sofocos (bochornos, calentones), sinusitis, aumento de peso, dolor muscular, calambres en las piernas, coágulos sanguíneos.

Otros fármacos

Combinación de estrógeno y progesterona (*Prempro, Premphase*). *Función:* Disminuir la velocidad de descomposición del hueso y aumentar la densidad ósea. *Efectos secundarios:* Similares a los de la terapia de reposición de estrógeno con un menor riesgo de cánceres asociados.

Bifosfonatos como el alendronato (*Fosamax*). *Función:* Disminuir la pérdida ósea. *Efectos secundarios:* Dolor de estómago, diarrea, estreñimiento y dolor de cabeza.

Etidronato (*Didronel*). *Función:* Aumentar la densidad ósea. *Efectos secundarios:* Dolor de estómago, estreñimiento, diarrea, dolores musculares, dolor de cabeza.

Calcitonina (*Calcimar* en forma de inyección, *Miacalcin* en forma de aerosol nasal). *Función:* Disminuir la reabsorción ósea. *Efectos secundarios del* Calcimar: Náusea, rubefacción, sarpullido en la piel y enrojecimiento en el sitio de la inyección. *Efectos secundarios del* Miacalcin: Moqueo, sangrado nasal, dolor de cabeza.

RECETAS HERBARIAS

Ortiga (*Urtica dioica*)

Los herbolarios dicen que esta planta es el suplemento multivitamínico de la naturaleza porque contiene hierro, calcio, magnesio, fósforo y

LA MEJOR MEDICINA ES EL EJERCICIO

Para las mujeres de todas las edades, la mejor medida de prevención contra la osteoporosis es el ejercicio. Cuando se es una mujer adulta joven, el ejercicio aumenta la densidad ósea. En años posteriores, la actividad física no sólo previene la pérdida ósea sino que también contribuye a mantener la coordinación y el equilibrio, lo cual puede ayudarle a evitar una caída o minimizar las lesiones en caso de que se caiga.

Además, el ejercicio mejora la agilidad, la fuerza y el estado de ánimo. El temor a caerse hace que muchas mujeres mayores disminuyan su nivel de actividad, por lo que el incrementar la fortaleza y equilibrio así como el estado de ánimo puede ser muy beneficioso.

Para las mujeres mayores, caminar es un tipo de actividad particularmente útil. Los huesos necesitan algún tipo de ejercicio que conlleve carga de peso sobre estos con el fin de poder construir tejido óseo nuevo. Los estudios han comprobado que practicar algún tipo de ejercicio que conlleve carga de peso sobre los huesos durante 30 minutos al día o durante un máximo de una hora varias veces a la semana, retarda la pérdida ósea.

Los ejercicios de fortalecimiento como el entrenamiento con pesas son tan importantes como el calcio para tener huesos fuertes, y se pueden empezar a practicar a cualquier edad. Incluso una persona de 80 años de edad o mayor puede beneficiarse del entrenamiento con pesas o de ejercicios isométricos, que consisten en contraer y relajar músculos específicos. Es probable que en el hospital, centro recreativo comunitario o centro para personas de la tercera edad de su localidad tengan más información sobre esta técnica.

proteína de buena calidad. Los vellos finos de sus hojas producen picazón, sin embargo, el compuesto responsable de esto se elimina al secarlas o cocinarlas. La ortiga a menudo se recomienda en casos de anemia, la cual también puede representar un problema para las mujeres de edad avanzada. *Dosis típica:* Hasta seis cápsulas de 500 miligramos de productos hechos con las hojas secas al día. Otra opción es tomar hasta tres tazas de la infusión al día. (Deje reposar una cucharadita de la hierba seca en una taza de agua caliente durante 10 a 15 minutos, cuélela y tómese la infusión).

Cola de caballo (*Equisetum hyemale, E. arvense*)

Desde hace mucho tiempo se ha pensado que este diurético tradicional ayuda al cuerpo a procesar el calcio. También es una fuente natural de sílice, que es un compuesto que ayuda a fortalecer los huesos, las uñas y el cabello. Los productos estandarizados de cola de caballo —es decir, para los que se certifica que contienen una cierta cantidad de ácido silícico (*silicic acid*), que es la forma natural y orgánica del sílice— están disponibles en forma de cápsulas. *Dosis típica:* Hasta seis cápsulas de 400 a 500 miligramos al día. Otra opción es tomar hasta seis tazas de la infusión al día. (Deje reposar dos cucharaditas de la hierba seca en una taza de agua caliente durante 10 a 15 minutos, cuélela y tómese la infusión). Si prefiere utilizar la tintura de la hierba, tome de 15 a 30 gotas tres veces al día.

Trébol rojo (*Trifolium pratense*)

Este trébol de inflorescencias rojas, que comúnmente se cultiva como forraje para ganado, contiene compuestos llamados isoflavonas que poseen una ligera acción estrogénica. Recientemente, las isoflavonas han estado recibiendo mucha atención por su capacidad para combatir los síntomas de la perimenopausia y la menopausia temprana; el trébol rojo es la fuente herbaria más rica de estos compuestos. *Dosis típica:* Hasta cinco cápsulas de 500 miligramos al día. Otra opción es tomar hasta tres tazas de la infusión al día. (Deje reposar una cucharada de la hierba seca en una taza de agua caliente durante 10 a 15 minutos, cuélela y tómese la infusión).

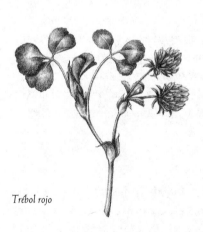

Trébol rojo

Alfalfa (*Medicago sativa*)

La alfalfa, otra hierba que parece ofrecerle más beneficios al ganado que a las personas, tiene una importante actividad estrogénica que ayuda a mantener la densidad ósea. Además, se ha usado durante décadas para aumentar el apetito, como auxiliar en la absorción de nutrientes y para aumentar la vitalidad en general. La alfalfa es rica en vitaminas y minerales y, al igual que la ortiga, se considera un "fortalecedor de la sangre". *Dosis típica:* Hasta nueve cápsulas de 400 a 500 miligramos al día. Si prefiere utilizar la tintura de la hierba, tome de 15 a 30 gotas cuatro veces al día. Otra opción es tomar la infusión, según las indicaciones del fabricante.

Ginseng siberiano (*Eleutherococcus senticosus*)

Esta es una de las hierbas comúnmente empleadas como tónicos generales, es decir, hierbas que mejoran la salud en general. Ayuda a muchos sistemas del cuerpo a funcionar y responder al estrés. Entonces, ¿por qué se recomienda para la osteoporosis? Uno de los mejores cambios en el estilo de vida que puede hacer una mujer con riesgo de desarrollar esta enfermedad es hacer más ejercicio; el *ginseng* siberiano ayuda al cuerpo a adaptarse a la mayor carga física. También ayuda a aumentar la agudeza mental, lo cual puede prevenir las caídas y otros accidentes. *Dosis típica:* Hasta nueve cápsulas de 400 a 500 miligramos al día. Otra opción es tomar 20 gotas de tintura de la hierba hasta tres veces al día.

UNA RAZÓN PARA SABOREAR LA SOYA

Los frijoles (habichuelas) de soya y muchos otros frijoles contienen compuestos naturales similares al estrógeno llamados fitoestrógenos. En un estudio de investigación de los productos de soya, los investigadores examinaron a 80 mujeres posmenopáusicas que comían media taza de *tofu* al día. Los primeros resultados mostraron que se hizo más lenta la tasa de pérdida ósea en estas mujeres.

Los fitoestrógenos de los productos de soya pueden ser la razón por la cual las mujeres que viven en países asiáticos presentan una menor incidencia de fracturas de cadera que las mujeres que viven en países occidentales. Las mujeres asiáticas también comen más alga marina y pescado, que son ricos en minerales.

(*Nota:* Muchas de las hierbas recomendadas en este libro tienen varios nombres. Otras no tienen nombres en español, o si los tienen, estos no son muy conocidos. Por lo tanto, si no reconoce el nombre de una hierba mencionada en este capítulo, vea el glosario en la página 611).

Pérdida de la memoria

¿LE HA PASADO RECIENTEMENTE que no se acuerda dónde dejó las llaves? ¿O marcó un número de teléfono y luego se le olvidó a quién estaba llamando? Los lapsus temporales de memoria son un fenómeno común. Por desgracia, ocurren con mayor frecuencia a medida que uno envejece.

La capacidad de retener información nueva es una de las primeras funciones mentales que decae con el envejecimiento. Una consecuencia curiosa es que las personas mayores a veces pueden recordar con más claridad un evento que ocurrió hace 10 años que lo que hicieron hace 10 minutos.

La conversión de una experiencia en memoria es un proceso bioquímico complejo con respecto al cual los científicos sólo tienen un entendimiento limitado. De la misma forma que una computadora tiene una memoria operante que se borra si no se guarda en el disco duro, su cerebro clasifica grandes cantidades de información que no retiene a menos que usted tenga una razón para preservarla. Las experiencias vívidas que son ricas en imágenes, sonidos, sensaciones de tacto o emociones, le dicen al cerebro que algo significativo está ocurriendo, algo que vale la pena recordar. Por lo tanto, es más probable que usted recuerde información asociada con este tipo de sensaciones que un número de teléfono.

La buena memoria requiere de la capacidad no sólo de almacenar información, sino también de recuperar dicha información cuando se necesite. Como consecuencia, cuando algo distrae su atención, se le dificulta más aprender cosas nuevas y retenerlas. Parte de la pérdida "normal" de la memoria asociada con el envejecimiento resulta de la acumulación de exigencias en la atención que se van juntando a lo largo de toda una vida.

Otro aspecto de la pérdida de la memoria asociada con el envejecimiento tiene que ver con una deficiencia de los neurotransmisores, que son los mensajeros químicos del cerebro. Aunque esta deficiencia puede empezar muchos años atrás, sus síntomas rara vez se manifiestan antes de que usted llegue a la mitad de la quintena. Hay una sustancia química que parece estar estrechamente involucrada en la conversión de la memoria operante en memoria permanente: la acetilcolina. Muchos de los fármacos y suplementos nutritivos que se emplean para ayudar a mejorar la memoria cumplen con su función al incrementar los niveles de esta sustancia en el cerebro.

Es importante hacer la distinción entre el olvido intermitente y la pérdida progresiva o permanente de la memoria. Todos estamos familiarizados con el personaje del "profesor distraído" que está tan preocupado por un proyecto que olvida ponerse los calcetines (medias) en la mañana. Este tipo de distracción puede ser entretenida, irritante o avergonzante, pero no es motivo de preocupación en términos médicos. Sin embargo, si la pérdida de la memoria involucra información crítica que influye directamente en su capacidad de funcionar, esto puede indicar un problema médico. Si usted olvida cómo regresar a casa del supermercado o no puede recordar el nombre de su pareja, consulte con un médico para que le haga una evaluación completa.

La pérdida progresiva de la memoria es parte de una afección que los neurólogos y otros especialistas del cerebro llaman demencia, es decir que hay alteraciones generalizadas en la capacidad que tiene el cerebro de funcionar correctamente. Junto con la pérdida de la memoria, estas personas muestran deterioros —en la concentración, el juicio, el razonamiento y la comprensión— que son suficientemente severos como para interferir con las actividades normales cotidianas.

Cuando la demencia ocurre en adultos menores de 50 años de edad, puede estar asociada con muchos factores diferentes, incluyendo una infección viral, sífilis, alcoholismo, deficiencia de vitamina B_{12}, un tumor en el cerebro, una hemorragia, coágulos sanguíneos, trastornos de la tiroides, maniaco-depresión o depresión severa. En las personas de edad avanzada, las causas más comunes de la demencia son la enfermedad de Alzheimer y los derrames cerebrales asociados con el endurecimiento de las arterias.

Debido a que es difícil de diagnosticar y tratar, la enfermedad de Alzheimer es probablemente la causa más temida de la pérdida de la memoria. Esta enfermedad afecta aproximadamente a dos millones de estadounidenses, que equivale a casi la mitad de los que viven hasta los 85 años de edad. Pese al gran número de estudios de investigación que se han hecho sobre esta enfermedad, su causa sigue siendo desconocida. Lo que sí se sabe es que implica la pérdida irreversible y generalizada de células del cerebro, lo cual puede conducir a la muerte en un lapso de ocho a diez años. Puede que la enfermedad de Alzheimer represente la etapa final de un largo proceso de deterioro de las células del cerebro. Cada año, alrededor del 15 por ciento de las personas con algún deterioro de la memoria asociado con el envejecimiento llegan a desarrollar la enfermedad de Alzheimer.

TRATAMIENTO FARMACOLÓGICO

Inhibidores de la acetilcolinesterasa

Tacrina, también llamada tetrahidroaminoacridina o *THA* por sus siglas en inglés (*Cognex*), donepezilo (*Aricept*). *Función:* Brindar a los pacientes con enfermedad de Alzheimer una mejoría leve en el funcionamiento mental. *Efectos secundarios:* Náusea, vómito, sudación, ojos llorosos, mayor salivación, diarrea.

Inhibidores de la monoaminooxidasa B (*MAO-B* por sus siglas en inglés)

Selegilina/deprenilo (*Eldepryl*). *Función:* Prevenir la destrucción de ciertos neurotransmisores del cerebro e incrementar los niveles de los mismos. *Efectos secundarios:* Somnolencia, mareo, disfunción sexual, insomnio, interacciones con otros fármacos.

Otros fármacos

Mesilato de ergoloide (*Hydergine*). *Función:* Mejorar la memoria en general, así como otras funciones del cerebro. *Efectos secundarios:* Náusea leve.

RECETAS HERBARIAS

Ginkgo (*Ginkgo biloba*)

Las hojas de este árbol han sido empleadas durante más de 2,500 años en la medicina tradicional china para los trastornos mentales y respiratorios. Hace alrededor de 30 años, se desarrolló un extracto altamente concentrado (50 libras/22 kg de hojas para hacer 1 libra/0.4 kg de extracto). Desde entonces, más de 50 estudios de investigación han demostrado la eficacia del *ginkgo* para tratar la demencia causada por derrames cerebrales y las etapas tempranas de la enfermedad de Alzheimer. Su eficacia es comparable a la del fármaco llamado tacrina. El *ginkgo* también se usa para prevenir y tratar la pérdida de la memoria asociada con el envejecimiento y el acúfeno crónico (zumbido en los oídos o *tinnitus*). *Dosis típica:* De 120 a 140 miligramos al día de un extracto estandarizado para contener un 24 por ciento de glucósidos flavonoides (*flavonoid glycosides*) y un 6 por ciento de lactonas terpénicas (*terpene lactones*). *Precaución:* No combine esta hierba con medicamentos anticoagulantes como la warfarina (*Coumadin*) o la aspirina, ni con dosis elevadas de vitamina E.

Bacopa (*Bacopa monniera*)

Esta planta es la fuente de un extracto que se ha empleado durante siglos en la India. Produce beneficios específicos para el cerebro y los especialistas en medicina ayurvédica la emplean comúnmente para tratar las enfermedades mentales y la epilepsia. La bacopa parece fortalecer la memoria y mejorar la concentración al hacer más eficiente la conductividad del tejido nervioso. También es ligeramente sedante y ansiolítica. Esta hierba se encuentra con mayor frecuencia en las fórmulas comerciales que se emplean para tratar síntomas asociados con la memoria. Al igual que en el caso de todos los productos herbarios

MENTE SANA EN CUERPO SANO

La mejor manera de ayudar a su cerebro a funcionar mejor es manteniendo un cuerpo saludable. Los métodos probablemente no sean nada nuevos para usted, pero puede que las razones por las cuales estas estrategias afectan el funcionamiento del cerebro sí lo sean.

◆ **Póngase a sudar.** Es esencial que siga con regularidad un programa vitalicio de actividad física. El ejercicio aeróbico mejora la circulación y envía más sangre rica en oxígeno al cerebro. Simplemente al caminar, usted ejercita tanto su cerebro como su cuerpo. La actividad física también ayuda a bajar la presión arterial alta, la cual se ha asociado con el deterioro mental.

◆ **Piénselo bien.** Una actitud sana combinada con una continua estimulación mental es igualmente importante para mantener las habilidades de la memoria y la concentración. Los estudios han demostrado que las personas que buscan nuevos retos intelectuales a lo largo de su vida presentan una mayor probabilidad de conservar su agudeza mental y permanecer activas conforme envejecen. Otras investigaciones han indicado que el estrés crónico interfiere con la concentración y daña las células del cerebro. La meditación y otras técnicas para disminuir el estrés pueden ser antídotos valiosos.

◆ **Coloree su comida.** Al comer alimentos ricos en carotenos y flavonoides —es decir, frutas y verduras coloridas— usted puede ayudar a proteger sus

fabricados, lea la etiqueta con cuidado y siga las indicaciones del fabricante en cuanto a su dosificación.

Licopodio (*Huperzia serrata*)

El licopodio, que es un ingrediente de un remedio de la medicina china tradicional llamado *Qian Ceng Ta*, se ha usado durante siglos para tratar la fiebre y la inflamación. En fechas más recientes, se encontró que el *Qian Ceng Ta* contiene una sustancia llamada huperzina A (*HupA* por sus siglas en inglés). Esta sustancia actúa de forma similar a los fármacos llamados tacrina y donepezilo, pero parece ser más potente y causa menos efectos secundarios. En los últimos años, se ha empleado en China para tratar a más de 100,000 pacientes con demencia. La hu-

vasos sanguíneos y tejido cerebral. Por otra parte, se ha encontrado que comer cantidades abundantes de grasas saturadas y ácidos transgrasos (como los que se encuentran en la margarina y los productos horneados comerciales) aumenta el riesgo de desarrollar la enfermedad de Alzheimer. Las grasas poliinsaturadas que se encuentran en los pescados de agua fría como el salmón, la caballa (escombro), el hipogloso (*halibut*) y el atún, son muy beneficiosas para el tejido cerebral y pueden protegerlo del deterioro mental.

◆ **Échele vitamina a su cerebro.** Se ha encontrado que las vitaminas E y C son especialmente importantes para el funcionamiento del cerebro. Una dosis diaria de 400 unidades internacionales (UI) de vitamina E parece proteger las células del cerebro. En dosis aun mayores (de 1,000 a 2,000 UI al día), se ha demostrado que retarda el avance de la enfermedad de Alzheimer. Puede que la vitamina C en dosis de 2,000 a 6,000 miligramos al día tenga efectos similares.

◆ **Nivélese con lecitina.** La lecitina, que es un extracto del frijol (habichuela) de soya, es la fuente de diversas sustancias químicas que ayudan a mantener niveles saludables de neurotransmisores en el cerebro. Tomada en dosis de hasta 10 gramos al día, la lecitina es excelente para prevenir los trastornos de la memoria asociados con el envejecimiento.

perzina A también parece proteger las células del cerebro de las lesiones y puede ser útil para tratar los derrames cerebrales y la epilepsia. La huperzina A se vende sin receta en las tiendas de productos naturales. Aunque se usa principalmente para tratar las etapas tempranas de la enfermedad de Alzheimer, muchas personas la están tomando para mejorar la memoria y la agudeza mental. *Dosis típica:* De 50 a 100 microgramos en cápsulas dos veces al día.

Ginseng siberiano (*Eleutherococcus senticosus*)

Este venerado tónico originario del Este de Rusia se empleaba como medicamento tradicional para ayudar a las personas a soportar los inviernos más crudos. El primer científico en estudiar el *ginseng* siberiano acuñó el término "adaptógeno" para describir la capacidad de esta hierba de normalizar las funciones de muchos sistemas del cuerpo. Sus efectos se confirmaron a través de diversos estudios médicos a gran escala realizados en la ahora extinta Unión Soviética. Además de mejorar la salud en general, el *ginseng* siberiano restaura la memoria, aumenta la resistencia, estabiliza el nivel de azúcar en la sangre y fortalece el sistema inmunitario. *Dosis típica:* De 100 a 200 miligramos del extracto estandarizado de una a tres veces al día. Otra opción es tomar 30 gotas de tintura de la hierba de una a tres veces al día.

(*Nota:* Muchas de las hierbas recomendadas en este libro tienen varios nombres. Otras no tienen nombres en español, o si los tienen, estos no son muy conocidos. Por lo tanto, si no reconoce el nombre de una hierba mencionada en este capítulo, vea el glosario en la página 611).

PICADURAS DE INSECTOS

INSECTOS. USTED SABE QUE CUMPLEN CON DIVERSOS PROPÓSITOS que son benéficos para el medio ambiente, pero a veces no logra ni siquiera imaginar cuáles son. Especialmente cuando un enjambre de insectos voladores está zumbando alrededor de su cabeza, dándose un festín con su sangre. Algunos insectos muerden, otros pican. Los que muerden son los mosquitos, las niguas, los piojos, las chinches, las pulgas y las moscas. Ninguno de los que conforman este grupo es venenoso.

Los que pican son las hormigas bravas, las abejas melíferas, los avispones y las avispas. Estos bichos inyectan veneno cuando atacan. Si le pican dentro de la boca o garganta, si recibe muchas picaduras o

Primeros auxilios
para las picaduras

Lavar una picadura de insecto con agua y jabón generalmente previene la infección. Si fue causada por una abeja melífera y se le quedó enterrado el aguijón, sáquelo cuidadosamente dándole golpecitos con sus uñas o con una tarjeta de crédito. No apriete el aguijón con sus uñas o pinzas, dado que hacer esto puede provocar que salga más veneno del mismo. Puede neutralizar las picaduras de abeja, las cuales son ácidas, aplicando alguna sustancia alcalina, como el bicarbonato de sodio.

Para las picaduras de avispa, que son alcalinas, aplique vinagre o jugo de limón. Si una mordedura o picadura le arde, le provoca comezón o se hincha, aplique una compresa fría. A veces, con tan sólo frotar el área con un cubito de hielo ayuda. También puede usar ciertas hierbas en forma de compresa.

Para una mordedura de araña o tarántula, lave el área con jabón y agua abundante. Acuéstese para disminuir la circulación del veneno por su cuerpo. De ser posible, coloque el área en donde haya recibido la mordedura por debajo del nivel de su corazón y aplique una compresa fría sobre la herida. No utilice un torniquete. Consiga atención médica si presenta una reacción seria como: dolor severo o entumecimiento alrededor de la mordedura, decoloración de la piel o sarpullido, rigidez muscular, dolor de cabeza, mareo, náusea, vómito, malestar generalizado o dificultad para respirar.

Si descubre un ácaro (garrapata) enterrado en la piel, agárrelo con los dedos o unas pinzas pequeñas, lo más cerca que pueda de la piel, y jálelo firmemente hasta que se desprenda. Evite usar demasiada fuerza, pues podría ocasionar que el cuerpo del insecto se separe de la cabeza. Si partes de la cabeza o trompa permanecen incrustadas en la piel, pueden causar una infección. Después de que desprenda el ácaro, lave muy bien con agua y jabón la zona en que el insecto mordió y aplique un ungüento antiséptico. Llame a su doctor si le es imposible quitar el ácaro o si sólo logra deshacerse de parte del mismo, o bien, si unos días después de haber sido mordido, presenta una infección o úlcera alrededor del área afectada, fiebre, síntomas parecidos a los de la gripe, sarpullido o nódulos linfáticos hinchados.

si desarrolla una reacción alérgica seria, busque atención médica de inmediato. Una reacción alérgica seria es la que resulta en hinchazón local severa, urticaria (ronchas), náusea, vómito, retortijones, jadeo o dificultad para respirar o tragar, o hinchazón de los labios, cara, ojos o lengua.

Las arañas, los alacranes y los ácaros (garrapatas) pertenecen a un grupo totalmente diferente: los arácnidos. Aunque casi todas las arañas inyectan veneno cuando muerden, la mayoría de las picaduras no son serias. En el continente americano, hay dos arañas que pueden causar reacciones serias: la araña parda, también conocida como araña violín (una araña de color café con una marca oscura en forma de violín en el dorso) y la viuda negra (una araña generalmente negra con una marca roja en forma de reloj de arena en la parte anterior). Las mordeduras de las tarántulas (arañas grandes y velludas) y los alacranes (insectos parecidos a una langosta que tienen el aguijón en una cola flexible) también pueden ser graves. Las reacciones a tales mordeduras varían según la especie del insecto. Por su parte, los ácaros entierran su cabeza en la piel para chupar la sangre. Aunque la mayoría de los ácaros son benignos, algunos transmiten enfermedades como la fiebre de la garrapata de Colorado, la fiebre manchada de las Montañas Rocosas y la enfermedad de Lyme.

TRATAMIENTO FARMACOLÓGICO

Analgésicos

Aspirina, acetaminofén, ibuprofén, naproxeno (*Aleve*). *Función*: Disminuir el dolor; todos, excepto el acetaminofén, también pueden ayudar a disminuir la inflamación. *Efectos secundarios de la aspirina*: Acidez (agruras, acedía), indigestión, irritación del estómago, náusea o vómito leves. *Efectos secundarios del acetaminofén*: A dosis mayores de la recomendada, puede causar daños al hígado y los riñones. *Efectos secundarios del ibuprofén y el naproxeno*: Mareo, náusea, dolor de estómago, dolor de cabeza.

Antihistamínicos

Difenhidramina (*Benadryl*). *Función*: Aliviar la comezón y la urticaria (ronchas). *Efectos secundarios*: Somnolencia, resequedad de boca, nariz y garganta.

Corticosteroides

Crema con hidrocortisona (*Cortaid*, muchas otras). *Función:* Prevenir la inflamación posterior causada por las picaduras. *Efectos secundarios:* Raros.

Prednisona oral (*Deltasone*). *Función:* Aliviar las reacciones alérgicas severas. *Efectos secundarios:* Aumento del apetito, indigestión, náusea, dolor de cabeza, insomnio, mareo, aumento de peso, retención de líquidos.

Tranquilizantes

Diazepam (*Valium*), otros. *Función:* Actuar como sedantes y relajar los espasmos musculares después de una mordedura de araña. *Efectos secundarios:* Torpeza, somnolencia, mareo; cuando se usa con alcohol, aumenta la sedación.

Relajantes musculares

Metocarbamol (*Robaxin*), otros. *Función:* Relajar los espasmos musculares después de una picadura de insecto. *Efectos secundarios:* Torpeza, somnolencia, mareo; cuando se usa con alcohol, aumenta la sedación.

Otros fármacos

Calamina y calamina con anestésicos tópicos (*Dermarest*). *Función:* Secar las lesiones supurantes y aliviar la comezón. *Efectos secundarios:* Reacciones alérgicas.

RECETAS HERBARIAS

Llantén (*Plantago major, P. lanceolata*)

El llantén contiene una sustancia calmante y pegajosa llamada mucílago. Esta hierba crece prácticamente en cualquier lugar de los Estados Unidos. Machaque las hojas frescas y aplíqueselas sobre la picadura o mordedura de insecto según sea necesario.

Áloe vera (*Áloe vera*)

Calmante y antibacteriano, el áloe vera acelera la curación de picaduras y mordeduras. Simplemente rebane una hoja, sáquele el gel y apliquelo sobre el lugar donde el insecto atacó. Otra opción es comprar un producto comercial de áloe vera y utilizarlo del mismo modo.

Un repelente herbario

Las hierbas aromáticas pueden disuadir a los insectos. El secreto es aplicarlas en grandes cantidades y con frecuencia. En el momento en que usted deja de oler esta mezcla, lo más probable es que los insectos ya tampoco puedan hacerlo. Eso significa que es hora de volverla a aplicar.

- 6 gotas de aceite esencial de eucalipto
- 5 gotas de aceite esencial de cedro
- 4 gotas de aceite esencial de lavanda
- 3 gotas de aceite esencial de melaleuca
- 3 gotas de aceite esencial de citronela
- 3 gotas de aceite esencial de limoncillo, limón o tomillo limón
- 2 gotas de aceite esencial de menta
- ¼ de taza de aceite de almendra u otro aceite vegetal

Combine todos los ingredientes, de preferencia en un frasco de vidrio color ámbar. Etiquete el frasco. Aplique la mezcla sobre la piel con la frecuencia necesaria. *Precaución:* No ingiera esta mezcla, no deje que entre en contacto con sus ojos ni la aplique cerca de la nariz de un bebé o niño pequeño.

Hamamelis (*Hamamelis virginiana*)

El extracto de la corteza de este árbol es calmante y ayuda a encoger el tejido hinchado. Sólo compre el concentrado líquido en una farmacia y siga las indicaciones que aparezcan en la etiqueta del producto.

Caléndula (*Calendula officinalis*)

La caléndula, que también se conoce como maravilla, es antiinflamatoria, ligeramente analgésica, antiséptica y ayuda a sanar heridas. Si usted cultiva esta planta, puede frotar las flores frescas directamente sobre una mordedura o picadura. También puede dejar reposar una cucharadita de los pétalos secos en una taza de agua caliente durante cinco minutos. Cuele la infusión, déjela enfriar y aplíquela usando un trapo limpio. Muchos ungüentos herbarios comerciales contienen caléndula; siga las indicaciones del fabricante.

Lavanda (*Lavandula angustifolia*)

El aceite esencial de esta hierba florida es antiinflamatorio y puede ayudar a aliviar las molestias que producen las mordeduras y las picaduras. También es uno de los pocos aceites esenciales que puede aplicarse sin diluir sobre la piel; aplíquelo directamente sobre la lesión.

Consuelda (*Symphytum officinale*)

La alantoína, un compuesto de esta hierba, es antiséptica y acelera la curación de heridas. Puede triturar las hojas o raíz frescas o secas, agregarles suficiente agua para humedecerlas y aplicárselas directamente sobre la mordedura o picadura. Otra opción es dejar reposar una cucharadita colmada (copeteada) de la planta seca en una taza de agua caliente durante 10 minutos. Cuele la infusión, déjela enfriar y aplíquela sobre la picadura usando un trapo limpio. Muchos ungüentos herbarios comerciales contienen consuelda. *Precaución:* No la ingiera.

Té (*Camellia sinensis*)

El té común y corriente ayuda a encoger los tejidos hinchados, incluyendo los que se hinchan a causa de una mordedura de insecto. Sólo use una bolsita de té, humedézcala y aplíquesela sobre la piel.

Melaleuca (*Melaleuca alternifolia*)

Es bueno tener el aceite antiséptico de esta planta a la mano en caso de que una mordedura o picadura se infecte. Aplique el aceite de melaleuca, sin diluir, sobre la mordedura o picadura según sea necesario. Este aceite también actúa como un repelente de insectos natural, por lo que usted dejará de ser el plato principal de estos bichos.

Equinacia (*Echinacea angustifolia, E. purpurea*)

La tintura de este fortalecedor del sistema inmunitario puede aplicarse sobre una mordedura o picadura para adormecer el dolor. También ayuda a desinfectar el área atacada. Diversas tribus de indios norteamericanos usaban la equinacia internamente para tratar las mordeduras de insectos o animales venenosos. Los análisis químicos recientes de esta hierba ofrecen una explicación posible de lo anterior: el veneno contiene una enzima llamada hialuronidasa que digiere el "pegamento" que hace que nuestras células se mantengan unidas. Cuando este pegamento desaparece, el veneno puede esparcirse a todas las células. La equinacia interfiere con la acción de la hialuronidasa. Si una serpiente o araña venenosa lo muerde, puede tomar dos goteros de tintura de equinacia cada 15 minutos mientras se dirige a la consulta médica o a la sala de urgencias.

Kava-kava (*Piper methysticum*)

Esta hierba ayuda a disminuir la ansiedad y, en dosis más elevadas, alivia el dolor y los espasmos musculares. Sería bueno probarla en caso de que sufra una mordedura de araña venenosa que le provoque espasmos musculares. *Dosis típica:* Hasta tres cápsulas estandarizadas que contengan de 180 a 210 miligramos de kavalactonas (*kavalactones*, el principio activo de la hierba). *Precaución:* No maneje ni opere maquinaria pesada mientras esté tomando *kava-kava*.

Valeriana (*Valeriana officinalis*)

Aunque es mejor conocida por su capacidad para aliviar la ansiedad y el insomnio, la valeriana también puede disminuir los espasmos musculares. *Dosis típica:* Hasta tres tazas de la infusión al día, si puede tolerar su sabor mohoso. (Hierva a fuego lento dos cucharaditas de la raíz seca en dos tazas de agua caliente durante 10 minutos, cuélela y tómese la infusión). Si prefiere utilizar la tintura de la hierba, tome de una a 1½ cucharaditas al día. Otra opción es tomar dos cápsulas de 300 ó 400 miligramos al día. Si prefiere utilizar el extracto líquido de la hierba, tome de 150 a 300 miligramos al día del extracto estandarizado que contenga un 0.8 por ciento de ácido valeriánico (*valeric acid*).

(*Nota:* Muchas de las hierbas recomendadas en este libro tienen varios nombres. Otras no tienen nombres en español, o si los tienen, estos no son muy conocidos. Por lo tanto, si no reconoce el nombre de una hierba mencionada en este capítulo, vea el glosario en la página 611).

PRESIÓN ARTERIAL ALTA

Su CORAZÓN ES UNA MARAVILLA DE la ingeniería: es una eficiente bomba que recibe de los pulmones sangre rica en oxígeno y utiliza la cantidad exacta de fuerza para empujarla a través de las arterias y hacia los tejidos del cuerpo.

Cuando todo va bien, existe precisamente la presión suficiente dentro de las arterias para que se pueda mantener un flujo constante de sangre. Pero dicha presión puede verse afectada por el ejercicio, el estrés, la alimentación y las hormonas, así como por la pérdida de sangre que resulta de la menstruación o una lesión severa. Para mantener al sistema funcionando correctamente bajo un entorno de condiciones que están en constante cambio, el corazón hace ajustes continuamente. La velocidad a la que late se acelera o se hace más lenta y la fuerza de sus contracciones aumenta o disminuye. Al mismo tiempo, las arterias se relajan y dilatan o se contraen y constriñen, y los riñones retienen sal y agua (para elevar la presión arterial) o liberan sal y agua (para permitir que baje la presión arterial).

Dada la complejidad del sistema, no es sorprendente que la presión arterial crónicamente alta, o hipertensión, sea una de las enfermedades más comunes, afectando a más de 50 millones de estadounidenses. Por razones que todavía se desconocen, es aún más común entre los afroamericanos que entre personas de otras ascendencias étnicas.

El problema de la presión arterial alta es que no produce síntoma alguno. Puede permanecer inadvertida de 10 a 20 años, dañando órganos vitales como el cerebro, los riñones y los ojos, sin darle pista alguna de su existencia.

Se han implantado medidas de salud pública masivas para identificar y tratar a las personas que sufren de esta enfermedad. Pero averiguar si usted es una de ellas no siempre es fácil. En algunas personas, las lecturas de presión arterial pueden variar de 20 a 60 puntos durante el transcurso de un día. Muchas personas observan que su presión tiende a aumentar cuando están en el consultorio del médico, un fenómeno que se conoce como "hipertensión de bata blanca".

La matemática de la presión arterial

La presión arterial se mide en términos de cuánto se contraen (presión sistólica) y dilatan (presión diastólica) las arterias. Aunque una lectura de 140 (el número superior, que corresponde a la presión sistólica) sobre 90 (el número inferior, que corresponde a la presión diastólica) se ha definido como el límite superior del rango normal para la población estadounidense, los estudios comparativos con otras poblaciones sugieren que estos números podrían ser demasiado altos. Por ejemplo, los indios tarahumaras de México, quienes llevan una vida muy activa que les exige caminar o correr varias millas al día, subiendo y bajando por laderas empinadas, tienen una presión arterial de 90 sobre 60 en promedio y presentan una incidencia más baja de ataques al corazón y derrames cerebrales que los estadounidenses.

En vez de esperar a que su presión arterial llegue a un límite establecido arbitrariamente por otra persona y luego tratar de bajarla después, una mejor estrategia es vigilar con regularidad este barómetro de la salud. Los expertos sugieren comenzar con una intervención en diversos frentes —alimentación, ejercicio y remedios naturales— cuando las lecturas regularmente son superiores a 120 sobre 80. La presión arterial debe revisarse una vez al año si es normal y cuatro veces al año si en algún momento se detecta una elevación en la misma.

TRATAMIENTO FARMACOLÓGICO

Betabloqueadores

Propranolol (*Inderal*), betaxolol (*Kerlone*), carvedilol (*Coreg*), atenolol (*Tenormin*), metoprolol (*Lopressor, Toprol XL*), labetalol (*Trandate, Normodyne*). *Función:* Bloquear los procesos químicos que conducen a una mayor presión y frecuencia cardíacas; a menudo se administran después de un ataque al corazón. *Efectos secundarios:* Cansancio, frecuencia cardíaca excesivamente lenta, deterioro en el funcionamiento sexual; elevación dramática de la presión arterial cuando se suspende repentinamente el tratamiento.

Alfabloqueadores

Clonidina (*Catapress*), guanabenz (*Wytensin*), guanfacina (*Tenex*), prazosina (*Minipress*), doxazosina (*Cardura*), terazosina (*Hytrin*). *Función:* Bloquear químicamente las respuestas al estrés que elevan la presión arterial y la frecuencia cardíaca. *Efectos secundarios:* Resequedad de boca, mareo, fatiga, náusea, deterioro en el funcionamiento sexual; al igual que en el caso de los betabloqueadores, la suspensión repentina del tratamiento puede resultar en una elevación dramática de la presión arterial.

Diuréticos

Hidroclorotiazida (*HCTZ, HydroDiuril*), hidroclorotiazida con triamtereno (*Dyazide, Maxzide*), hidroclorotiazida con amilorida (*Moduretic*), indapamida (*Lozol*), metolazona (*Zaroxolyn*), furosemida (*Lasix*) y bumetanida (*Bumex*). *Función:* Estimular los riñones para que excreten más sal y agua, disminuyendo así el volumen de sangre y la presión arterial. *Efectos secundarios:* Niveles peligrosamente bajos de potasio y magnesio, elevación en el nivel de ácido úrico (que puede causar ataques de gota), aumento en el nivel de colesterol en sangre.

Bloqueadores de los canales de calcio

Amlodipina (*Norvasc*), diltiazem (*Cardizem*), verapamilo (*Calan, Isoptin, Verelan*), nifedipina (*Adalat, Procardia*). *Función:* Relajar las paredes de los vasos sanguíneos para hacer que se dilaten y disminuir así la presión

¿CUIDADO CON LA SAL?

Anteriormente, si le detectaban presión arterial alta, lo más seguro es que le dijeran que tendría que olvidarse de consumir sal. Sin embargo, algunos estudios más recientes han mostrado que el sodio ayuda a disminuir la presión arterial en menos de la mitad de las personas que lo ingieren.

Por otra parte, es cierto que la mayoría de las personas consumen demasiada sal —en promedio, de dos a tres cucharaditas al día— y podrían verse beneficiadas al disminuir su consumo a una sola cucharadita. Una manera sencilla de lograr esto es dejar de echarle sal adicional a la comida.

Otras alternativas a los fármacos

Los fármacos que sirven para bajar la presión arterial son de los más recetados por los doctores. Aunque estos generalmente son eficaces, su valor se ve mermado por los efectos secundarios que causan, por ejemplo, fatiga y depresión. También pueden deteriorar su capacidad para hacer ejercicio o disfrutar de las relaciones sexuales, además de que son caros. Por lo tanto, si recientemente le han diagnosticado presión arterial alta, lo más natural es preguntarle a su médico si puede evitar tomar dichos fármacos al hacer algunos cambios en su estilo de vida.

Por fortuna, debido a que tantos estadounidenses sufren esta enfermedad, se han investigado extensamente las maneras para combatirla. Se ha comprobado la utilidad de las técnicas para el manejo del estrés, incluyendo la meditación, la biorretroalimentación y hacer ejercicio aeróbico con regularidad. Otras estrategias que también pueden ser de gran ayuda son bajar de peso y disminuir el consumo de bebidas alcohólicas. Algunas personas, en especial aquellas con diabetes tipo II, encuentran que restringir su consumo de carbohidratos puede hacer que su presión arterial disminuya dramáticamente.

---

arterial. *Efectos secundarios:* Estreñimiento, mareo, náusea, retención de líquidos.

Inhibidores de la enzima convertidora de angiotensina (*ACE* por sus siglas en inglés)

Enalapril (*Vasotec*), captopril (*Capoten*), benazepril (*Lotensin*), lisinopril (*Prinivil*). *Función:* Bloquear una enzima que está presente en el torrente sanguíneo y que produce angiotensina II, una sustancia química que eleva la presión arterial al constreñir los vasos sanguíneos. *Efectos secundarios:* Tos crónica, hinchazón aguda de la cara, los labios y la garganta.

Bloqueadores de la angiotensina II

Candesartán (*Atacand*), irbesartán (*Avapro*), losartán (*Cozaar*), valsartán (*Diovan*). *Función:* Bloquear los efectos de la angiotensina en lugar de bloquear su producción. *Efectos secundarios:* Raros.

RECETAS HERBARIAS

Espino (*Crataegus* spp.)

Las hojas, flores y bayas de este árbol se han ganado una reputación bien merecida como tónicos generales para el sistema cardiovascular. El espino es quizá la medicina botánica más conocida que se emplea para el tratamiento de la presión arterial alta cuando esta es leve. El extracto de la hierba es comúnmente empleado por los herbolarios para mejorar la función cardíaca y tratar la insuficiencia cardíaca por congestión venosa, los latidos irregulares y la angina de pecho. Es una fuente rica en proantocianidinas oligoméricas y bioflavonoides antioxidantes, los cuales nutren los tejidos del corazón y los vasos sanguíneos.

El espino baja la presión arterial al relajar y dilatar las paredes de las arterias. El mecanismo de acción de esta hierba aún no se comprende del todo. Parece tener similitudes con los inhibidores de la ACE, los betabloqueadores y los bloqueadores de los canales de calcio. Dado que el espino puede tardar semanas o incluso meses en funcionar, no debe usarse por sí solo en casos de presión arterial significativamente alta (por encima de 160 sobre 100). Sin embargo, es la hierba ideal a emplear durante las etapas tempranas de la presión arterial alta. *Dosis típica:* De 150 a 1,500 miligramos de un extracto estandarizado en polvo para contener de un 10 a un 18 por ciento de proantocianidinas oligoméricas (*oligomeric proanthocyanidins*) o 1.8 por ciento de vitexina-4'-ramnósido (*vitexin-4'-rhamnoside*).

"MAGIA" MINERAL

Una de las consecuencias más letales de la presión arterial alta son los derrames cerebrales (vea el capítulo de "Derrame cerebral" en la página 194). Sin embargo, existe una terapia dietética comprobada para prevenirlos. En un estudio llamado Métodos Dietéticos para Detener la Hipertensión realizado en cuatro centros médicos y patrocinado por los Institutos Nacionales de Salud, se demostró que las personas que comieron alimentos ricos en potasio, magnesio y fibra tuvieron una menor incidencia de derrames cerebrales.

Ocho formas de combatirla

Estas son otras sugerencias más para bajar la presión arterial alta y disminuir o prevenir la dependencia de medicamentos para controlar la presión arterial.

◆ Córtele a las calorías. Bajar de peso, en caso de que este sea demasiado elevado, es una de las principales formas de reducir su presión arterial.

◆ Evite los carbohidratos refinados, como la harina y azúcar blancas, papas a la francesa y los refrescos endulzados con azúcar. Todos estos alimentos proporcionan calorías "vacías", lo que significa que generalmente carecen de nutrientes y conducen al aumento de peso. También lo llenan de un modo tal que ya no le queda espacio para comer alimentos saludables.

◆ No tome más de un vaso de 8 onzas (240 ml) de cerveza, 4 onzas (120 ml) de vino o 1 onza (30 ml) de licor fuerte al día. Es un hecho bien sabido que tomar alcohol en mayores cantidades que estas eleva la presión arterial.

◆ Coma alimentos ricos en fibra, como harina de semilla de lino (linaza, *flaxseed*) y otros cereales integrales y verduras. Además de aumentar su consumo de fibra dietética, estos alimentos contienen nutrientes que bajan la presión arterial. Asimismo, la fibra lo hará sentirse lleno, lo cual le ayudará a bajar de peso en caso de que necesite hacerlo.

Reishi (*Ganoderma lucidum*)

Este hongo es valorado en Japón y China, donde se conocen sus cualidades rejuvenecedoras desde hace más de 4,000 años. Los estudios científicos han confirmado sus propiedades medicinales. Estudios realizados en humanos demuestran que esta planta baja la presión arterial y disminuye los niveles tanto del colesterol conformado por lipoproteínas de baja densidad o colesterol "malo", como de los triglicéridos, que son otro tipo de grasa presente en la sangre. También disminuye la tendencia de las plaquetas a agregarse, reduciendo así la probabilidad de que la sangre se coagule y ocurran ataques al corazón y derrames cerebrales. Debido a que el hongo crudo es leñoso y no comestible, el método tradicional de preparar el *reishi* es hacer una infusión dejándolo

- Coma pescado de agua profunda, como salmón, bacalao (abadejo), caballa (escombro) y atún, los cuales son ricos en ácidos grasos esenciales. Los ácidos grasos omega-3 que contiene el pescado tienden a relajar las paredes de las arterias, disminuyendo así la presión arterial. También hacen que la sangre se torne menos espesa y disminuyen la probabilidad de que se coagule.

- Favorezca los alimentos con un alto contenido de magnesio, potasio y calcio. La lista incluye: frutos secos (como almendras, cacahuates/maníes o nueces) y semillas, verduras de hojas color verde, legumbres, cereales integrales, *tofu*, plátanos amarillos (guineos), naranjas (chinas), manzanas, aguacates (paltas) y melones.

- Deje de fumar. El tabaquismo eleva la presión arterial al constreñir las arterias. También daña el músculo cardíaco y otros tejidos al disminuir la cantidad de oxígeno que reciben.

- Haga ejercicio aeróbico con regularidad durante 30 ó 40 minutos, tres o cuatro veces a la semana. Se ha demostrado que este tipo de actividad física baja la presión arterial y previene los ataques al corazón.

hervir en agua a fuego lento durante mucho tiempo. Por fortuna, también está disponible en forma de polvo. *Dosis típica:* De 1,000 a 9,000 miligramos en cápsulas al día. Otra opción es tomar de 50 a 75 miligramos en cápsulas concentradas tres veces al día.

Ajo (*Allium sativum*)

Este condimento común se ha empleado como medicina en muchas culturas durante más de 3,000 años. Se sabe que baja la presión arterial y el nivel de colesterol, trata las infecciones y previene el cáncer. La manera segura de bajar la presión arterial con ajo es comer de uno a tres dientes crudos o ligeramente cocidos todos los días. Si no tolera el aliento resultante, si sufre de acidez (agruras, acedía) o si el estómago se le irrita con facilidad, puede usar otras formas de la hierba que están disponibles en las tiendas de productos naturales. *Dosis típica:* De una a tres tabletas estandarizadas —que cada una garantice un aporte de al menos 4,000 microgramos de alicina (*allicin*, el principio activo de la planta)— al día.

Coleo (*Coleus forskohlii*)

Esta hierba es poco conocida en los Estados Unidos. Sin embargo, un extracto de coleo, llamado forscolina, se utiliza ampliamente en la India para tratar diversas afecciones, incluyendo la presión arterial alta y el asma. Se ha demostrado que la forscolina aumenta la concentración de una sustancia química llamada 3'5'-monofosfato cíclico de adenosina (*cAMP* por sus siglas en inglés) que se encuentra en los músculos lisos. Los mayores niveles de cAMP relajan dichos músculos, dilatando así las paredes de las arterias. La forscolina también parece ayudar al músculo cardíaco a trabajar con mayor eficiencia. Debido a que la raíz contiene sólo pequeñas cantidades del principio activo, es importante usar un extracto estandarizado para contener 18 por ciento de forscolina (*forskolin*). *Dosis típica:* 50 miligramos tres o cuatro veces al día del extracto estandarizado.

Diente de león (*Taraxacum officinale*)

Las hojas de esta mala hierba son un remedio casero popular para tratar la retención de líquidos. Al incrementar ligeramente el flujo de orina, las hojas de diente de león también ayudan a bajar la presión arterial. A dosis muy elevadas, esta hierba puede producir un efecto diurético. Son dos las ventajas de usarla: en primer lugar, no parece provocar una pérdida de potasio, lo cual constituye un problema importante con algunos diuréticos que se venden con receta, y en segundo lugar, en ciertas épocas del año, casi cualquiera puede encontrar hojas frescas de diente de león que se pueden agregar a una ensalada o emplear para preparar jugo o infusión. (Evite las hojas que hayan sido tratadas con sustancias químicas como pesticidas). *Dosis típica:* De dos a seis tazas de la infusión al día. (Hierva a fuego lento de una a dos cucharaditas de las hojas secas en una taza de agua durante cinco minutos, cuélelas y tómese la infusión). Si prefiere utilizar la tintura de la hierba, tome de uno a dos goteros hasta tres veces al día. Otra opción es tomar una cápsula de 500 miligramos tres o cuatro veces al día.

(*Nota:* Muchas de las hierbas recomendadas en este libro tienen varios nombres. Otras no tienen nombres en español, o si los tienen, estos no son muy conocidos. Por lo tanto, si no reconoce el nombre de una hierba mencionada en este capítulo, vea el glosario en la página 611).

PROBLEMAS AL AMAMANTAR

L A LECHE MATERNA ES EL MEJOR ALIMENTO que le puede dar a un bebé, para quien ha sido diseñada a la medida. Contiene tantos nutrientes que no todos han sido identificados aún. La Academia de Pediatría de los Estados Unidos recomienda que los bebés se alimenten exclusivamente de leche materna durante los primeros seis meses de vida y que la lactancia continúe al menos hasta que cumplan el primer año de vida. Cualquier cantidad de leche materna que le dé a su hijo será benéfica. Además, la lactancia es una experiencia que crea lazos afectivos con el bebé y es muy gratificante para la mayoría de la madres, haciendo que estas luego siempre la recuerden con placer.

Sin embargo, para algunas madres, la lactancia conlleva sentimientos de frustración y fracaso, generalmente porque su producción de leche no es suficiente para su bebé. Además, durante los primeros días, la lactancia a menudo ocupa gran parte del tiempo y es agotadora. Eso puede empeorar las cosas, porque el estrés y la fatiga son factores que hacen que disminuya la producción de leche. Una madre puede tardar un mes antes de empezar a sentirse cómoda al amamantar a su bebé.

La producción de leche depende de diversas hormonas que se

producen en el cuerpo de la madre. Durante el embarazo, los altos niveles de estrógeno y progesterona evitan que se produzca leche. Después del nacimiento, bajan los niveles de estrógeno y progesterona y aumenta el nivel de prolactina. La prolactina es la hormona responsable de estimular la producción de leche en el seno.

Pero la prolactina no trabaja sola. La oxitocina, una hormona que se libera en el cuerpo de la madre en respuesta a la succión del bebé, cumple con dos funciones: ayuda a mantener los niveles de prolactina que son necesarios para la producción de leche y estimula la salida de leche del seno, lo que se conoce como eyección.

Durante siglos, las madres han usado hierbas para fomentar la producción de leche materna. Sin embargo, muchas de estas no pueden tomarse durante el embarazo, porque pueden estimular las contracciones uterinas. Una vez que su bebé haya nacido, las hierbas no sólo pueden ayudar a incrementar la producción de leche materna mientras lo esté amamantando, sino que una vez que deje de hacerlo, también pueden ayudar a su cuerpo a disminuir la producción de leche y, con el tiempo, suspenderla por completo. Asimismo, algunas hierbas pueden aliviar el dolor en los pezones y otras dolencias menores que se asocian con la lactancia.

Muchos hospitales cuentan ahora con una consejera para la lactancia. Esta persona generalmente es una enfermera que ha recibido entrenamiento acerca de este tema y que puede ayudar a una madre nueva sobre cómo alimentar a su bebé. Las parteras (comadronas) con licencia a menudo también tienen conocimientos sobre el uso de medicinas naturales para cuidar la salud de las madres que amamantan a sus bebés. Por último, la Liga de la Leche es una organización que existe desde hace mucho tiempo y que ayuda a las madres primerizas con todo lo relacionado con la lactancia.

TRATAMIENTO FARMACOLÓGICO

Hace algún tiempo, los doctores recetaban hormonas a las madres que no tenían intención de amamantar a sus bebés con el fin de eliminar la producción de leche inicial y aliviar la congestión de los senos. Esto ya no se hace porque los efectos secundarios de dicho tratamiento hormonal pueden ser severos. Tampoco existe medicamento alguno para tratar la insuficiente producción de leche. Debido a que cualquier fármaco que toma una madre que está amamantando pasa al bebé, los doctores generalmente extreman precauciones y prefieren no recomendarlos, incluso los fármacos más suaves que se venden sin receta.

RECETAS HERBARIAS

Fenogreco (*Trigonella foenum-graecum*)

Estas semillas son un tratamiento ancestral para aumentar la producción de leche. Producen en el cuerpo efectos similares a los de la oxitocina, ya que estimulan la producción de leche y contraen el útero. Comience con una dosis baja y auméntela gradualmente si es necesario. *Dosis típica:* Hasta seis cápsulas de 600 ó 700 miligramos al día. Otra opción es tomar hasta ½ cucharadita de semillas al día. *Precaución:* No use fenogreco durante el embarazo.

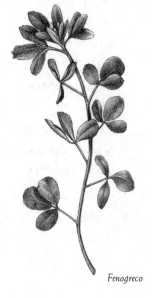

Fenogreco

Hinojo (*Foeniculum vulgare*)

El hinojo, otro tratamiento antiquísimo para incrementar el flujo de leche, funciona de manera similar a las hormonas del cuerpo. Puede comer semillas de esta hierba junto con los alimentos o beberlas en forma de infusión. Una de las ventajas adicionales de la planta es que alivia cualquier problema digestivo leve que se presente después del embarazo. *Dosis típica:* Hasta tres cápsulas de 400 ó 500 miligramos al día. Otra opción es tomar una taza de la infusión al día. (Hierva a fuego lento de dos a tres cucharaditas de las semillas machacadas en una taza de agua caliente durante 10 a 15 minutos, cuélelas y tómese la infusión). *Precaución:* No tome hinojo durante el embarazo.

Semilla de anís (*Pimpenilla anisum*)

Esta semilla contiene un aceite volátil, conocido como anetol, que puede promover la secreción de prolactina y, por ende, la producción de leche. Al igual que el hinojo, las semillas de anís promueven la

LECCIONES PARA LACTAR DIVINAMENTE

Estas son algunas pautas para lograr una mejor lactancia:

◆ Comience a lactar lo antes posible después del parto.

◆ Amamante a su bebé siempre que él parezca quererlo, hágalo hasta 12 veces cada 24 horas.

◆ Arregle un rinconcito para amamantar, con una buena silla, un banco para subir los pies, una almohada y una jarra de agua a mano.

◆ No complemente la alimentación de su bebé con agua, jugo o leche de fórmula a menos que su pediatra se lo recomiende específicamente.

◆ Evite los chupones ya que confunden la respuesta de succión de su bebé.

◆ Deje que sus pezones se sequen al aire después de amamantar para evitar que se agrieten e infecten.

◆ Aliméntese bien y descanse lo suficiente.

◆ Si está usando protectores para la lactancia en su sostén para amamantar, cámbielos después de cada sesión para evitar las infecciones.

digestión. *Dosis típica:* Una taza de la infusión al día. (Hierva a fuego lento de dos a tres cucharaditas de las semillas machacadas en una taza de agua caliente durante 10 a 15 minutos, cuélelas y tómese la infusión). *Precaución:* No use semillas de anís durante el embarazo.

Áloe vera (*Aloe vera*)

Quizá no aumente su producción de leche, pero el gel puro de áloe vera alivia la piel y puede aplicarse sobre los pezones después de amamantar para evitar que se agrieten y resequen. Utilícelo tópicamente según sea necesario.

(*Nota:* Muchas de las hierbas recomendadas en este libro tienen varios nombres. Otras no tienen nombres en español, o si los tienen, estos no son muy conocidos. Por lo tanto, si no reconoce el nombre de una hierba mencionada en este capítulo, vea el glosario en la página 611).

PRÓSTATA AGRANDADA

PARA SER UNA GLÁNDULA DEL TAMAÑO DE UNA NUEZ, la próstata puede darles muchos problemas a los hombres. Su anatomía básica explica el problema: la próstata rodea la base de la uretra, que es el conducto que lleva la orina de la vejiga al pene. Como consecuencia, cuando la glándula crece de tamaño obstruye el flujo de orina.

Los primeros síntomas de este mal casi siempre se presentan en hombres que están al final de la cuarentena, aunque los síntomas pueden aparecer en hombres más jóvenes. A menudo, una cierta vacilación al orinar es el primer indicio de que algo anda mal. Lo que antes ocurría sin concentración alguna, ahora parece requerir unos cuantos minutos de esfuerzo para empezar. Al principio, se desarrolla una sensación crónica de presión o urgencia; con el tiempo, se hace cada vez más difícil vaciar la vejiga por completo. Esto se traduce en un mayor riesgo de desarrollar infecciones de la vejiga, así como noches inquietas a causa de las frecuentes visitas al baño. En casos severos, la orina puede irse hasta los riñones y dañarlos.

Cuando la glándula prostática crece de tamaño por razones que no tienen que ver con cáncer o infección, los doctores llaman esta

SEA HOMBRE Y VAYA AL MÉDICO

Los síntomas de una próstata agrandada pueden poner a temblar de miedo hasta a los hombres más valientes. Sin embargo, muchos casos de hipertrofia prostática benigna (*BPH* por sus siglas en inglés) son leves y responden bien a tratamientos preventivos sencillos cuando se administran desde el principio de la enfermedad. No obstante, por la posición en la que se encuentra, una glándula prostática agrandada puede ocultar el cáncer de próstata y dificultar su diagnóstico. Por eso, es de suma importancia que si tiene los síntomas de la BPH no sufra en silencio, por mucho que odie ir al doctor. No postergue la visita al médico: lo más probable es que le dé buenas noticias.

Otras formas de mantener una próstata chiquita

Las hierbas son sólo una alternativa al tratamiento farmacológico de la próstata agrandada. Aquí le damos algunas otras opciones que le pueden ser útiles.

◆ **Combátala con cinc.** Se ha demostrado que este mineral inhibe una enzima que fomenta el crecimiento de la próstata. Algunas fuentes ricas en cinc son los ostiones y otros mariscos, la carne roja, el jengibre, el huevo, los frutos secos, las semillas y los cereales. Los expertos generalmente recomiendan que los hombres con hipertrofia prostática benigna (*BPH* por sus siglas en inglés) tomen de 25 a 60 miligramos de cinc al día.

◆ **Protéjase con proteínas.** Se ha comprobado que una alimentación alta en proteínas (en la cual el 45 por ciento de las calorías diarias proviene de las mismas) bloquea la misma enzima que se ve afectada por el cinc, mientras que una alimentación que contiene menos de un 10 por ciento de proteína puede hacer que se eleve el nivel de dihidrotestosterona (*DHT* por sus siglas en inglés), la testosterona "mala". La proteína de soya es particularmente benéfica, ya que es rica en sustancias llamadas isoflavonas que se parecen a las hormonas y que bloquean los efectos de los niveles excesivos de estrógeno e inhiben los compuestos que hacen que se acumule la DHT. También contiene compuestos llamados fitoesteroles, los cuales, según se ha demostrado, aumentan el flujo de orina. Para obtener mejores

afección hipertrofia prostática benigna (*BPH* por sus siglas en inglés). La BPH es uno de los problemas de salud más comunes en los hombres. De hecho, se ha calculado que del 50 al 60 por ciento de los varones de 40 a 60 años de edad y hasta el 90 por ciento de los de más de 80 años de edad, padecen algún grado de BPH. El costo del tratamiento es apabullante: tan sólo en los Estados Unidos, se gastan más de mil millones de dólares al año en cirugías y cuidados hospitalarios a causa de este padecimiento.

¿Por qué es tan común la BPH? Los expertos creen que son dos los factores responsables: los cambios hormonales normales, que se presentan con el envejecimiento, y los factores ambientales.

resultados, coma de 3 a 4 onzas (84 a 112 gramos) de frijol (habichuela) de soya, *tofu, tempeh* o proteína de soya en polvo todos los días.

- ◆ **Ayúdese con aceites.** Los ácidos grasos esenciales que se encuentran en el salmón, la caballa (escombro), el anón (abadejo eglefino), el bacalao (abadejo) o la semilla de lino pueden aliviar los síntomas de la BPH. Estos aceites parecen funcionar al disminuir la inflamación, la cual puede estar contribuyendo al crecimiento de la próstata. Es mejor consumir la semilla de lino en forma de harina hecha de las semillas frescas molidas. *Dosis típica:* Agregue de dos a cuatro cucharadas a sus batidos (licuados) o espolvoréela en sus alimentos diariamente. Si sólo quiere comer pescado, se recomiendan de tres a cuatro raciones a la semana.

- ◆ **Opte por los tomates.** Estas maravillas rojas puede que sean el alimento milagroso para mantener una próstata saludable. El tomate (jitomate) contiene una gran cantidad de licopeno, un pigmento antioxidante parecido al betacaroteno pero más potente, al menos en lo que concierne a la próstata. El licopeno que se encuentra en el tomate fresco no parece absorberse muy bien, pero al cocerlo, aumenta la absorción de la sustancia, especialmente cuando se combina con aceite. Entre las fuentes dietéticas particularmente buenas de licopeno, encontramos la catsup (*ketchup*) orgánica y la salsa de tomate orgánica. El licopeno también está disponible en forma de tableta. *Dosis típica:* De 10 a 30 miligramos al día.

Al igual que en las mujeres, los niveles hormonales cambian en los hombres cuando llegan a la edad madura. Los estudios han demostrado que en esa etapa, la testosterona, que es la hormona masculina predominante, comienza a disminuir mientras que el estrógeno y la prolactina, que son hormonas femeninas, muestran un aumento relativo. Sin embargo, a medida que baja el nivel de testosterona en la sangre, se acelera la tasa de conversión de esta hormona en un compuesto llamado dihidrotestosterona (*DHT*), especialmente en la próstata. Las próstatas agrandadas pueden tener de cuatro a seis veces más la cantidad normal de DHT. Aquí es donde reside el problema: este compuesto hace que crezcan las células de la próstata.

Ciertas sustancias químicas orgánicas tóxicas parecen hacer que la DHT se acumule en la próstata. Muchas de estas son residuos de solventes industriales y pesticidas. Se ha demostrado que el cadmio, un metal pesado tóxico, aumenta el nivel de DHT en la próstata; al igual que el colesterol alto. Por fortuna, se puede bloquear esta mayor producción de DHT mediante cambios en la alimentación, ciertos fármacos y algunas hierbas.

TRATAMIENTO FARMACOLÓGICO

Antagonistas de los receptores alfaadrenérgicos

Terazosina (*Hytrin*), doxazosina (*Cardura*), prazosina (*Minipress*). *Función:* Relajar los músculos lisos de la próstata y el cuello de la vejiga para facilitar la micción. *Efectos secundarios:* Fatiga, resequedad de boca, dolores de cabeza, mareo, presión arterial baja.

Otros fármacos

Finasterida (*Proscar*). *Función:* Disminuir los niveles de dihidrotestosterona en la sangre y el tamaño de la glándula de la próstata; eficaz sólo en alrededor de un 30 por ciento de los hombres. *Efectos secundarios:* Pérdida del deseo sexual, impotencia.

RECETAS HERBARIAS

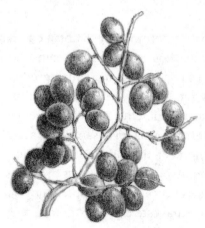

Palmera enana

Palmera enana (*Serenoa repens*)

Aunque esta planta crece de forma silvestre en las regiones costeras de la Florida, Carolina del Sur y Georgia, la mayor parte de los estudios de investigación sobre sus efectos clínicos se han realizado en Alemania, Francia e Italia. Durante muchos años, los urólogos de estos países han tenido éxito en el tratamiento de la BPH con un extracto de bayas de palmera enana, pero no fue sino hasta fechas recientes que esta hierba tuvo aceptación en los Estados Unidos. Más de 17 estudios confirman su eficacia y seguridad; en uno de estos se comparó con el *Proscar* y se encontró que la hierba funcionaba igual de bien pero con menos efectos secundarios. *Dosis típica:* 160 miligramos de un extracto liposoluble estandarizado para contener de 85 a 95 por ciento de ácidos grasos (*fatty acids*) y esteroles (*sterols*), dos veces al día, durante varios meses. (La palmera enana necesita todo ese tiempo para mostrar sus efectos completos, pero puede tomarse con seguridad de forma indefinida).

Pygeum (*Prunus africanum*)

Este ciruelo de hoja perenne crece en las montañas de África. Los extractos de su corteza se han empleado en Europa durante más de 30 años para tratar la BPH. La corteza parece contener compuestos que trabajan en conjunto para disminuir la hinchazón y la inflamación de la próstata y para bloquear los efectos dañinos de la testosterona. Por lo menos nueve estudios de investigación publicados, en los que participaron cientos de hombres, han demostrado que el *pygeum* mejora el flujo de orina, disminuye la micción nocturna y mejora la calidad de vida de los hombres con BPH. Si bien la hierba parece funcionar bien, especialmente cuando se combina con la palmera enana, una inquietud es que el *pygeum* se está cosechando excesivamente y está a punto de convertirse en una especie en peligro de extinción. Por lo tanto, algunos herbolarios recomiendan que use esta planta sólo cuando otras hierbas no hayan funcionado. *Dosis típica:* De 50 a 100 miligramos de un producto estandarizado para contener un 14 por ciento de triterpenos (*triterpenes*) y un 0.5 por ciento de n-docosanol (*n-docosanol*) dos veces al día. *Precaución:* Algunos hombres pueden presentar malestar estomacal leve cuando toman *pygeum*.

Ortiga (*Urtica dioica*)

Durante mucho tiempo, los herbolarios han usado esta conocida mala hierba como diurético. Si bien no ha sido tan investigada como la palmera enana o el *pygeum*, los estudios realizados en Europa han mostrado que los extractos de la raíz poseen propiedades antiinflamatorias y pueden aliviar los síntomas de la próstata agrandada. Debido a que la raíz de ortiga no parece encoger la glándula crecida, es mejor usarla en combinación con la palmera enana. *Dosis típica:* De 300 a 600 miligramos de extracto de raíz de ortiga al día. Otra opción es tomar de ½ a una cucharadita de tintura de la hierba al día. *Precaución:* Puede causar malestar estomacal leve o diarrea ocasional.

Semilla de calabaza (*Curcubita pepo*)

¿Alguna vez ha tostado estas semillas después de sacarlas de la calabaza? Posiblemente nunca se imaginó que durante mucho tiempo las semillas crudas fueron un remedio tradicional popular para eliminar lombrices y parásitos intestinales. En Ucrania, también se usan para tratar la inflamación de la próstata. En otras partes de Europa, el aceite de semilla de calabaza a menudo se combina con palmera enana en las fórmulas para tratar la BPH. Los investigadores han encontrado que este aceite aumenta el flujo de orina, además de que contiene otros ingredientes que podrían servir para la BPH. *Dosis típica:* Alrededor de tres cucharadas de las semillas molidas al día. Otra opción es tomar cápsulas con 500 a 600 miligramos de aceite de semilla de calabaza al día.

(*Nota:* Muchas de las hierbas recomendadas en este libro tienen varios nombres. Otras no tienen nombres en español, o si los tienen, estos no son muy conocidos. Por lo tanto, si no reconoce el nombre de una hierba mencionada en este capítulo, vea el glosario en la página 611).

QUEMADURAS

L AS QUEMADURAS SON PARTE DE LA VIDA y probablemente lo seguirán siendo hasta que el Sol explote o hasta que la especie humana aprenda a cocinar sin calor. Hay diferentes tipos de quemaduras y para todas ellas los primeros auxilios son de gran importancia. (Puede leer acerca de las quemaduras solares en la página 497).

El daño a la piel que causan las quemaduras se mide en grados.

Cuando una es de primer grado implica que sólo la superficie de la piel se ha quemado, lo que produce un enrojecimiento y dolor leves. En las de segundo grado, se dañan las capas más profundas de la piel y producen un enrojecimiento más oscuro, además de hinchazón, dolor y ampollas. Una quemadura de tercer grado destruye todas las capas de la piel, eliminando la sensación nerviosa, por lo que no se siente dolor, aunque el tejido de alrededor que todavía tiene terminaciones nerviosas sí lo percibe. En este caso, la piel se ve blanca o carbonizada.

Si usted padece una quemadura de primer grado o una quemadura pequeña de segundo grado (que cubra un área no más grande que la palma de su mano), sumerja de inmediato el área lesionada en agua fría o aplíquese una compresa fría. No aplique hielo directamente sobre la piel quemada, aunque sí puede agregarle cubitos de hielo al agua. Haga esto durante 10 minutos o hasta que el dolor desaparezca.

Si la quemadura fue provocada por alguna sustancia química, quítese cualquier prenda de vestir que se haya salpicado de dicha sustancia y enjuáguese la piel con agua fría durante 20 a 30 minutos. No se aplique ungüentos, aceites, ni mantequilla. Mantenga la quemadura limpia lavándola cuidadosamente dos veces al día con agua y un jabón suave. Llame a su doctor si desarrolla señales de infección, que incluyen enrojecimiento, hinchazón, supuración amarillenta o un olor desagradable.

Por último, si sufre de quemaduras de segundo grado que cubran un área de mayor tamaño que la palma de su mano, o si están ubicadas en su cara, manos, pies o genitales, o si presenta cualquier quemadura de tercer grado, pídale a alguien que lo lleve de inmediato al médico. Si no puede conducir, llame al servicio de emergencias marcando 911, o bien, el número telefónico para reportar emergencias de su localidad. Mientras esté esperando a que llegue la ayuda, corte su ropa para quitársela; no lo haga si está adherida a la quemadura. Cubra holgadamente la herida con vendajes estériles (no adhesivos) o trapos limpios, por ejemplo, de lino o muselina. No se aplique nada más, ni siquiera agua. Para evitar la hinchazón, eleve las extremidades quemadas. *Estas quemaduras requieren de atención médica, así que no las trate de curar en casa con los remedios que se recomiendan en este libro a menos que su doctor le diga que lo haga.*

TRATAMIENTO FARMACOLÓGICO

Analgésicos

Aspirina, acetaminofén, ibuprofén, naproxeno. *Función:* Aliviar el dolor. *Efectos secundarios de la aspirina:* Acidez (agruras, acedía), indigestión, irritación del estómago, náusea o vómito leves. *Efectos secundarios del acetaminofén:* El uso prolongado y las dosis elevadas comúnmente producen daños hepáticos que resultan en ictericia, malestar, náusea y vómito; puede dañar los riñones. *Efectos secundarios del ibuprofén y el naproxeno:* Mareo, náusea, dolor de estómago, dolor de cabeza.

Anestésicos tópicos

Lidocaína combinada con un antiséptico llamado cloruro de benzalconio (*Bactine*), benzocaína (*Solarcaine, Americaine, Unguentine*), benzocaína y mentol (*Dermoplast*), benzocaína y cloroxilenol (*Foille*), benzocaína y áloe vera (*Lanacane*). *Efectos secundarios:* En casos poco frecuentes, reac-

---

REMEDIOS DE LA ABUELITA

Los copos de avena (*Avena sativa*) alivian la piel irritada. Puede usarlos de cuatro maneras distintas:

◆ Cueza tres cucharadas de copos de avena secos en ½ taza de agua, deje que se enfríe la mezcla, envuélvala con una tela tipo gasa y aplíquela sobre la quemadura.

◆ Envuelva en una manta de cielo (estopilla, bambula, *cheesecloth*) ½ taza de copos de avena secos y déjelos reposar en 3 tazas de agua durante 15 minutos. Aplique el líquido frío sobre la quemadura.

◆ Envuelva en un trapo una taza de copos de avena secos o colóquelos al interior de una media deportiva (calceta). Haga un nudo en la parte superior de la media. Póngalo a remojar en una bañera (bañadera, tina) llena de agua tibia durante 10 minutos y luego métase en ella.

◆ Compre algún producto comercial de avena que se disuelva en agua y agréguelo al agua de su baño.

ciones alérgicas con urticaria (ronchas), sarpullido en la piel, sensibilidad, hinchazón de los tejidos de la boca y la garganta; pueden incrementar la sensibilidad al sol.

RECETAS HERBARIAS

Áloe vera (*Aloe vera*)

El gel que se encuentra en el interior de las hojas de esta planta disminuye la inflamación, calma el dolor de la quemadura, combate las bacterias y acelera la curación. Muchos cocineros tienen una planta de áloe vera junto a la ventana de la cocina, para tenerla a la mano con el fin de tratar quemaduras y escaldaduras menores. También puede usar una preparación comercial de gel puro de áloe vera, úselo con la frecuencia que sea necesaria.

Caléndula (*Calendula officinalis*)

Antiinflamatoria, astringente, antiséptica, refrescante y sanadora de heridas, la caléndula figura en muchos productos que se venden sin receta y que se prescriben para tratar las quemaduras. También puede preparar una infusión con los pétalos secos de las flores. Para hacer una infusión, deje reposar dos cucharaditas de la hierba seca en una taza de agua caliente durante 10 minutos; cuélela y déjela enfriar. Aplíquela con un trapo limpio y con la frecuencia que sea necesaria.

Consuelda (*Symphytum officinale*)

Tanto las hojas como la raíz de esta planta contienen alantoína, un compuesto que acelera la curación de la piel quemada. Busque algún producto comercial que contenga la hierba o prepare una infusión o cataplasma (emplasto) con ella. Para hacer una infusión, deje reposar una cucharadita de la hierba seca en una taza de agua caliente durante 10 minutos; cuélela y déjela enfriar. Para hacer una cataplasma, machaque alrededor de una taza de las hojas frescas o remoje una taza de las hojas secas en suficiente agua como para cubrirlas. Envuelva las hojas machacadas con un trapo delgado y aplíquelo sobre la quemadura según sea necesario.

Lavanda (*Lavandula angustifolia*)

El aceite esencial de esta flor alivia el dolor y promueve la curación de quemaduras. A diferencia de la mayoría de los aceites esenciales, puede aplicarlo, sin diluir, directamente sobre la piel. Si sospecha que es alérgico a la lavanda (o simplemente no le agrada su aroma), diluya el aceite esencial con una cantidad igual de aceite vegetal, por ejemplo, de oliva, almendra o sésamo (ajonjolí). Aplíquelo con la frecuencia que sea necesaria.

Gotu kola (*Centella asiatica*)

Uno de los compuestos que contiene esta planta estimula la síntesis de colágeno para ayudar a reparar la piel. Esta hierba ayuda a sanar heridas de todo tipo y disminuye la cicatrización que resulta de las quemaduras. Quizá la forma

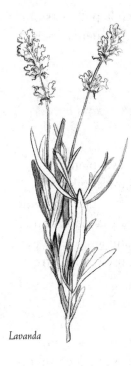

Lavanda

más fácil de usarla es vaciar las cápsulas de *gotu kola* en polvo hasta que tenga alrededor de una cucharadita. Mezcle el polvo con una cantidad equivalente de gel de áloe vera. Aplíquese la mezcla con la frecuencia que sea necesaria.

Llantén (*Plantago major, P. lanceolata*)

Esta mala hierba común contiene sustancias antimicrobianas y antiinflamatorias, además de una sustancia que entreteje los tejidos llamada alantoína (al igual que la consuelda). Triture una hoja fresca de llantén y aplique el jugo directamente sobre una quemadura menor con la frecuencia que sea necesaria.

Corazoncillo (*Hypericum perforatum*)

La infusión hecha con estas flores amarillas es antiinflamatoria, analgésica y acelera la curación de heridas y quemaduras menores. Deje reposar dos cucharaditas de la hierba seca en una taza de agua caliente durante 10 minutos; cuélela y déjela enfriar. Remoje un trapo limpio con ella. Aplíquelo sobre las quemaduras menores según sea necesario.

Precaución: Puede aumentar la reacción de la piel ante la exposición a la luz solar.

Té (*Camellia sinensis*)

Tanto el té verde como el té negro son ricos en antioxidantes y refrescantes para las quemaduras. Los antioxidantes de esta planta pueden ayudar a prevenir daños a los tejidos que hayan sido afectados. Para aprovechar este remedio herbario sencillo, basta con aplicar una bolsita de té húmeda y fría sobre la quemadura.

Hamamelis (*Hamamelis virginiana*)

El extracto de la corteza de este árbol —que se vende en soluciones a bajo costo en las tiendas— es astringente, disminuye la inflamación y alivia las quemaduras.

(*Nota:* Muchas de las hierbas recomendadas en este libro tienen varios nombres. Otras no tienen nombres en español, o si los tienen, estos no son muy conocidos. Por lo tanto, si no reconoce el nombre de una hierba mencionada en este capítulo, vea el glosario en la página 611).

QUEMADURAS SOLARES

EN LA ACTUALIDAD, LA MAYORÍA DE LAS PERSONAS están conscientes de los efectos a largo plazo que puede producir la exposición excesiva al sol: arrugas, pérdida de elasticidad en la piel y cáncer de la piel. Sin embargo, no es nada raro sufrir una quemadura solar por accidente. Es importante recordar que el cielo nublado no filtra los rayos que queman; el agua y la nieve los reflejan aumentando la probabilidad de que adquiera ese tono rosado de piel que tanto incomoda. El riesgo de sufrir una quemadura solar aumenta a grandes altitudes o en el hemisferio sur. En ocasiones, debido a que los rayos calientitos de la primavera se sienten tan bien después de un largo invierno, es fácil olvidarse de los factores de protección solar (*SPF* por sus siglas en inglés) y darse un baño de sol que dura media hora más de lo que debió haber durado, lo que resulta en un bronceado un poco más intenso del que había planeado.

TRATAMIENTO FARMACOLÓGICO

Analgésicos

Aspirina, acetaminofén, ibuprofén, naproxeno. *Función:* Aliviar el dolor y la inflamación (salvo el acetaminofén). *Efectos secundarios de la aspirina:* Acidez (agruras, acedía), indigestión, irritación del estómago, náusea o vómito leves. *Efectos secundarios del acetaminofén:* Su uso crónico o a dosis más elevadas puede causar daños renales o hepáticos. *Efectos secundarios del ibuprofén y el naproxeno:* Su uso continuo puede irritar el revestimiento del estómago; su uso prolongado a dosis elevadas puede dañar los riñones o el hígado.

Anestésicos tópicos

Lidocaína con antiséptico (*Bactine*), benzocaína (*Solarcaine, Americaine, Unguentine*), benzocaína y mentol (*Dermoplast*), benzocaína y cloroxylenol (*Foille*), benzocaína y áloe vera (*Lanacane*). *Función:* Aliviar el dolor local causado por una quemadura solar. *Efectos secundarios:* Mayor reacción de la piel ante la exposición a la luz solar.

RECETAS HERBARIAS

Áloe vera (*Aloe vera*)

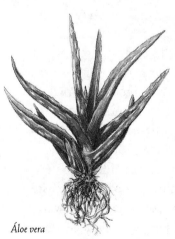

Áloe vera

La capacidad que tiene esta planta para calmar el dolor causado por una quemadura es tan bien conocida que las farmacias y tiendas de descuento la colocan junto a los filtros solares. Quizá no sepa que el áloe vera también es antiinflamatorio, antibacteriano y antifúngico, además de que acelera la curación. Si tiene una de estas plantas en casa, simplemente rebane longitudinalmente una hoja, sáquele el gel y aplíquelo sobre la piel quemada. Si prefiere comprar gel de áloe vera, trate de escoger alguno que no contenga colorantes ni conservadores artificiales.

Té (*Camellia sinensis*)

Tanto el té verde como el té negro refrescan las quemaduras solares. Los antioxidantes que contienen pueden eliminar las moléculas inestables dañinas, llamadas radicales libres, que resultan de cualquier lesión. Lo único que tiene que hacer es humedecer una bolsita de té con agua fría y ponérsela sobre el área afectada. Si la superficie es muy grande, sumerja la bolsita de té en una taza de agua caliente, déjela reposar durante cinco minutos y sáquela. Ponga la infusión en el refrigerador durante una hora más o menos, y luego aplíquela usando un trapo limpio de la misma forma que se aplicaría cualquier otra compresa herbaria.

Hamamelis (*Hamamelis virginiana*)

Esta hierba astringente tensa los tejidos hinchados, disminuye la inflamación y alivia las quemaduras solares. Puede encontrarla en forma de líquido en casi cualquier farmacia. Aplíquela sobre el área irritada usando una toallita para la cara, con la frecuencia que sea necesaria.

Caléndula (*Calendula officinalis*)

Antiinflamatoria, astringente, antiséptica y refrescante, la caléndula promueve la curación de quemaduras leves. Para hacer una infusión, deje reposar de una a dos cucharaditas de flores secas de caléndula en

VINAGRE: UN REMEDIO VIEJO Y ÚTIL

El vinagre es un remedio para las quemaduras solares que ha pasado la prueba del tiempo. Puede diluirlo en partes iguales con agua y rociarlo sobre las quemaduras leves. También puede agregar una taza de vinagre a una bañera (bañadera, tina) llena de agua tibia y remojarse en ella. Cualquier tipo de vinagre funciona, aunque el de manzana tiene un olor más fuerte y el de vino puede manchar la ropa, por lo que el destilado o el blanco generalmente son una mejor opción.

una taza de agua caliente durante 10 minutos; cuélela y enfríela en el refrigerador. Utilícela de igual modo que lo haría con cualquier compresa. También puede encontrar muchas presentaciones diferentes de caléndula en las tiendas de productos naturales.

Equinacia (*Echinacea purpurea, E. angustifolia, E. pallida*)

Cuando se aplica a la piel, la infusión de equinacia acelera la curación de las heridas y las quemaduras. Para hacer una infusión, hierva a fuego lento dos cucharaditas de la raíz finamente picada en dos tazas de agua durante 10 minutos, o deje reposar una cucharadita de las hojas secas en una taza de agua caliente durante 5 a 10 minutos; cuélela y déjela enfriar. Aplíquela sobre la piel usando un trapo limpio.

Llantén (*Plantago* spp.)

Antimicrobiano y antiinflamatorio, el llantén contiene una sustancia llamada alantoína que entreteje los tejidos. Lo mejor de todo es que es una mala hierba de jardín que crece por todas partes. Para usarlo, machaque una hoja fresca y aplíquela directamente sobre la quemadura. Si está viajando y no hay una farmacia en los alrededores, este es un buen remedio de emergencia para las quemaduras menores y las picaduras de insectos.

Corazoncillo (*Hypericum perforatum*)

Quizá haya oído mencionar esta hierba como tratamiento para la depresión; sin embargo, también posee propiedades antiinflamatorias y analgésicas, además de que acelera la curación de heridas y quemaduras menores. Para hacer una infusión, deje reposar de una a dos cucharaditas de las puntas florecientes secas en una taza de agua caliente durante 10 minutos. El agua se tornará roja. Cuele la infusión, déjela enfriar y aplíquela sobre la piel.

(*Nota:* Muchas de las hierbas recomendadas en este libro tienen varios nombres. Otras no tienen nombres en español, o si los tienen, estos no son muy conocidos. Por lo tanto, si no reconoce el nombre de una hierba mencionada en este capítulo, vea el glosario en la página 611).

QUISTES EN LOS SENOS

L AS BOLITAS BENIGNAS PERO DOLOROSAS caracterizan el tipo más común de enfermedad no cancerosa de los senos: la mastitis quística crónica, que también se conoce como la enfermedad fibroquística del seno. Esta enfermedad afecta a una de cada cinco mujeres, típicamente aquellas que están en la treintena y cuarentena. A menudo desaparece después de la menopausia.

Debido a que el tejido de los senos es muy sensible a los cambios hormonales, este puede agrandarse y engrosarse hasta en un 50 por ciento y luego volverse a encoger en la misma proporción durante varias etapas del ciclo menstrual. Por lo general, el líquido del tejido de los senos es recolectado y transportado hacia afuera de los mismos por el sistema linfático. Si hay más líquido del que este sistema puede manejar, los pequeños espacios que hay en el tejido de los senos se pueden llenar de este líquido y formar quistes. Estas bolsas de líquido pueden aparecer solas o en racimos. Aunque los quistes en sí no se consideran peligrosos, pueden dificultar la detección de una lesión o bolita posiblemente cancerosa. Si usted sospecha que tiene un quiste, debe pedirle a su médico que la examine, tanto por razones de salud física como para que usted pueda estar tranquila.

En ocasiones, el tratamiento médico de quistes en los senos consiste en insertar una aguja en uno de los quistes y extraer una muestra del líquido para su evaluación. A menudo, drenar un quiste puede prevenir que vuelva a aparecer en el futuro. Otras opciones de tratamiento son los fármacos hormonales y la extirpación quirúrgica.

TRATAMIENTO FARMACOLÓGICO

Fármacos a base de hormonas

Danazol (*Danocrine*). *Función:* Encoger las bolitas en los senos al disminuir los niveles de la hormona estimulante del folículo y de la hormona luteinizante, reduciendo así la producción de estrógeno. *Efectos secundarios:* Aumento de peso, acné, aumento en el vello corporal y

ACABE CON LOS QUISTES CON COMIDA

Las mujeres que desarrollan quistes en los senos quizá encuentren que hacer cambios en su alimentación puede aliviar gran parte del dolor y la hinchazón que se asocian con esta afección. Coma alimentos bajos en grasa y altos en fibra, incluyendo grandes cantidades de alimentos crudos, semillas, frutos secos y cereales. Use aceite de oliva en lugar de grasas saturadas. Algunas buenas opciones que puede incluir en su alimentación son el plátano amarillo (guineo), la manzana, la uva, la toronja (pomelo) y las verduras frescas, así como el yogur (revise la etiqueta para verificar que el producto contenga cultivos vivos).

Los alimentos hechos a base de soya, como el *tofu*, son ampliamente recomendados porque contienen isoflavonas. Estos compuestos ayudan a neutralizar el estrógeno excedente de modo que su cuerpo pueda filtrarlo y eliminarlo. Las verduras crucíferas como el repollo (col), el brócoli y los repollitos (coles) de Bruselas contienen otra clase de sustancias químicas llamadas indoles. Estas también protegen el tejido de los senos del estrógeno excedente. Por último, los fortalecedores culinarios del sistema inmunitario, como el ajo, la cebolla y los hongos *shiitake* pueden ayudar a que todo su organismo se mantenga operando de una forma saludable.

Evite el alcohol; también evite tomar café, té y otros alimentos y bebidas que contengan cafeína. Disminuya su consumo de productos lácteos y carne, así como de grasa hidrogenada como la que se encuentra en la margarina, y de grasa saturada como la que contienen los alimentos fritos. La sal, el azúcar y la harina blanca también son sus enemigos, de modo que lo mejor es que elimine las galletitas procesadas, las galletas y las tortas (pasteles).

Existen diversos suplementos que puede tomar para ayudar a acelerar el encogimiento de los quistes:

facial, cambios en la voz, alteraciones menstruales y disfunción hepática reversible.

Anticonceptivos orales (*Norinyl, Ortho-Novum,* muchos otros). *Función:* Disminuir tanto el tamaño como la aparición de los quistes al minimizar las fluctuaciones hormonales y reducir los niveles globales de estrógeno. *Efectos secundarios:* Náusea, aumento de peso, abotagamiento, mayor riesgo de que se formen coágulos sanguíneos.

♦ **Vitamina E.** Esta vitamina, que fortalece la piel, también protege el tejido de los senos gracias a sus propiedades antioxidantes. Además, ayuda a mantener el equilibrio hormonal. En estudios clínicos se ha encontrado que la sensibilidad y los quistes en los senos mejoran dramáticamente mediante la terapia con dicha vitamina. *Dosis típica:* De 800 a 1,200 Unidades Internacionales (UI) al día de d-alfatocoferol.

♦ **Vitamina A.** Esta vitamina, buena para la vista, también ayuda a mantener el funcionamiento correcto de los conductos de las glándulas mamarias y busca y elimina las moléculas dañinas (llamadas radicales libres) en el tejido de los senos. Los estudios de investigación han demostrado su capacidad para disminuir el dolor en los senos. *Dosis típica:* 15,000 UI al día. *Precaución:* Si está embarazada, no tome vitamina A en dosis de más de 10,000 UI al día.

♦ **Isoflavonas.** Estos son los mismos compuestos que se encuentran en el *tofu* y los alimentos hechos a base de soya. Tienen la capacidad de proteger el tejido de los senos contra la formación de tumores. *Dosis típica:* De 20 a 40 miligramos al día, incluyendo de 6 a 12 miligramos de genisteína (*genistein*), una de las isoflavonas principales.

♦ **Indoles.** Estas son las sustancias fitoquímicas que contienen las verduras de la familia del repollo (col) y que combaten tanto quistes como tumores. Ahora están disponibles en forma de cápsulas, pero son tan nuevas que los profesionales no han llegado a un consenso en cuanto a su dosificación. Tómelas según las recomendaciones del profesional que la esté atendiendo, o siga las indicaciones del fabricante.

RECETAS HERBARIAS

Prímula nocturna (*Oenothera biennis*)

El aceite de la semilla de esta planta contiene ácidos grasos esenciales que poseen propiedades antiprostaglandinas naturales, las cuales pueden ayudar a disminuir las bolitas en los senos. Las prostaglandinas son un grupo de sustancias químicas que se producen en el cuerpo;

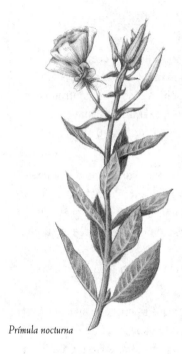
Prímula nocturna

algunas de ellas favorecen la inflamación y se cree que contribuyen a la formación de quistes en los senos. Los estudios de investigación han encontrado que las mujeres que presentan sensibilidad en los senos responden bien a la terapia con aceite de prímula nocturna. *Dosis típica:* 1,500 miligramos en cápsulas dos veces al día.

Agnocasto (*Vitex agnus-castus*)

El agnocasto aumenta la producción de progesterona, ayudando así a corregir los desequilibrios que puedan existir entre los niveles de estrógeno y progesterona, los cuales pueden ser una de las causas de los quistes en los senos. *Dosis típica:* 200 miligramos estandarizados para contener un 5 por ciento de agnúsido (*agnuside*) al día. Otra opción es tomar hasta tres cápsulas no estandarizadas de 650 miligramos al día. Si prefiere utilizar la tintura de la hierba, tome de 15 a 40 gotas al día. Si prefiere tomar la infusión de la hierba, tome una taza al día. (Deje reposar una cucharadita rasa de las bayas secas y molidas en una taza de agua caliente durante 10 a 15 minutos, cuélelas y tómese la infusión). *Precaución:* No lo use durante el embarazo ni mientras esté tomando una terapia de reposición hormonal.

Rusco (*Ruscus aculeatus*)

Este arbusto perenne contiene sustancias químicas parecidas a la diosgenina, un componente del barbasco que posee una acción similar a la de las hormonas. Puede ayudar a inhibir los procesos inflamatorios en los senos que conducen a la formación de quistes. *Dosis típica:* 100 miligramos de un producto estandarizado para contener un 10 por ciento de saponinas (*saponins*), de una a tres veces al día. En el caso de productos no estandarizados, tome 400 miligramos o de dos a seis cápsulas al día. No use esta hierba si tiene la presión arterial alta.

Gotu kola (*Centella asiatica*)

Esta hierba es un tónico, es decir, mejora la salud en general, y es muy importante en la medicina ayurvédica (la medicina tradicional que se ejerce en la India). *Dosis típica:* 250 miligramos de un producto estandarizado para contener un 10 por ciento de triterpenos (*triterpenes*), dos o tres veces al día. Otra opción es tomar hasta ocho cápsulas de 400 a 500 miligramos al día de un producto no estandarizado. Si prefiere utilizar la tintura de la hierba, tome de 20 a 40 gotas hasta dos veces al día. Si prefiere tomar la infusión de la hierba, tome una taza de la infusión al día. (Deje reposar una cucharadita de la hierba seca en una taza de agua caliente durante 10 a 15 minutos, cuélela y tómese la infusión).

Cimifuga negra (*Cimicifuga racemosa*)

Esta hierba parece reducir las fluctuaciones en los niveles de estrógeno y su influencia en los senos. También se dice que la cimifuga negra regula las hormonas. *Dosis típica:* 500 miligramos de un producto estandarizado para contener un 0.2 por ciento de triterpenos (*triterpenes*), de una a tres veces al día. *Precaución:* No tome cimifuga negra durante el embarazo.

Palmera enana (*Serenoa repens*)

Esta hierba produce efectos antiinflamatorios importantes que ayudan a bajar la inflamación en los senos. También puede ayudar a regular la influencia que tiene el estrógeno en estos. *Dosis típica:* 160 miligramos en cápsulas estandarizadas para contener del 85 al 95 por ciento de ácidos grasos (*fatty acids*), dos veces al día.

(*Nota:* Muchas de las hierbas recomendadas en este libro tienen varios nombres. Otras no tienen nombres en español, o si los tienen, estos no son muy conocidos. Por lo tanto, si no reconoce el nombre de una hierba mencionada en este capítulo, vea el glosario en la página 611).

Resaca

Si al día siguiente de una pachanga inolvidable se despierta con dolor de cabeza, mareo, fatiga y náusea, lo más probable es que recuerde con exactitud qué fue lo que le causó esos síntomas y sabe que lo que tiene es una resaca (cruda, guayabo, mona, ratón). El mejor consejo que pueden darle los expertos en medicina es que vigile su consumo de bebidas alcohólicas, aunque en ocasiones incluso beber una sola copa puede ser demasiado. Esto se debe a que la tolerancia al alcohol varía enormemente de una persona a otra, de una bebida a otra y de una ocasión a otra. Quizá pueda empinarse seis cervezas durante una reunión de fin semana, mientras ve en la televisión el juego de fútbol o béisbol, sin presentar ningún efecto posterior. Sin embargo, es posible que se levante con un malestar espantoso después de beber unas cuantas copas de vino en la boda de algún pariente.

Generalmente, cuanto más peso tenga, más puede tomar sin que le dé resaca. Asimismo, si consume alcohol con regularidad, aumenta la producción de enzimas que metabolizan esta sustancia, lo cual a su vez aumenta también su tolerancia a la misma. Esto no significa que beber grandes cantidades de alcohol sea bueno para usted. Simplemente significa que si usted *no* toma regularmente, es más probable que se levante con ese malestar característico después de las salidas de fin de semana, por muy injusto que esto le parezca.

Cuando bebe, el alcohol se metaboliza en el hígado. Ahí, se forman productos secundarios tóxicos que luego circulan por todo el cuerpo, lo que causa las molestias a las que se les da el nombre de resaca. Los riñones filtran estos productos de desecho para eliminarlos de la sangre, pero para hacerlo tienen que extraer agua. Esto provoca una deshidratación, que es uno de los síntomas principales de la resaca. El cuerpo utiliza muchas vitaminas y nutrientes para degradar el alcohol, especialmente vitaminas del complejo B. Esto resulta en un ligero estado de desnutrición que puede empeorar si las oportunidades para excederse en la bebida se le presentan regularmente. Por esto, es particularmente importante que se asegure de consumir vitaminas durante las épocas festivas.

Comer grandes cantidades de azúcar y mezclar diferentes tipos de bebidas alcohólicas pueden hacer que la resaca sea peor; ambas cosas hacen que el hígado tenga que trabajar más duro. En general, es menos probable que presente esta "molestia matutina" cuando toma bebidas alcohólicas de color claro, como el vino blanco o el vodka, que cuando toma, por ejemplo, vino tinto o güisqui escocés.

Si está planeando salir de noche, o si va a asistir a una fiesta donde ya sabe que tomará alcohol, prepare una comida de alimentos bien equilibrados y nutritivos antes de salir y asegúrese de beber cantidades abundantes de agua. Después del pachangón y cuando ya esté listo para irse a la cama, haga lo siguiente: tome un vaso grande de agua, ingiera un suplemento de vitaminas del complejo B, que le proporcione al menos 50 miligramos de niacina, y consuma una preparación líquida de las hierbas llamadas "amargas", mezclada en agua con un poco de miel. Busque algún producto que contenga diente de león, genciana, artemisa o amargos de Angostura (*Angostura bitters*). Quizá esto le ayude a despertarse sin tanto sufrimiento al día siguiente.

TRATAMIENTO FARMACOLÓGICO

Analgésicos

Aspirina, acetaminofén, ibuprofén. *Función:* Aliviar el dolor de cabeza y otros dolores. *Efectos secundarios de la aspirina:* Gastritis; en dosis muy elevadas, vómito, zumbido en los oídos. *Efectos secundarios del acetaminofén:* Mareo, excitación, desorientación, daños hepáticos. *Efectos secundarios del ibuprofén:* Irritación y sangrado gastrointestinales, sarpullido; en dosis elevadas, daños en la sangre, el hígado y los riñones.

RECETAS HERBARIAS

Sauce (*Salix* spp.)

La corteza de este árbol contiene el mismo ingrediente analgésico que se encuentra en la aspirina pero en cantidades menores, por lo que puede ser más suave para el estómago. También puede encontrar compuestos analgésicos similares en la gaulteria. Para preparar una infusión, utilice la corteza de sauce o las hojas y puntas florecientes de la gaulteria. *Dosis típica:* De una a tres tazas de la infusión al día. (Deje reposar de ¼ a ½ cucharadita de la corteza en polvo o de las hojas y flores de la gaulteria en una taza de agua caliente durante 10 a 15 minutos, cuélela y tómese la infusión).

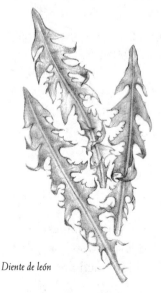

Diente de león

Diente de león (*Taraxacum officinale*)

La raíz de esta hierba amarga puede ser útil para la resaca al aliviar suavemente el estreñimiento y el dolor de estómago. También estimula el hígado, lo cual puede tener un efecto benéfico al metabolizar el alcohol. El diente de león es una buena fuente de antioxidantes, como la vitamina A, y estos pueden ayudar a reparar parte del daño que le causaron a su cuerpo los excesos de las festividades. *Dosis típica:* Dos tazas de la infusión al día, mañana y noche. (Deje reposar de una a dos cucharaditas de la raíz seca en una taza de agua caliente durante 10 a 15 minutos, cuélela y tómese la infusión). Otra opción es tomar de 30 a 60 gotas de tintura de la hierba tres veces al día durante uno o dos días, mientras persistan los síntomas.

PREPÁRESE PARA EL ATAQUE DEL ALCOHOL

Si usted tiene una vida social muy activa, los amigos siempre lo invitan a que se vaya de copas y le es muy difícil decir no, ¿qué puede hacer? Para empezar, vigile su consumo de alcohol y tome agua mineral después de un cierto número de copas. Luego, pruebe tomar los siguientes suplementos para minimizar los efectos del alcohol en su salud general.

◆ **Cinc.** Las enzimas que degradan el alcohol necesitan este mineral para cumplir con su función. Las personas que beben con frecuencia a menudo presentan una deficiencia de cinc; si quiere tomar un suplemento, tome 15 miligramos del mineral. También puede comer una rebanada de pan integral o un poco de arroz antes de beber. Estos alimentos no sólo le suministran cinc sino que también absorben el alcohol en el estómago, lo que permite que su cuerpo lo absorba con mayor lentitud.

◆ **Vitaminas B.** Todas las vitaminas del complejo B tienden a agotarse en las personas que beben con frecuencia. Al igual que el cinc, estas son empleadas por las enzimas que metabolizan el alcohol. Después de que haya bebido, tome un producto que le suministre al menos 50 miligramos de cada vitamina B (tiamina, niacina, B_6, B_{12}) y 100 microgramos de ácido fólico.

◆ **Vitamina C.** Este antioxidante puede ser útil en la degradación y eliminación de alcohol del cuerpo. Si ha bebido en exceso, tome 1,000 miligramos de vitamina C lo antes posible.

◆ **Vitamina A.** Beber en exceso agota las reservas de esta importante vitamina. Tomar un *bloody Mary* hecho con jugo de tomate (jitomate) a la mañana siguiente, puede ser útil para la resaca debido a que esta fruta tiene un alto contenido de licopeno, un pariente de la vitamina A. Pero asegúrese de no agregarle alcohol a esta bebida saludable.

Ginkgo (*Ginkgo biloba*)

Dado que esta hierba se usa tópicamente para mejorar la circulación y la memoria, así como para disminuir el mareo, el *ginkgo* puede ser útil para la resaca. En Japón, se sirven las semillas de este árbol durante las fiestas para prevenir las borracheras y los efectos posteriores. *Dosis típica:* Tres cápsulas de 40 miligramos del extracto estandarizado al 24 por ciento de glucósidos de flavona (*flavone glycosides*) de *ginkgo* y 6 por ciento de lactonas terpénicas (*terpene lactones*) al día.

Chiles (*Capsicum* spp.)

Los chiles contienen un compuesto analgésico llamado capsaicina. Pruebe beber a la mañana siguiente un vaso de jugo de tomate (jitomate) con chiles secos molidos o cayena en polvo. Pero no agregue alcohol a este *bloody Mary;* combatir una resaca con una bebida alcohólica sólo hace que su cuerpo tarde más tiempo en recuperarse. *Dosis típica:* Más o menos una pizca de chile mezclada con los alimentos.

Cardo de leche (*Silybum marianum*)

Las semillas de esta hierba tienen una larga historia como protectoras del hígado. El cardo de leche contiene silimarina, un compuesto que, según se ha demostrado, protege el hígado contra un gran número de toxinas, incluyendo el alcohol. Un bebedor frecuente o alcohólico en recuperación debe tomar el extracto de esta planta todos los días. *Dosis típica:* De 70 a 120 miligramos tres veces al día. Si está planeando asistir a una fiesta donde no habrá límites, tome una sola dosis de 70 a 120 miligramos antes de empezar a beber, para ayudar a proteger su hígado.

(*Nota:* Muchas de las hierbas recomendadas en este libro tienen varios nombres. Otras no tienen nombres en español, o si los tienen, estos no son muy conocidos. Por lo tanto, si no reconoce el nombre de una hierba mencionada en este capítulo, vea el glosario en la página 611).

RESFRIADOS Y GRIPE

ALGUNAS PERSONAS ENFRENTAN LA ÉPOCA de resfriados (catarros) y gripe con una actitud abnegada, esperando resignadas los muchísimos virus que, durante la temporada fría, buscan una persona desprotegida para atacarla.

Si bien es cierto que los resfriados y gripe están relacionados con el invierno, el clima no es realmente la causa de estos padecimientos. En realidad, el origen está en el tiempo que uno pasa encerrado, compartiendo un mismo espacio con personas enfermas. Los virus que causan el resfriado y la gripe son altamente contagiosos y no podemos negar que causan estragos en nuestra salud. Estas enfermedades son la principal razón por la que la gente va al doctor y falta al trabajo. En promedio, los adultos sufren cuatro resfriados al año; la probabilidad de contagiarse es mayor si fuman o pasan mucho tiempo cerca de niños pequeños.

El hecho contundente es que no existen fármacos —sin importar que se vendan con o sin receta— que puedan prevenir o curar el resfriado común. La mayoría ni siquiera alivian los síntomas y algunos hacen que empeoren. En el caso de la gripe, las vacunas ofrecen una prevención limitada, al igual que algunos fármacos. Asimismo, los analgésicos estándares que se venden sin receta pueden aliviar algunos síntomas tanto del resfriado como de la gripe.

Los estudios científicos demuestran que los fármacos combinados que contienen antihistamínicos y descongestionantes no sirven para combatir los resfriados y pueden producir efectos secundarios

¿Es un resfriado o una gripe?

Los síntomas del resfriado (catarro) se limitan a las vías respiratorias altas. En otras palabras, usted se siente bastante bien de los hombros para abajo. La gripe, en cambio, aparece con rapidez y produce un malestar generalizado.

Síntoma	Resfriado común	Gripe
Aparición	gradual	abrupta y dramática
Nariz	moqueo	congestionada
Garganta	rasposa	adolorida
Pecho	tos ligera conforme desaparecen los síntomas	la tos puede ser severa y duradera
Cabeza	ligero dolor de cabeza por la congestión	dolor de cabeza más pronunciado
Dolores musculares	ausentes	generalmente presentes
Escalofríos/fiebre	ausente o de baja intensidad	generalmente presente
Sensibilidad a la luz	ausente	a veces presente
Fatiga	ausente	presente
Pérdida del apetito	ausente	presente

indeseables. De hecho, en uno de dichos estudios se encontró que la aspirina y el acetaminofén —los cuales se usan comúnmente para los resfriados— en realidad suprimen la respuesta inmunitaria de las personas e incrementan síntomas como la congestión nasal. Pero estas desventajas no hacen que los estadounidenses dejen de usarlos.

La enorme variedad de medicamentos para el resfriado que puede encontrar en cualquier farmacia puede ser agobiante, especialmente si usted ya se siente aturdido a causa de la enfermedad. Los remedios herbarios superan a estos medicamentos estándares de diversas formas. Algunos mejoran la función inmunitaria, lo que significa que pueden ayudarle a escaparse del contagio causado por la gente a su alrededor, y en caso de contagiarse, a combatir la enfermedad con mayor eficacia. Algunas hierbas pueden inhibir los virus; otras pueden aliviar los síntomas. La ventaja adicional es que las hierbas que tradicionalmente se emplean para tratar los resfriados y la gripe, rara vez causan efectos secundarios adversos.

Desde luego que la misma abundancia de remedios herbarios que hay para el resfriado y la gripe es tanto una bendición como una maldición. Tener que seleccionar entre las muchas opciones que existen puede ser tan confuso como caminar por los pasillos de la farmacia. Una sugerencia: tome diariamente un tónico para el sistema inmunitario, como el astrágalo o el *reishi*, durante la temporada de resfriados y gripe. Si empieza a sentir que se está enfermando, utilice hierbas antivirales y estimulantes del sistema inmunitario, como la equinacia, para poner en alerta las defensas de su cuerpo. Si manifiesta los síntomas que provoca el virus, elija las hierbas indicadas para aliviarlos. Y por

UN POCO DE SAZÓN PARA LA CONGESTIÓN

Un remedio simple que encontrará en las farmacias y que es útil para los síntomas del resfriado (catarro) y la gripe es una solución salina en gotas o aerosol para la nariz (como *Ocean* o *Ayr Non-Medicated Saline Nasal*). Rociar su nariz con una solución salina puede ayudar a aflojar la congestión, facilitando la expulsión del moco.

Puede preparar fácilmente su propia solución salina mezclando de ¼ a ½ cucharadita de sal de mesa con una taza de agua caliente. Es mejor que prepare una solución fresca cada día y viértala en un rociador o frasco con gotero. Utilícela según sea necesario. También puede probar irrigar su nariz con la solución usando una pequeña jarra con pico llamada *neti pot*, que puede comprar en las tiendas donde se venden artículos para el yoga.

Mejor aún, además de la solución salina, pruebe irrigar su nariz con una decocción de hierbas curativas. Las hierbas que contienen berberina, como el hidraste, la raíz de mahonia, la coptis y el agracejo, actúan como antibióticos naturales y tónicos de las membranas mucosas. Hierva a fuego lento ⅛ de taza de la hierba en una taza de agua durante 10 minutos y cuele la infusión. Luego agregue esta infusión a la solución salina anterior.

¿ANTIBIÓTICOS? NO, GRACIAS

Los antibióticos no tienen cabida alguna en el tratamiento de las infecciones virales de las vías respiratorias —es decir, los resfriados (catarros) comunes y la gripe— a menos que la enfermedad se complique con una infección bacteriana. No obstante, los estudios de investigación han mostrado que los doctores recetan antibióticos a alrededor del 60 por ciento de sus pacientes que sufren estas afecciones. Se calcula que el costo anual del uso innecesario de antibióticos para tratar los resfriados asciende a alrededor de 37.5 millones de dólares. Si su doctor le receta antibióticos para tratar un resfriado o una gripe, pregúntele por qué. También lo puede cuestionar sobre cuáles podrían ser los efectos secundarios de dichos medicamentos. Quizá no tenga que tomarlos, a menos que desarrolle síntomas que sean indicativos de una infección bacteriana.

supuesto, recuerde que cualquier remedio que use funcionará mejor si usted reposa, toma muchos líquidos y come alimentos nutritivos.

TRATAMIENTO FARMACOLÓGICO

Analgésicos

Aspirina, acetaminofén, ibuprofén, naproxeno. *Función:* Bajar la fiebre y aliviar el dolor. Frecuentemente usados en medicinas para curar síntomas múltiples. *Efectos secundarios de la aspirina:* Acidez (agruras, acedía), indigestión, náusea leve, vómito, irritación del revestimiento del estómago; con menor frecuencia, agravación del asma. *Efectos secundarios del acetaminofén:* Su uso crónico o en dosis elevadas puede causar daños hepáticos y renales. *Efectos secundarios del ibuprofén y el naproxeno:* Mareo, náusea, retortijones estomacales, dolor de cabeza, diarrea, sarpullido en la piel.

Antihistamínicos

Bromfeniramina, clorfeniramina, difenhidramina, muchos otros (incluidos en las fórmulas *Comtrex, Contac, Dimetapp, Dristan* y *Vicks*). *Función:*

Secar las secreciones nasales. *Efectos secundarios:* Somnolencia, resequedad de boca, nariz y garganta; curiosamente, congestión nasal.

Descongestionantes

Pseudoefedrina (*Sudafed, Dimetapp Decongestant*), fenilefrina (*Dristan, Neo-Synephrine*), oximetazolina (*Afrin, Dristan 12-Hour Nasal Spray, Sinex*),
xilometazolina (*Neo-Synephrine II*). *Función:* Encoger las membranas mu-
cosas hinchadas. *Efectos secundarios de los descongestionantes orales:* Intranquilidad, agitación, supresión del apetito, insomnio. *Efectos secundarios de los
descongestionantes nasales:* El uso excesivo puede conducir a la congestión
de rebote, que es una congestión posterior aun más persistente.

Fármacos antivirales

Amantadina (*Symmetrel, Symadine*); rimantadina (*Flumadine*). *Función:*
Prevenir la influenza tipo A cuando se toman diariamente durante la

SUPERHONGOS CONTRA LA GRIPE

Los hongos medicinales como el *shiitake* (*Lentinus edodes*) y el *reishi* (*Gano-
derma lucidum*) poseen sustancias llamadas polisacáridos que estimulan el
sistema inmunitario. El primero también aumenta la producción en el cuerpo
de una sustancia antiviral llamada interferón. Aunque todavía no se han realizado estudios en humanos, los realizados en animales han mostrado que es
probable que el *shiitake* brinde cierta protección contra la gripe. Si usted se
va a preparar un poco de caldo de pollo para ayudar a prevenir un resfriado,
agréguele hongos *shiitake*, frescos o secos, al gusto. Pero si quiere usar los
compuestos curativos que contienen para ayudar a combatir un resfriado en
progreso, entonces tómelos en forma de suplemento. *Dosis típica:* 500 miligramos del extracto estandarizado en cápsulas o tabletas, dos veces al día.

Mientras tanto, el componente antiinflamatorio del *reishi* puede ayudar
a aliviar la inflamación de las vías respiratorias que frecuentemente acompaña a los resfriados y la gripe. Este hongo es un tónico ampliamente reconocido que se ha usado durante mucho tiempo en la medicina oriental.
Dosis típica: Hasta cinco cápsulas de 420 miligramos al día. Otra opción es
tomar hasta tres tabletas de 1,000 miligramos, no más de tres veces al día.

temporada de gripe; disminuir los síntomas cuando se administran dentro de un lapso de 48 horas después de la aparición de los síntomas. *Efectos secundarios:* Dolor de cabeza, dificultad para concentrarse, aturdimiento, irritabilidad, nerviosismo, insomnio, pesadillas; estos fármacos también pueden estimular la creación de cepas de virus resistentes a los fármacos. Se desarrolló un nuevo fármaco para la gripe llamado *Relenza* que se administra por la vía nasal. Los estudios de investigación han mostrado que disminuye la duración e intensidad de los síntomas de la gripe, provocando un número significativamente menor de efectos secundarios que otros fármacos antivirales.

Otros fármacos

Vacunas contra la gripe. Existen vacunas contra ciertas cepas de virus de la gripe. Su eficacia es variable y se desvanece con rapidez, dependiendo del tipo de vacuna y de la salud inmunitaria de quien la recibe. *Efectos secundarios:* Reacciones en la piel en el sitio de la inyección; otros efectos secundarios menos comunes incluyen fiebre y dolores musculares. (Una alternativa relativamente nueva de las vacunas contra la gripe son las dosis intranasales del virus debilitado; hasta ahora, los estudios de investigación han mostrado que este método es eficaz y produce pocos efectos secundarios).

RECETAS HERBARIAS

Equinacia (*Echinacea purpurea, E. angustifolia, E. pallida*)

Las especies de esta hierba son las que más han sido investigadas por su capacidad de ayudar al cuerpo a combatir los resfriados y la gripe, una vez que estos han comenzado a invadir el organismo. La equinacia estimula la actividad de los glóbulos blancos, aumenta la producción de sustancias antivirales en el cuerpo, como el interferón, y mejora la capacidad de las células del sistema inmunitario para atrapar y destruir los microbios invasores.

Las investigaciones han demostrado que la equinacia, cuando se toma tan pronto como aparecen los síntomas, puede acortar la duración de los síntomas del resfriado y la gripe y disminuir su severidad. Pero todavía quedan más estudios por hacer, pues aún no hay respuestas concretas para algunas preguntas, como: ¿Qué especie y cuáles son las partes de la planta más eficaces? ¿Cuál es mejor: la tintura o las cápsulas? Los expertos siguen debatiendo estos temas.

Sin embargo, los doctores e investigadores sí están de acuerdo en una cosa: la dosis es de vital importancia. Usted necesita tomar suficiente equinacia y con la frecuencia suficiente para que esta surta efecto. En un estudio sobre el tratamiento de la gripe, se encontró que una dosis diaria de aproximadamente una cucharadita de tintura de la raíz, ayuda a combatir la enfermedad, al contrario de sólo ½ cucharadita. *Dosis típica:* Una cucharadita del extracto líquido. Si prefiere utilizar la tintura de la hierba (de preferencia, hecha de la raíz), tome dos cucharaditas. Otra opción es tomar 900 miligramos al día del extracto sólido en cápsulas. Divida el total diario en seis dosis durante los dos primeros días, luego redúzcalo a tres o cuatro dosis al día. *Precaución:* No use equinacia si sufre de esclerosis múltiple, una infección por VIH, SIDA u otra enfermedad autoinmune. Rara vez, las personas que son

LÍQUIDO PARA LIQUIDAR MICROBIOS

Esta mezcla combina hierbas que calman los síntomas comunes del resfriado (catarro) y la gripe, con otras que combaten los virus y las bacterias.

Para preparar una taza de la mezcla de hierbas:

¼ de taza de hojas secas de menta

¼ de taza de hojas secas de toronjil

¼ de taza de flores secas de saúco

¼ de taza de flores secas de milenrama

Almacénela en un frasco hermético lejos del calor y la luz. No la guarde por más de un año.

Para preparar una taza de la infusión:

1 taza de agua

1–2 cucharaditas de la mezcla de hierbas

¼ a 1 cucharadita de jengibre fresco rallado (opcional)

Miel (opcional)

Jugo de limón (opcional)

Ponga el agua a hervir y retírela del fuego cuando rompa en hervor. Agregue la mezcla de hierbas y, si lo desea, el jengibre (este ayuda a eliminar la sensación de escalofríos y le da un sabor dulce y picante a la infusión). Déjela reposar de 5 a 10 minutos y luego cuélela. Si lo desea, agréguele miel o limón.

alérgicas a otros miembros de la familia de las margaritas también lo son a la equinacia.

Astrágalo (*Astragalus membranaceus*)

Esta hierba oriental fortalece el sistema inmunitario y posee propiedades antivirales. A diferencia de la equinacia, el astrágalo se puede tomar a largo plazo durante la temporada de resfriados y gripe; los estudios de investigación realizados en China han encontrado que esta planta es eficaz para prevenir el resfriado común. Los profesionales de la salud la encuentran particularmente útil para mejorar la recuperación después de una enfermedad y para incrementar la resistencia a las infecciones en personas que parecen contagiarse de cualquier virus del resfriado y la gripe que se cruza en su camino. *Dosis típica:* Ocho o nueve cápsulas de 400 a 500 miligramos al día. Otra opción es tomar de 15 a 30 gotas de tintura de la hierba dos veces al día.

Ginseng asiático (*Panax ginseng*) y ginseng siberiano (*Eleutherococcus senticosus*)

Estas dos hierbas son altamente reconocidas por su capacidad de mejorar la salud en general y reconstruir el sistema inmunitario. Al igual que el astrágalo, se pueden tomar diariamente durante períodos prolongados. *Dosis típica del* ginseng *asiático:* 100 miligramos de algún producto estandarizado —generalmente se estandarizan para contener del 5 al 7 por ciento de ginsenósidos (*ginsenosides*)— una o dos veces al día. Otra opción es tomar hasta cuatro cápsulas de 400 a 600 miligramos al día. *Precaución:* No lo use durante el embarazo o la lactancia. No lo combine con cafeína. Si sufre de presión arterial alta, consulte con su médico antes de tomarlo. Suspenda su uso si presenta nerviosismo, irritabilidad, insomnio o malestar gastrointestinal. *Dosis típica del* ginseng *siberiano:* Hasta nueve cápsulas de 400 a 500 miligramos al día. Otra opción es tomar 20 gotas de tintura hasta tres veces al día. Tómelo durante dos o tres semanas y luego suspéndalo durante una o dos semanas.

Raíz de regaliz (*Glycyrrhiza glabra*)

Esta raíz estimula la producción de diversos tipos de células inmunitarias y aumenta la producción de interferón en el cuerpo. También ayuda a disminuir la inflamación. Utilice productos hechos con la planta en su estado natural; no compre los productos hechos de regaliz desglicirricinado (*DGL* por sus siglas en inglés) que se emplea para tratar las úlceras, ya que este no contiene el componente necesario para combatir los resfriados y la gripe. *Dosis típica:* Hasta seis cápsulas de 400 a 500 miligramos al día. Otra opción es tomar de 20 a 30 gotas de tintura de la hierba hasta tres veces al día. *Precaución:* No use raíz de regaliz durante más de seis semanas. Las personas que sufren de presión arterial alta, diabetes o alguna enfermedad de la tiroides, los riñones, el hígado o el corazón, y aquellas que están tomando corticosteroides, no deben tomar regaliz salvo bajo recomendación de su médico. No use regaliz durante el embarazo o la lactancia.

Baya de saúco (*Sambucus nigra, S. canadensis*)

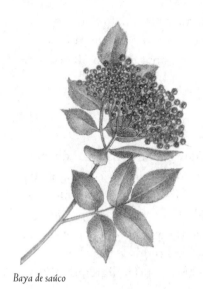

Baya de saúco

Además de ser sabrosas, las bayas de este árbol sirven para combatir la gripe. Esto se debe a que contienen compuestos que pueden inhibir las enzimas que usan los virus de la gripe para penetrar las membranas de las células. En un estudio de investigación realizado en Israel, la mayoría de los niños y adultos que tomaron diariamente un extracto de baya de saúco para tratar la gripe (y que lo consumieron tan pronto como aparecieron los síntomas) se curaron en dos o tres días, en comparación con el mínimo de seis días que tardaron en curarse aquellas personas que no recibieron el remedio. El extracto de baya de saúco está disponible en forma de jarabes y pastillas comerciales; siga las indicaciones que aparezcan en el empaque en cuanto a su dosificación. Y no se olvide de las flores de saúco, pues cuentan con una larga tradición de uso en mezclas para infusiones herbarias que inducen la sudación en personas con fiebre causada por gripe. *Dosis típica:* Hasta seis cápsulas de 500 a 600 miligramos al día. Si prefiere utilizar la tintura de la hierba, tome hasta 40 gotas cada cuatro horas. Otra opción es tomar hasta tres tazas de la infusión al día. (Hierva a fuego lento una cucharada de las bayas secas en dos tazas de agua caliente durante 15 minutos, o deje reposar dos cucharaditas de las flores secas en una taza de agua caliente durante 10 a 15 minutos, cuélelas y tómese la infusión).

Ajo (*Allium sativum*)

Esta hierba beneficia la salud de muchas formas; en particular fortalece la función inmunitaria e inhibe o mata una amplia gama de microbios como: bacterias, levaduras, parásitos y hongos. Las investigaciones han demostrado que el ajo actúa contra los virus que causan los resfriados y la gripe. El cuerpo elimina algunos de los principios activos del ajo a través de los pulmones, lo cual es una ventaja porque las sustancias que combaten el resfriado y la gripe se van precisamente al lugar donde más se necesitan. Quizá sea una buena idea tomar suplementos de la hierba o comer grandes cantidades de ajo y cebolla (que es pariente de la primera) durante la temporada en que estas afecciones son más comunes. El ajo crudo produce un efecto antimicrobiano más fuerte. Si no puede

Alivie los síntomas a todo vapor

El vapor es un remedio tradicional para los resfriados (catarros), la tos y la congestión. Puede aumentar la eficacia del vapor al agregar hierbas o aceites esenciales al recipiente. Cuando los vapores herbarios se inhalan, los compuestos antisépticos, descongestionantes y relajantes de las vías respiratorias que contienen dichas hierbas llegan justo al lugar donde se necesitan.

- 4 tazas de agua
- 3 cucharadas de hojas de eucalipto
- 2 cucharadas de hojas de tomillo
- 1 cucharada de hojas de romero
- 1 cucharada de hojas de menta

Ponga el agua a calentar en una cacerola grande (no use una tetera), hasta que empiece a hervir. Retire la cacerola del fuego y agregue las hierbas; tápela y deje reposar la mezcla de tres a cinco minutos. (En vez de hojas, puede usar de tres a cinco gotas del aceite esencial de cualquiera de estas mismas hierbas; sólo asegúrese de usar de tres a cinco gotas en total y no cinco gotas de cada una).

Retire la olla del hornillo y, con cuidado, vierta el agua en un tazón (recipiente) resistente al calor y colóquelo sobre una mesa firme. Póngase una toalla sobre la cabeza y coloque su rostro a una distancia de cuando menos 12 pulgadas (30 cm) del vapor. Haga una inhalación de prueba. Si la temperatura es agradable y el vapor le sienta bien, respire profundamente a través de su nariz, en caso de padecer un resfriado o una infección de los senos nasales, o a través de su boca, si tiene tos.

Después de que haya terminado de inhalar el vapor, cuele las hierbas y vierta la solución en una bañera (bañadera, tina). Si empleó aceites esenciales para hacer la vaporización, llene la bañera con agua caliente y agregue de 5 a 10 gotas antes de meterse. (Leer una novela de pasión mientras se remoja en el baño queda completamente a discreción suya).

Construya una fortaleza inmunitaria

Esta mezcla tradicional puede ayudar a fortalecer su sistema inmunitario y aliviar el malestar del resfriado (catarro) o la gripe.

2¼ cucharaditas de hojas de equinacia

2¼ cucharaditas de flores de saúco

2¼ cucharaditas de hojas y flores de milenrama

1¼ cucharaditas de menta

3   tazas de agua

Agregue todos los ingredientes al agua, salvo las hojas de menta, y hierva la mezcla a fuego lento en una cacerola tapada durante 10 a 15 minutos. Retire la cacerola del fuego y agregue la menta. Tápela otra vez y déjela reposar 10 minutos más. Cuele las hierbas y deséchelas. Tome hasta tres tazas de la infusión al día según sea necesario. Guárdela en el refrigerador durante un máximo de tres días.

tolerarlo de esta forma, píquelo finamente y agréguelo a sus alimentos cuando esté por terminar de cocinarlos, para que de esta manera la hierba conserve sus principios activos. Si le preocupa quedar con un aliento endemoniado, mastique hojas de perejil o semillas de hinojo después de comer. *Dosis típica:* Uno o más dientes de ajo fresco al día. Otra opción es tomar cápsulas que le brinden de 4,000 a 5,000 microgramos de alicina (*allicin*) al día.

Corazoncillo (*Hypericum perforatum*)

Aunque generalmente se hace mención de esta hierba como un remedio para la depresión leve, esta planta floreada tiene muchas otras cualidades benéficas. Según estudios de investigación, puede inhibir el virus de la influenza tipo A y el virus de la parainfluenza (que produce síntomas parecidos a los de la gripe), aunque no tiene efecto sobre el virus del resfriado. *Dosis típica:* 300 miligramos de un producto estandarizado para contener un 0.3 por ciento de hipericina (*hypericin*, el principio activo de la planta) tres veces al día. Otra opción es tomar tres tazas de la infusión al día. (Deje reposar una cucharadita de la hierba seca en una taza de agua caliente durante 10 a 15 minutos, cuélala y tómese la infusión). Si prefiere utilizar la tintura de la hierba, tome de 15 a 40 gotas hasta tres veces al día. *Precaución:* Puede aumentar las reacciones en la piel debido a la luz solar.

Toronjil (*Melissa officinalis*)

Esta hierba combate una amplia gama de bacterias y algunos virus, incluyendo el de la parainfluenza. Las infusiones y los extractos hechos de las hojas de esta hierba tienen un agradable sabor a menta y limón. Si le agrada la jardinería, considere plantar toronjil; crece y prolifera fácilmente en casi todos los climas. *Dosis típica:* Hasta nueve cápsulas de 300 a 400 miligramos al día. Otra opción es tomar de una a tres tazas de la infusión al día. (Deje reposar de una y ½ a cuatro cucharaditas de la hierba seca en una taza de agua caliente durante 10 a 15 minutos, cuélala y tómese la infusión).

Efedra (*Ephedra sinica*)

En cuanto a su estructura química, esta hierba es un pariente cercano del fármaco que se vende sin receta llamado pseudoefedrina (*Sudafed*). La efedra actúa como descongestionante respiratorio y relajante de las vías respiratorias. Por desgracia, también estimula los sistemas cardiovascular y nervioso central; asimismo se abusa de la misma por sus cualidades como supresor del apetito y estimulante. *Dosis típica:* De 15 a 30 gotas de la tintura de la hierba diluidas en agua hasta cuatro veces al día. En el caso de otro tipo de productos, siga al pie de la letra las recomendaciones del fabricante o de algún profesional. *Precaución:* Las dosis elevadas de efedra pueden elevar la presión arterial y causar palpitaciones, nerviosismo, insomnio, náusea, rubefacción y dolores de cabeza. Si emplea un producto herbario que contenga efedra, no exceda la dosis recomendada por el fabricante. No combine la efedra con cafeína u otras hierbas o fármacos estimulantes, ni con antidepresivos inhibidores de la monoaminooxidasa (*MAO* por sus siglas en inglés). No se recomienda para personas con antecedentes de anorexia, glaucoma, enfermedades de la tiroides, enfermedades cardíacas, presión arterial alta, dificultad para orinar a causa de una próstata agrandada o insomnio crónico. No la use durante el embarazo.

Menta (*Mentha × piperita*)

El aceite esencial de esta hierba a menudo se incluye en productos comerciales como descongestionantes nasales, pastillas para las gargantas, pastillas para la tos, ungüentos (pomadas) para frotar en el pecho e inhaladores. En una investigación, se encontró que las personas que inhalaron mentol, que es un componente de la menta, se sintieron como si tuvieran una menor congestión nasal, a pesar de que esta sustancia no aumentó el flujo de aire mensurable al respirar. El mentol puede relajar las vías respiratorias. Puede probar poner unas cuantas gotas de aceite de menta o eucalipto en su almohada o agregarlas a una vaporización herbaria (vea "Alivie los síntomas a todo vapor" en la página 521). Además, el aceite esencial de esta planta, al usarse tópicamente, provoca un cortocircuito en la transmisión nerviosa de los receptores de dolor, lo que significa que para aliviar el dolor de cabeza puede frotarse en las sienes aceite de menta diluido (pero asegúrese de que no entre en contacto con sus ojos). También puede agregar de 5 a 10 gotas del aceite a su baño.

Jengibre (*Zingiber officinale*)

Antiinflamatorio y analgésico, el jengibre también le ayuda a expeler el moco al toser y le produce una sensación de calor, lo cual puede ser útil si sufre escalofríos. Esta planta combina bien con otras especias que también generan esta sensación de calor, además de que es un excelente condimento. (Sin embargo, si siente demasiado calor o tiene fiebre, evítelo). *Dosis típica:* ½ cucharadita al día de la raíz seca en polvo, o una cucharadita al día de la raíz fresca molida agregada a los alimentos. Otra opción es tomar hasta ocho cápsulas de 500 a 600 miligramos al día. Si prefiere tomar la infusión de la hierba, tome tres tazas al día. (Hierva a fuego lento una cucharadita de la raíz fresca rallada en una taza de agua durante 10 minutos, cuélela y tómese la infusión). Si prefiere utilizar la tintura de la hierba, tome de 10 a 20 gotas en agua tres veces al día.

Milenrama (*Achillea millefolium*)

Esta hierba posee propiedades antiinflamatorias y antiespasmódicas, además de que induce la sudación. Desde hace mucho tiempo, los herbolarios han incluido las flores de la milenrama en los remedios para el resfriado y la gripe, frecuentemente mezcladas con flores de saúco y menta. *Dosis típica:* Hasta tres tazas de la infusión al día. (Deje reposar una cucharadita de las flores secas en una taza de agua caliente durante 10 a 15 minutos, cuélelas y tómese la infusión). Otra opción es tomar de 10 a 20 gotas de tintura de la hierba hasta tres veces al día. *Precaución:* No use milenrama durante el embarazo.

Eupatorio (*Eupatorium perfoliatum*)

Esta hierba cuenta con una larga tradición de uso relacionado con los resfriados y la gripe. Se emplea para inducir la sudación, bajar la fiebre y aliviar los dolores del cuerpo. En estudios de investigación también se ha encontrado que estimula las células del sistema inmunitario. Pero aún no se sabe si realmente produce este efecto en el cuerpo humano. *Dosis típica:* Busque el eupatorio en productos combinados y siga las indicaciones del fabricante. *Precaución:* Las dosis mayores a la recomendada pueden inducir el vómito.

(*Nota:* Muchas de las hierbas recomendadas en este libro tienen varios nombres. Otras no tienen nombres en español, o si los tienen, estos no son muy conocidos. Por lo tanto, si no reconoce el nombre de una hierba mencionada en este capítulo, vea el glosario en la página 611).

SÍNDROME DE FATIGA CRÓNICA

SI USTED HABITUALMENTE SE QUEDA LEYENDO hasta la 1:00 a.m. y se despierta a las seis sintiéndose cansado, eso no es a lo que se refieren los médicos cuando hablan acerca del síndrome de fatiga crónica. Ese tipo de cansancio es normal. El síndrome de fatiga crónica (*CFS* por sus siglas en inglés) tiene que ver con a un agotamiento severo y debilitante que hace que caminar al buzón de su casa le parezca una hazaña más difícil que escalar el Everest. Cada año, alrededor de seis millones de estadounidenses van a ver al médico porque presentan los síntomas del CFS. Debido a que nadie conoce la causa precisa, aún no se ha encontrado una cura. Los estudios de investigación y la experiencia médica sugieren que algunas hierbas y suplementos nutritivos pueden ayudar a aliviar los síntomas que produce esta afección.

Esta enfermedad comienza con un resfriado (catarro) similar a una gripe que no desaparece por completo, seguido de una fatiga que no se quita con el reposo, y un cansancio que no tiene nada que ver con un esfuerzo exagerado. Otros síntomas incluyen dolor de garganta, sensibilidad en los nódulos linfáticos que se encuentran en el cuello o las axilas, dolor muscular, dolor en las articulaciones, dolores de cabeza, deterioro de la memoria y la concentración, depresión, ansiedad e insomnio. Los

Seis pasos para vigorizar su vida

Si usted quiere derrotar la fatiga crónica, es probable que el tratamiento más importante consista en ajustes a su estilo de vida.

◆ **Repose, repose, repose.** Va a tener que hacer modificaciones importantes en su horario. Esto requiere de flexibilidad y comprensión por parte de su empleador, cónyuge e hijos, y también por parte suya.

◆ **Disminuya el estrés.** Los investigadores han observado que el estrés reduce la función del sistema inmunitario, lo que produce muchos de los cambios que se manifiestan con el síndrome de fatiga crónica. Una teoría es que el deterioro del sistema inmunitario inducido por el estrés podría aumentar la vulnerabilidad ante una infección viral o ante la reactivación de virus latentes como el herpes.

◆ **Ejercítese sin exagerar.** Aunque demasiada actividad física puede provocar una recaída, muy poca también puede debilitar los músculos del esqueleto y del corazón, agravando así la fatiga. Es crucial que se ejercite de forma moderada. En los estudios de investigación, se ha encontrado que una cantidad razonable de ejercicio aeróbico puede mejorar significativamente la fatiga, la fuerza muscular y la condición física en general. Pregúntele a su doctor cuánto ejercicio es apropiado para usted.

◆ **Aliméntese bien.** Evite la comida basura que agota su abasto de nutrientes, y opte por una alimentación variada que consista en alimentos nutritivos e incluya cantidades abundantes de proteínas y carbohidratos complejos. Comer en cantidades pequeñas con frecuencia, es decir, más o menos cada tres horas, puede ayudarle a mantener su nivel de energía.

◆ **Evite los estimulantes.** Inundar su sistema con estimulantes sólo drena sus reservas de energía, de modo que tiene sentido evitar la cafeína, aunque en este caso, puede que del dicho al hecho, haya mucho trecho. Trate de reemplazar las barras de chocolate por frutos secos (como avellanas o cacahuates/maníes) bañados en algarrobo; el té negro por infusiones de hierbas; y su tacita de café por café descafeinado o sustitutos herbarios.

◆ **Húyale al humo.** El humo del cigarrillo, aunque usted sólo sea un fumador pasivo, aumenta su susceptibilidad a tener infecciones del tracto respiratorio, disminuye la cantidad de oxígeno que llega a sus células y generalmente causa estragos en su sistema inmunitario. Esto es algo que no necesita.

síntomas tienden a ir y venir; justo cuando usted cree que está mejorando y trata de volver a su vida normal, sufre una recaída.

Si sospecha que tiene el CFS, es importante que vaya a ver al médico para que le realice un diagnóstico. Algunas enfermedades fáciles de tratar pueden provocar síntomas muy parecidos a los de esta afección o pueden ser el preludio de un caso de CFS en su máxima expresión.

TRATAMIENTO FARMACOLÓGICO

Actualmente, no existe "la cura mágica"; ningún fármaco ha demostrado ser útil de forma significativa y consistente. Los fármacos antiinflamatorios no esteroídicos como el ibuprofén y el naproxeno pueden ayudar a aliviar músculos y articulaciones adoloridos.

Algunos doctores recetan benzodiazepinas como *Valium*, *Xanax*, *Serax* y *Restoril* cuando predominan la ansiedad y el insomnio, o bien, antidepresivos cuando la tristeza forma parte del conjunto de síntomas.

RECETAS HERBARIAS

Ginseng siberiano (*Eleutherococcus senticosus*)

Este tónico bien conocido favorece la función de las glándulas suprarrenales e incrementa la resistencia al estrés. En un estudio de investigación realizado en Alemania, se encontró que los voluntarios que tomaron esta hierba (10 miligramos del extracto líquido) tres veces al día durante cuatro semanas, mostraron un incremento en el número de células inmunitarias. Los dos tipos de células que aumentaron —los linfocitos T y las células asesinas naturales— a menudo son escasas en las personas que sufren de CFS. *Dosis típica:* Hasta nueve cápsulas de 400 a 500 miligramos al día. Otra opción es tomar 20 gotas de tintura de la hierba hasta tres veces al día.

Equinacia (*Echinacea angustifolia, E. purpurea, E. pallida*)

Se ha demostrado que esta popular hierba mejora la función inmunitaria en las personas que padecen el síndrome de fatiga crónica. *Dosis típica:* Hasta nueve cápsulas de 300 a 400 miligramos al día. Otra opción es tomar 60 gotas de tintura de la hierba, tres veces al día. Tome cualquiera de las dos formas durante un período de dos semanas, seguido de un período de descanso de una semana. *Precaución:* Si usted es alérgico a otros miembros de la familia de las margaritas, es posible que sea alérgico a la equinacia.

Astrágalo (*Astragalus membranaceus*)

Un tónico general venerado en la medicina china tradicional, el astrágalo reconstruye el sistema inmunitario y además es antibacteriano y antiviral. También mejora la resistencia y puede usarse a largo plazo sin riesgo. Todas estas cualidades lo convierten en la opción ideal para la fatiga crónica. *Dosis típica:* Ocho o nueve cápsulas de 400 a 500 miligramos al día. Otra opción es tomar de 15 a 30 gotas de tintura de la hierba dos veces al día.

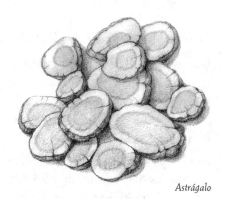

Astrágalo

Reishi (*Ganoderma lucidum*)

El *reishi* ha sido empleado como medicamento tradicional durante miles de años. Hoy en día, los estudios de investigación han confirmado que el *reishi* protege el hígado y combate las alergias, la inflamación y los virus, además de ser un antioxidante. ¿No le parece suficiente? El *reishi* ayuda a calmar la ansiedad y aliviar el insomnio, y puede tomarlo sin riesgo durante períodos prolongados. *Dosis típica:* Hasta cinco cápsulas de 420 miligramos al día. Otra opción es tomar hasta tres tabletas de 1,000 miligramos hasta tres veces al día.

Regaliz (*Glycyrrhiza glabra*)

Esta raíz retarda la eliminación de cortisol del cuerpo, una hormona que producen las glándulas suprarrenales cuyos niveles tienden a ser bajos en las personas que padecen el síndrome de fatiga crónica. La glicirricina —el compuesto químico del regaliz— produce este efecto sobre el cortisol y también es la responsable de las propiedades antivirales de esta hierba. Esto significa que tomar regaliz desglicirricinado (*DGL* por sus siglas en inglés) no es útil para tratar el CFS. Donald

Brown, N.D., les recomienda a sus pacientes una dosis inicial de 2,000 a 3,000 miligramos de raíz de regaliz, dos veces al día, durante cuatro u ocho semanas. *Precaución:* No tome regaliz durante más de seis semanas sin la supervisión de un médico. No lo tome si padece presión arterial alta, diabetes o alguna enfermedad de la tiroides, los riñones, el hígado o el corazón, o si está tomando diuréticos. No lo use si está embarazada.

Lomatium (*Lomatium dissectum*)

Los indios norteamericanos han empleado esta hierba durante mucho tiempo. Algunos estudios sugieren que actúa contra muchos tipos de virus y bacterias. Debido a que las tinturas de la raíz de *lomatium* se han asociado con un sarpullido temporal en todo el cuerpo, los profesionales de la salud a menudo emplean un aislado, es decir, un extracto en alcohol o glicerina, que se procesa de una forma especial para eliminar las resinas que causan dicho sarpullido. *Dosis típica:* Los investigadores no han llegado a un consenso en cuanto a la dosis de *lomatium*, por lo que deberá seguir las recomendaciones del fabricante.

Toronjil (*Melissa officinalis*)

Esta hierba tradicional que se usa en infusiones combate diversos virus, incluyendo el virus herpes simplex, el cual se sospecha que contribuye al síndrome de fatiga crónica. *Dosis típica:* Hasta nueve cápsulas de 300 a 400 miligramos al día. Otra opción es tomar una taza de la infusión al día. (Deje reposar de dos a cuatro cucharaditas de la hierba seca en una taza de agua caliente durante 10 a 15 minutos, cuélela y tómese la infusión).

Corazoncillo (*Hypericum perforatum*)

Muchos herbolarios dicen que esta hierba —que generalmente se emplea para tratar la depresión— calma la ansiedad y mejora el apetito y los niveles de energía, además de ser antiviral. *Dosis típica:* 300 miligramos de un producto estandarizado para contener un 0.3 por ciento de hipericina (*hypericin* el componente activo de la planta) tres veces al día. Otra opción es tomar una taza de la infusión al día. (Deje reposar de ½ a una cucharadita de la hierba seca en una taza de agua caliente durante

10 a 15 minutos, cuélela y tómese la infusión). Si prefiere utilizar la tintura de la hierba, tome de 15 a 40 gotas hasta tres veces al día.

Valeriana (*Valeriana officinalis*)

Si uno de los síntomas es que no puede dormir por ansiedad, la valeriana puede ser una hierba importante en su régimen para tratar la fatiga crónica (para más alternativas, vea el capítulo de "Insomnio" en la página 402). La valeriana induce el sueño de forma tan confiable como los potentes sedantes farmacéuticos, pero sin causar una resaca (cruda, guayabo, mona, ratón) a la mañana siguiente, sin interactuar con el alcohol y sin causar adicción. *Dosis típica:* Una cápsula de 150 a 300 miligramos estandarizada para contener un 0.8 por ciento ácido valérico (*valeric acid*). Otra opción es tomar las cápsulas no estandarizadas. Si opta por esas, tome de 300 a 400 miligramos en cápsulas no estandarizadas. Si prefiere tomar la infusión de la hierba, tome una taza de la infusión. (Hierva a fuego lento dos cucharaditas de la raíz seca finamente picada, en dos tazas de agua durante 10 a 15 minutos; combínela con otras hierbas o con jugo si su sabor u olor le resultan desagradables, cuélela y tómese la infusión). Si prefiere utilizar la tintura de la hierba, tome de ½ a una cucharadita de tintura en agua. Tómela 30 minutos antes de irse a acostar. *Precaución:* La valeriana no causa adicción, pero si usted está convencido de que no puede conciliar el sueño sin tomarla, podría desarrollar una dependencia psicológica. En casos raros, la valeriana actúa como estimulante en lugar de actuar como sedante. Si esto le ocurre, suspenda su uso.

(*Nota:* Muchas de las hierbas recomendadas en este libro tienen varios nombres. Otras no tienen nombres en español, o si los tienen, estos no son muy conocidos. Por lo tanto, si no reconoce el nombre de una hierba mencionada en este capítulo, vea el glosario en la página 611).

SÍNDROME DEL INTESTINO IRRITABLE

DESPUÉS DE LOS RESFRIADOS (CATARROS) FUERTES, el síndrome del intestino irritable (*IBS* por sus siglas en inglés) es una de las causas más comunes de ausentismo en el trabajo. También es una de las principales razones por las cuales las personas acuden al consultorio médico.

El IBS afecta hasta 35 millones de estadounidenses y más de la mitad de estas personas son mujeres de 20 a 40 años de edad. Pero los síntomas usuales —estreñimiento o diarrea, junto con abotagamiento y flatulencia severos— pueden ser causados por una diversidad de dolencias o afecciones diferentes. Asegúrese de conseguir un diagnóstico preciso antes de comenzar a explorar sus opciones de tratamiento.

Los tratamientos farmacológicos convencionales para el IBS incluyen laxantes, antiespasmódicos y tranquilizantes. En el pasado, cuando estos fármacos no surtían efecto, los doctores frecuentemente atribuían los síntomas del paciente a factores psicológicos. Aunque el estrés ciertamente puede jugar un papel en la mayoría de los trastornos digestivos, es poco probable que sea la única causa del problema. En la actualidad, cuando usted consulta con un profesional, este tiende a buscar la causa en anormalidades como alergias o intolerancias a los alimentos, y problemas digestivos causados por una insuficiencia de la enzima pancreática o una producción deficiente de ácidos estomacales.

Vale la pena investigar también la ecología de su sistema digestivo. Los parásitos que provienen de los alimentos y el agua contaminados pueden provocar los mismos síntomas que el síndrome del intestino irritable. Asimismo, el uso de antibióticos puede conducir a un crecimiento exagerado de levaduras y otras bacterias insalubres. Estos organismos microscópicos producen toxinas que irritan las paredes del intestino, haciéndolo más sensible y alterando la peristalsis, que es el flujo normal de los alimentos a través del sistema digestivo.

TRATAMIENTO FARMACOLÓGICO

Antiespasmódicos

Hiosciamina (*Levsin*), diciclomina (*Bentyl*), hiosciamina/atropina/escopolamina/fenobarbital (*Donnatal*), clordiazepóxido/bromuro de clidinio (*Librax*). *Función:* Relajar las paredes del intestino y aliviar los retortijones. Los medicamentos *Librax* y *Donnatal* también contienen un sedante. *Efectos secundarios:* Resequedad de boca, dificultad para orinar, estreñimiento, mareo, visión borrosa, nerviosismo, insomnio.

Agentes antidiarreicos

Loperamida (*Imodium A-D*), difenoxilato/atropina (*Lomotil*). *Función:* Afectar las paredes del intestino para detener las contracciones digestivas erráticas o excesivas. *Efectos secundarios:* Reacciones alérgicas, distensión abdominal, estreñimiento, somnolencia, resequedad de boca.

Laxantes

Jarabe de lactulosa, citrato de magnesio, fenolftaleína (*Ex-Lax*), bisacodilo (*Dulcolax*), hidróxido de magnesio (*Phillips' Milk of Magnesia*).

Seis consejos para cuidar su querido intestino

Al igual que su jardín necesita que constantemente arranque las malas hierbas y pode las plantas, sus intestinos regularmente necesitan cuidados y mantenimiento. Esto es particularmente cierto en el caso de las personas que padecen el síndrome del intestino irritable. Parte de dicho mantenimiento consiste en buenos hábitos alimenticios, incluyendo las estrategias siguientes.

◆ **Tómeselo con calma.** Trate de hacer que la hora de comer sea lo más calmada y lo menos estresante posible. Comer más lento y tomarse su tiempo para masticar bien la comida es una forma excelente de mejorar la digestión.

◆ **Favorezca la fibra.** Obtenga suficiente de este componente clave de las frutas, las verduras y algunos cereales. La fibra puede ser útil tanto para el estreñimiento como para la diarrea, dado que regula la peristalsis, es decir, las contracciones involuntarias de los músculos que mueven los alimentos a través de los intestinos.

◆ **Dígale adiós a los alimentos "gaseosos".** Evite los alimentos que forman gas, como los frijoles (habichuelas), el repollo (col) o las bebidas carbonatadas. Si no puede eliminarlos por completo, consúmalos sólo en pequeñas cantidades.

◆ **Bájele al azúcar.** Debido a que los carbohidratos se pueden fermentar en los intestinos y producir gas, muchas personas encuentran que eliminar los azúcares refinados o incluso todos los carbohidratos, puede hacer que disminuyan o incluso desaparezcan sus síntomas.

◆ **Tampoco busque sustitutos.** Tenga presente que el sorbitol y el xilitol —carbohidratos que no se pueden digerir y se usan como edulcorantes artificiales— pueden agravar los síntomas del intestino irritable.

◆ **Evite los irritantes.** Los alimentos grasosos y el café —normal o descafeinado— pueden inducir los espasmos intestinales, lo que resulta en cólicos o diarrea. Pruebe otras alternativas al cafecito mañanero y deje de hacer paradas en los restaurantes de hamburguesas.

Función: Activar los músculos de las paredes del intestino para inducir la evacuación. *Efectos secundarios:* Diarrea, abotagamiento (por la lactulosa), retortijones, dependencia del laxante para que el intestino funcione correctamente.

Antiflatulentos

Simeticona (*Di-Gel, Gas-X*). *Función:* Teóricamente, reducir y dispersar las burbujas de gas atrapadas, pero puede no ser eficaz. *Efectos secundarios:* Se desconocen.

RECETAS HERBARIAS

Menta (*Mentha* × *piperita*)

Analgésica, antiinflamatoria y antimicrobiana, la menta cuenta con una larga historia de uso para los problemas intestinales, incluyendo la indigestión, los retortijones y el abotagamiento. También combate las levaduras. Las mentas son miembros de un grupo de hierbas llamadas carminativas, que relajan los músculos del esófago inferior y permiten que se libere el gas atrapado en el estómago.

Aunque la infusión de menta es útil para el malestar estomacal, el aceite esencial de la hierba es mejor para tratar el IBS. Diversos estudios han confirmado que este aceite actúa directamente sobre los músculos lisos que revisten las paredes intestinales, disminuye las contracciones erráticas y alivia los espasmos. Sin embargo, para que el aceite de menta llegue al colon, debe tomarse en forma de cápsula con capa entérica, la cual protege el aceite de las enzimas digestivas que se encuentran en el estómago. *Dosis típica:* De una a dos cápsulas que contengan 0.2 mililitros del aceite dos o tres veces al día según sea necesario. Otra opción es diluir unas cuantas gotas del aceite en 1 onza (30 ml) de aceite vegetal y frotarlo directamente sobre el sitio donde sienta molestia, por ejemplo, en el abdomen inferior. *Precaución:* No ingiera menta si padece acidez (agruras, acedía) o reflujo esofágico.

Psyllium (*Plantago ovata*)

Tanto los herbolarios como los doctores en medicina han usado durante mucho tiempo la cáscara de la semilla de esta planta para el

Suplementos salvadores para el síndrome

Uno de los suplementos más útiles para tratar el síndrome del intestino irritable es el *Lactobacillus acidophilus*. Se ha demostrado que esta bacteria benéfica suprime el crecimiento exagerado de bacterias, levaduras y parásitos malignos. El *L. acidophilus* está disponible comercialmente en forma de polvo o cápsula. Para obtener los mejores resultados, asegúrese de conseguir un producto que le garantice un aporte de al menos 2.5 mil millones de organismos vivos por gramo y tome de 1,000 a 4,000 miligramos al día.

Otro suplemento muy útil son las enzimas digestivas, que ayudan a descomponer completamente los alimentos. Existen diversas fuentes de estas enzimas, entre las cuales se encuentran los extractos pancreáticos (de la vaca), la papaína (de la papaya, también llamada fruta bomba o lechosa), la bromelina (del tallo de la piña o ananá) y los mohos cultivados (por ejemplo, diversas especies de *Aspergillus*). La dosis típica es de una a cuatro cápsulas tomadas junto con los alimentos, aunque la dosis varía de un producto a otro. Siga las indicaciones del fabricante. Todas estas enzimas pueden usarse con seguridad durante períodos prolongados.

En Asia, el aceite de salvado de arroz se emplea mucho para cocinar y para preparar aliños (aderezos) para ensaladas, pero también es reconocido por sus propiedades medicinales. Los doctores en Japón lo utilizan para tratar un sinfín de afecciones médicas, incluyendo el síndrome del intestino irritable y la gastritis. Este aceite es rico en una sustancia que se conoce como gamma-orizanol que, según se ha demostrado, normaliza la producción de ácido en el estómago y disminuye la inflamación del revestimiento intestinal, aliviando así todo el tracto intestinal. Puede conseguir el aceite de salvado de arroz fácilmente, ya que está ampliamente disponible en las tiendas de alimentos *gourmet* y de productos naturales; también está disponible en forma de suplemento dietético. La dosis típica es de una a dos cucharadas de aceite al día, mezclada con los alimentos. Otra opción es tomar una cápsula de 100 a 200 miligramos de gamma-orizanol tres veces al día con los alimentos.

tratamiento del estreñimiento y la diarrea recurrente. El *psyllium* es rico en fibras que son similares a las del salvado de avena, la harina de semilla de lino y la goma guar. Estas fibras forman un material blando voluminoso que regula suavemente la peristalsis. *Dosis típica:* Hasta una cucharada de las cáscaras de la semilla o dos cucharaditas de la semilla en polvo mezcladas con 8 onzas (240 ml) de agua, una vez al día (ingiérala de 30 minutos a una hora después de comer o de tomar otros fármacos). No deje que la mezcla se asiente después de prepararla ya que espesa muy rápido y se vuelve difícil de tomar.

Manzanilla (*Matricaria recutita*)

Esta hierba popular y versátil actúa como sedante, alivia el gas, calma los espasmos intestinales y combate la inflamación. Además, alivia el tracto gastrointestinal y ayuda a combatir tanto el estreñimiento como la diarrea. *Dosis típica:* De tres a cuatro tazas de la infusión al día. (Deje reposar de ½ a una cucharadita de las flores secas en una taza de agua caliente durante 10 minutos, cuélelas y tómese la infusión). Si prefiere utilizar la tintura de la hierba,

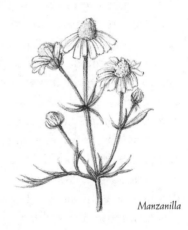

Manzanilla

tome de 10 a 40 gotas tres veces al día. Otra opción es tomar hasta seis cápsulas de 300 ó 400 miligramos al día en dosis divididas, las cuales deben tomarse entre comidas. *Precaución:* Evite esta hierba si padece acidez o si es alérgico a otras plantas de la familia del aster, que incluye a la ambrosía.

(*Nota:* Muchas de las hierbas recomendadas en este libro tienen varios nombres. Otras no tienen nombres en español, o si los tienen, estos no son muy conocidos. Por lo tanto, si no reconoce el nombre de una hierba mencionada en este capítulo, vea el glosario en la página 611).

Síndrome del Túnel Carpiano

ANTES DEL ADVENIMIENTO DE LAS COMPUTADORAS, el síndrome del túnel carpiano parecía ocurrirle sólo a los ganaderos y las costureras. Ahora son tantos los que pasan días enteros golpeando el teclado y moviendo el *mouse*, que este trastorno —de un nervio de la muñeca— ha empezado a afectar a miles de personas.

El síndrome del túnel carpiano es causado por la compresión del nervio mediano que pasa entre los huesos y los ligamentos de la muñeca, a través de lo que se conoce como el túnel del carpo. Cuando este nervio se comprime repetidamente, puede reaccionar hinchándose. Los síntomas típicos incluyen una sensación de hormigueo en los dedos afectados, debilidad, dolor al coger un objeto, punzadas que se sienten en los dedos o el antebrazo, una sensación de hormigueo cuando se dan ligeros golpes sobre la muñeca o mayor dolor durante la noche, especialmente si se doblan las muñecas. Pueden verse afectados el dedo pulgar y cualquiera de los tres dedos que le siguen. El trastorno puede presentarse en una o ambas manos.

Asimismo, los estilistas (peluqueros), los carpinteros, las personas que preparan alimentos y cualquier otra persona que realice movimientos de mano repetitivos, pueden también verse afectados por este trastorno. Por otro lado, el embarazo podría contribuir a producir este trastorno debido a la retención de líquidos que presentan las futuras madres. En las mujeres de edad madura, los tendones a veces se hacen más gruesos, lo que estrecha el túnel y hace presión sobre el nervio.

Si el síndrome del túnel carpiano es lo suficientemente severo, los médicos usualmente aplican una inyección de esteroides para aliviar la inflamación, aunque este método no cura la afección. En ocasiones, la única alternativa de tratamiento es la cirugía para liberar el nervio afectado.

TRATAMIENTO FARMACOLÓGICO

Antiinflamatorios

Ibuprofén, naproxeno. *Función:* Reducir la inflamación y la hinchazón al bloquear la producción de compuestos llamados prostaglandinas. *Efectos*

SUPLEMENTOS QUE FLEXIBILIZAN

Si usted es candidato a desarrollar el síndrome del túnel carpiano, quizá quiera revisar su consumo de los nutrientes que se mencionan a continuación:

◆ **Vitamina B$_6$.** Los datos clínicos sugieren que la deficiencia de vitamina B$_6$ puede contribuir al desarrollo de este síndrome. Aunque 25 miligramos de vitamina B$_6$ se considera una cantidad adecuada, algunos tratamientos para el síndrome del túnel carpiano consisten en tomar 200 miligramos durante dos o tres semanas y luego la mitad de esa dosis durante una o dos semanas más. Generalmente hay que esperar un mes (a veces seis semanas) para ver los resultados. *Precaución:* Pregúntele a su médico cuál es la dosis que más le conviene a usted, porque las dosis elevadas de vitamina B$_6$ pueden ser tóxicas. Esta vitamina también funciona mejor en combinación con otras, de modo que es doblemente importante que le pida su consejo al médico.

◆ **Vitamina C con bioflavonoides.** Este nutriente de amplio espectro es vital para la reparación y curación de los tejidos y puede contribuir a bajar la inflamación. La vitamina C también desempeña un papel importante en la regeneración del tejido conectivo. *Dosis típica:* 1,000 miligramos con cada una de las tres comidas.

◆ **Bromelina.** En casos en que la cirugía sea necesaria, debe tomar bromelina por su capacidad de disminuir la hinchazón y la inflamación. Si usted escoge no someterse a una cirugía, la bromelina puede ayudarle a prevenir que el tejido se inflame aún más. *Dosis típica:* 500 miligramos de una a tres veces al día.

◆ **Extracto de semilla de uva.** También conocido como picnogenol, este compuesto contiene sustancias potentes que inhiben la hinchazón y la inflamación. Y tiene una ventaja adicional: es bueno para su corazón. *Dosis típica:* 500 miligramos dos o tres veces al día.

secundarios: Problemas gastrointestinales como úlceras y sangrado estomacales, estreñimiento, acidez (agruras, acedía), mareo, daños renales y hepáticos.

Diuréticos

Hidroclorotiazida (*Dyazide, HydroDiuril*), furosemida (*Lasix*). *Función:* Forzar a los riñones a que excreten líquido a una mayor velocidad, aliviando la hinchazón que a veces desempeña un papel en el síndrome del túnel carpiano. *Efectos secundarios:* Un desequilibro en la química del cuerpo que puede afectar el funcionamiento del intestino y del corazón; presión arterial baja; niveles elevados de azúcar, ácido úrico y grasas en la sangre.

MEDIDAS PARA MIMAR SUS MUÑECAS

Además de tomar hierbas, hay muchas cosas que puede hacer para prevenir el síndrome del túnel carpiano, o para tratar un caso leve del mismo antes de que empeore. Puede usar hierbas tópicamente o puede probar entablillarse la muñeca durante la noche o mientras esté trabajando. Tome descansos frecuentes para estirar los músculos de las muñecas y el cuello. Muchos doctores aconsejan consultar con un fisioterapeuta para que diseñe un programa de ejercicios personalizado en el que se tome en cuenta la gravedad de su caso. Un ejercicio que sugiere la Asociación de Fisioterapia de los Estados Unidos consiste en descansar su antebrazo sobre una mesa o escritorio. Con la otra mano, agarre las puntas de los dedos de la mano que está descansando. Suavemente, jale las puntas de los dedos hacia atrás de tres a cinco segundos. Repita lo mismo con la otra mano.

Otras maneras de aligerar la carga de sus muñecas:

◆ **Hidroterapia.** Alternar entre compresas frías y calientes puede aliviar un poco el dolor, aunque el efecto usualmente es temporal.

◆ **Acupuntura o digitopuntura.** Cualquiera de ambas técnicas pueden ayudar a estimular la circulación y aliviar el dolor. Consulte con un profesional calificado que esté entrenado en estas disciplinas.

RECETAS HERBARIAS

Cúrcuma (*Curcuma longa*)

Esta especia común de la cocina contiene una sustancia que puede bajar los niveles de prostaglandinas y reducir la inflamación. *Dosis típica:* Una cápsula de 300 miligramos estandarizada para contener un 95 por ciento de curcumina (*curcumin*, el principio activo de la hierba), de una a tres veces al día. Si prefiere utilizar la tintura de la hierba, tome de 10 a 30 gotas hasta tres veces al día. Otra opción es tomar hasta una cucharadita de la especia en polvo mezclada con los alimentos al día.

Boswellia (*Boswellia serrata*)

La resina de este árbol puede bloquear la producción de leucotrienos y prostaglandinas, dos sustancias químicas del cuerpo que favorecen la inflamación. La *boswellia* cuenta con una larga tradición de uso en la medicina ayurvédica para tratar diversos tipos de dolor en las articulaciones, los nervios y los músculos. *Dosis típica:* De 300 a 350 miligramos en cápsulas que contengan un 65 por ciento de ácido boswéllico (*boswellic acid*), de dos a tres veces al día.

Ginkgo (*Ginkgo biloba*)

Los extractos concentrados de los compuestos que contienen las hojas de este árbol aumentan el flujo de la sangre y disminuyen la hinchazón. El *ginkgo* también protege los nervios y ayuda a sanarlos. *Dosis típica:* 60 miligramos del extracto en cápsulas o tabletas estandarizadas para contener un 24 por ciento de glucósidos de flavona (*flavone glycosides*), dos o tres veces al día.

(*Nota:* Muchas de las hierbas recomendadas en este libro tienen varios nombres. Otras no tienen nombres en español, o si los tienen, estos no son muy conocidos. Por lo tanto, si no reconoce el nombre de una hierba mencionada en este capítulo, vea el glosario en la página 611).

SOBREPESO

S I HA DECIDIDO QUE QUIERE BAJAR DE PESO, quizá esté haciendo caso a las advertencias de los profesionales de la salud, quienes le han dicho que padecer de sobrepeso es malo para el corazón, la presión arterial y otros sistemas del cuerpo. También es posible que sólo quiera deshacerse de unas cuantas libras que parecen haberse encariñado con usted. Sin embargo, cuando decide probar productos que prometen ayudarle a adelgazar y recuperar la figura con rapidez, usted se frustra. Y es que en realidad estos productos para quemar la grasa, hacer crecer sus músculos y recobrar el cuerpo de un veinteañero, por lo general no funcionan.

Esto se debe a que los cuerpos delgados y musculosos de la juventud son, en gran medida, el resultado de un metabolismo joven. Al envejecer, va decreciendo la tasa metabólica, al igual que el nivel de actividad y la capacidad para quemar grasa y hacer crecer los músculos. No existe producto alguno que pueda revertir por completo este proceso.

De modo que si alguien le ofrece venderle una pastilla que contorneará su cuerpo sin que tenga que hacer ejercicio —independientemente de que sea un fármaco o una hierba—, su primera reacción instintiva debe ser la de empezar a caminar en dirección opuesta. Dicho esto, existen ciertos productos farmacéuticos que pueden ayudar a bajar de peso en un programa a largo plazo, aunque muchos de estos producen efectos secundarios. También hay algunas hierbas que son útiles.

Si está tomando un fármaco para bajar de peso pero también quiere probar algunos remedios naturales, *debe* consultar con su médico. Tanto en la industria de los suplementos como en la industria farmacéutica, el mercado de los productos para bajar de peso es gigantesco. Los productos nuevos salen al mercado con mucha rapidez y sus interacciones con otras sustancias pueden desconocerse hasta que alguien presenta una reacción seria.

Pero, ¿y si usted sólo quiere bajar 5, 10 ó 20 libras (2, 4 ó 9 kg)?

¿Pueden las hierbas por sí solas ayudarle a conseguir el cuerpo escultural y tonificado que desea? Muchos expertos en salud creen que no. La mayoría de los herbolarios y naturópatas consideran la estructura corporal desde una perspectiva más holística, es decir, que examinan la alimentación, la constitución general y otros factores antes de planificar un programa para bajar de peso.

Por lo tanto, si usted desea incorporar hierbas en un programa para bajar de peso, investigue con mucho cuidado lo que vaya a usar, evite los productos que hagan promesas exageradas y opte por productos hechos por fabricantes de confianza. Si tiene mucho peso que bajar, no le crea a nadie que le diga que podrá hacerlo rápida o fácilmente.

EL SECRETO DE LAS ESPECIAS

El "metabolismo" de la grasa no es precisamente el número de calorías que uno quema. En este caso, la palabra se refiere a la capacidad que tiene su cuerpo para procesar la grasa. Las hierbas lipotrópicas, como la canela y el *ginseng*, promueven la exportación de la grasa desde el hígado, lo cual ayuda al cuerpo a emplearla para producir energía.

Según algunos herbolarios, hay estudios confiables que indican que ambas hierbas disminuyen los niveles de triglicéridos y de colesterol "malo" compuesto de lipoproteínas de baja densidad (*LDL* por sus siglas en inglés). Cuando ambos niveles descienden, generalmente significa que usted está metabolizando mejor la grasa. Sin embargo, esto no quiere decir que estas hierbas vayan a ayudar a su cuerpo a liberar la grasa almacenada, ni tampoco a acelerar su metabolismo. Sin embargo, el hecho de normalizar la quema y digestión de grasa puede marcar una diferencia en su salud.

Algunas hierbas picantes, como la mostaza, la pimienta negra y la cayena, también se comercializan como hierbas termogénicas. De nuevo, no ayudarán a su cuerpo a liberar la grasa almacenada. Pero sí producen un beneficio real: le ayudan a hacer la digestión; son estimulantes, producen una sensación de calor y son vigorizantes. Esto significa que usted aprovechará mejor los nutrientes de los alimentos que coma. Más nutrientes significan más energía, una mayor eficiencia metabólica y una mejor salud en general, todo lo cual puede hacer que le sea más fácil seguir una dieta.

TRATAMIENTO FARMACOLÓGICO

Simpatomiméticos que se venden sin receta

Fenilpropanolamina (*Dexatrim, Acutrim*). *Función:* Reducir el apetito.
Efectos secundarios: Irritabilidad, dolor de cabeza, sudación.

(*Nota:* En noviembre del año 2000, la Dirección de Alimentos y Fármacos de los Estados Unidos pidió a los fabricantes que detuvieran

PERCÁTESE DE LOS PRODUCTOS PELIGROSOS

Los estimulantes, incluyendo algunas hierbas, pueden ayudar a acelerar un metabolismo lento al estimular la producción de hormonas adrenales, suprimir el apetito, aumentar la frecuencia cardíaca y mejorar el flujo de sangre hacia los músculos y el tejido adiposo, todas las cuales son actividades que se asocian con un proceso llamado termogénesis.

La termogénesis es un proceso mediante el cual el cuerpo genera una energía calorífica que quema la grasa. La hierba termogénica mejor conocida es la efedra. Los estudios han demostrado que la efedra estimula este proceso. Estos hallazgos llevaron a la creación de muchos productos para bajar de peso que se venden sin receta. También llevaron a muchas personas a abusar de dichos productos y usarlos en exceso, lo que resultó en muertes y ataques al corazón. La Dirección de Alimentación y Fármacos de los Estados Unidos ha advertido sobre los productos para bajar de peso que contienen efedra, diciendo que no deben ser empleados por personas menores de 18 años de edad ni durante más de siete días. Algunas tiendas de productos naturales se rehúsan a vender dichos productos. En algunos estados, incluso está prohibida su venta.

Otras hierbas termogénicas incluyen el hongo *cordyceps*, el yohimbe y el naranjo amargo. A todas estas se les debe tratar con el mismo respeto —y precaución— con que se debe tratar la efedra. De hecho, la recomendación de la Fundación de Investigación de Hierbas es que las hierbas estimulantes se usen bajo la supervisión de algún profesional de la salud.

Aquí le damos algunas sugerencias para ayudarle a evitar los peligros potenciales a los que se puede enfrentar en el intrincado mercado de productos para bajar de peso:

de manera voluntaria la comercialización de productos con fenilpropanolamina, ya que este compuesto se ha relacionado con un aumento en el riesgo de desarrollar derrames cerebrales).

Simpatomiméticos que se venden con receta

Anfetamina (*Biphetamine*), fentermina (*Fastin, Ionamin*), benzofetamina (*Didrex*), dietilpropión (*Tentuate*), mazindol (*Sanorex*). *Función:* Estimular

♦ **Evite los laxantes estimulantes y los diuréticos.** Estos incluyen la sena (*Cassia acutifolia* o *C. senna*), el espino cerval (*Rhamnus catharticus*), la cáscara sagrada (*Rhamnus purshianus*) y el áloe vera (*Aloe vera*). Estas hierbas pueden ser útiles para el estreñimiento ocasional, pero no le ayudarán a recobrar la figura y su uso prolongado puede causar problemas graves de salud.

♦ **Percátese de que usted es el conejillo de indias.** Pocos productos para bajar de peso han sido sometidos a una investigación científica rigurosa y la mayoría no cuentan con una larga tradición de uso para mejorar la figura, de modo que al usarlos, está experimentando con sí mismo. En cuanto a sus ingredientes específicos, muchas hierbas, especialmente las culinarias, producen efectos leves. Pero hay unas cuantas a las que les debe tener respeto, en particular las hierbas estimulantes como la efedra y las que contienen cafeína como el guaraná (*Paullinia cupana*).

♦ **Compre cuidadosamente.** "Tiene que tener cuidado con algunos de estos productos, pues pueden contener fármacos, por ejemplo, anfetaminas que se venden sin receta", dice Leigh Broadhurst, Ph.D., una consultora en nutrición y experta en hierbas. "Escoja productos de buena marca. Tendrá que pagar un poco más por un producto fabricado por una empresa grande. Si compra un producto en la *Internet* de una empresa que jamás ha oído mencionar, es más probable que el producto esté adulterado con alguna anfetamina".

la tasa metabólica y reducir el apetito. *Efectos secundarios:* Irritabilidad, dolor de cabeza, sudación, resequedad de boca, elevación de la presión arterial, daños al corazón.

Antidepresivos

Fluoxetina (*Prozac*), sertralina (*Zoloft*). *Función:* Aumentar la cantidad de serotonina, una sustancia química que controla el humor en el cerebro, disminuyendo la depresión y por lo tanto, la ingestión de alimentos. *Efectos secundarios:* Ansiedad, insomnio, temblor, sudación.

Otros fármacos

Sibutramina (*Meridia*). *Función:* Afectar algunas sustancias químicas del cerebro para disminuir el apetito y la depresión. *Efectos secundarios:* Elevación de la presión arterial, resequedad de boca, dolor de cabeza, estreñimiento, insomnio.

Tetrahidrolipstatina (*Xenical*). *Función:* Disminuir la cantidad de grasa que se absorbe en el tracto digestivo. *Efectos secundarios:* Dolor abdominal, heces grasosas, posible disminución en la absorción de vitaminas.

RECETAS HERBARIAS

Garcinia (*Garcinia cambogia*)

Esta es la hierba principal que se vende para favorecer la pérdida de peso y aumentar la cantidad de músculo magro. La garcinia se vende como un supresor del apetito que además evita que el cuerpo sintetice grasa. Sin embargo, todavía no hay estudios de investigación concluyentes. Un solo ensayo en humanos, donde se combinó la garcinia y el cromo, resultó en que los voluntarios obesos bajaron unas cuantas libras más de peso en comparación con los que sólo siguieron una alimentación baja en grasa, pero el diseño del estudio ha llevado a algunos expertos a cuestionar si estos resultados en efecto son decisivos.

La garcinia es la fuente de un extracto llamado ácido hidroxicítrico (*HCA* por sus siglas en inglés), que se comercializa bajo las marcas *Citrin*, *CitriMax* y *CitriLean*. En ratas, el HCA bloquea una enzima que convierte los carbohidratos en grasa corporal, pero los expertos señalan que esto no comprueba para nada que pueda funcionar igual en los humanos. Por otra parte, muchos herbolarios juran que la garcinia es maravillosa y, hasta ahora, parece no producir efectos secundarios dañinos, quizá porque no es un estimulante. *Dosis típica:* 1,000 miligramos tres veces al día, entre comidas, durante las primeras cuatro semanas de un programa para bajar de peso.

Psyllium (*Plantago* spp.)

Si lo que quiere es suprimir su apetito, no olvide las hierbas menos sofisticadas que le proporcionan fibra. El *psyllium* puede ayudarle a ingerir menos calorías y hacerle sentir saciado. Además, esta planta le brinda otros beneficios a su salud, por ejemplo: bajar el nivel de colesterol y combatir el estreñimiento. Sin embargo, asegúrese de tomar cantidades abundantes de agua mientras esté tomando fibras dietéticas como el *psyllium* o el glucomanano, pues si no consume suficientes líquidos, estas fibras se pueden hinchar en su intestino, causando más estreñimiento que el que supuestamente deberían curar. *Dosis típica:* Hasta seis cápsulas de 600 miligramos al día con un vaso lleno de agua. Otra opción es tomar hasta una cucharadita de cáscaras o dos cucharaditas de semilla en polvo en un vaso de agua (tómese la mezcla de inmediato). Con otros productos de fibra siga las indicaciones que aparezcan en el empaque en cuanto a su dosificación. *Precaución:* Tómelo de 30 minutos a una hora después de las comidas o después de tomar otros fármacos.

Ginseng siberiano (*Eleutherococcus senticosus*)

Si usted está comenzando con brío un nuevo programa de ejercicio, aunque sólo incluya caminatas leves, un tipo de hierbas llamadas adaptógenos podrían resultar bastante útiles. El *ginseng* siberiano es uno de los principales adaptógenos. Puede ayudar a su cuerpo a adaptarse al estrés provocado por cambios inusuales. Aunque su función no es remodelar el cuerpo, le hará sentirse menos cansado, y de ese modo le ayudará a cumplir con su nueva rutina de ejercicio. *Dosis típica:* Hasta nueve cápsulas de 400 a 500 miligramos al día. Otra opción es tomar 20 gotas de tintura de la hierba hasta tres veces al día.

(*Nota:* Muchas de las hierbas recomendadas en este libro tienen varios nombres. Otras no tienen nombres en español, o si los tienen, estos no son muy conocidos. Por lo tanto, si no reconoce el nombre de una hierba mencionada en este capítulo, vea el glosario en la página 611).

ÚLCERAS

USTED SIENTE UN DOLOR PROFUNDO, agudo y persistente, justo por encima del estómago, que quizá se alivia un poco después de comer. Para calmarlo, se toma unos cuantos antiácidos que guarda en su botiquín. Pero el dolor vuelve de nuevo y empeora cada vez que tiene una emoción fuerte, bebe una taza de café o se toma una copita. ¿Podría ser que tuviera una úlcera?

Las úlceras pépticas o gástricas son llagas de carne viva localizadas en el tracto gastrointestinal superior, es decir, en el estómago o en el duodeno, que es la parte del intestino delgado que está conectada con el estómago. Para que este último cumpla con su trabajo de digerir la comida y absorber algunos nutrientes, se necesita una cierta cantidad de ácido clorhídrico y de una enzima digestiva llamada pepsina. Sin embargo, cuando el equilibrio de estas sustancias se altera, usted puede desarrollar una úlcera.

Diversos factores afectan este equilibrio. Puede ser que su cuerpo produzca un exceso de ácidos estomacales, también fumar, beber alcohol, tomar café y estar estresado son factores que agravan dicha sobreproducción. Por otro lado, los fármacos como la aspirina, el ibuprofén

UNAS OPCIONES PARA LA INFUSIONES

A las personas que padecen úlceras a menudo se les aconseja que eviten el alcohol. Sin embargo, las tinturas hechas a base de alcohol son una de las formas más fáciles de tomar muchas de las hierbas que son útiles para estas heridas internas. Si desea emplear tinturas en lugar de infusiones, agregue la dosis recomendada a una taza, llene la taza con agua hirviendo y deje reposar la mezcla durante 10 minutos. Esto ayuda a evaporar algo del alcohol, el cual puede empeorar su afección. También puede usar extractos de glicerina conocidos como macerados glicéricos; emplee la misma dosis. (Aun así, la mejor forma de tomar hierbas para las úlceras es en infusión).

Alternativas antibacterianas

Si su úlcera es causada por la bacteria *Helicobacter pylori* y prefiere no tomar antibióticos, estudios científicos preliminares han mostrado que el tratamiento con una combinación de regaliz, vitamina C y miel de Manuka produce buenos resultados. (Este tipo de miel es elaborada por un tipo específico de abeja. Puede encontrarla en algunas tiendas de productos naturales. Vea la página 607). Tome el regaliz en la dosis siguiente: tres tazas de la infusión al día. (Hierva a fuego lento una cucharadita de la raíz seca en una taza de agua caliente durante 10 minutos, cuélela y tómese la infusión). Si prefiere utilizar la tintura de la hierba, tome de ⅛ a ½ cucharadita tres veces al día. Otra opción es masticar una o dos tabletas de regaliz desglicirricinado (*DGL* por sus siglas en inglés) tres veces al día antes de las comidas, además de 3,000 a 10,000 miligramos de vitamina C más una cucharada de miel de Manuka, tres o cuatro veces al día. Si presenta diarrea o ardor en el estómago, disminuya la dosis.

Continúe el tratamiento durante dos meses. Después de eso, deberá volverse a hacer la prueba que detecta la presencia de esta bacteria. Si aún está presente, tome antibióticos.

y otros antiinflamatorios también podrían ser parte del cuadro causante de úlceras. La bacteria *Helicobacter pylori* está presente hasta en un 95 por ciento de los pacientes con úlceras recurrentes, razón por la cual los doctores a veces recetan antibióticos para tratarlas. La herencia, las alergias a los alimentos, la falta de fibra en la alimentación y la deficiencia de vitaminas A y E también puede contribuir a la formación de estas llagas.

Si usted detecta sangre en sus heces o si tiene cualquier dolor crónico o recurrente en la parte superior de su abdomen, es posible que haya desarrollado una úlcera. Es importante que se realice un examen médico para descartar otras causas.

Aunque el tratamiento farmacológico de las úlceras es muy eficaz, los medicamentos que bloquean la producción de ácido en el estómago pueden causar problemas digestivos, deficiencias de nutrientes y un mayor riesgo de presentar infecciones gastrointestinales cuando se usan a largo plazo, incluyendo las causadas por la *Candida*.

Afortunadamente para las personas que padecen de úlceras, hay muchas hierbas seguras y eficaces que pueden ayudar a sanar estas heridas. La principal de dichas hierbas es el regaliz, para el cual se han hecho un gran número de estudios clínicos que confirman su eficacia. Además del regaliz, existen diversas hierbas antiinflamatorias que ayudan a curar las úlceras y alivian el estómago. Todas tienen un sabor agradable y pueden usarse durante períodos prolongados con seguridad. Las combinaciones de estas hierbas, pueden resultar muy útiles.

TRATAMIENTO FARMACOLÓGICO

Antiácidos

Maalox, Mylanta, Tums y otros. *Función:* Aliviar temporalmente el dolor que provocan las úlceras al neutralizar los ácidos estomacales. *Efectos secundarios:* Con el tiempo, pueden ocasionar que aumente la producción de ácido; pueden causar cálculos renales, agotamiento de calcio y fósforo, dolor de cabeza y problemas de coordinación y concentración con el uso excesivo.

Bloqueadores del ácido clorhídrico

Cimetidina (*Tagamet*), ranitidina (*Zantac*), famotidina (*Pepcid*), nizatidina (*Axid*). *Función:* Bloquear la producción de ácido clorhídrico. *Efectos secundarios:* Náusea, vómito, dolor de cabeza, confusión, hinchazón de los senos, disfunción sexual; cuando se usan a largo plazo, pueden causar problemas digestivos, problemas de nutrición, afecciones de la piel y síntomas gastrointestinales.

Otros fármacos

Omeprazol (*Prilosec*). *Función:* Inhibir los ácidos estomacales. *Efectos secundarios:* Interacciones con otros fármacos; mayor producción de gastrina, una hormona que actúa en el estómago.

Misoprostol (*Cytotec*). *Función:* Inhibir unos compuestos llamados prostaglandinas que causan úlceras. *Efectos secundarios:* Malestar gastrointestinal; puede causar el aborto espontáneo en mujeres embarazadas.

Sucralfato (*Carafate*). *Función:* Formar una barrera en la base de la úlcera, inhibir la pepsina y ligarse a las sales biliares. *Efectos secundarios:*

PONGA SU ESTÓMAGO A TONO

Esta infusión combina cuatro hierbas que calman el estómago y curan las úlceras. Puede llevarla consigo y beberla a sorbos frecuentes a lo largo del día. . . entre más sorbos le dé, mejor. Se puede tomar caliente o fría.

Para hacer la mezcla de hierbas:

½ taza de flores secas de manzanilla

½ taza de flores secas de caléndula

½ taza de ulmaria seca

½ taza de corteza seca de olmo, picada o en polvo

Combine las hierbas y guarde la mezcla en un frasco de vidrio lejos del calor y la luz.

Para preparar la infusión:

3 a 6 cucharadas de la mezcla de hierbas

3 a 6 tazas de agua hirviendo

Agregue las hierbas a una tetera, vierta el agua hirviendo sobre las hierbas (en una proporción de una taza de agua por cada cucharada de la mezcla) y déjela reposar durante 10 minutos. Cuele la infusión y viértala en un frasco o termo. Puede refrigerar y guardar la infusión que le sobre durante un máximo de tres días.

Estreñimiento, interferencia con la absorción de otros fármacos, niveles bajos de fosfato y niveles excesivos de aluminio en la sangre.

Antibióticos, a menudo en combinación con subsalicilato de bismuto (*Pepto-Bismol*). *Efectos secundarios:* Varían según el tipo de antibiótico y la combinación que se emplee, pero todos disminuyen la cantidad de bacterias intestinales saludables.

RECETAS HERBARIAS

Regaliz (*Glycyrrhiza glabra*)

El regaliz, que es la hierba por excelencia para curar las úlceras, parece funcionar tan bien como los fármacos indicados para tratar esta afección, pero sin provocar tantos efectos secundarios. En vez de inhibir la producción de ácido, fortalece los mecanismos normales de protección del estómago e induce la curación. Incluso puede que ayude a eliminar el *H. pylori*, la bacteria culpable de causar muchas de las úlceras. También se ha demostrado que esta planta disminuye la formación de úlceras causadas por fármacos como la aspirina. En vez del regaliz en su estado natural, una forma de la hierba llamada regaliz desglicirricinado (*DGL* por sus siglas en inglés) puede ser empleada por las personas con presión arterial alta y aquellas que estén tomando medicamentos para el corazón o la presión arterial. *Dosis típica:* Tres tazas de la infusión al día. (Hierva a fuego lento una cucharadita de la raíz seca en una taza de agua caliente durante 10 minutos, cuélela y tómese la infusión). Si prefiere utilizar la tintura de la hierba, tome de ⅛ a ½ cucharadita tres veces al día. Otra opción es masticar una o dos tabletas de regaliz DGL, tres veces al día antes de las comidas. (Debido a que el regaliz

MÁS FORMAS DE COMBATIRLAS

El jugo de repollo (col) es un tratamiento alimenticio que puede ser útil para las úlceras, según han mostrado los estudios de investigación. Es rico en una sustancia química llamada glutamina, la cual estimula el estómago para que produzca más de una sustancia protectora llamada mucina. Para lograr este efecto protector, necesita tomar alrededor de cuatro tazas de jugo al día en dosis divididas.

Otras estrategias para las úlceras:

◆ Evite los alimentos que empeoren sus síntomas.

◆ Tome suplementos de vitaminas A y E si cree que no está obteniendo estas vitaminas en cantidades suficientes. Necesita 10,000 unidades internacionales (UI) de vitamina A (o de 15,000 a 25,000 UI de betacaroteno) al día y de 400 a 800 UI de vitamina E al día.

◆ Aumente su consumo de fibra.

◆ Evite fumar y tomar café (incluyendo el café descafeinado).

◆ Evite la aspirina, el ibuprofén y otros fármacos antiinflamatorios.

DGL se activa con la saliva, no funciona tan bien si sólo se lo traga, por lo que es importante masticarlo). *Precaución:* El regaliz DGL puede ocasionar diarrea en algunas personas. El regaliz en su estado natural no debe ser empleado durante el embarazo o la lactancia, ni por personas que padezcan enfermedades cardíacas, enfermedades del hígado o diabetes, ni personas que estén tomando medicamentos para el corazón o la presión arterial. Limite el uso de regaliz en su estado natural a seis semanas, a menos que esté bajo la supervisión de un profesional de la salud calificado.

Manzanilla (*Matricaria recutita*)

Esta hermosa hierba tradicional promueve la curación, disminuye la inflamación en el estómago y puede aliviar la ansiedad que quizá esté prolongando una úlcera. *Dosis típica:* De tres a seis tazas de la infusión al día. (Deje reposar de una a dos cucharaditas de la hierba seca en una taza de agua caliente durante 10 minutos, cuélela y tómese la infusión). Otra opción es tomar de ¼ a una cucharadita de tintura o macerado glicérico tres o cuatro veces al día.

Caléndula (*Calendula officinalis*)

Estas hermosas flores de color anaranjado o amarillo son antiinflamatorias y ayudan a sanar las heridas. También son ligeramente astringentes, lo cual ayuda a disminuir el sangrado. De modo que si este es uno de los síntomas que le produce su úlcera, la caléndula es una buena opción. *Dosis típica:* De tres a seis tazas de la infusión al día. (Deje reposar de una a dos cucharaditas de las flores secas en una taza de agua caliente durante 10 minutos, cuélelas y tómese la infusión). Otra opción es tomar de ¼ a una cucharadita de tintura o macerado glicérico de la hierba tres o cuatro veces al día.

Ulmaria (*Filipendula ulmaria*)

Este remedio para el tracto gastrointestinal contribuye a la curación de la úlcera al disminuir la inflamación, proteger y aliviar el revestimiento del estómago y reducir la acidez excesiva. También es ligeramente astringente. *Dosis típica:* De tres a seis tazas de la infusión al día. (Deje reposar de una a dos cucharaditas de la hierba seca en una taza de agua caliente durante 10 minutos, cuélela y tómese la infusión). *Precaución:* Evite la ulmaria si es alérgico a la aspirina ya que contiene una sustancia química que se asemeja a esta.

Raíz de malvavisco (*Althaea officinalis*)

Cuando se agrega agua a esta raíz calmante, se forma una sustancia resbalosa (mucílago) que ayuda a cubrir y aliviar una úlcera irritada. *Dosis típica:* De tres a seis tazas de la infusión al día, bebidas a sorbos frecuentes a lo largo del día. (Deje reposar de una a dos cucharaditas de la raíz seca en una taza de agua caliente durante 10 minutos o deje reposar la misma cantidad en agua fría durante toda la noche, cuélela y tómese la infusión). Otra opción es tomar de ¼ a una cucharadita de tintura o macerado glicérico de la hierba tres o cuatro veces al día. *Precaución:* El mucílago que contiene el malvavisco puede absorber otros fármacos que se estén tomando al mismo tiempo. Por lo tanto, si esta es su situación, pídale al profesional que lo esté atendiendo que le recomiende una rutina de dosificación.

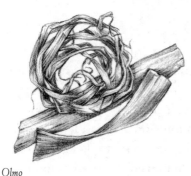

Olmo

Olmo (*Ulmus rubra*)

La corteza de este árbol es otra hierba que forma mucílago para proteger, aliviar y sanar el revestimiento del estómago. *Dosis típica:* De tres a seis tazas de la infusión al día. (Deje reposar de una a dos cucharaditas de la corteza seca en una taza de agua caliente durante 10 minutos o déjela reposar en agua fría durante toda la noche, cuélela y tómese la infusión). Otra opción es tomar de ¼ a una cucharadita de tintura o macerado glicérico de la hierba tres o cuatro veces al día.

Malva (*Malva sylvestris*)

Esta es otra hierba que forma mucílago, y se puede preparar de la misma forma en que se prepara el malvavisco o el olmo. *Dosis típica:* De tres a seis tazas de la infusión al día. (Deje reposar de una a dos cucharaditas de la corteza seca en una taza de agua caliente durante 10 minutos, o deje reposar la misma cantidad en agua fría durante toda la noche, cuélela y tómese la infusión). Otra opción es tomar de ¼ a una cucharadita de tintura o macerado glicérico de la hierba tres o cuatro veces al día.

Llantén (*Plantago major*)

El llantén, que es una mala hierba común que crece en casi todas partes del mundo, posee propiedades calmantes y astringentes y ayuda a sanar las heridas. *Dosis típica:* De tres a cuatro tazas de la infusión al día. (Deje reposar de una a dos cucharaditas de las hojas secas o una cucharada de la hierba fresca en una taza de agua caliente durante 10 minutos, cuélela y tómese la infusión). Otra opción es tomar de ¼ a una cucharadita de tintura o macerado glicérico de la hierba tres o cuatro veces al día.

(*Nota:* Muchas de las hierbas recomendadas en este libro tienen varios nombres. Otras no tienen nombres en español, o si los tienen, estos no son muy conocidos. Por lo tanto, si no reconoce el nombre de una hierba mencionada en este capítulo, vea el glosario en la página 611).

ÚLCERAS EN LA BOCA

LAS ÚLCERAS EN LA BOCA (AFTAS, POSTEMILLAS) pueden ser increíblemente molestas. Los expertos aún no están de acuerdo en qué es lo que las causa, pero parece ser que entre los culpables detectados por las investigaciones, están los alimentos, la disfunción inmunitaria, las infecciones virales y las deficiencias de nutrientes. De hecho, la carencia de hierro, vitamina B_{12} o ácido fólico pueden provocar una úlcera en la boca. De modo que si estas pequeñas lesiones recurrentes le están dando problemas, considere pedirle a su médico, algún herbolario o nutriólogo calificados que le ayude a determinar si usted presenta un nivel bajo de alguno de los nutrientes mencionados.

TRATAMIENTO FARMACOLÓGICO

Esteroides tópicos

Acetónido de triamcinolona (*Aristocort*), fluocinolona (*Fluinide*). *Función:* Disminuir la inflamación y el dolor. *Efectos secundarios:* Adelgazamiento de la piel, enrojecimiento, reacciones alérgicas.

Anestésicos locales

Benzocaína (*Anbesol, Orajel*). *Función:* Disminuir temporalmente el dolor. *Efectos secundarios:* Reacciones alérgicas; el uso prolongado puede afectar el sistema nervioso central.

RECETAS HERBARIAS

Gotu kola (*Centella asiatica*)

Las úlceras en la boca salen a raíz de una degradación en la estructura del tejido. El *gotu kola* se utiliza ampliamente para sanar heridas y promover el crecimiento del tejido conectivo, por lo que puede serle útil. *Dosis típica:* Una taza de la infusión al día. (Deje reposar una cucharadita de la hierba seca en una taza de agua caliente durante 10 minutos, cuélela y tómese la infusión). También puede dejar enfriar esta infusión y usarla como un enjuague calmante.

Equinacia (*Echinacea angustifolia, E. purpurea, E. pallida*)

Las tinturas de equinacia producen una sensación de entumecimiento que puede brindar alivio al dolor palpitante que provoca una úlcera en la boca. Sin embargo, si la úlcera es grande, profunda o le produce un dolor extremadamente intenso, tenga presente que el alcohol que contienen las tinturas puede causarle ardor. Si este es el caso, o si simplemente prefiere evitar el alcohol, pruebe usar un extracto de glicerina, también conocido como macerado glicérico (*glycerin extract* o *glycerite*). *Dosis típica:* De 20 a 40 gotas de tintura de la hierba (o del extracto de glicerina) en unas cuantas onzas de agua hasta cuatro veces al día. Pásese la mezcla por toda la boca para asegurarse de que el compuesto que produce el entumecimiento entre en contacto con la úlcera. *Precaución:* Las personas alérgicas a la ambrosía pueden ser alérgicas a la equinacia. No emplee equinacia si padece algún trastorno autoinmune.

Regaliz (*Glycyrrhiza glabra*)

Esta potente hierba antiinflamatoria ayuda a sanar tejidos. El regaliz también es antiviral, de modo que si sus úlceras en la boca son causadas por algún virus, esta hierba es una buena elección. *Dosis típica:* Abra una cápsula y coloque una pizca del polvo justo en la úlcera o chupe una pastilla hecha de regaliz desglicirricinado (*deglycyrrhizinated licorice* o *DGL* por sus siglas en inglés).

Manzanilla (*Matricaria recutita*)

En una investigación, se encontró que el enjuague bucal de manzanilla es eficaz para tratar úlceras en la boca causadas por la quimioterapia; probablemente porque esta hierba combate la inflamación y ayuda a que sanen las heridas. También es un sedante suave, por lo que si usted sospecha que el estrés está afectando su sistema inmunitario y puede ser el motivo por el que le están saliendo úlceras en la boca, entonces la manzanilla es una buena elección. *Dosis típica:* Puede tomar hasta cuatro tazas de la infusión al día. (Deje reposar de una a dos cucharaditas de las flores secas en una taza de agua caliente durante 10 minutos, cuélelas y tómese la infusión). Otra opción es dejar enfriar la infusión y emplearla como enjuague bucal. Si prefiere utilizar la tintura de la hierba,

ATÁQUELAS CADA 60 MINUTOS

Puede usar este gel herbario cada hora a lo largo del día, hasta que sane la úlcera en la boca (afta, postemilla).

- 1 cucharadita de tintura de equinacia
- 1 cucharadita de tintura de hidraste
- 1 cucharadita de tintura de caléndula
- 1 cucharadita de extracto de semilla de toronja
- 1 cucharada de gel de áloe vera

Mezcle todos los ingredientes en un frasco pequeño que tenga una tapa ajustada. Para emplear el preparado, coloque una gota de gel del tamaño de un chícharo (guisante, arveja) en un pedazo de gasa limpia; ponga la gasa en la boca de modo que el gel quede sobre la úlcera.

tome de 10 a 40 gotas hasta tres veces al día. (La tintura también se puede ingerir o utilizar como enjuague bucal).

Hidraste (*Hydrastis canadensis*)

Dado que el hidraste tiene propiedades antisépticas y antiinflamatorias, es útil para combatir la infección de una úlcera en la boca, además de que alivia la hinchazón y las palpitaciones que la hacen tan dolorosa. También ayuda a inhibir el crecimiento bacteriano que puede surgir más tarde. *Dosis típica:* De 20 a 50 gotas de tintura de la hierba, disueltas en un poco de agua para hacer buches con la mezcla. *Precaución:* No use el hidraste durante el embarazo o la lactancia.

Ginkgo (*Ginkgo biloba*)

Esta hierba está empezando a recibir mucha atención por su capacidad para promover la curación cuando se emplea tópicamente. El extracto de hojas de *ginkgo* es rico en antioxidantes y también es antiinflamatorio. Para las úlceras en la boca, no necesita comprar el extracto más caro; sólo prepare una infusión concentrada usando las hojas. *Dosis típica:* Deje reposar ½ cucharadita de las hojas secas en una taza de agua caliente durante 15 minutos, moje una bolita de algodón con la mezcla y aplique la infusión sobre la úlcera según sea necesario.

(*Nota:* Muchas de las hierbas recomendadas en este libro tienen varios nombres. Otras no tienen nombres en español, o si los tienen, estos no son muy conocidos. Por lo tanto, si no reconoce el nombre de una hierba mencionada en este capítulo, vea el glosario en la página 611).

URTICARIA

LA URTICARIA (RONCHAS) ES UN ÁREA DE PIEL ELEVADA con forma más o menos circular. Esta erupción puede consistir en una sola roncha o un gran número de estas, y generalmente duran de uno a tres días. Pueden ser blancas, rosas o rojas, tan pequeñas como una moneda de 10 centavos de dólar o tan grandes como un *Frisbee*. Además, producen muchísima comezón y, como si esto fuera poco, también pueden causar ardor.

En esencia, la urticaria es una reacción alérgica de la piel durante la cual ciertas células liberan histamina y otras sustancias químicas inflamatorias. Estas ocasionan que el líquido se escape de los vasos capilares (pequeños conductos sanguíneos) que irrigan la zona, produciendo de esta forma la hinchazón conocida como roncha. A medida que estas pequeñas arterias se dilatan, la piel se enrojece. Si la reacción alérgica afecta otros sistemas del cuerpo, quizá también presente rubefacción, jadeo más labios y párpados hinchados.

Entre los causantes de la urticaria se encuentran ciertos medicamentos, alimentos, picaduras de insectos (vea el capítulo de "Picaduras de insectos" en la página 468) y exposición al frío. También puede ser ocasionada, con menor frecuencia, por la inhalación de caspa de animales, moho y polen, así como debido a síntomas respiratorios. En casos aún más raros, la infestación por parásitos, otras enfermedades infecciosas y el cáncer pueden ser los autores de esta afección.

TRATAMIENTO FARMACOLÓGICO

Antihistamínicos no sedantes

Cetirizina (*Zyrtec*), loratadina (*Claritin*), astemizol (*Hismanal*). *Función:* Aliviar la comezón sin producir somnolencia. *Efectos secundarios:*

PRECAUCIONES QUE DEBE TENER PRESENTE

Llame a una ambulancia si presenta jadeo o dificultad para respirar y tiene hinchazón de los labios, lengua y garganta. Si sospecha que un medicamento nuevo le ha provocado urticaria (ronchas), comuníquese con su doctor. Independientemente de cuál haya sido la causa, tenga presente que la próxima vez que se exponga a esa sustancia, es posible que presente una reacción más severa. Para prevenir esto, debe identificar y eliminar la causa de la reacción.

Resequedad de boca, nariz y garganta. *Efectos secundarios del astemizol:*
Puede causar alteraciones en el ritmo cardíaco.

Antihistamínicos sedantes

Difenhidramina (*Benadryl*), clorfeniramina (*Chlor-Trimeton*), bromfeniramina (*Dimetapp*), clemastina (*Tavist-1*). *Función:* Aliviar la comezón y
ayudar a dormir. *Efectos secundarios:* Somnolencia, resequedad de boca,
nariz y garganta.

Otros fármacos

Hidroxicina (*Anxanil, Apo-Hydroxyzine, Atarax, Multipax, Novo-Hydroxy-
zin, Vistaril*). *Función:* Aliviar la comezón que produce la alergia. *Efectos
secundarios:* Somnolencia, náusea, resequedad de boca, nariz y garganta.

Epinefrina inyectable. *Función:* Restaurar la respiración normal cuando una reacción alérgica la ha impedido. *Efectos secundarios:* Intranquilidad, temblor, latido cardíaco acelerado.

Corticosteroides tópicos como hidrocortisona (*Cortaid, Cortef*),
triamcinolona (*Kenalog, Aristocort*), dexametasona (*Decaderm, Decadron*),
desoximetasona (*Tropicort*) y otros. *Función:* Disminuir la inflamación.
Efectos secundarios: Poco comunes cuando se utilizan durante períodos
breves o sobre un área pequeña de la piel.

RECETAS HERBARIAS

Regaliz (*Glycyrrhiza glabra*)

Gracias a sus propiedades antiinflamatorias y antialérgicas, el regaliz
actúa de forma similar al cortisol, la hormona antiinflamatoria que se
encuentra en el cuerpo. Emplee esta hierba en su estado natural y no el
regaliz desglicirricinado (*deglycyrrhizinated licorice* o *DGL* por sus siglas en
inglés). *Dosis típica:* Hasta seis cápsulas de 400 a 500 miligramos al día.
Si prefiere utilizar la tintura de la hierba, tome de 20 a 30 gotas tres
veces al día. Otra opción es tomar dos tazas de la infusión al día. (Hierva a fuego lento una cucharadita de la raíz seca picada en una taza de
agua durante 10 minutos, cuélela y tómese la infusión). También puede
dejar enfriar la infusión y aplicarla sobre la piel afectada con un trapo
limpio, tres o cuatro veces al día. *Precaución:* No use el regaliz internamente durante más de seis semanas. No lo emplee si está embarazada

o si tiene presión arterial alta, diabetes o alguna enfermedad de la tiroides, los riñones, el hígado o el corazón. Si ya está tomando medicamentos con corticosteroides para alguna alergia, consulte con su médico antes de emplear la hierba.

Manzanilla (*Matricaria recutita*)

Esta eficaz hierba antiinflamatoria también le ayuda a dormir, lo cual es una ventaja si el ardor y la comezón de la urticaria lo tienen contando ovejitas en vano. *Dosis típica:* De tres a cuatro tazas de la infusión al día. (Deje reposar una cucharadita de las flores secas en una taza de agua caliente durante 10 minutos, cuélelas y tómese la infusión). Otra opción es poner a enfriar una taza de la infusión en el refrigerador, humedecer un trapo limpio y aplicarlo sobre la urticaria de tres a cuatro veces al día. Si prefiere tomar un baño con la infusión de la hierba, prepare más o menos 1 galón (3.8 litros) de la infusión y viértala en un baño de agua templada (el agua caliente generalmente produce más comezón). *Precaución:* Si es alérgico a otras plantas de la familia de las margaritas, es posible que sea alérgico a la manzanilla. Aplique la infusión sobre un área pequeña de la piel donde no tenga urticaria y espere de 24 a 48 horas. Si la manzanilla le produce inflamación, no la use.

Milenrama (*Artemesia millefolium*)

Esta flor pertenece a la misma familia botánica que la manzanilla y también es antiinflamatoria. *Dosis típica:* De tres a cuatro tazas de la infusión al día. (Deje reposar una cucharadita de las flores secas en una taza de agua caliente durante 10 minutos, cuélelas y tómese la infusión). La puede usar externamente de la misma forma que la manzanilla y también deberá tener las mismas precauciones. *Precaución:* No la use internamente durante el embarazo.

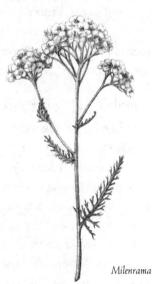

Milenrama

Bardana (*Arctium lappa*)

Esta planta se usa tradicionalmente para las afecciones de la piel y esto incluye la urticaria. Se pueden emplear las raíces, las semillas y las hojas. *Dosis típica:* Hasta tres tazas de la infusión al día. (Deje reposar una cucharadita de la raíz seca en una taza de agua caliente durante 10 a 15 minutos, cuélela y tómese la infusión). Otra opción es tomar hasta seis cápsulas de 400 a 500 miligramos al día. Si prefiere utilizar la tintura de la hierba, tome de 20 a 30 gotas tres veces al día.

Ortiga (*Urtica dioica*)

La ortiga podría parecer una alternativa extraña para curar esta afección, ya que se puede presentar un caso serio de urticaria con tan sólo rozar la planta fresca. Sin embargo, usada de forma interna, esta planta de algún modo produce un efecto antialérgico. Si la ortiga crece cerca de su casa, use guantes gruesos, mangas largas y pantalones largos cuando la recolecte. Arranque un par de manojos, cuézalos al vapor y cómalos como verdura. *Dosis típica:* De una a dos tazas de la infusión al día. (Deje reposar una cucharadita de las hojas secas en una taza de agua caliente durante 10 minutos, cuélelas y tómese la infusión). Otra opción es tomar hasta seis cápsulas de 400 miligramos al día.

Áloe vera (*Aloe vera*)

Si usted cultiva esta planta, rebane longitudinalmente una de sus hojas, saque el gel del interior y aplíquelo sobre la urticaria según sea necesario. El gel disminuirá la inflamación y refrescará y aliviará la piel irritada. Puede usar una preparación comercial de gel puro de áloe vera, de preferencia sin colorantes ni conservantes artificiales.

Jengibre (*Zingiber officinale*)

Esta hierba, además de ser un potente antiinflamatorio, produce una sensación de calor, por lo que quizá no convenga usarla si usted siente la piel caliente. *Dosis típica:* Hasta dos tazas de la infusión al día. (Hierva a fuego lento una cucharadita de la raíz fresca rallada o ½ cucharadita de la raíz seca en una taza de agua caliente durante 10 minutos, cuélela y tómese la infusión). También puede enfriar un poco de la infusión y aplicarla sobre la piel usando una esponja.

(*Nota:* Muchas de las hierbas recomendadas en este libro tienen varios nombres. Otras no tienen nombres en español, o si los tienen, estos no son muy conocidos. Por lo tanto, si no reconoce el nombre de una hierba mencionada en este capítulo, vea el glosario en la página 611).

VENAS VARICOSAS

CON CADA LATIDO, SU CORAZÓN ENVÍA, a través de las arterias, sangre rica en oxígeno a todas las partes de su cuerpo. Una vez que el oxígeno se consume, la sangre debe regresar a los pulmones para volver a abastecerse. El viaje de regreso lo hace a través de unos vasos flexibles pero delicados llamados venas, cuyas paredes musculares se contraen para mantener la sangre en movimiento.

Las venas de sus piernas tienen que trabajar en contra de la gravedad para impulsar grandes volúmenes de sangre de regreso al corazón. Una serie de válvulas impide que la sangre fluya en sentido inverso. Pero el peso de esta, además de otros factores, puede provocar fallas en el funcionamiento de las válvulas. Cuando la sangre fluye de regreso, hace que las venas se estiren, especialmente si ya están débiles a causa de una mala salud circulatoria.

Este proceso es lo que produce las venas varicosas (várices), abultadas y azulosas, que aparecen con mayor frecuencia en las piernas. Es más probable que las desarrolle si usted permanece sentado o de pie durante períodos largos. Cambiar de posición con frecuencia y hacer ejercicio ayuda a prevenirlas.

Las venas varicosas son muy comunes. Tienden a ser hereditarias y afectan más a las mujeres que a los hombres. Las hemorroides (almorranas) son un tipo específico de venas varicosas; si las padece, quizá usted presente las condiciones que producen las várices en las piernas.

Los síntomas de esta afección varían. Pueden hacer que sienta las piernas cansadas, adoloridas y calientes; aunque hay mujeres que no presentan molestia alguna. Las venas varicosas pequeñas y superficiales —llamadas arañas vasculares— rara vez producen síntomas. Aunque las venas más grandes que están cerca de la superficie de la pierna no lucen muy bien, representan muy poco riesgo.

Sin embargo, las venas varicosas que se encuentran en las partes más profundas de la pierna pueden causar problemas serios. Cuando una vena se debilita, los líquidos pueden filtrarse a través de las paredes porosas de la misma. Con el tiempo, la vena puede estallar y crear úlceras justo por debajo de la piel que tardan mucho tiempo en sanar. También se pueden llegar a formar coágulos sanguíneos, y si uno de estos se desprende, puede viajar hasta el cerebro, el corazón o los pulmones y causar problemas serios que ponen en peligro su vida.

TRATAMIENTO FARMACOLÓGICO

Los doctores casi siempre recomiendan cirugía para eliminar las venas más débiles. Otro tratamiento, llamado escleroterapia, consiste en inyectar una solución salina en el interior de la vena. Esta produce un coágulo que la tapa, haciendo que se dañe y se deshaga. Luego, se colocan vendas de compresión alrededor de la pierna desde los dedos de los pies hasta el sitio de la inyección, y se dejan puestas durante al menos tres semanas. No se conoce terapia farmacológica alguna que cure las venas varicosas.

RECETAS HERBARIAS

Castaño de la India (*Aesculus hippocastanum*)

Diversos estudios de investigación han demostrado la eficacia del extracto de castaño de Indias para reducir las venas varicosas y aliviar la comezón y el dolor que pueden producir. En un estudio de tres meses de duración, se encontró que el extracto de esta planta hizo mejorar esta afección con la misma eficacia que una combinación de medicamentos diuréticos y medias de compresión. Esta hierba contiene un compuesto que sella eficazmente las aberturas diminutas que están en las paredes de los vasos sanguíneos. *Dosis típica:* De 30 a 150 miligramos al día de un extracto comercial. Puede encontrar cremas tópicas de castaño de Indias en muchas tiendas de productos naturales. *Precaución:* No trate de preparar sus propios productos; la hierba cruda puede ser tóxica. Emplee solamente extractos fabricados.

Rusco (*Ruscus aculeatus*)

Los compuestos que contiene esta conocida hierba medicinal inhiben la inflamación y constriñen los vasos sanguíneos. Es también rica en vitamina C y otros compuestos que tonifican las paredes de las venas. *Dosis típica:* De dos a tres cápsulas de 500 miligramos con un poco de agua, dos o tres veces al día. Otra opción es tomar de dos a tres tazas de la infusión al día. (Deje reposar una cucharadita de la hierba seca en una taza de agua durante 10 a 15 minutos, cuélela y tómese la infusión). Si prefiere utilizar la tintura de la hierba, puede tomar de 20 a 40 gotas dos o tres veces al día. También puede comprar el rusco en una fórmula donde se combine con otras hierbas. Tome estas fórmulas según las indicaciones del fabricante.

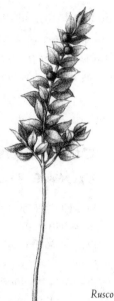

Rusco

Espino (*Crataegus* spp.)

Las hojas, las flores y los frutos de esta planta son maravillosos para fortalecer y proteger todo el sistema cardiovascular. Los estudios demuestran que la combinación de compuestos antioxidantes contenidos en esta hierba ayuda a reducir la presión arterial y prevenir la formación de coágulos. El espino se puede tomar en forma de infusión, tintura o extracto estandarizado; se pueden emplear las tres partes de la planta mencionadas arriba. *Dosis típica:* Hasta nueve cápsulas de 500 a 600 miligramos al día. Otra opción es tomar hasta tres tazas de la infusión al día. (Deje reposar una cucharadita de las bayas secas en una taza de agua caliente durante 10 a 15 minutos, cuélelas y tómese la infusión). Si prefiere utilizar la tintura de la hierba, tome de 10 a 30 gotas hasta tres veces al día. *Precaución:* Si está tomando cualquier medicamento hecho a base de digitalina o digoxina, consulte con su médico antes de usar espino o productos que lo contengan.

Gotu kola (Centella asiatica)

Aunque tradicionalmente se ha empleado para mejorar la memoria y reducir el estrés, el *gotu kola* fortalece el tejido conectivo y la capa protectora que envuelven las venas. Los estudios de investigación han mostrado que esta hierba es eficaz para aliviar las venas débiles y la hinchazón de los pies y los tobillos. *Dosis típica:* Hasta ocho cápsulas de 400 a 500 miligramos al día. Otra opción es tomar hasta tres tazas de la infusión al día. (Deje reposar una cucharadita de la hierba seca en una taza de agua caliente durante 10 a 15 minutos, cuélela y tómese la infusión). Si prefiere utilizar la tintura de la hierba, tome de 20 a 40 gotas hasta dos veces al día.

CONSEJOS PARA TENER UNAS VENAS DE CAMPEONATO

La bromelina, una enzima que se deriva de la piña (ananá), se recomienda para tratar muchas afecciones del corazón y la circulación. Puede comer piña fresca varias veces a la semana o tomar bromelina en forma de suplemento. *Dosis típica:* 500 miligramos de bromelina (*bromelain*) dos veces al día entre comidas.

Si quiere mejorar la salud de su sistema circulatorio, ciertamente lo que le conviene es seguir una alimentación equilibrada que incluya grandes cantidades de frijoles (habichuelas), verduras, frutas y cereales integrales, todos los cuales son ricos en fibra. Sin embargo, asegúrese también de probar el alforjón (trigo sarraceno), ya que además de tener mucha fibra, contiene un flavonoide muy saludable llamado rutina, que tiene la capacidad de fortalecer las paredes de los vasos sanguíneos. La rutina (*rutin*) se vende en forma de suplemento, a veces combinada con otros bioflavonoides. Procure tomar una dosis total de 500 miligramos de bioflavonoides (*bioflavonoids*) al día. Si le agrada el té verde, este también es una buena fuente de estas sustancias; trate de tomar de dos a tres tazas al día.

Otro conjunto de nutrientes que debe procurar consumir en mayores cantidades son las antocianidinas. Estos pigmentos son los que le confieren el color intenso al mirtillo, el arándano, la uva morada y muchas otras frutas y verduras. Las antocianidinas protegen las paredes de los vasos sanguíneos y previenen la filtración de sangre. Además, fortalecen el tejido conectivo que sirve de apoyo a los vasos sanguíneos. Las antocianidinas están disponibles en forma de pastilla. Las proantocianidinas, que se derivan ya sea de la semilla de uva o de la corteza de pino, poseen propiedades similares y están disponibles en forma de suplemento. *Dosis típica:* 150 miligramos de proantocianidinas (*proanthocyanidins*) al día.

Ginkgo (*Ginkgo biloba*)

Los compuestos del *ginkgo* ayudan a incrementar el flujo de sangre hacia el cerebro, las arterias periféricas y el corazón. Las propiedades antioxidantes de esta planta también la convierten en un buen tónico cardíaco. Durante los últimos 15 años, se han realizado numerosos ensayos clínicos con extracto estandarizado de la planta; estos ensayos muestran que no sólo mejora la circulación, sino que también protege los vasos sanguíneos al prevenir la filtración anormal en las venas más pequeñas. Algunas investigaciones sugieren que el *ginkgo* podría disminuir el riesgo de formación anormal de coágulos, siendo estos uno de los principales factores que intervienen en los ataques al corazón y los derrames cerebrales. *Dosis típica:* Tres cápsulas, cada una de las cuales debe contener al menos 40 miligramos del extracto estandarizado al 24 por ciento de glucósidos de flavona (*flavone glycosides*) de *ginkgo* y 6 por ciento de lactonas terpénicas (*terpene lactones*), al día. *Precaución:* En casos raros, el uso del *ginkgo* puede causar malestar gastrointestinal, dolores de cabeza o alergias en la piel.

(*Nota:* Muchas de las hierbas recomendadas en este libro tienen varios nombres. Otras no tienen nombres en español, o si los tienen, estos no son muy conocidos. Por lo tanto, si no reconoce el nombre de una hierba mencionada en este capítulo, vea el glosario en la página 611).

VERRUGAS

Estas carnosidades poco atractivas y vergonzosas son causadas por el papilomavirus humano. Existen alrededor de 75 variedades diferentes de este virus. Diversas variedades del mismo pueden causar las verrugas comunes, las verrugas plantares y las verrugas planas.

Las verrugas comunes generalmente crecen en las manos, pero también pueden aparecer en los pies, la cara y el cuello. Por otra parte, las verrugas plantares aparecen en la planta de los pies y pueden causar dolor. Las verrugas planas crecen en racimos y generalmente aparecen en la cara. Son del color de la piel y, como indica su nombre, planas.

Los doctores a veces tratan las verrugas ya sea destruyéndolas o extirpándolas quirúrgicamente. Los métodos incluyen congelarlas con nitrógeno líquido, vaporizarlas con rayo láser o cortarlas manualmente (aunque la cirugía generalmente sólo se emplea para las verrugas plantares profundas y persistentes).

De las hierbas que se mencionan en este capítulo, sólo el piñón blanco ha sido probado en humanos por su capacidad de eliminar las verrugas. Por otra parte, las demás plantas están respaldadas por años de uso tradicional y pruebas anecdóticas de curas exitosas. Independientemente de si decide o no emplear fármacos o hierbas, es importante que sepa que lo más probable es que tenga que aplicarse la sustancia de su elección con mucha constancia y a diario —durante semanas— antes de que pueda deshacerse de una verruga. En cuanto a las verrugas pequeñas, son más fáciles de tratar que las grandes.

TRATAMIENTO FARMACOLÓGICO

Preparaciones de ácido salicílico

Líquidos, geles o parches (*Compound W, Mediplast, Wart-Off*, otros). *Función:* Disolver la verruga. *Efectos secundarios:* Calor, descamación y ardor localizados.

Cantaridina (*Cantharone, Verr-Canth*) sola o en combinación con podofilina y ácido salicílico (*Cantharone-Plus*). *Función:* Causar que salga una ampolla en el área para que la verruga se desprenda. Los tratamientos son aplicados por un doctor y se repiten semanalmente, después de eliminar el tejido muerto. *Efectos secundarios:* Ardor, enrojecimiento, sensibilidad y vesicación (producción de ampollas en la piel) locales.

RECETAS HERBARIAS

Celidonia (*Chelidonium majus*)

Esta hierba es un miembro de la familia de las amapolas, y crece en suelos húmedos a la orilla de caminos y bosques. La savia de color anaranjado amarillento que se encuentra en la raíz y en las partes aéreas de la planta es un remedio para las verrugas y otros problemas de la piel. La investigación científica se ha enfocado en la capacidad que tienen algunos de sus componentes químicos para combatir virus, bacterias, hongos, tumores e inflamación. *Dosis típica:* Exprima la savia y aplíquela sobre la verruga una o dos veces al día hasta que esta desaparezca. Si no puede conseguir la planta fresca, prepare una infusión concentrada hirviendo a fuego lento dos cucharaditas de la raíz seca finamente picada en dos tazas de agua durante 10 a 15 minutos. Cuele la infusión y aplíquela usando una bolita de algodón.

Corteza de abedul dulce (*Betula lenta*)

Esta corteza contiene compuestos antivirales y ácido salicílico. En otras palabras, contiene el mismo principio activo que se emplea en muchos remedios que se venden sin receta para eliminar verrugas, sólo que en una concentración más baja. Si este tipo de abedul crece cerca de su casa, corte un pedazo cuadrado de 1 pulgada (2.5 cm) de la corteza interna húmeda y péguela con cinta adhesiva sobre la verruga, de modo que la parte interna de la corteza quede en contacto con la carnosidad. (Asegúrese de usar un árbol diferente cada vez; no quite un trozo de la corteza que conlleve toda la circunferencia del tronco, pues al hacerlo, podría causar la muerte del árbol). También puede comprar la corteza en polvo en una tienda de productos naturales (vea la lista de tiendas de productos naturales en la página 607). En este caso, agregue suficiente agua para formar una pasta, aplíquela sobre la verruga y cúbrala con una gasa. Deje la corteza o el polvo en contacto con la piel durante 10 minutos; si no se le irrita la zona, la puede dejar ahí durante una hora el primer día. Vaya aumentado gradualmente el tiempo de aplicación cada día a lo largo de una semana; luego deje el tratamiento durante toda la noche. También puede preparar una infusión: hierva a fuego lento dos cucharaditas de la corteza de abedul picada mezcladas en dos tazas de agua durante 15 minutos. Cuele la infusión y déjela enfriar. Aplique este líquido con una bolita de algodón, una vez al día.

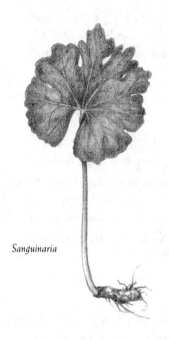

Sanguinaria

Sanguinaria (*Sanguinaria canadensis*)

Esta hierba produce una savia rojiza que usaban los colonizadores europeos para eliminar las verrugas. Contiene sustancias químicas que irritan la piel y disuelven el tejido áspero de las carnosidades. El doctor Andrew Weil dice que ha visto cómo una pasta hecha con sanguinaria elimina las verrugas. *Dosis típica:* Aplique la savia de la planta fresca o una pasta hecha con la raíz seca en polvo mezclada con agua, de una a dos veces al día. Cúbrala con una gasa.

Piñón blanco (*Jatropha curcas*)

Este arbusto peruano posee propiedades antivirales. En un estudio, se encontró que la savia de esta planta funcionó mejor que un placebo (una pastilla sin valor medicinal) para eliminar las verrugas en humanos. Sin embargo, lo hizo con mayor lentitud que el tratamiento con nitrógeno líquido (recuerde que los tratamientos tanto farmacéuticos como herbarios pueden tardar semanas en producir resultados). Aplique la savia sobre la verruga una o dos veces al día hasta que desaparezca. Si se le irrita la piel, suspenda su uso.

Diente de león (*Taraxacum officinale*)

Los tallos y las hojas de esta mala hierba común producen un látex lechoso que ha ayudado a algunas personas a deshacerse de las verrugas. Sólo arranque un diente de león y exprima la sustancia blanquecina del tallo sobre su verruga, dos o tres veces al día, hasta que desaparezca.

Tuya occidental (*Thuja occidentalis*)

Este árbol contiene compuestos antivirales y también se dice que elimina las verrugas. Puede comprar la tintura y aplicársela sobre la verruga dos o tres veces al día. *Precaución:* No ingiera esta hierba si está embarazada.

Piña (*Ananas comosus*)

En teoría, la enzima proteolítica llamada bromelina, que se deriva de la piña (ananá), puede ayudar a suavizar y eliminar el tejido áspero de las verrugas. Corte un pedazo de la cáscara de la piña que sea lo suficientemente grande como para cubrir su verruga y péguela sobre esta con cinta adhesiva para que no se le caiga. Quite la cáscara a la mañana siguiente y repita el tratamiento cada noche según sea necesario.

Plátano amarillo (*Musa paradisiaca*)

Según Sunny Mavor, una herbolaria de Montana, la cáscara del plátano amarillo (guineo) ha ayudado a muchas personas a deshacerse de sus verrugas; también es un poco menos pegajoso que la piña. Corte un pequeño círculo de la cáscara, coloque la superficie interna de la misma sobre la verruga y péguela con cinta adhesiva. Aplique una cáscara fresca cada 24 horas hasta que la verruga desaparezca.

(*Nota:* Muchas de las hierbas recomendadas en este libro tienen varios nombres. Otras no tienen nombres en español, o si los tienen, estos no son muy conocidos. Por lo tanto, si no reconoce el nombre de una hierba mencionada en este capítulo, vea el glosario en la página 611).

Verrugas genitales

No son exactamente un buen tema de conversación. Sin embargo, las verrugas genitales son la enfermedad viral de transmisión sexual más común que existe. Alrededor de 50 millones de personas que viven en los Estados Unidos las han padecido. Las personas que con mayor frecuencia se ven afectadas son las mujeres de 22 a 30 años de edad.

Estos crecimientos pequeños, indoloros, planos o con forma de hongo aparecen por sí solos o en racimos en el área de los genitales. Pero también puede ser que no aparezca nada en lo absoluto. Y es por eso que son tan peligrosos: sólo a un 30 por ciento de las personas infectadas le salen verrugas, mientras que el 70 por ciento restante, es decir, aquellas que no tienen verrugas, suelen tener más probabilidades de desarrollar displasia cervical (vea el capítulo de "Displasia cervical"

UN ACEITE QUE ACABA CON ELLAS

El aceite que se recomienda a continuación es muy potente, debido a que se necesita algo así de fuerte para poder destruir las verrugas genitales. Por esta razón, utilícelo con cuidado.

½   cucharadita de aceite de ricino
¼   de cucharadita de aceite esencial de tuya
¼   de cucharadita de aceite esencial de melaleuca
800 unidades internacionales (UI) de aceite de vitamina E
    (dos cápsulas de 400 UI abiertas)

Combine todos los ingredientes. Proteja la piel que rodea a la verruga con un ungüento, para que sólo quede expuesta la verruga. Aplíquese cuidadosamente la mezcla sobre la verruga con un hisopo (escobilla) de algodón, de dos a cuatro veces al día durante no más de una semana. *Precaución:* No ingiera aceites esenciales.

en la página 220), una afección en la que aparecen células anormales en el cérvix de la mujer, que pueden ser precursoras del cáncer cervical.

Las verrugas genitales son causadas por variedades específicas del papilomavirus humano, el mismo microbio que causa las menos preocupantes verrugas comunes. Esta variedad es transmitida mediante el contacto de piel con piel, generalmente durante el coito. De cuatro semanas a nueve meses después de haber estado expuesto al virus, aparecen llagas que parecen ampollas, dan comezón y tienen una base roja. Estas úlceras aparecen primero en los genitales y después en el ano y el trasero. Las verrugas pueden quedarse igual, crecer de tamaño o desaparecer por completo, pero el virus permanece en el cuerpo y puede volver a causar una erupción meses o incluso años más tarde.

Los factores de riesgo para las verrugas genitales incluyen parejas sexuales múltiples, fumar cigarros y debilidad inmunitaria. Si usted es una mujer y ha salido positiva en la prueba para detectar el virus de las verrugas genitales, asegúrese de hacerse la prueba de Papanicolau y exámenes ginecológicos con regularidad para vigilar de cerca la salud de su cérvix. Esto es particularmente importante si también sufre de herpes genital, que es otro factor de riesgo para la displasia cervical.

Las verrugas genitales son una afección que no debe tratar por su propia cuenta. Asegúrese de consultar con su médico, quien le podrá dar más información sobre los factores de riesgo y las alternativas de tratamiento. Es especialmente importante que su doctor vigile la evolución de esta afección.

TRATAMIENTO FARMACOLÓGICO

No se conocen fármacos que puedan eliminar el papilomavirus humano. Las verrugas en sí se pueden eliminar mediante congelamiento, cirugía, láser o electrocauterización, o bien, con sustancias químicas tóxicas. Pero vuelven a aparecer hasta en un 75 por ciento de los casos.

RECETAS HERBARIAS

Ajo (*Allium sativum*)

El asombroso ajo no sólo combate los virus sino que también es bueno para el corazón y para tratar las infecciones bacterianas. La alicina, un

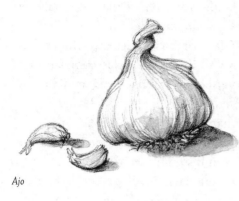

Ajo

compuesto azufrado del ajo, parece fomentar la curación. *Dosis típica:* Uno o más dientes de ajo frescos, crudos o ligeramente cocidos, al día. Otra opción es tomar hasta tres cápsulas de 500 a 600 miligramos al día. Busque un producto que le brinde al menos 5,000 microgramos de alicina (*allicin,* el principio activo de la hierba) al día.

Corazoncillo (*Hypericum perforatum*)

Esta hierba, que es bien conocida por su utilidad en el tratamiento de la depresión leve a moderada, también posee propiedades antivirales. Se sabe que es útil para casos de herpes, de modo que tal vez valga la pena probar el corazoncillo para las verrugas genitales. *Dosis típica:* Tome 450 miligramos en cápsulas dos veces al día durante tres días, luego sáltese un día y repita este ciclo durante nueve meses o más. Otra opción es tomar ¾ de cucharadita de tintura de la hierba dos veces al día durante el mismo período.

(*Nota:* Muchas de las hierbas recomendadas en este libro tienen varios nombres. Otras no tienen nombres en español, o si los tienen, estos no son muy conocidos. Por lo tanto, si no reconoce el nombre de una hierba mencionada en este capítulo, vea el glosario en la página 611).

Cuarta parte

Detalles y propiedades de las hierbas

UNA MIRADA A FONDO A LAS HIERBAS MÁS COMUNES

EN ESTA SECCIÓN, USTED PODRÁ LEER MÁS acerca de las hierbas que se usan con mayor frecuencia para tratar diversas afecciones. Encontrará información básica sobre cada hierba: sus sinónimos; dónde se cultiva; las partes de la planta que se emplean; las formas en que está disponible; las afecciones para las que se usa; cualquier precaución o razón por la cual no debe tomarla; y, en su caso, "información para el consumidor consciente", que le servirá de guía a la hora de decidir qué producto comprar. Esto último se debe a que algunas hierbas actualmente están en peligro de extinción en su forma silvestre, y deben comprarse a proveedores de confianza que especifiquen que la cosecha se ha realizado por medio de cultivos.

Gran parte de esta información también está disponible en los capítulos de la tercera parte que tratan sobre los distintos males. Sin embargo, las descripciones de las hierbas están elaboradas en base a cómo se deben utilizar para tal o cual afección específica y su dosis recomendada. En ese caso, la cantidad que tendrá que tomar dependerá del efecto que usted desea que produzca. Por esto, en esta sección no se incluyen dosis, ya que el fin principal es que los lectores puedan comparar la información de una hierba con otra. Quizá quiera ver cuántas enfermedades puede tratar con una hierba en particular, o desee comparar de qué país provienen las hierbas que se usan para tratar una sola afección. Tal vez la lista de sinónimos de las hierbas le haga recordar un remedio que empleaban sus abuelos. (Si quiere conocer los sinónimos de las demás hierbas que no se mencionan en esta sección, vea el glosario en la página 611).

Si en esta sección usted ve una hierba que se emplea para una afección en particular, antes de comprarla o tomarla, lea primero el capítulo que habla acerca de la afección. A veces, estos capítulos ofrecen precauciones adicionales para enfermedades específicas como, por ejemplo, posibles interacciones negativas entre las hierbas y los fármacos. También es importante que no trate ciertas afecciones en casa; en esos casos es mejor que consulte con un profesional, quien le podrá diseñar un programa de remedios herbarios especialmente para usted.

AGNOCASTO (*VITEX AGNUS-CASTUS*)

Sinónimo: Sauzgatillo.

En inglés: *Vitex, chaste tree.*

Origen: Nativa del oeste de Asia y el suroeste de Europa; naturalizada en el sureste de los Estados Unidos; se cultiva comercialmente en Europa.

Parte empleada: El fruto (las bayas).

Formas disponibles: Infusiones, cápsulas, tinturas, tabletas y productos combinados.

Usos: Síndrome premenstrual, menstruaciones frecuentes o con sangrado abundante, alteraciones en el flujo menstrual, hinchazón y sensibilidad de los senos, infertilidad, síntomas menopáusicos y otras afecciones femeninas que requieren de regulación hormonal.

Precaución: No emplee agnocasto si está tomando alguna terapia de reposición hormonal o pastillas anticonceptivas. Generalmente no se recomienda su uso durante el embarazo; sin embargo, en casos de deficiencia de progesterona, se ha administrado agnocasto bajo supervisión médica para prevenir abortos espontáneos durante el primer trimestre de embarazo. En ocasiones, se han reportado irritaciones menores de la piel con el uso de esta hierba.

AGRIPALMA (*LEONURUS CARDIACA*)

Sinónimos: Cardíaca, cola de león.

En inglés: *Motherwort, common motherwort.*

Origen: Crece en gran parte de Europa y se ha naturalizado en los Estados Unidos. Para el mercado estadounidense, la flor de agripalma se importa desde Europa.

Partes empleadas: La flor, la hierba en su estado natural y la semilla.

Formas disponibles: Infusiones y tinturas. Las fórmulas chinas contienen tanto la hierba en su estado natural como las semillas.

Usos: Enfermedades cardíacas, presión arterial alta, calambres musculares, menstruaciones irregulares, sangrado menstrual excesivo, enfermedades de los riñones. También se recomienda para mejorar la circulación.

Precaución: Puede interactuar con medicamentos anticoagulantes. Evite su uso si está embarazada o amamantando.

ÁLOE VERA (*ALOE VERA*)

Sinónimos: Sábila, acíbar, atimorreal.

En inglés: *Aloe, cape aloe.*

Origen: Nativa de África; se cultiva comercialmente en México y el sur de Texas.

Partes empleadas: El jugo y el gel de la hoja.

Formas disponibles: Diversas concentraciones del gel y el jugo deshidratado en polvo. El gel se añade a ungüentos, cremas, lociones y similares. Algunos de los compuestos activos del áloe vera se deterioran cuando se almacena, de modo que es mejor usar el gel fresco para obtener la máxima potencia.

Usos: Para uso externo, el gel de áloe vera ha sido valorado desde hace mucho tiempo por su capacidad para curar quemaduras, heridas y abrasiones menores, así como para aliviar el dolor y la inflamación asociados con estas. El jugo de áloe vera podría ser prometedor para el tratamiento de la diabetes y la disminución de los niveles de triglicéridos y azúcar en la sangre.

Precaución: No emplee esta hierba si padece obstrucción intestinal, dolor abdominal de origen desconocido, diarrea, inflamación del intestino (colitis, enfermedad de Crohn, síndrome del intestino irritable). El jugo de áloe vera puede producir un efecto laxante si se excede la dosis recomendada. No lo tome durante más de 10 días.

ÁRNICA (*ARNICA MONTANA, ARNICA SPP.*)

Sinónimos: Hierba santa, estornudadera.

En inglés: *Arnica, leopard's bane, mountain tobacco.*

Origen: Nativa de Europa. La mayoría de las especies se pueden encontrar en las montañas de la parte oeste de América del Norte.

Partes empleadas: La planta en su estado natural y la flor.

Formas disponibles: Cremas, ungüentos, geles, tinturas y preparaciones homeopáticas.

Usos: Externamente, como antiinflamatorio, analgésico y antiséptico para tratar torceduras, moretones (cardenales), acné, lesiones e hinchazón causada por fracturas de huesos, picaduras de insectos, dolores reumáticos y sabañones. Rara vez se usa internamente porque sus principales componentes activos se consideran tóxicos.

Precaución: Evítela durante el embarazo. Úsela solamente durante períodos breves para afecciones agudas. Puede causar dermatitis alérgica en personas sensibles o con el uso prolongado. No la aplique sobre heridas abiertas o piel agrietada, salvo por recomendación de un profesional de la salud. Su ingestión en dosis bajas puede causar gastroenteritis; en dosis elevadas, puede causar daños al corazón y en casos raros, puede inducir un paro cardíaco.

Información para el consumidor consciente: En su forma silvestre, esta podría ser una especie en peligro de extinción, pero necesita investigarse más.

ASTRÁGALO (*ASTRAGALUS MEMBRANACEUS*)

Sinónimo: *Huang qi.*

En inglés: *Astragalus.*

Origen: Nativa del noreste de China, donde también se cultiva comercialmente.

Parte empleada: La raíz.

Formas disponibles: Cápsulas, tabletas, extractos, tinturas y como ingrediente de muchas fórmulas chinas tradicionales.

Usos: Resfriados (catarros), gripe, infecciones menores. Muchos estudios confirman su capacidad de fortalecer el sistema inmunitario, así como sus propiedades antivirales, antibacterianas y tónicas. Ha mostrado ser prometedora en la restauración de la función de las células T en pacientes con cáncer, así como en la prevención del crecimiento de células cancerosas.

Precaución: No se conocen riesgos asociados con su uso.

AVENA (*AVENA SATIVA*)

En inglés: *Oats, avena sativa, common oat.*

Origen: Nativa de la región del Mediterráneo. Se cultiva alrededor del mundo en regiones de clima templado a frío.

Parte empleada: Las puntas.

Formas disponibles: Infusiones, tinturas, tabletas, cápsulas, puntas secas y productos para el baño.

Usos: La avena cocida se ha empleado tradicionalmente para regular el sistema digestivo y calmar los nervios. Ahora se sabe que comer salvado de avena disminuye el colesterol. Cuando se agrega al baño, la avena es un remedio tradicional para los trastornos de la piel, la artritis y el reumatismo. Las autoridades sanitarias de Alemania han aprobado el uso de la avena como tratamiento para aliviar la piel inflamada que produce comezón.

Precaución: No se conocen riesgos asociados con su uso.

BAYA DE SAÚCO (*SAMBUCUS CANADENSIS, S. NIGRA*)

Sinónimo: Flor de saúco.

En inglés: *Elderberry, American elder, common elderberry, elder flower (S. canadensis), European elder, elder flower (S. nigra).*

Origen: El saúco americano crece en la región que va desde la Columbia Británica hasta Nueva Escocia al este, y desde las montañas de

Carolina del Norte al sur y hasta Arizona al oeste. El saúco europeo crece en gran parte de Europa, Asia occidental y el norte de África y se cultiva extensamente por la fruta que produce.

Partes empleadas: Las bayas y la flor.

Formas disponibles: Infusiones, cápsulas, tabletas, tinturas y productos combinados.

Usos: La baya se utiliza para prevenir y tratar los resfriados (catarros) y la gripe. Las flores se utilizan para tratar los resfriados, la fiebre y la bronquitis.

Precaución: La baya y las flores secas o cocinadas pueden usarse con seguridad. Comer las flores frescas o la baya cruda y verde puede causar reacciones adversas.

CALÉNDULA (*CALENDULA OFFICINALIS*)

Sinónimo: Maravilla.

En inglés: *Calendula, pot marigold.*

Origen: Nativa de la parte sur y centro de Europa y del norte de África.

Parte empleada: La flor.

Formas disponibles: Infusión (para hacer gárgaras, usar como enjuague bucal o tomar), ungüentos, cremas, aerosoles, tinturas y extractos.

Usos: Quemaduras menores, quemaduras solares, infecciones bucales, dolor de garganta, heridas. Los extractos pueden ser benéficos para tratar las úlceras duodenales.

Precaución: Las personas que son alérgicas al polen de otros miembros de la familia del aster, como la ambrosía, podrían ser alérgicas a la caléndula.

CASTAÑO DE LA INDIA (*AESCULUS HIPPOCASTANUM*)

En inglés: *Horse chestnut, buckeye.*

Origen: Nativa de la región central de Asia; naturalizada en Europa occidental y los Estados Unidos. En la actualidad, gran parte del abasto medicinal se produce en Polonia.

Partes empleadas: La corteza, la semilla y la hoja.

Formas disponibles: La hierba cruda puede ser tóxica, por lo tanto, sólo se recomiendan las preparaciones estandarizadas para contener un 20 por ciento de escina (*aescin*).

Usos: Venas débiles, venas varicosas, edemas, moretones (cardenales), torceduras, hemorroides. Las formas inyectables se emplean en Alemania para tratar lesiones severas en la cabeza y disminuir la hinchazón postoperatoria.

Precaución: En casos raros, las personas que han usado castaño de la India han reportado efectos secundarios como malestar estomacal, náusea y comezón.

CAYENA (*CAPSICUM ANNUUM, C. FRUTESCENS*)

Sinónimo: Chile.

En inglés: *Cayenne, capsicum, hot pepper, chili pepper.*

Origen: Nativa de las regiones tropicales del continente americano y naturalizada alrededor del mundo.

Parte empleada: El fruto.

Formas disponibles: Especia, infusión, cápsulas, tabletas y tinturas. El compuesto picante de la cayena, la capsaicina (*capsaicin*, el principio activo de la hierba), se emplea en cremas para uso tópico.

Usos: Internamente, se emplea por su acción antioxidante y también con fines nutritivos; externamente, se usa para tratar la osteoartritis, la artritis reumatoide, el herpes zoster, la neuropatía diabética y en el sitio de infecciones que han sanado (no la utilice en heridas abiertas).

Precaución: Consulte con su médico si usted toma fármacos anticoagulantes, ya que la cayena puede interactuar con estos. Su uso interno excesivo puede irritar el tracto intestinal. Las cremas tópicas que contienen capsaicina pueden causar una sensación de ardor; haga primero una aplicación de prueba en un área pequeña de la piel. Lávese las manos con jabón después de aplicar la crema para evitar llevarla a los ojos, la nariz u otros tejidos sensibles.

CIMIFUGA NEGRA (*CIMICIFUGA RACEMOSA*)

Sinónimos: Cohosh negro, serpentaria.

En inglés: *Black cohosh, black snakeroot, bugbane, rattleweed.*

Origen: Los bosques que se extienden desde el sur de Ontario hasta Georgia al sur, Arkansas al oeste y Wisconsin al norte. La mayor parte de las raíces se obtienen de las plantas silvestres; esta hierba también se cultiva comercialmente en Europa, pero no en grandes cantidades.

Parte empleada: La raíz.

Formas disponibles: Cápsulas, tabletas y tinturas.

Usos: Síndrome premenstrual, síntomas de la menopausia como sofocos (bochornos, calentones) y dolores (cólicos) menstruales.

Precaución: Evítela durante el embarazo y la lactancia. Puede causar malestar estomacal.

Información para el consumidor consciente: En su forma silvestre, es una especie en peligro de extinción; cómprela sólo a proveedores de confianza.

COLA DE CABALLO (*EQUISETUM SPP.*)

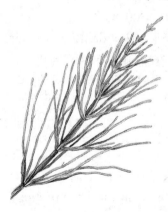

Cola de caballo

Sinónimos: Carricillo, equiseto.

En inglés: *Horsetail, scouring rush, Dutch rush, rough horsetail (E. hyemale); field horsetail, bottlebrush, shavegrass (E. arvense).*

Origen: Es común en América del Norte, pero la mayor parte del abasto proviene de Europa y China.

Parte empleada: La hierba en su estado natural.

Formas disponibles: Infusiones, cápsulas, tinturas.

Usos: Internamente, para la retención de líquidos; externamente, para la curación de heridas.

Precaución: No use cola de caballo si padece alguna enfermedad del corazón o de los riñones, ni durante el embarazo o la lactancia. No se recomienda el uso para niños. Es crucial identificarla correctamente porque algunas especies del género *Equisetum*, como *E. palustre*, son venenosas. No tome esta hierba durante períodos prolongados ya que no se tienen datos sobre su toxicidad.

CORAZONCILLO (*HYPERICUM PERFORATUM*)

Sinónimos: Hipérico, yerbaniz, hierba de San Juan.

En inglés: *St.-John's-wort.*

Origen: Nativa de Europa y naturalizada en Asia, África, América del Norte, América del Sur y Australia. Se cultiva comercialmente y se cosecha en su forma silvestre en Chile, los Estados Unidos y Europa.

Parte empleada: Las puntas florecientes.

Formas disponibles: Infusiones, cápsulas, tabletas y tinturas. Algunos productos se estandarizan para contener de 0.3 a 0.5 por ciento de hipericina (*hypericin*, el principio activo de la hierba). Se cree que otro de sus compuestos, la hiperforina, también sirve para combatir la depresión.

Usos: Internamente, para la depresión leve a moderada; externamente, para cortadas, quemaduras, abrasiones.

Precaución: Puede intensificar los efectos de los narcóticos y algunos antidepresivos; puede causar una mayor reacción de la piel ante la exposición al sol. Empeora los efectos secundarios de los fármacos fotosensibilizantes, el alcohol y la melatonina.

CÚRCUMA (*CURCUMA LONGA, C. DOMESTICA*)

Sinónimo: Azafrán de las Indias.

En inglés: *Turmeric, curcuma.*

Origen: La mayor parte del abasto se importa de las regiones tropicales de Asia.

Parte empleada: La raíz.

Formas disponibles: Cápsulas, tinturas y polvo para condimentar. Algunos productos se estandarizan para contener hasta un 95 por ciento de curcumina (*curcumin*, el principio activo de la hierba).

Usos: Úlceras pépticas, endurecimiento de las arterias, indigestión, problemas del hígado. Se ha demostrado que la curcumina, el pigmento amarillo que contiene la cúrcuma, posee propiedades antioxidantes y antiinflamatorias, además de que diminuye el colesterol y combate el cáncer.

Precaución: No tome esta hierba si padece cálculos biliares u obstrucción de los conductos biliares. Puede interactuar con fármacos anticoagulantes.

DIENTE DE LEÓN (*TARAXACUM OFFICINALE*)

Sinónimo: Amargón.

En inglés: *Dandelion, lion's tooth, cankerwort, wild endive.*

Origen: Habita prácticamente en todo el planeta; se cultiva comercialmente en los Estados Unidos y Europa.

Partes empleadas: La raíz y la hoja.

Formas disponibles: Infusiones, cápsulas, extractos líquidos, tabletas, tinturas.

Usos: Las hojas se usan para mejorar la secreción de bilis y disminuir la retención de líquidos y el abotagamiento que van acompañados de flatulencia y pérdida del apetito. Las raíces se emplean para la indigestión, como diurético, para promover la secreción de bilis y para tratar el reumatismo. También se utiliza como ingrediente para cocinar.

Precaución: Cuando se usa para tratar los cálculos biliares, las autoridades sanitarias de Alemania recomiendan la supervisión de un profesional de la salud calificado. Si tiene los conductos biliares obstruidos, no lo use en lo absoluto. La sustancia lechosa que contienen las hojas frescas de diente de león puede causar dermatitis al contacto. El amargor de la raíz puede causar hiperacidez. Evite ingerir diente de león cosechado en regiones donde se hayan aplicado pesticidas.

EFEDRA (EPHEDRA SINICA, E. INTERMEDIA, E. EQUISETINA)

Sinónimos: Belcho, efedra china.

En inglés: *Ephedra, Chinese jointfir* (E. *sinica*), *Chinese ephedra* (E. *sinica*).

Otro sinónimo: *Ma-huang*.

Origen: Nativa de las estepas del norte y noroeste de China.

Parte empleada: El tallo.

Formas disponibles: Cápsulas, tabletas, infusiones y tinturas. Algunos productos se estandarizan para contener de 6 a 8 por ciento de efedrina (*ephedrine*, el principio activo de la hierba) o pseudoefedrina (*pseudoephedrine*).

Usos: Asma estacional o crónica leve, congestión nasal y sinusitis.

Precaución: No use la efedra ni productos que la contengan si padece presión arterial alta, enfermedades cardíacas, alguna enfermedad de la tiroides, diabetes, anorexia, bulimia o glaucoma. Esta hierba puede interactuar con los inhibidores de la monoaminooxidasa (*MAO inhibitors*), los glucósidos cardíacos y otros productos farmacéuticos, de modo que es importante que consulte con su médico si tiene cualquier duda. Evítela durante el embarazo o la lactancia a menos que se encuentre bajo supervisión médica. Los numerosos efectos secundarios de la efedra incluyen insomnio, nerviosismo, temblores y pérdida del apetito. Suspenda su uso si los síntomas empeoran o no disminuyen en una hora. Manténgala fuera del alcance de los niños.

EQUINACIA (ECHINACEA ANGUSTIFOLIA, E. PALLIDA, E. PURPUREA)

Sinónimo: Equiseto.

En inglés: *Echinacea, purple coneflower*.

Origen: Las especies E. *angustifolia* y E. *pallida* son nativas de las praderas del oeste medio de los Estados Unidos. La cosecha excesiva de esta planta en su forma silvestre ha conducido al cultivo comercial de ambas especies. La especie E. *purpurea*, que es la más comúnmente empleada, también es nativa del medio oeste de los Estados Unidos, sin embargo, el abasto mundial de esta proviene de plantas cultivadas.

Partes empleadas: La raíz y las partes aéreas.

Formas disponibles: Cápsulas, jugo de la planta fresca floreciente, tabletas y tinturas.

Usos: Estimular las defensas del cuerpo en contra de infecciones virales y bacterianas menores, como resfriados (catarros) y gripe.

Precaución: Las personas que son alérgicas al polen de otros miembros de la familia del aster, como la ambrosía, también podrían ser alérgicas a la equinacia. No emplee esta hierba si padece de alguna enfermedad autoinmune como tuberculosis, esclerosis múltiple o infección por VIH.

Información para el consumidor consciente: La equinacia es una especie que, en su forma silvestre, está en peligro de extinción. Por lo tanto, asegúrese de comprarla a algún proveedor de confianza. Siempre que sea posible, utilice la *E. purpurea*, que por lo general proviene de cultivos, en vez de emplear la *E. angustifolia*.

ESCUTELARIA (*SCUTELLARIA LATERIFLORA*)

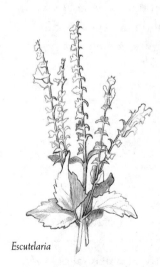

Escutelaria

Sinónimo: Scullcap.

En inglés: *Skullcap, mad-dog skullcap, Virginia skullcap.*

Origen: Habita en los bosques del este de América del Norte. La *S. baicalensis*, una especie popular que ha sido objeto de investigaciones recientes, crece en el suroeste de China y los campos de arena del noreste de China y las regiones colindantes de Rusia.

Parte empleada: La hierba en su estado natural.

Formas disponibles: Cápsulas, infusiones, tinturas y productos combinados.

Usos: Tónico para los nervios y sedante.

Información para el consumidor consciente: En el pasado, se descubrió que ciertas cantidades de la escutelaria que se vendía a granel estaba contaminada con camedrio (*Teucrium* spp.), una planta que se ha asociado con daños hepáticos. Si compra escutelaria a granel, adquiérala de un proveedor de confianza.

ESPINO (*CRATAEGUS* SPP.)

Sinónimos: Tejocote (*C. mexicana*), espino albar, majuelo, marzoleto (*C. monogyna*).

En inglés: *Hawthorn, English hawthorn (C. laevigata); oneseed hawthorn (C. monogyna).*

Origen: Habita en América del Norte, Europa y Asia oriental.

Partes empleadas: El fruto, la hoja y la flor.

Formas disponibles: Infusiones, cápsulas, tinturas y extractos. Los productos europeos se estandarizan según su contenido de procianidinas oligoméricas (*oligomeric procyanidins*) y flavonoides (*flavonoids*).

Usos: Angina de pecho, insuficiencia coronaria, etapas tempranas de insuficiencia cardíaca por congestión venosa. Experimentos preliminares realizados en China han demostrado que las preparaciones hechas con bayas de espino pueden ayudar a prevenir y tratar el endurecimiento de las arterias.

Precaución: Puede interactuar con la digitalina.

FENOGRECO (*TRIGONELLA FOENUM-GRAECUM*)

Sinónimos: Alholva, heno griego.

En inglés: *Fenugreek.*

Origen: Hierba ancestral nativa del sur de Europa y el suroeste de Asia; se cultiva en regiones cálidas alrededor del mundo.

Parte empleada: La semilla.

Formas disponibles: Cápsulas, tabletas, semillas para cocinar y semillas en polvo para cataplasmas (emplastos).

Usos: En Alemania ha sido aprobado como tratamiento interno para la gastritis, la pérdida de apetito y como cataplasma para la inflamación. Tradicionalmente se emplea para estimular el flujo de leche materna. Ha demostrado ser prometedor para reducir los niveles de colesterol y azúcar en la sangre.

Precaución: Puede interferir con ciertos fármacos para la diabetes. El fenogreco puede usarse para cocinar. Las dosis terapéuticas deben evitarse durante el embarazo. En ensayos clínicos, algunos pacientes han reportado gases intestinales y diarrea. Debido a que las semillas son ricas en mucílago pueden recubrir el estómago y bloquear la absorción de otros fármacos.

FRAMBUESO (*RUBUS IDAEUS*)

Sinónimos: Frambuesa, frambuesa roja.

En inglés: *Red raspberry*.

Origen: Crece en toda Europa, Asia y América del Norte. La mayor parte del abasto comercial proviene de Europa.

Parte empleada: La hoja.

Formas disponibles: Infusiones, cápsulas, tabletas y tinturas.

Usos: Popular como remedio tradicional para la menstruación dolorosa y abundante y como tónico durante el embarazo. También ha sido tradicionalmente valorado como tratamiento astringente útil para tratar la diarrea, las dolencias estomacales, las úlceras en la boca (aftas, postemillas) y la inflamación de las membranas mucosas de la garganta.

Precaución: El frambueso es un estimulante uterino leve. Las mujeres embarazadas deben consultar con un profesional de la salud cualificado antes de usarla.

GAYUBA (*ARCTOSTAPHYLOS UVA-URSI*)

Sinónimos: Uvadaz, aguavilla.

En inglés: *Bearberry, uva-ursi, kinnikinnik, mountain box*.

Origen: Habita en regiones de clima templado a frío desde el norte de Europa hasta el norte de Asia, Japón y América del Norte.

Parte empleada: La hoja.

Formas disponibles: Infusiones, cápsulas y tinturas. Algunos productos se estandarizan para contener un 2 por ciento de arbutina (*arbutin*).

Usos: Infecciones leves de las vías urinarias.

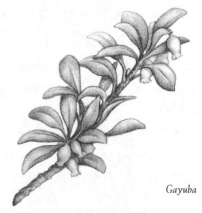

Gayuba

Precaución: No la use si está embarazada o si padece algún trastorno renal o una afección que produzca irritación del tracto digestivo. La gayuba puede interactuar con hierbas o fármacos que acidifican la orina. Suspenda su uso después de una semana, salvo que esté bajo la supervisión de un profesional de la salud. Su uso excesivo puede producir daños al hígado. No se recomienda para niños.

GENCIANA (*GENTIANA LUTEA*)

Sinónimo: Unciana.

En inglés: *Gentian*.

Origen: Nativa de las montañas del centro y sur de Europa; se cultiva y cosecha en su forma silvestre.

Parte empleada: La raíz.

Formas disponibles: Infusiones, cápsulas, tinturas, extractos líquidos y productos combinados.

Usos: Dispepsia, pérdida del apetito, flatulencia, abotagamiento y como tónico digestivo.

Precaución: No use genciana si padece úlceras gástricas o duodenales. Algunas personas presentan dolor de cabeza al usarla.

Información para el consumidor consciente: En su forma silvestre, podría ser una especie en peligro de extinción, pero necesita investigarse más.

Ginkgo (*Ginkgo biloba*)

Sinónimo: Biznaga.

En inglés: *Ginkgo, maidenhair tree.*

Origen: Su producción comercial tiene lugar principalmente en Carolina del Sur, Francia y China.

Parte empleada: La hoja.

Formas disponibles: Infusiones, cápsulas, extractos líquidos. Algunos productos se estandarizan para contener un 24 de glucósidos de flavona (*flavone glycosides*).

Usos: Todas las formas de insuficiencia cerebral, incluyendo pérdida de la memoria de corto plazo, mareo, enfermedad de Alzheimer, acúfeno (zumbido en los oídos o *tinnitus*), impotencia.

Precaución: Puede interactuar con inhibidores de la monoaminooxidasa (*MAO inhibitors*) y fármacos anticoagulantes. Se han reportado casos raros de malestar gastrointestinal y dolores de cabeza.

Información para el consumidor consciente: En su forma silvestre, esta es una especie en peligro de extinción, pero necesita investigarse más.

Ginseng (*Panax ginseng*, P. *quinquefolius*)

Sinónimos: *Ginseng* asiático, *ginseng* coreano, *ginseng* chino, *ginseng* oriental, raíz de *ginseng* (P. *ginseng*), *ginseng* americano (P. *quinquefolius*).

En inglés: *Ginseng, Asian ginseng, Korean ginseng, Chinese ginseng, oriental ginseng, ginseng root* (P. *ginseng*)*; American ginseng* (P. *quinquefolius*).

Origen: El *ginseng* asiático se cultiva en China, Corea y Japón; el *ginseng* americano crece en la región este de América del Norte y se cosecha en su forma silvestre.

Parte empleada: La raíz.

Formas disponibles: En el caso del *ginseng* asiático, infusiones, cápsulas, extractos, tabletas y tinturas; algunos productos se estandarizan para contener de 5 a 15 por ciento de ginsenósidos (*ginsenosides*). En el caso del *ginseng* americano, cápsulas, tinturas.

Usos: Fatiga, torpeza mental, convalecencia, desempeño atlético. Se utiliza también como afrodisiaco y tónico.

Precaución: No tome esta hierba si padece presión arterial alta, palpitaciones cardíacas, insomnio, asma o fiebre elevada. Puede interactuar con la cafeína y otros estimulantes, así como con fármacos anticoagulantes. En dosis elevadas o con un uso prolongado, algunas personas presentan sobreestimulación o malestar estomacal.

GINSENG SIBERIANO (*ELEUTHEROCOCCUS SENTICOSUS*)

Sinónimo: Eleuterococo.

En inglés: *Siberian ginseng, eleuthero, Ussurian thorny pepperbush.*

Origen: Crece en las malezas del noreste de China, este de Rusia, Corea, Hokkaido (la isla al norte de Japón) y este de Europa.

Partes empleadas: La raíz y el tallo.

Formas disponibles: Cápsulas, tinturas y tabletas.

Usos: Se utiliza como tónico para la fatiga, la convalecencia, el estrés, la debilidad mental y una disminución en la productividad en el trabajo.

Precaución: Aumenta la eficacia (y los efectos secundarios) de algunos antibióticos. Las autoridades sanitarias de Alemania advierten que las personas con presión arterial alta no deben usar esta hierba, pero no existen pruebas clínicas sólidas que apoyen esta advertencia.

GORDOLOBO (*VERBASCUM THAPSUS*)

Sinónimo: Verbasco.

En inglés: *Mullein, great mullein, Aaron's rod, velvet dock, lungwort.*

Origen: Ampliamente cultivada en Europa y Asia y naturalizada en toda América del Norte. Se cosecha comercialmente en Europa y los Estados Unidos.

Partes empleadas: La hoja y la flor.

Formas disponibles: Infusiones, flores en aceite de oliva (para dolencias del oído), tinturas, tabletas; también es un ingrediente de numerosas medicinas europeas para la tos y los bronquios.

Usos: Resfriados (catarro) y dolor de oídos.

Precaución: No se conocen riesgos asociados con su uso.

GOTU KOLA (CENTELLA ASIATICA)

Sinónimo: Centella asiática.

En inglés: *Gotu kola, Indian pennywort, tiger grass.*

Origen: Nativa de las regiones tropicales de Asia donde se cultiva comercialmente; también crece en Hawaii y otras regiones tropicales.

Partes empleadas: La planta en su estado natural y las hojas.

Formas disponibles: Infusiones, cápsulas, tinturas y tabletas; se utiliza como ingrediente en productos para el cuidado del cuerpo. Algunos productos se estandarizan para contener un 10 por ciento de asiaticósidos (*asiaticosides*).

Usos: Internamente, para mejorar la memoria, reducir el estrés; externamente, para aliviar la inflamación y ayudar a sanar heridas. En la ancestral tradición ayurvédica (que es la medicina tradicional de la India), se considera como una hierba rejuvenecedora.

Precaución: No se conocen riesgos asociados con su uso.

HIDRASTE (HYDRASTIS CANADENSIS)

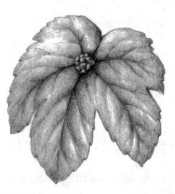

Hidraste

Sinónimos: Sello dorado, acónito americano, botón de oro.

En inglés: *Goldenseal, yellow puccoon, orangeroot.*

Origen: Esta hierba habita en los bosques que se extienden desde Vermont hasta Georgia, hasta Alabama y Arkansas al oeste, y hasta el este de Iowa y Minnesota al norte.

Parte empleada: La raíz.

Formas disponibles: Cápsulas, tinturas, ungüentos, pomadas y extractos líquidos. Algunos productos se estandarizan para contener un 5 por ciento de hidrastina (*hydrastine*).

Usos: Antiséptico, remedio para aliviar la inflamación de las membranas mucosas en el resfriado (catarro), infecciones estomacales.

Precaución: Puede interactuar con fármacos anticoagulantes. No se ha determinado su seguridad en mujeres embarazadas y niños. La planta fresca puede causar irritación de la piel.

Información para el consumidor consciente: En su forma silvestre, el hidraste es cada vez más escaso, aunque en la década de los años 90 se crearon muchos proyectos para cultivar esta planta. Emplee el hidraste cultivado siempre que le sea posible, o utilice otras hierbas antimicrobianas que no estén en peligro de extinción, como la raíz de mahonia y el agracejo.

JENGIBRE (*ZINGIBER OFFICINALE*)

En inglés: *Ginger, gingerroot.*

Origen: Nativa del hemisferio oriental; se ha cultivado durante milenios en China y la India. Llegó a occidente hace al menos 2,000 años.

Parte empleada: La raíz.

Formas disponibles: Raíz fresca, infusiones, cápsulas, tabletas, tinturas, extractos líquidos y rebanadas confitadas.

Usos: Indigestión, náusea, mareos causados por movimiento; puede ayudar a disminuir el colesterol y el estrechamiento de las arterias.

Precaución: Puede interactuar con fármacos anticoagulantes. No tome cantidades terapéuticas de jengibre si padece alguna enfermedad de la vesícula biliar. Las cantidades que se emplean para cocinar son seguras. Pese a sus cualidades anticoagulantes, es poco probable que el jengibre sea dañino antes o después de una cirugía. Las mujeres embarazadas que deseen usar el jengibre para tratar las náuseas matinales del embarazo, primero deberán consultar con un profesional de la salud.

KAVA-KAVA (*PIPER METHYSTICUM*)

En inglés: *Kava-kava, kava, kava pepper.*

Origen: Su origen exacto es desconocido debido a que se ha cultivado durante siglos. Hoy en día, esta hierba habita en todas las islas del Pacífico Sur, desde Hawaii hasta Nueva Guinea.

Parte empleada: La raíz.

Formas disponibles: Cápsulas, tabletas, tinturas y fórmulas combinadas. Algunos productos se han estandarizado para contener de 30 a 40 por ciento de kavalactonas (*kavalactones*, el principio activo de la hierba).

Usos: Ansiedad, estrés e insomnio.

Precaución: No use esta hierba durante el embarazo o la lactancia. No la emplee si le han diagnosticado una depresión. Puede aumentar los efectos del alcohol y otras sustancias que actúan sobre el sistema nervioso central. Tenga cuidado al conducir u operar maquinaria. No exceda la dosis recomendada y úsela sólo durante uno a tres meses. Su consumo excesivo o prolongado puede causar que la piel se vuelva amarillenta y se descame; ambos efectos desaparecen una vez que se suspende el tratamiento.

Información para el consumidor consciente: En su forma silvestre, esta especie está en peligro de extinción; compre la hierba a algún proveedor de confianza.

MALVAVISCO (*ALTHAEA OFFICINALIS*)

Sinónimo: Altea.

En inglés: *Marshmallow.*

Origen: Habita en Inglaterra y en la zona europea que va desde Dinamarca y Rusia central hasta el Mediterráneo al sur. También en pantanos salados de los Estados Unidos desde Massachusetts hasta Virginia y en las montañas del oeste.

Partes empleadas: La raíz y la hoja.

Formas disponibles: Infusiones, cápsulas, tabletas y tinturas.

Usos: Dolor de garganta y tos seca, malestar estomacal, congestión pulmonar; calma y alivia las membranas mucosas irritadas. La raíz se ha empleado tradicionalmente en cataplasmas (emplastos) para tratar los moretones (cardenales), la inflamación, las picaduras de insectos, las lesiones menores y las quemaduras.

Precaución: El principio activo más importante de esta hierba, llamado mucílago, puede retardar la absorción de otros fármacos en el tracto digestivo.

MANZANILLA (*MATRICARIA RECUTITA*)

Sinónimos: Camomila, manzanilla alemana.

En inglés: *Chamomile, German chamomile, Hungarian chamomile, true chamomile.*

Origen: Habita en Hungría, Checoslovaquia, Eslovaquia, Alemania, Argentina y Egipto.

Parte empleada: La flor.

Formas disponibles: Infusión, ungüentos, tinturas y aceites esenciales. Se emplea como ingrediente de productos para el baño y para el cuidado de la piel. Algunos productos se han estandarizado para contener un 1.2 por ciento de apigenina (*apigenin*) o un 0.5 por ciento de aceite esencial.

Usos: Indigestión, náusea, insomnio, inflamación y para la curación de heridas.

Precaución: Las personas que son alérgicas al polen de otros miembros de la familia del aster, como la ambrosía, podrían ser alérgicas a la manzanilla. Esta hierba se ha asociado con un tipo raro de dermatitis por contacto. También puede interactuar con fármacos anticoagulantes.

MARRUBIO (*MARRUBIUM VULGARE*)

Sinónimo: Marrubio blanco.

En inglés: *Horehound, white horehound.*

Origen: Habita en gran parte de Europa; naturalizada en América del Norte.

Parte empleada: La hierba en su estado natural.

Formas disponibles: Infusiones, pastillas para la tos y dulces.

Usos: Tos, resfriado (catarro), pérdida del apetito, dispepsia.

Precaución: No se conocen riesgos asociados con su uso.

MATRICARIA (*TANACETUM PARTHENIUM*)

Sinónimo: Margaza.

En inglés: *Feverfew.*

Origen: Naturalizada en Europa y América del Norte y del Sur.

Parte empleada: La hoja.

Formas disponibles: Hojas frescas o secas, cápsulas, tabletas y tinturas. El partenólido y otros componentes relativos podrían ser los responsables de la acción de esta hierba; algunos productos se estandarizan para contener un 2.6 por ciento de partenólidos (*parthenolides*).

Usos: Prevención y tratamiento de migrañas, fiebre y artritis.

Precaución: Puede interactuar con fármacos anticoagulantes. Evítela durante el embarazo. Al masticar las hojas frescas, algunas personas reportaron úlceras en la boca (aftas, postemillas), inflamación de la lengua, hinchazón de los labios y pérdida ocasional del sentido del gusto.

PALMERA ENANA (*SERENOA REPENS*)

Sinónimo: Palmita de juncia.

En inglés: *Saw palmetto, sabal.*

Origen: Nativa del sureste de los Estados Unidos; la mayor parte del abasto se cosecha en su forma silvestre en la Florida.

Parte empleada: El fruto.

Formas disponibles: Cápsulas y tinturas. Algunos productos se estandarizan para contener un 90 por ciento de ácidos grasos libres (*free fatty acids*).

Usos: Próstata agrandada (hiperplasia prostática benigna o *BPH* por sus siglas en inglés).

Precaución: En casos raros, las personas que toman esta hierba presentan malestar estomacal. Lo que es más importante, antes de que tome palmera enana, consulte con su médico para que le haga un diagnóstico ya que el cáncer de la próstata produce síntomas similares a los de la BPH.

PRÍMULA NOCTURNA (*OENOTHERA BIENNIS*)

Sinónimo: Primavera nocturna.

En inglés: *Evening primrose.*

Origen: Nativa del este de América del Norte y naturalizada en Europa y el oeste de América del Norte; la mayor parte de las semillas que se emplean para la producción de aceite se cultivan comercialmente.

Parte empleada: El aceite de la semilla.

Formas disponibles: Cápsulas y aceite extraído. Se puede encontrar en preparaciones para la piel y cosméticos.

Usos: Eczema atópico, deficiencias de ácidos grasos (especialmente de ácido gamma-linolénico o *GLA* por sus siglas en inglés), síndrome premenstrual.

Precaución: En estudios clínicos, menos del 2 por ciento de las personas que tomaron la hierba durante períodos prolongados notaron efectos secundarios como náusea, malestar abdominal y dolor de cabeza.

PSYLLIUM (*PLANTAGO SPP.*)

Sinónimo: Zaragatona.

En inglés: *Psyllium, blond psyllium, ispaghula (P. ovata), black psyllium (P. indica).*

Origen: La variedad que en inglés se llama *blond psyllium* es nativa del Mediterráneo, el norte de África y el oeste de Asia; se cultiva comercialmente en la India y Paquistán. La variedad que en inglés se llama *black psyllium* es nativa del Mediterráneo.

Partes empleadas: La semilla y la cáscara de la semilla.

Formas disponibles: Cápsulas y polvos. Se puede encontrar como ingrediente en laxantes que aumentan el bolo alimenticio.

Usos: Estreñimiento, hemorroides (almorranas) y colesterol alto.

Precaución: No emplee *psyllium* si padece obstrucción intestinal. Consulte con su médico antes de tomarlo si padece diabetes insulinodependiente (diabetes tipo 1); las preparaciones de *psyllium* a menudo contienen azúcar. No lo use si también está tomando llantén.

REGALIZ (*GLYCYRRHIZA GLABRA*)

Sinónimo: Orozuz.

En inglés: *Licorice.*

Otro sinónimo: *Gan cao.*

Origen: Nativa de Europa y Asia, donde también se cultiva comercialmente. También crece en América del Norte y del Sur, así como en Australia.

Parte empleada: La raíz.

Formas disponibles: Infusiones, cápsulas, tinturas, extractos, tabletas y dulces. Se emplea en muchas fórmulas chinas tradicionales; algunos productos se estandarizan para contener un 12 por ciento de glicirricina (*glycyrrhizin*).

Usos: Úlceras gástricas o duodenales, síndrome premenstrual (*PMS* por sus siglas en inglés), congestión de las vías respiratorias altas, tos y función adrenal disminuida.

Precaución: No emplee regaliz si padece presión arterial alta, enfermedades cardíacas, alguna enfermedad del hígado o diabetes. Puede interactuar con los diuréticos o con la digitalina. No lo emplee durante el embarazo. No exceda la dosis recomendada; suspenda su uso después de seis semanas.

ROMERO (*ROSMARINUS OFFICINALIS*)

En inglés: *Rosemary.*

Origen: Nativo del Mediterráneo, desde España y Portugal hacia el sur hasta Marruecos y Tunisia, donde también se cultiva comercialmente. También se produce comercialmente en los Estados Unidos.

Parte empleada: La hoja.

Formas disponibles: Infusiones, tinturas, extractos, aceite esencial, hojas secas para cocinar. Se puede encontrar como ingrediente en productos para el baño y el cuidado del cuerpo.

Usos: Malestar estomacal, flatulencia, reumatismo, apatía, estimulación del apetito y para mejorar el flujo de sangre a través de las arterias coronarias. Tradicionalmente se ha pensado que mejora la memoria.

Precaución: El romero y su aceite esencial pueden dañar el útero o el feto cuando se toma en cantidades terapéuticas durante el embarazo; las cantidades que se emplean para cocinar generalmente se consideran seguras.

SEMILLA DE LINO (*LINUM USITATISSIMUM*)

Sinónimo: Linaza.

En inglés: *Flaxseed.*

Origen: Es una de las plantas que se han cultivado durante más tiempo en el mundo; el abasto comercial se importa del norte de África, Argentina, Turquía y Canadá.

Parte empleada: La semilla.

Formas disponibles: Semilla en su estado natural o el aceite extraído de la semilla en botellas o cápsulas.

Usos: Estreñimiento y síndrome del intestino irritable. Es una fuente rica de ácidos grasos omega-3. Puede beneficiar a las mujeres con alguna disfunción ovárica y disminuir el riesgo de desarrollar cáncer de mama y de colon.

Precaución: No tome semilla de lino si padece alguna afección del intestino que le produzca dolor o si sospecha que padece obstrucción intestinal. Puede

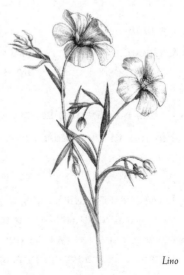

Lino

interactuar con fármacos anticoagulantes. El mucílago de las semillas puede afectar la absorción de otros fármacos.

TILO (*TILIA* SPP.)

Sinónimo: Tila.

En inglés: *Linden, large-leaved linden, lime tree flowers, linden flowers.*

Origen: Crece a lo largo de las regiones templadas del norte.

Parte empleada: La flor.

Formas disponibles: Infusiones y tintura.

Usos: Tensión nerviosa, dolores de cabeza, resfriados (catarros) con fiebre y gripe. Se ha usado desde la Edad Media para promover la transpiración y para tratar afecciones nerviosas, diarrea e indigestión. Los estudios científicos confirman la capacidad que tiene esta hierba para promover la transpiración.

Precaución: El uso excesivo de la infusión de flor de tilo puede causar daños al corazón. Si padece algún problema cardíaco, consulte con su médico antes de usar esta hierba.

UÑA DE GATO (*UNCARIA TOMENTOSA, U. GUIANENSIS*)

En inglés: *Cat's claw.*

Origen: Selvas tropicales de América del Sur. La hierba que se emplea con propósitos comerciales se cosecha en su forma silvestre en Perú y Brasil.

Partes empleadas: La raíz y el tallo.

Formas disponibles: Cápsulas, extractos, tabletas y tinturas. Hay productos disponibles que han sido estandarizados para contener un cierto porcentaje total de alcaloides (*alkaloids*).

Usos: En la medicina popular sudamericana, la uña de gato se emplea para tratar los trastornos intestinales, la disentería, la artritis, las heridas y el cáncer. Los estudios de investigación modernos indican que estimula de manera importante al sistema inmunitario, además de que produce efectos antivirales, anticancerosos y antioxidantes. Médicos alemanes y australianos han empleado la uña de gato para estimular el sistema inmunitario en pacientes con cáncer. Los extractos de esta hierba se han utilizado para tratar la artritis reumatoide, las alergias, el herpes, las úlceras gástricas y los efectos secundarios de la quimioterapia.

Precaución: Las personas que padecen enfermedades autoinmunes como tuberculosis, esclerosis múltiple o infección por VIH deben evitar su uso. No se ha determinado si esta hierba es segura para los niños o para su uso durante el embarazo o la lactancia. En Alemania y Australia no se permite que los productos estandarizados de uña de gato se combinen con hormonas, insulina, plasma sanguíneo fresco ni ciertas vacunas. Consulte con un médico antes de usar uña de gato.

VALERIANA (VALERIANA OFFICINALIS)

En inglés: *Valerian, garden valerian.*

Origen: Nativa de América del Norte y Europa; se cultiva comercialmente en los Estados Unidos, Europa y otras partes del mundo.

Parte empleada: La raíz.

Formas disponibles: Infusiones, cápsulas, tabletas, tinturas, extractos, preparaciones para inducir el sueño. Los productos de valeriana a veces se estandarizan para contener de 0.8 a 1 por ciento de ácido valérico (*valeric acid*).

Usos: Sedación leve para aliviar el insomnio y la ansiedad. Los estudios preliminares indican que la valeriana también alivia los espasmos musculares.

Precaución: Aunque sólo en casos raros, el uso continuo de valeriana puede producir efectos secundarios menores, que incluyen dolores de cabeza, excitabilidad e insomnio.

Recursos

TIENDAS DE PRODUCTOS NATURALES

HEMOS CREADO LA SIGUIENTE LISTA de tiendas de productos naturales en las que se habla español para ayudarle a conseguir las hierbas y productos mencionados en este libro. El hecho de que hayamos incluido un establecimiento específico no significa que lo estemos recomendando. Por supuesto que no hacemos mención de todas las tiendas que existen con empleados que hablan español; nuestra intención es que usted tenga un punto de partida para conseguir las hierbas y productos que se recomiendan en *El recetario herbario*. Si usted no encuentra en esta lista una tienda que le quede cerca, puede escribir a algunos de estos lugares (señalados con un asterisco) para que le envíen los productos que desea por correo. También puede buscar una tienda en su zona consultando la guía telefónica local y buscar bajo el nombre de "productos naturales" o *"health food stores"*.

ARIZONA

Yerbería San Francisco
6403 N. 59th Avenue
Glendale, AZ 85301

Yerbería San Franciso
5233 S. Central Avenue
Phoenix, AZ 85040

Yerbería San Francisco
961 W. Ray Road
Chandler, AZ 85224

CALIFORNIA

Capitol Drugs, Inc.*
8578 Santa Monica Boulevard
West Hollywood, CA 90069

Buena Salud Centro Naturista
12824 Victory Boulevard
North Hollywood, CA 91606

El Centro Naturista
114 S. D Street
Madera, CA 93638

Cuevas Health Foods
429 S. Atlantic Boulevard
Los Angeles, CA 90022

Centro Naturista Vita Herbs
2119 W. 6th Street
Los Angeles, CA 90022

La Fuente de la Salud
757 S. Fetterly Avenue #204
Los Angeles, CA 90022

La Yerba Buena*
4223 E. Tulare Avenue
Fresno, CA 93702

Consejería de Salud Productos
Naturales
2558 Mission Street
San Francisco, CA 94110

Centro Naturista Vida Sana
1403 E. 4th Street
Long Beach, CA 90802

Centro Naturista
7860 Paramount Boulevard
Pico Rivera, CA 90660

Hierbas Naturales*
420 E. 4th Street
Perris, CA 92570

Botánica y Yerbería
2027 Mission Avenue
Oceanside, CA 92054

Vida con Salud*
4348 Florence Avenue
Bell, CA 90201

Fuente de Salud
4441 Lennox Boulevard
Lennox, CA 90304

Franco's Naturista*
14925 S. Vermont Avenue
Gardenia, CA

Centro de Nutrición Naturista*
6111 Pacific Boulevard
Suite 201
Huntington Park, CA 90255

Casa Naturista
384 E. Orange Grove Boulevard
Pasadena, CA 91104

Centro de Salud Natural
111 W. Olive Drive #B
San Diego, CA 92173

COLORADO

Tienda Naturista
3158 W. Alameda Avenue
Denver, CO 80219

CONNECTICUT

Centro de Nutrición y Terapias
Naturales*
1764 Park Street
Hartford, CT 06105

FLORIDA

Budget Pharmacy*
3001 NW. 7th Street
Miami, FL 33125

ILLINOIS

Vida Sana
4045 W. 26th Street
Chicago, IL 60623

Centro Naturista Nature's Herbs
2426 S. Laramie Avenue
Cicero, IL 60804

MARYLAND

Washington Homeopathic
Products
494 del Rey Avenue
Bethesda, MD 20814

MASSACHUSETTS

Centro de Nutrición y Terapias*
107 Essex Street
Lawrence, MA 01841

Centro de Nutrición y Terapias*
1789 Washington Street
Boston, MA 02118

NEW JERSEY

Centro Naturista Sisana
28 B Broadway
Passaic, NJ 07055

Revé Health Food Store
839 Elizabeth Avenue
Elizabeth, NJ 07201

Be-Vi Natural Food Center
4005 Bergenline Avenue
Union City, NJ 07087

Centro de Salud Natural
92 Broadway
Newark, NJ 07104

NUEVA YORK

Vida Natural*
79 Clinton Street
New York, NY 10002

PENNSYLVANIA

Botánica Pititi
242 W. King Street
Lancaster, PA 17603

Botánica San Martín
3244 N. Front Street
Philadelphia, PA 19140

PUERTO RICO

EL Lucero de Puerto Rico*
1160 Américo Miranda
San Juan, PR 00921

Natucentro
Av. Dos Palmas 2766
Levittown, PR 00949

Centro Naturista Las Américas
634 Andalucía
Puerto Nuevo, PR 00920

La Natura Health Food
Carretera 194
Fajardo Gardens
Fajardo, PR 00738

Natucentro
92 Calle Giralda
Marginal Residencial Sultana
Mayagüez, PR 00680

Nutricentro Health Food*
965 de Infantería
Lajas, PR 00667

Natural Center
Yauco Plaza #30
Yauco, PR 00698

Centro Natural Cayey*
54 Muñoz Rivera
Cayey, PR 00737

TEXAS

Hector's Health Company
4500 N. 10th Street
Suite 10
McAllen, TX 78504

Naturaleza y Nutrición
123 N. Marlborough Avenue
Dallas, TX 75208

Botánica del Barrio
3018 Guadalupe Street
San Antonio, TX 78207

Hierba Salud Internacional
9119 S. Gessner Drive
Houston, TX 77074

La Fe Curio and Herb Shop
1229 S. Staples Street
Hábeas Christi, TX 78404

El Paso Health Food Center
2700 Montana Avenue
El Paso, TX 79903

GLOSARIO

Algunas de las hierbas y términos usados en este libro no son muy comunes o se conocen bajo distintos nombres en distintas partes de América Latina. Por lo tanto, hemos preparado este glosario para ayudarlo. Esperamos que le sea útil.

Agnocasto Sinónimo: Sauzgatillo. En inglés: *Chasteberry, vitex, chaste tree.*

Agracejo Sinónimo: Berberis. En inglés: *Barberry.*

Agrimonia En inglés: *Agrimony.*

Agripalma Sinónimos: Cardíaca, cola de león. En inglés: *Motherwort.*

Aguacate Sinónimo: Palta. En inglés: *Avocado.*

Ajenjo Sinónimo: Estafiate. En inglés: *Wormwood.*

Algarrobo Sinónimos: Ervilla, arveja. En inglés: *Carob.*

Áloe vera Sinónimos: Sábila, acíbar. En inglés: *Aloe Vera*

Amapola de California En inglés: *California poppy.*

Angélica china Sinónimo: *Dang gui.* En inglés: *Chinese angelica.*

Arándano agrio En inglés: *Cranberry.*

Árnica Sinónimo: Hierba santa, estornudadera. En inglés: *Arnica.*

Artemisa Sinónimo: Altamisa, ajenja. En inglés: *Mullein.*

Avena En inglés: *Oats.*

Balsamina del mole En inglés: *Jewelweed.*

Barba de maíz En inglés: *Corn silk.*

Barbasco En inglés: *Wild yam.*

Bardana Sinónimo: Cadillo. En inglés: *Burdock.*

Baya de saúco Sinónimo: Flor de saúco. En inglés: *Elderberry.*

Bolsa de pastor	En inglés: *Shepherd's purse*.
Borraja	Sinónimos: Corrajo, lengua de buey, rabo de alacrán. En inglés: *Borage*.
Caléndula	Sinónimo: Maravilla. En inglés: *Marigold*.
Capulín	En inglés: *Wild cherry*.
Cardo de leche	Sinónimo: Cardo de María. En inglés: *Milk thistle*.
Casis	Sinónimos: Pasa de Corinto, grosella negra. En inglés: *Black currant*.
Castaño de la India	En inglés: *Horse chestnut*.
Cayena	Sinónimos: Chile. En inglés: *Cayenne*.
Celidonia	Sinónimos: Hirundinaria, golondrinera. En inglés: *Celandine*.
Chutney	Condimento hindú hecho de frutas y especias cocinadas con vinagre y azúcar.
Cimifuga negra	Sinónimo: Cohosh negro. En inglés: *Black cohosh*.
Cola de caballo	Sinónimos: Carricillo, equiseto. En inglés: *Horsetail*.
Consuelda	En inglés: *Comfrey*.
Corazoncillo	Sinónimos: Hipérico, yerbaniz, hierba de San Juan. En inglés: *St. John's-Wort*.
Cúrcuma	Sinónimo: Azafrán de las Indias. En inglés: *Turmeric, curcuma*.
Diente de león	Sinónimo: Amargón. En inglés: *Dandelion*.
Efedra	Sinónimos: Belcho, efedra china, efedra americana, *ma huang*. En inglés: *Ephedra*.
Equinacia	Sinónimos: Equinácea, equiseto. En inglés: *Echinacea*.
Escutelaria	Sinónimo: Scullcap. En inglés: *Skullcap*.
Espino	Sinónimos: Tejocote, espino albar, majuelo, marzoleto. En inglés: *Hawthorn*.

Eufrasia	En inglés: *Eyebright*.
Eupatorio	En inglés: *Boneset*.
Fárfara	Sinónimo: Tusílago. En inglés: *Coltsfoot*.
Fenogreco	Sinónimos: Alholva, heno griego. En inglés: *Fenugreek*.
Frambueso	Sinónimos: Frambuesa, frambuesa roja. En inglés: *Red raspberry*.
Fruto seco	Alimento común que generalmente consiste en una semilla comestible encerrada en una cáscara. Entre los ejemplos más comunes de este alimento están las almendras, las avellanas, los cacahuates (maníes), los pistachos y las nueces. Aunque muchas personas utilizan el término "nueces" para referirse a los frutos secos en general, en realidad "nuez" significa un tipo común de fruto seco en particular.
Garcinia	Sinónimo: Gutagamba. En inglés: *Garcinia*.
Gayuba	Sinónimos: Uvadaz, aguavilla. En inglés: *Bearberry*.
Genciana	Sinónimo: Unciana. En inglés: *Gentian*.
Ginkgo	Sinónimo: Biznaga. En inglés: *Ginkgo*.
Ginseng	Esta hierba originaria de Asia se utiliza desde hace miles de años para combatir la fatiga y el estrés. En este libro se mencionan tres variedades distintas. La primera es el *ginseng* americano que los indios norteamericanos usaban para tratar dolores de cabeza y problemas menstruales. En inglés: *American ginseng*. La segunda variedad de esta planta es el *ginseng* asiático, coreano o chino. En inglés: *Korean ginseng, chinese ginseng*. La tercera variedad —el *ginseng* siberiano o eleuterococo— en realidad no es pariente de las dos primeras sino la raíz de una planta con propiedades medicinales parecidas. En inglés: *Siberian ginseng*.

Gordolobo	Sinónimo: Verbasco. En inglés: *Mullein*.
Gotu kola	Sinónimo: Centella asiática. En inglés: *Gotu kola*.
Guggulu (resina del árbol de la mirra)	Sinónimo: Gugulón. En inglés: *Guggul*.
Haba	Frijol plano de color oscuro de origen mediterráneo que se consigue en las tiendas de productos naturales. En inglés: *Fava bean*.
Hidraste	Sinónimos: Sello dorado, acónito americano, botón de oro. En inglés: *Goldenseal*.
Hierbabuena	Sinónimo: Menta verde. En inglés: *Spearmint*.
Hierba Carmín	Sinónimo: Grana. En inglés: *Pokeroot*.
Hierba dulce de Paraguay	En inglés: *Stevia*.
Hierba gatera	Sinónimos: Nébeda, calamento. En inglés: *Catnip*.
Hinojo	En inglés: *Fennel*.
Integral	Este término se refiere a la preparación de cereales como el arroz, el maíz, la avena o el trigo. En su estado natural, los cereales cuentan con una capa exterior muy nutritiva que aporta fibra dietética, carbohidratos complejos, vitaminas del complejo B, vitamina E, hierro, cinc y otros minerales. No obstante, para mejorar su presentación muchos fabricantes les quitan las capas exteriores a los cereales. La mayoría de los nutriólogos y médicos recomiendan que se coman cereales integrales (excepto en el caso del alforjón o trigo sarraceno) para aprovechar los nutrientes que aportan. Estos productos se consiguen en algunos supermercados y en las tiendas de productos naturales. Entre los productos integrales más comunes están el arroz integral

(*brown rice*), el pan integral (*whole-wheat bread* o *whole-grain bread*), la cebada integral (*whole-grain barley*) y la avena integral (*whole oats*).

Jengibre	En inglés: *Ginger.*
Lapacho	En inglés: *Pau d'arco.*
Laurel	En inglés: *Bay leaf.*
Lavanda	Sinónimos: Espliego, alhucema. En inglés: *Lavender.*
Lengua de vaca	En inglés: *Yellow dock.*
Lúpulo	En inglés: *Hops.*
Llantén	En inglés: *Plantain.*
Mahonia	En inglés: *Oregon grape.*
Malvavisco	Sinónimo: Malvavisco. En inglés: *Marshmallow.*
Manzanilla	Sinónimos: Camomila, manzanilla alemana. En inglés: *Chamomile, German chamomile.*
Marrubio	Sinónimo: Marrubio blanco. En inglés: *Horehound.*
Matricaria	Sinónimo: Margaza. En inglés: *Feverfew.*
Melaleuca	En inglés: *Tea tree.*
Melón amargo	Sinónimos: Cundeamor, karela. En inglés: *Bitter melon.*
Menta	En inglés: *Peppermint.*
Milenrama	Sinónimos: Real de oro, alcaina. En inglés: *Yarrow.*
Mirtillo	En inglés: *Bilberry.*
Musgo de Islandia	En inglés: *Icelandic moss.*
Olmo	Sinónimos: Olmo americano, olmedo. En inglés: *Slippery elm.*
Ortiga	En inglés: *Stinging nettle.*
Palmera enana	Sinónimo: Palmito de juncia. En inglés: *Saw palmetto.*

Papaya	Sinónimos: Fruta bomba, lechosa. En inglés: *Papaya*.
Pasionaria	Sinónimos: Pasiflora, hierba de la paloma. En inglés: *Passion flower*.
Piña	Sinónimo: Ananá. En inglés: *Pineapple*.
Prímula nocturna	Sinónimo: Primavera nocturna. En inglés: *Evening primrose*.
Productos orgánicos	Son aquellos que han sido producidos por métodos de agricultura que promueven la salud biológica del suelo y que se cultivan sin utilizar ningún tipo de pesticidas —ya que pueden ser dañinos para la salud—. Existe una gran variedad de estos productos en el mercado, desde frutas y verduras, hasta champúes y prendas de vestir. Generalmente tienen una etiqueta que especifica que son orgánicos (*organic*).
Psyllium	Sinónimo: Zaragatona. En inglés: *Psyllium, blond psyllium, ispaghula*.
Regaliz	Sinónimo: Orozuz. En inglés: *Licorice*.
Repollo	Sinónimo: Col. En inglés: *Cabbage*.
Romero	En inglés: *Rosemary*.
Ruda cabruna	Sinónimo: Galega. En inglés: *Goat's rue*.
Rusco	Sinónimo: Jusbarba. En inglés: *Butcher's broom*.
Sanguinaria	En inglés: *Bloodroot*.
Sauce	En inglés: *White Willow*.
Semilla de anís	En inglés: *Aniseed*.
Semilla de calabaza	Sinónimo: Pepita. En inglés: *Pumpkin seed*.
Semilla de lino	Sinónimo: Linaza. En inglés: *Flaxseed*.
Semilla de uva	En inglés: *Grapeseed*.
Sena	Sinónimo: Sen. En inglés: *Senna*.
Tilo	Sinónimo: Tila. En inglés: *Linden*.
Tomillo	En inglés: *Thyme*.

Toronjil	Sinónimo: Melisa. En inglés: *Lemon balm.*
Trébol rojo	En inglés: *Red clover.*
Tuya occidental	Sinónimos: Tuja, cedro blanco. En inglés: *White cedar.*
Ulmaria	En inglés: *Meadowsweet.*
Uña de gato	En inglés: *Cat's claw.*
Uña del diablo	En inglés: *Devil's claw.*
Valeriana	En inglés: *Valerian.*
Verbena	En inglés: *Vervain.*
Viburno	En inglés: *Cramp bark.*
Yohimbé	Sinónimos: Yoimboa, yumbehoa. En inglés: *Yohimbe.*
Zacate de trigo	Sinónimos: Trigo harinero, triguillo de Occidente. En inglés: *Wheat grass.*
Zarzamora	En inglés: *Blackberry.*

Escritores Colaboradores

El **Dr. D. Paul Barney** es un médico de Layton, Utah, que ejerce la medicina familiar y de urgencia. También es profesor adjunto de la Universidad Estatal de Weber y autor de *The Doctor's Guide to Natural Medicine* (La guía de medicina natural para doctores), publicado por Woodland en 1998.

Michael Castleman es uno de los más destacados autores estadounidenses de libros sobre la salud. Es autor de 10 libros dirigidos a los consumidores, incluyendo *Blended Medicine* (Medicina mixta), publicado por Rodale en el año 2000. Su libro de medicina herbaria titulado *Las hierbas que curan*, publicado en 1994, es uno de los libros sobre medicina herbaria más vendidos de todos los tiempos. Los trabajos de Castleman han aparecido en las revistas *Herbs for Health* (Hierbas para la Salud), *The Herb Companion* (El Compañero Herbario), *The Herb Quarterly*, (La Revista Trimestral de Hierbas), *Reader's Digest, Prevention en Español, Redbook, Self, Family Circle, Glamour, American Health for Women* (Salud Norteamericana para Mujeres) y muchas otras publicaciones.

Logan Chamberlain, Ph.D., es el presidente de la editorial Herb Companion Press y editor de la revista *Herbs for Health* (Hierbas para la Salud). Es autor de *What the Labels Won't Tell You* (Lo que no le dicen las etiquetas), publicado por Interweave Press. También dirige un programa de radio que se transmite semanalmente a nivel nacional llamado *Herbs and Your Health* (Las hierbas y su salud) y es miembro del consejo del Comité para la Educación de la Asociación Nacional de Alimentos Nutritivos. Obtuvo su doctorado en desarrollo de recursos humanos en la Universidad Estatal de Colorado.

Christopher Hobbs, L.Ac., es un herbolario de cuarta generación y un acupunturista con licencia. Además de ser el autor de *Women's Herbs, Women's Health* (Hierbas para mujeres, salud de las mujeres), publicado por Interweave Press en 1998, y de *Herbal Remedies for Dummies* (Remedios herbarios para tontos), publicado por IDG Books en 1999, Hobbs escribe y da conferencias sobre remedios herbarios a nivel internacional. Es miembro del consejo consultivo de la revista *Herbs for Health* (Hierbas para la Salud) y ejerce su profesión de herbolario clínico en Santa Cruz, California.

La **Dra. Lois C. Johnson** es una doctora holística con consulta privada en Sebastopol, California. Además, cuenta con certificación por el consejo de Medicina Interna. También imparte cátedras en Herbolaria Clínica Avanzada y sus artículos han aparecido en *Herbs for Health* (Hierbas para la Salud), *The European Journal of Herbal Medicine* (La revista Europea de Medicina Herbaria) y otras publicaciones.

Cindy L.A. Jones, Ph.D., es escritora, investigadora, consultora y educadora en Biomedicina y ostenta un doctorado en Bioquímica y Biología molecular. Su libro más reciente se titula *Alternatives to Antibiotics* (Las alternativas a los antibióticos). Ha colaborado en *The Gale Encyclopedia of Medicine* (La enciclopedia Gale de Medicina), *The Medical Disability Advisor* (El consultor médico en discapacidades), *The World Book Health & Medical Annual* (El anuario mundial de salud y medicina) y *Grolier Encyclopedia Yearbook* (El anuario enciclopédico Grolier). También colabora frecuentemente en *Herbs for Health* (Hierbas para la Salud), *Nutrition Science News* (Noticias de Ciencias de la Nutrición) y otras publicaciones periódicas.

Erika Lenz es la editora en jefe de *Herbs for Health* (Hierbas para la Salud), que es la principal revista sobre hierbas medicinales enfocada a los consumidores. Obtuvo una maestría en Redacción Creativa en la Universidad Estatal de Arizona y la licenciatura en Literatura Inglesa en la Universidad Estatal de Colorado. Sus trabajos han aparecido en *Natural Home* (Hogar Natural), *Utne Reader* (Lector Utne), *Art in Arizona* (Arte en Arizona) y *The Yearbook of Contemporary Literary Criticism* (El anuario de crítica literaria contemporánea).

El **Dr. Robert Rountree** obtuvo su título en Medicina en la Facultad de Medicina de la Universidad de Carolina del Norte, en Chapel Hill, en el año 1980. Posteriormente, completó una residencia de tres años en medicina familiar y comunitaria en el Centro Médico Milton S. Hershey en Hershey, Pensilvania, después de la cual fue certificado por el Consejo de Medicina Familiar de los Estados Unidos. Es coautor de *Smart Medicine for a Healthier Child* (Medicina inteligente para niños más saludables), publicado por Avery en 1994, y de *A Parent's Guide to Medical Emergencies* (Una guía de emergencias médicas para padres), publicado por Avery en 1997. También es profesor clínico auxiliar del Departamento de Medicina Familiar de la Facultad de Medicina de la Universidad de Colorado.

Victor Zeines, D.D.S., ha ejercido la odontología holística durante los últimos 25 años. En 1970, obtuvo su título en la Facultad de Odontología de la Universidad de Nueva York, y completó un internado en el Centro Odontológico Eastman en Rochester, Nueva York. En 1980, obtuvo su maestría en Nutrición en la Universidad de Bridgeport, Connecticut. El Dr. Zeines es autor de *The Natural Dentist* (El dentista natural), publicado por Kensington en 1999. También ha impartido la cátedra de Nutrición en la Universidad Comunitaria del Condado de Ulster, en Nueva York.

ÍNDICE DE TÉRMINOS

Note: Las referencias subrayadas indican que la materia del texto se encuentra dentro de los recuadros.

Alergias
  eczema y, <u>257</u>
  fiebre del heno, 62, 325–32
  síndrome del intestino irritable y, <u>533</u>
Aleve, 67, 239, 339, 359, 470
Alfabloqueadores, para presión arterial alta, 66, 477
Alfalfa, para, 460–61
  derrame cerebral, 199
  enfermedad del corazón, 279–80
  osteoporosis, 460–61
Algarrobo, 60, 218, 611
Algas azul-verdosas, <u>318</u>
Alholva. *Véase* Fenogreco
Alhucema. *Véase* Lavanda
Alicina, 171, 332
Alimentación. *Véase también alimentos específicos*
  para
    ansiedad, <u>102</u>
    artritis, <u>121</u>
    asma, <u>131</u>
    cálculos biliares, 149, <u>150</u>
    cálculos renales, <u>156–57</u>
    colesterol alto, <u>171</u>
    depresión, <u>193</u>
    deseo sexual, <u>200–201</u>, <u>203</u>
    diabetes, <u>210–11</u>
    diarrea, <u>216</u>, <u>219</u>
    displasia cervical, <u>224</u>
    diverticulosis, <u>229</u>
    dolores de cabeza, <u>251</u>
    eczema, <u>260</u>
    endometriosis, <u>263</u>
    enfermedad del corazón, <u>275</u>, <u>276</u>, <u>281</u>
    enfermedad del hígado, <u>290</u>
    enfermedad de Parkinson, <u>294–95</u>
    gota, <u>340–41</u>, <u>342</u>
    hemorroides, <u>347</u>
    herpes genital, <u>350</u>
    infecciones de la vejiga, <u>400</u>
    menopausia, <u>426</u>, <u>428</u>
    molestias menstruales, <u>436</u>
    náuseas matinales del embarazo, <u>452</u>
    osteoporosis, <u>461</u>
    pérdida de la memoria, <u>467</u>
    presión arterial alta, <u>479</u>, <u>480–81</u>
    próstata agrandada, <u>488–89</u>
    quistes en los senos, <u>502–3</u>
    salud de arterias, <u>195</u>
    síndrome de fatiga crónica, <u>527</u>
Allay, para dolor de garganta, 60, 232
Almorranas. *Véase* Hemorroides

Áloe vera, 579–80, 611
  interacciones con fármacos, <u>35</u>
  para
    acidez, 56, 74–75
    cálculos renales, 158
    cortadas y raspones, 59, 180
    diverticulosis, 60, 230
    enfermedad de las encías, 61, 285
    estreñimiento, 300
    herpes zoster, 365
    hiedra, roble, y zumaque venenoso, 64, 367–68
    picaduras de insectos, 66, 471–72
    problemas de amamantar, 486
    quemaduras, 66, 495
    quemaduras solares, 67, 498
    sobrepeso, <u>545</u>
    úlceras en la boca, <u>557</u>
    urticaria, 68, 562
Alomide, para conjuntivitis y orzuelos, 58, 175
Alopurinol, para gota, 339
Alphamul, para estreñimiento, 300
Alprazolam, para ansiedad, 57, 103
Alquitrán, para caspa, 58, 159
Alquitrán de hulla, para eczema, 61, 255–56
Altamisa. *Véase* Artemisa
Altea. *Véase* Malvavisco
Alupent, para asma, 128
Amamantar
  problemas al amamantar, 66, 483–86
  uso de medicinas herbarias y, <u>17</u>, 307
AmanSymmetrel, para enfermedad de Parkinson, 62, 296
Amantadina, 62, 67, 296, 515
Amapola de California, para
  estrés, 308–10
  insomnio, 65, 404–5
  molestias menstruales, 435, <u>439</u>
Amargón. *Véase* Diente de león
Amargos, para
  depresión, <u>191</u>
  fatiga, 319
Ambien, para insomnio, 65, 403
Amerge, para dolores de cabeza, 248
Americaine, 494, 498
Amitriptilina, 57, 104, 189, 249, 360
Amlodipina, para presión arterial alta, 477
Amoxicilina, para
  infecciones del oído, 381
  infecciones de los senos nasales, 388
Amoxil, para infecciones del oído, 381
Ampicilina-clavulanato, para infecciones de los senos nasales, 388

Antiespasmódicos, 23
    para
        diverticulosis, 60, 228
        enfermedad de Parkinson, 296
        síndrome del intestino irritable, 67, 533
Antiflatulentos, para síndrome del intestino irritable,
        67, 535
Antifúngicos, para
    infecciones por hongos en la piel, 64, 378
    infecciones del oído, 381
    infecciones vaginales, 64, 392
Antihistamínicos, para
    eczema, 61, 255
    fiebre del heno, 62, 326
    hiedra, roble, y zumaque venenoso, 64, 366
    infecciones de los senos nasales, 389
    insomnio, 65, 403
    mareos causados por movimiento, 65, 416
    picaduras de insectos, 66, 470
    resfriados y gripe, 67
    urticaria, 68, 558–60
Antiinflamatorios, 23
Antiinflamatorios no esteroidicos, para
    artritis, 57, 119
    diverticulosis, 60, 228
    gota, 63, 339
    síndrome de fatiga crónica, 67
    síndrome del túnel carpiano, 67, 539–40
Antiinflamatorios tópicos, para hemorroides, 63, 345
Antimuscarinicos, para indigestión, 64
Antioxidantes
    displasia cervical y, 222
    para degeneración macular, 59, 185
Antitusivos, para bronquitis, 57, 136
Antivert, 65, 382, 416
Antivirales, para
    conjuntivitis y orzuelos, 58, 175
    herpes genital, 63, 349
    herpes labial, 63, 353
    herpes zoster, 360
    resfriados y gripe, 67, 515
Antocianidinas, 214
Antocianósidos, 186, 280
Antraquinonas, 158
Anturane, para gota, 63, 339
Anusol, para hemorroides, 63, 345
Anxanil, para urticaria, 68, 560
APA with Codeine, para dolor de garganta, 232
Apio, para gota, 63
Apo-Atenolol, para dolores de cabeza, 248
Apo-Dimenhydrinate, para náusea, 54
Apo-Hydroxyzine, para urticaria, 68, 560

Apo-Loperamide, para diarrea, 216
Apo-Metoclop, para náusea, 446
Apo-Nifed, para dolores de cabeza, 249
Aquaphor, para eczema, 61, 255
Arándano, para hemorroides, 347
Arándano agrio, 39, 64, 397–98, 611
Araña, picaduras de. *Véase* Picaduras de insectos
Arbutina, 398
Aricept, para pérdida de la memoria, 66, 464
Aristocort, 68, 119, 556, 560
Árnica, 49, 580, 611
    para
        infecciones por hongos en la piel, 64
        lesiones deportivas, 65, 414–15
        moretones, 54, 441–42
Aromatoterapia, 11
Arritmias cardíacas, 25, 57, 110–15, 112, 114–15
    nutrientes suplementarios, 113
    terapia culinaria, 111
Artane, para enfermedad de Parkinson, 62, 296
Artemisa, 191, 319, 611
Arteriosclerosis, 271, 272–73, 278. *Véase también*
        Enfermeded del corazón
Arthropan, para artritis, 119
Artritis, 116–26
    aceites para, 122
    estilo de vida y, 121
    fármacos para, 57, 117, 119–20
    hierbas para, 57, 120–26, 342
    suplementos antiartritis, 118
Artritis reumatoide, 116–17, 124, 125
Arveja. *Véase* Algarrobo
Ashwaganda, para estrés, 62, 306
Asma, 127–35
    fármacos para, 57, 127, 128–29
    hierbas para, 57, 129–35
    terapias para aliviar, 131
    vaporizaciones herbarias, 130
Aspartame, dolores de cabeza y, 251
Aspirina, 10
    para
        angina de pecho, 56, 97
        artritis, 57, 117, 119
        bursitis y tendonitis, 58, 143
        claudicación intermitente, 58, 162
        derrame cerebral, 59, 198
        diverticulosis, 60, 228
        dolor de garganta, 60, 232
        dolor de muelas, 60, 239
        dolor en los senos, 60, 243
        dolores de cabeza, 60, 247–48
        enfermedad del corazón, 61, 276

Benzofetamina, para sobrepeso, 68, 545–46
Berberina
hierbas que contienen, 17, <u>34</u>, 218
para
acné, <u>81</u>
conjuntivitis y orzuelos, 17
dolor de garganta, 238
eczema, 261
enfermedad de las encías, 285
infecciones de la vejiga, 399
Berberis. *Véase* Agracejo
Berotec, para bronquitis, 136
Beta-agonistas, para asma, 57, 128
Betabloqueadores, para
angina de pecho, 56, 96–97
ansiedad, 57, 103
dolores de cabeza, 60, 248
enfermedad del corazón, 61, 274–75
presión arterial alta, 66, 476
Betadine, para cortadas y raspones, 59
Betaxolol, para presión arterial alta, 476
Bifidobacterium, para indigestión, <u>375</u>
Biguanidas, para diabetes, 59, 212
Bilis, 288, 289
Bioflavonoides, 164, 176
para
enfermedad de Parkinson, <u>295</u>
fiebre del heno, <u>331</u>
menopausia, <u>422</u>
síndrome del túnel carpiano, <u>539</u>
Biphetamine, para sobrepeso, 68, 545–46
Bisac-Evac, para estreñimiento, 300
Bisacodilo, 300, 533
Bitolterol, para asma, 128
Biznaga. *Véase Ginkgo*
Blaxin, para dolor de garganta, 233
Blistex, para herpes labial, 63
Bloqueadores del ácido clorhídrico, para úlceras, 68, 550
Bloqueadores de la angiotensine II, para presión arterial alta, 478
Bloqueadores de los canales de calcio, para
angina de pecho, 56, 97
arritmias cardíacas, 112
dolores de cabeza, 249
enfermedad del corazón, 61, 275
presión arterial alta, 66, 477–78
Bloqueadores de ciclooxigenasa tipo II, para artritis, 119
Boca, úlceras en. *Véase* Úlceras en la boca
Boro, para artritis, <u>118</u>, 123
Borraja, 67, 612

Boswellia, para
artritis, 126
bursitis y tendonitis, 146
gota, 63, 340–41
lesiones deportivas, 414
síndrome del túnel carpiano, 67, 541
Botón de oro. *Véase* Hidraste
BPH. Véase Próstata agrandada
Brethaire, 57, 128, 136
Brethine, para bronquitis, 136
Bricanyl, para bronquitis, 136
Bromelina
enzima antimoreton, <u>444</u>
para
angina de pecho, <u>95</u>
artritis, 126
claudicación intermitente, <u>165</u>
derrames cerebrales, 196
enfermedad del corazón, <u>277</u>
gota, <u>338</u>
indigestión, <u>375</u>
lesiones deportivas, 412
moretones, <u>444</u>
síndrome del túnel carpiano, <u>539</u>
venas varicosas, <u>566</u>
verrugas, 571
Bromfeniramina, 326, 514, 560
Bromocriptina, para enfermedad de Parkinson, 294–95
Bromuro de ipratropio, para asma, 128
Broncodilatadores, para
asma, 128
bronquitis, 57, 136
Bronkodyl, para asma, 128
Bronquitis, 135–41
fármacos para, 57, 136–38
hierbas para, 57, 138–41
remedios pulmonares, <u>138</u>
Brontex, para bronquitis, 136
Budesonida, 57, 128, 327, 387–88
Bumetanida, para presión arterial alta, 477
Bumex, para presión arterial alta, 477
Bupleurum, para
enfermedad del hígado, 62, 291
herpes genital, 63, <u>351</u>
Bupropión, para depresión, 59, 189
Bursitis, 142–47
fármacos para, 58, 143
hierbas para, 58, 143–47
proteasas para, <u>145</u>
terapias para aliviar, <u>144</u>
Buspar, 57, 65, 104, 433
Buspirona, 57, 104, 433

Doral, para insomnio, 403

Dormir. *Véase también* Insomnio

    melatonina, <u>408</u>

    prácticas para dormir bien, <u>404–5</u>

Doryx, para enfermedad de las encías, 61, 284

Dosaflex, para estreñimiento, 300

Doxazosina, 477,490

Doxepina, 57, 59, 104

Doxiciclina, para enfermedad de las encías, 284

Doxilamina, para insomnio, 403

Dramamine, 54, 65, 416, 446

Dristan, 62, 64, 327, 387, 514, 515

DSHEA, 32

Dulcolax, para síndrome del intestino irritable, 67, 533

Duocet, para dolor de garganta, 232

Duricef, para diverticulosis, 228

Dyazide, 66, 67, 477, 540

E

Eczema, 254–62

    ácidos grasos y, <u>260</u>

    alergias y, <u>257</u>

    fármacos para, 61, 255–56

    hierbas para, 61, 256–62

    sol y, <u>262</u>

Efedra, 587, 612

    efectos secundarios, <u>317</u>

    interacciones con fármacos, <u>34</u>

    para

        asma, 57, 132–33

        fiebre del heno, 62, 328

        infecciones de los senos nasales, 64

        resfriados y gripe, 67, 523

Efedrina, 132

Effexor, para depresión, 59, 189

Ejercicio, <u>11</u>

    para

        ansiedad, 102

        claudicación intermitente, <u>164</u>

        depresión, <u>192</u>

        deseo sexual reducido, <u>207</u>

        enfermedad del corazón, <u>274</u>

        estreñimiento, <u>299</u>

        molestias menstruales, <u>436</u>

        osteoporosis, <u>459</u>

        pérdida de la memoria, <u>467</u>

        presión arterial alta, <u>481</u>

        síndrome de fatiga crónica, <u>527</u>

Elavil, 57, 59, 104, 189, 249, 360

Eldepryl, para pérdida de la memoria, 66, 464

Eleuterococo. *Véase Ginseng* siberiano

Embarazo

    mundillo para, 266

    náuseas matinales, 65, 450–53

    uso de medicinas herbarias, <u>17</u>, 307

Emex, para náusea, 54, 446

Emitrip, para herpes zoster, 360

Emplastos, 47

Emulsoil, para estreñimiento, 300

E-Mycin, 60, 216, 233

Enalapril, para presión arterial alta, 478

Encías, enfermedad de. *Véase* Enfermedad de las

        encías

Endep, para herpes zoster, 360

Endometriosis, 263–71

    alimentación y, <u>263</u>

    alternativas quirúrgicas, 264

    fármacos para, 61, 264–65

    hierbas para, 61, 266–71

    infusión antiendometriosis, <u>267</u>

    síntomas, 264

    suplementos nutritivos, <u>265</u>

Enemas, para estreñimiento, 62, 300

Enfermedad del corazón, 271–81. *Véase también*

        Angina de pecho; Derrame cerebral; Presión

        arterial alta

    alimentación para, <u>275</u>, <u>276</u>, <u>281</u>

    estrategias para evitar, <u>274–75</u>

    fármacos para, 61, 273, 274–76

    hierbas para, 61, 273, 277–81

    suplementos nutritivos, <u>276–77</u>

Enfermedad de las encías, 282–86

    enjuague asesino de bacteria, <u>283</u>

    fármacos para, 61, 284

    hierbas para, 61, 284–86

Enfermedad del hígado, 286–92

    alimentación para, <u>290</u>

    estrategia para evitar, <u>290</u>

    fármacos para, 62, 288

    hierbas para, 62, 288–92

Enfermedad de Parkinson, 292–97

    alimentación para, <u>294–95</u>

    fármacos para, 62, 294–96

    hierbas para, 62, 296–97

    síntomas, 292–93

    suplementos nutritivos, <u>294–95</u>

Enovil, para herpes zoster, 360

Ensayos doble ciego, 12

Enula campana, para adicción a fumar, 56

Enzima antimoretones, <u>444</u>

Enzimas digestivas, para

    indigestión, <u>375</u>

    síndrome del intestino irritable, 536

Eucalipto, para
   dolor de garganta, 60
   infecciones de los senos nasales, <u>387</u>
   picaduras de insectos, <u>472</u>
   resfriados y gripe, <u>516</u>, <u>521</u>
Eufrasia, 58, 176, 613
Eupatorio, 525–26, 613
Evalose, para estreñimiento, 62, 300
Evista, 65, 66, 424
Excedrin Extra-Strength, para dolores de cabeza,
   248
Ex-Lax, 62, 67, 300, 533
Expectorantes, para
   bronquitis, 57, 136
   resfriados y gripe, <u>516</u>
Extractos estandarizados, 27–29

F

Factrel, para fibromas, 62, 323
Famciclovir, para herpes zoster, 360
Famotidina, 72, 371, 550
Famvir, para herpes zoster, 360
Fárfara, 56, 85, 613
Fármacos
   antinauseosos, 382
   antivirales, 58, 63, 67, 175, 349, 353, 360,
      515
   deseo sexual y, <u>203</u>
   que afectan a la dopamina, para enfermedad de
      Parkinson, 294–95
   vigorizantes, 315
Fastin, para sobrepeso, 68, 545–46
Fatiga, 62, 313–20. *Véase también* Síndrome de fatiga
   crónica
FDA, <u>14</u>, 17–18, 32
Feen-a-Mint, para estreñimiento, 300
Feldene, para artritis, 57, 119
Femazole, para infecciones vaginales, 393
FemGest, para endometriosis, 264
Femstat3, para infecciones vaginales, 392
Fenilefrina, 326, 327, 386, 387, 515
Feniletilamina, para deseo sexual, <u>201</u>
Fenilpropanolamina, 67, 68, 326, 386, 544–45
Fenofibrato, para colesterol alto, 169
Fenogreco, 589–90, 613
   para
      diabetes, 59, 213
      problemas al amamantar, 66, 485
Fenolftaleína, 300, 533
Fenoterol, para bronquitis, 136
Fenotiazinas, para náusea, 54

Fentermina, para sobrepeso, 68, 545–46
Fibra
   cálculos biliares y, <u>149</u>
   hierbas que contienen, <u>34</u>
Fibromas, 320–25
   aliviar el dolor, <u>322</u>
   fármacos para, 62, 323
   hierbas para, 62, 323–25
   infusión para tratar, <u>321</u>
   suplementos dietéticos, <u>325</u>
Fiebre del heno, 325–32
   fármacos para, 62, 326–27
   hierbas para, 62, 327–32
   solución de agua con sal, <u>330</u>
   suplementos nutrititivos, <u>331</u>
Finasterida, 66, 490
Fiorinal, para dolores de cabeza, 248
Fitoesteroles, para próstata agrandada,
   <u>488</u>
Fitoestrógenos, 224, <u>263</u>, <u>428</u>
Fivent, para asma, 57, 129
Flagyl, 61, 284, 393
Flatulencia, 333–36
   fármacos para, 63, 334
   hierbas para, 63, 334–36
Flatulex, para flatulencia, 334
Flavonoides, 214
Fleet enema, para estreñimiento, 62, 300
Fletcher's Castoria, para estreñimiento, 300
Flonase, 327, 387–88
Flor de saúco. *Véase* Baya de saúco
Flovent, para asma, 128
Floxin, para diverticulosis, 60, 228
Fluinide, para úlceras en la boca, 68, 556
Flumadine, para resfriados y gripe, 67, 515
Flunisolida, para asma, 128
Fluocinolona, para úlceras en la boca, 556
Fluoxetina, 57, 59, 68, 104, 189, 546
Flurazepam, para insomnio, 403
Fluticasona, 128, 327, 387–88
Fluvoxamina, 59, 104, 189
Foille, 67, 494, 498
Fórmulas herbarios, <u>30</u>
Forscolina, para
   asma, 133
   presión arterial alta, 66, 482
Fosamax, para osteoporosis, 66, 458
Foscarnet, para herpes zoster, 63
Foscavir, para herpes zoster, 63
Fostex, para acné, 77
Fotar, para eczema, 61, 255
Fowlers Diarrhea Tablets, para diarrea, 217

Frambueso, 590
interacciones con fármacos, 35
para
diarrea, 60, 217
endometriosis, 270
fibromas, 62, 324
menopausia, 427
molestias menstruales, 438–39
Fresno espinoso, para claudicación intermitente, 166
Fruta bomba. *Véase* Papaya
Fruto seco, 613
Fulvicin, para infecciones por hongos en la piel, 64, 378
Fumar. *Véase también* Adicción a fumar
deseo sexual y, 202
presión arterial alta y, 481
Furosemida, 67, 477, 540
Furúnculos, 178–79, 182

G

Galega. *Véase* Ruda cabruna
Garcinia, 546–47, 613
Gardnerella vaginalis, 395
Gas-X, para, síndrome del intestino irritable, 67, 535
Gaviscon, para acidez, 72
Gayuba, 590–91, 613
para infecciones de la vejiga, 64, 398–99
interacciones con fármacos, 35
Gelusil, para indigestión, 64, 371
Gemfibrozil, para colesterol alto, 169
Genciana, 24, 191, 319, 591, 613
Geranio, para infecciones por hongos en la piel, 64
Gimnema, para diabetes, 59, 213
Ginkgo, 22, 28, 38, 39, 41, 592, 613
ensayos doble ciego, 12
interacciones con fármacos, 34
para
angina de pecho, 56, 97–98
asma, 57, 129
claudicación intermitente, 58, 162–63
degeneración macular, 59, 186
depresión, 59, 193–94
derrame cerebral, 59, 198
deseo sexual reducido, 59, 206
dolores de cabeza, 253
enfermedad del corazón, 61, 278
enfermedad de Parkinson, 62, 296
hemorroides, 63, 345
molestias menstruales, 435

moretones, 444
pérdida de la memoria, 66, 465
resaca, 67, 510
síndrome del túnel carpiano, 67, 541
úlceras en la boca, 68, 558
venas varicosas, 567
Ginkgólidos, 129
Ginseng, 18, 38, 49, 592, 613
interacciones con fármacos, 34
para
ansiedad, 109
deseo sexual reducido, 59, 205
Ginseng americano, 38, 592
Ginseng asiático, 592
para
estrés, 62
resfriados y gripe, 519
Ginseng asiático blanco, para ansiedad, 109
Ginseng blanco, 316
Ginseng chino, 38, 592
para
ansiedad, 109
fatiga, 316
Ginseng coreano, 592
para
ansiedad, 109
estrés, 303, 305
Ginseng oriental, 592
Ginseng rojo, 109, 316
Ginseng siberiano, 18, 38, 42, 593
interacciones con fármacos, 34
para
ansiedad, 57, 109
enfermedad del corazón, 281
estrés, 62, 303
fatiga, 62, 315–16
osteoporosis, 461
pérdida de la memoria, 66, 467–68
resfriados y gripe, 519
síndrome de fatiga crónica, 67, 528
sobrepeso, 68, 547
Ginsenósidos, 305
GLA, 242
Glándulas suprarrenales, 304
Gliburida, para diabetes, 212
Glicerina, 27
Glipizida, para diabetes, 212
Glucomanano, 547
Glucophage, para diabetes, 59, 212
Glucotrol, para diabetes, 212
Glutamato monosódico, dolores de cabeza y, 251
Goma, para cálculos biliares, 149

Hierba santa. *Véase* Árnica
Hígado
    enfermedad del. *Véase* Enfermedad del hígado
    hierbas para, 304, 306
Hinojo, 614
    interacciones con fármacos, 35
    para
        flatulencia, 336
        indigestión, 376
        mareos causados por movimiento, 65, 419
        problemas al amamantar, 66, 485
Hiosciamina, 228, 533
Hiosciamina/atropina/escopolamina/fenobarbital,
    533
Hipericina, 438
Hipérico. *Véase* Corazoncillo
Hipertrofia prostática benigna. *Véase* Próstata
    agrandada
Hirundinaria. *Véase* Celidonia
Hismanal, 255, 559–60
Hisopo, para bronquitis, 140–41
Hisopo de agua, para pérdida de la memoria,
    66
HMG-CoA, para colesterol alto, 58, 170
Homeopatía, 11
Hongo *reishi*, 38, 305
    para
        arritmias cardíacas, 57, 115
        asma, 133
        displasia cervical, 226
        estrés, 305
        fatiga, 62, 315, 317–18
        fiebre del heno, 332
        presión arterial alta, 480
        resfriados y gripe, 515
        síndrome de fatiga crónica, 67, 529
Hongos, infecciones en la piel. *Véase* Infecciones por
    hongos en la piel
Hongo *shiitake*, para
    displasia cervical, 226
    dolor de garganta, 60, 233
    infecciones de los senos nasales, 64, 389
    resfriados y gripe, 515
    síndrome de fatiga crónica, 67
Hormigas bravas, picaduras de. *Véase* Picaduras de
    insectos
Hormona liberadora de gonadotropinas, para
    fibromas, 62, 323
Hormonas de las glándulas suprarrenales, para
    síndrome de fatiga crónica, 67
HRT, 59, 421
Huang qi. Véase Astrálago

Huesos. *Véase también* Osteoporosis
    protegiendo, 445
Huperzine A, 294–95
Hydergine, para pérdida de la memoria, 66, 465
HydroDiuril, 67, 477, 540
Hytrin, 66, 477,490

I

IBS. Véase Síndrome del intestino irritable
Ibuprofén, para
    artritis, 119
    bursitis y tendonitis, 58, 143
    diverticulosis, 60, 228
    dolor de garganta, 60, 232
    dolor de muelas, 60, 239
    dolor en los senos, 60, 243
    dolores de cabeza, 247–48
    gota, 339
    herpes genital, 63, 349
    herpes labial, 63, 353
    herpes zoster, 63, 359
    infecciones del oído, 64
    lesiones deportivas, 65, 411–12
    molestias menstruales, 65, 432
    moretones, 54, 441
    picaduras de insectos, 66, 470
    quemaduras, 66, 494
    quemaduras solares, 67, 498
    resaca, 67, 507
    resfriados y gripe, 67, 516
    síndrome del túnel carpiano, 67, 539–40
I-caps, para degeneración macular, 185
Idoxuridina, para conjuntivitis y orzuelos, 175
Imdur, 56, 61, 96, 274
Imipramina, 57, 59, 104, 189
Imitrex, para dolores de cabeza, 60, 248
Imodium, para diarrea, 60, 216
Imodium A-D, para síndrome del intestino irritable,
    67, 533
Incrementadores del bolo intestinal, para
    estreñimiento, 62, 298
Indapamida, para presión arterial alta, 477
Inderal, 56, 57, 60, 61, 66, 96, 103, 112, 248, 274–75,
    476
Indigestión, 370–76
    fármacos para, 64, 371–73
    fármacos que causan alteraciones digestivas,
        372
    hierbas para, 64, 373–76
    prevenir, 373
    remedios para, 375

Romero, 600, 616
para
asma, 134
fatiga, 319–20
resfriados y gripe, 521
Rosa, para acné, 82
Rosiglitazona, para diabetes, 212
Ruda cabruna, 209, 616
Rusco, 616
para
hemorroides, 63, 346
quistes en los senos, 67, 504
venas varicosas, 68, 564–65
Rutina, 566

S

Sábila. *Véase* Áloe vera
Sales biliares, para cálculos biliares, 58
Sales de oro, para artritis, 120
Salflex, para artritis, 119
Salicilato de bismuto, para indigestión, 64
Salicilato de colina, para artritis, 119
Salicilato de magnesio, para artritis, 119
Salicilato de sodio, para artritis, 119
Salicilatos, para
bursitis y tendonitis, 145
dolores de cabeza, 253
Salicilatos no acetilados, para artritis, 119
Salicina, 10, 126
Salmeterol, 128, 136
Salsalato, para artritis, 119
Salvado, para estreñimiento, 298
Salvia, 26, 47–49
SAM-e, para enfermedad de Parkinson, 295
Sandimmune, para artritis, 57, 120
Sanguinaria, 616
para
enfermedad de las encías, 61
verrugas, 68, 570
Sanorex, para sobrepeso, 68, 545–46
Sansert, para dolores de cabeza, 60
Saponinas, 504
Sarna HC, para hiedra, roble, y zumaque venenoso, 64
Sarpullidos alérgicos. *Véase* Alergias; Hiedra venenosa; Roble venenoso; Zumaque venenoso
Sasalcrom, para fiebre del heno, 327
Sauce, para
artritis, 126
bursitis y tendonitis, 145–46

dolores de cabeza, 253
resaca, 67, 507–8
Sauzgatillo. *Véase* Agnocasto
Scullcap. *Véase* Escutelaria
Secuestradores de los ácidos biliares, para colesterol alto, 58, 169
Sedantes, para
depresión, 59, 189
el hígado, 304
6-Shogaol, 144, 252, 412
Selegilina/deprenilo, para pérdida de la memoria, 464
Selenio, para
arritmias cardíacas, 113
enfermedad de Parkinson, 295
gota, 338
menopausia, 423
Sello dorado. *Véase* Hidraste
Selsun Blue, 64, 159, 378
Semilla de anís, 616
para
flatulencia, 335
problemas al amamantar, 66, 485–86
Semilla de apio, para gota, 63, 342
Semilla de calabaza, 66, 492, 616
Semilla de hinojo, interacciones con fármacos, 35
Semilla de lino, 260, 601–2, 616
interacciones con fármacos, 35
para
artritis, 122–23
caspa, 58, 161
estreñimiento, 62, 300–301
Semilla de *psyllium*, para
colesterol alto, 172–73
estreñimiento, 62
Semilla de toronja
gotas para nadadores, 383
para
acné, 82
cortadas y raspones, 182
diarrea, 219–20
infecciones por hongos en la piel, 64, 379–80
infecciones del oído, 383
úlceras en la boca, 557
Semilla de uva, 28, 616
para
diabetes, 214–15
endometriosis, 265
enfermedad de Parkinson, 62, 296–97
gota, 339–40
síndrome del túnel carpiano, 539